辽宁科协资助
LIAONING KEXIE ZIZHU
辽宁省优秀自然科学著作·2020年

女性慢性盆腔痛诊疗精要

Diagnosis and Treatment of Women's Chronic Pelvic Pain

主　编　王忠民

副主编　高　珊　叶　萍　衣秀苇　马　乐
任东林　李金燕

科学出版社

北　京

内 容 简 介

本书主要介绍女性慢性盆腔痛的内容，包括疾病的病因、发病机制、临床评估、诊断流程及治疗等，构建临床医师关于慢性盆腔痛诊治的知识框架，为同道们提供有效的助力。本书以注重实用性为原则，做到理论知识全面完整，病例分享真实有代表性，同时借鉴国际指南，帮助初涉盆底领域的同道们快速、全面地学习、掌握慢性盆腔痛，也为有一定诊疗经验的医师提供新的思路。

本书理论基础部分全面系统，具有先进性、完整性和实用性等特点，所述内容紧密贴近临床工作，适用于临床医师、护师、康复师及相关科研人员阅读。

图书在版编目（CIP）数据

女性慢性盆腔痛诊疗精要/王忠民主编. —北京：科学出版社，2021.6
ISBN 978-7-03-069135-4

Ⅰ.①女… Ⅱ.①王… Ⅲ.①盆腔炎－诊疗 Ⅳ.①R711.33

中国版本图书馆CIP数据核字（2021）第109496号

责任编辑：郭 颖 / 责任校对：郭瑞芝
责任印制：赵 博 / 封面设计：龙 岩

科 学 出 版 社 出版
北京东黄城根北街 16 号
邮政编码：100717
http://www.sciencep.com

三河市骏杰印刷有限公司 印刷
科学出版社发行 各地新华书店经销
*
2020 年 6 月第 一 版 开本：787 × 1092 1/16
2021 年 6 月第一次印刷 印张：19 1/4 插页：3
字数：468 000

定价：158.00 元

（如有印装质量问题，我社负责调换）

编者名单

主　　编　王忠民

副 主 编　高　珊　叶　萍　衣秀苇　马　乐
任东林　李金燕

编　　者（以姓氏笔画为序）

马　乐（首都医科大学附属北京妇产医院）
王　杨（简因孕产运动健康管理学院）
王忠民（大连市妇女儿童医疗中心）
王曼华（览海医疗）
任东林（中山大学附属第六医院）
衣秀苇（东莞市妇幼保健院）
孙彩霞（大连市妇女儿童医疗中心）
吴意光（首都医科大学附属北京妇产医院）
苏　丹（中山大学附属第六医院）
李金燕（大连市妇女儿童医疗中心）
杨晓丹（大连市妇女儿童医疗中心）
姜　飞（大连市第七人民医院）
高　珊（大连市妇女儿童医疗中心）
谈海英（大连市妇女儿童医疗中心）

总 审 校　叶　萍

绘　　图　曾　军

主编助理　冯巧妮　吴　畏　吴梦瑶
肖艾尘　赵世红　赵　斌

☆☆☆ 自　序

春天如约而至，在这美好的季节里笔者怀着激动的心情，迎来了书稿的定稿付印。按照常规，每一本书在出版时都尽力邀请本专业的权威人士写序言，但笔者思量再三，考虑到这样会失去与各位同道分享本书的写作过程和记录心境的机会，最终还是决定自己写序。

作为一名从事妇产科肿瘤临床工作20余年的医生，自认为值得骄傲的是手中的手术刀，“刀到病除”。但是当面对患者术后出现下腹及盆腔疼痛不适的情况，又或者遇到以不明原因的慢性盆腔痛就诊的患者时，脑海中首先出现“炎症”或者“粘连”的概念，加之能够提供参考和帮助的医学专业书籍极少，因此最常用的治疗方法是让求诊者单用或者联合应用各种不同厂家、不同档次、针对各个不同菌谱的抗生素，一段时间后其疼痛症状从服药初期的似乎有所缓解，到最终的无效。无奈之下又采用中西医结合的疗法，如增加中成药、理疗、灌肠等，最终疗效也不理想。医者仁心，这让我在面对这类求诊者时，总有一种无力感、迷茫感、挫败感。直到9年前一个很偶然的机会阅读了一批关于慢性盆腔痛的英文文献，我如获至宝。这些文献让我对这类疾病有了新的领悟，帮助我开拓了慢性盆腔痛的新视野，初步构建了女性慢性盆腔痛诊治的知识架构，认识慢性盆腔痛的多系统复杂性，也深刻地理解了“当你手中只有一把锤子，你看到所有的东西都是钉子”这句话的含义，不禁为自己知识的浅薄而汗颜。8年前，我在大连地区率先成立盆底康复治疗中心，根据所掌握的电生理治疗原理，抱着试试看的心态，对于试用各种传统治疗方法均无效的盆腔疼痛患者采用了TEN’S联合内啡肽的治疗方案。第一例患者在做完5次治疗后自觉症状明显好转，20次治疗后困扰其10余年的疼痛问题居然消失了，患者收获的是惊喜解脱，我收获的是意外。为了收集和记录这份惊喜和意外，我建立了女性慢性盆腔痛的门诊病历，虽然当初的病历首页仅仅一页纸，但这一页纸记录了我的诊疗经过，是我经验积累的开始。现在门诊病历已经比较完善，尤其是病史的采集涉及与慢性盆腔痛相关的所有系统，并引入有利于诊断的10种评估量化表、盆底电生理学、盆腹动力学及经阴道盆底三维超声技术，这些病历资料是本次书稿中特殊分享病例的来源，如果没有这些从极简单到逐步完善的病历积累，那么我们将丢失许多有趣的病例。

自设立慢性盆腔疼痛专诊至今已有8年，随着接诊病例的增多和诊治经验的积累，最近5年中笔者不断总结相关内容，以论著、专题讲座等方式在国内各种学术会议上与妇产科、泌尿科和肛肠科等同道们共同交流诊治经验，这个过程也是自己不断提高和丰富相关知识的过程。两年前笔者萌发一种冲动，想将这些慢性盆腔疼痛诊治过程中的经验、心得汇总发表，与各位同道分享，但又唯恐知识水平和写作能力有限不能向读者传递有帮助的信息，因此一直在悉心整理病例、研读文献、准备资料。历时两年，在国内泌尿科、肛肠科、神经精神科及运动康复科专家和科室全体同仁的共同帮助下笔者终于完成了书稿。在这里向各位深表谢忱！

常言道十年磨一剑，砺得梅花香。本书包含笔者 9 年的经验总结，愿与读者及同仁分享交流，书中难免有不当和谬误之处，敬请同道批评指正！

王忠民
于大连

☆☆☆ 前 言

慢性盆腔痛（chronic pelvic pain，CPP）病因复杂，可能涉及泌尿系统、生殖系统、消化系统、运动系统、神经内分泌系统及心理精神等方面的问题，多系统疾病又可同时参与疼痛的发生。大部分妇产科医生缺乏慢性盆腔疼痛的诊治能力是一个不争的事实，这导致大多数 CPP 患者无法得到及时和有效的医疗帮助，严重影响妇女身心健康、增加国家及个人的医疗支出。根据加拿大政府 2008 年 4 月 1 日至 2012 年 3 月 31 日 4 年期间的统计数据，有 34 346 例 CPP 患者住院治疗，甚至接受手术治疗，共计花费 1.05 亿美元，每年平均花费 2500 万美元。这些费用并未包括门诊治疗和生产力损失等费用，CPP 是加拿大卫生保健系统相当大的经济负担。中国虽然缺乏相关统计结果，但是据估算其医疗花费将远远高于上述金额数倍甚至十数倍。鉴于上述原因，本书编写的初衷和主导思想可以总结如下：

1. 理论为基　本书编者们遍阅慢性盆腔痛相关的主要出版物，参考传统理论知识架构，广泛检索国内外慢性盆腔痛近年的文献资料（截至 2020 年初），系统梳理后经过编者们的消化和理解，集册成书。其理论基础部分全面系统，具有先进性、完整性和实用性等特点，并构建了临床医师关于 CPP 诊治的知识框架。

2. 经验汇集　本书编者均来自国内重点大学医学院校附属医院或三级甲等医院，均为慢性疼痛系统性疾病诊治方面的专家，收集专家团队亲自诊治的慢性盆腔痛的经典病例和疑难病例，全面系统地介绍和分析具体病例的诊治思路，分享既往各自在本专业领域的诊治经验。所分享的病例既有专业的特殊检查和诊断方案，也有专家们的诊疗经验，可以最大程度为同道们开辟了解和学习慢性盆腔痛的捷径。

3. 实用导向　本书编著的初衷是为同道们提供有效的助力，推进国内慢性盆腔痛诊治水平，以注重实用性为原则，参考大量相关的出版物，做到理论知识全面完整，病例分享真实有代表性，同时借鉴国际指南，可以帮助初涉盆底领域的同道们快速、全面地学习掌握慢性盆腔痛，也可以为有一定诊疗经验的同道们诊治慢性盆腔痛提供新的思路。

经检索，关于慢性盆腔痛的相关专著仅 3 本，最后出版的相关专著距今已有 17 年，其内容已经无法指导目前的临床工作。这些图书的书写方式均为病因、诊断和治疗的三段式布局。这种布局虽然符合医学生的受教习惯，但是不符合临床医师的工作惯例，不便于阅读者快速、全面地了解和掌握疾病的诊治方法。同时已出版的图书多数是理论知识的罗列，缺少图解，同时缺乏生动鲜活的病例和经验分享，不利于初学者全面理解疾病。

综上，本书的创新点是采用理论联系实际的形式，全面系统地介绍女性慢性盆腔痛的诊治内容。主要的特点是理论内容全面系统，临床病例具有代表性，所述内容紧密贴近临床工作，希望读者可快速提升女性慢性盆腔痛的诊疗水平。

王忠民

目　录

第1章
总　　论

慢性盆腔痛（chronic pelvic pain，CPP）是一种复杂的疾病，涉及医学、身心和心理的诊断及治疗模式，至今尚缺乏国际统一标准[1]。各个学术团体对CPP的定义采用不同的标准，目前欧洲泌尿协会（European Association of Urology，EAU）将CPP定义为骨盆及骨盆周围组织器官持续6个月以上的疼痛，导致机体器官功能异常，影响患者社会行为和生活质量，需要进行药物或手术治疗的一组综合征。同时还将慢性盆腔痛细分为具有明确病理（如感染或癌症）的"特定疾病相关的盆腔疼痛"和无明确病理的"慢性盆腔疼痛综合征（chronic pelvic pain syndrome，CPPS）"。CPPS即无明确局部疾病导致的盆腔慢性或持续性疼痛。盆底肌肉筋膜等支持系统功能障碍导致的CPP归于CPPS，CPPS是CPP的一个分支[2]。

国外文献报道，18～50岁的女性人群中CPP发病率为4%～16%，其中只有1/3的患者就医，妇科门诊患者中10%～40%存在CPP[3]，女性发病率高于男性[4，5]。在美国，40%妇科腹腔镜检查和10%～15%子宫切除的指征是CPPS。

CPP的发病机制复杂，可能涉及诸如持续的急性疼痛机制（如与炎症或感染相关）[6]、慢性疼痛的机制（特别是涉及中枢神经系统）[7]、情感、认知、行为与性反应等机制[8]。引起CPP的病因也非常复杂，可能来源于泌尿系统、生殖系统、消化系统、运动系统、神经内分泌系统及精神心理等方面，多系统疾病又可同时参与疼痛发生。研究发现，女性慢性盆腔痛来自泌尿和消化系统原因的比例远高于生殖系统。这些复合因素的同时存在增加了对CPP患者的评估、诊断和治疗的难度。

第一节　慢性盆腔痛的病因

一、泌尿系统疾病

1. 膀胱疼痛综合征（bladder pain syndrome，BPS）　是指在膀胱区域中发生的持续性或复发性疼痛，伴随至少一种其他症状，如白天和（或）夜间随膀胱充盈出现尿频及逐渐加重的疼痛，膀胱局部未发现明确的感染或其他明显病变。BPS不完全等同于间质性膀胱炎（interstitial cystitis，IC），欧洲IC/BPS研究协会（ESSIC）将IC称为BPS的3C型。膀胱初始不明原因的损伤，导致尿路上皮损伤，引发神经源性炎症和疼痛被认为是BPS的病因。BPS的主要表现为耻骨上疼痛，可辐射到腹股沟、阴道、直肠或骶骨，疼痛程度随着膀胱容量增大而增强，随着尿液的排出疼痛会减轻，但很快再次出现疼痛，某些食物或饮料可加重疼痛症状[9]。BPS 3C 型（IC）可导致具有或不具有上尿道流出梗阻的小容量纤维化膀胱。临床上对膀胱镜检查术在诊断与随访中的价值存在不同的看法[10, 11]。在麻醉状态下，BPS 3C 型膀胱容量减少至 50 ～ 60ml[12]。发现洪纳病变（Hunner lesion，又称洪纳溃疡）有助于确诊[13]，但大多数患者没有溃疡。未经治疗者膀胱黏膜外观正常或仅有慢性炎症改变，有时膀胱顶部可见小出血点，如继续过度充盈膀胱，则可致黏膜破裂、出血，黏膜下可见血管小球（glomeruli），常分布不均，遍及膀胱。活检有助于确定典型病变和非典型病变类型的临床诊断[14]。通过组织学检查也可以排除原位癌和结核性膀胱炎的诊断。

BPS 流行病学报告因诊断标准和人群不同，结果差异较大，发病率范围为 5% ～ 50%[12, 15-17]。男女发病比例为 1: 10[18]，发病率与种族无关[19]。越来越多的证据表明，18 岁以下的儿童也可能受到影响，尽管发病率低，但是不能根据年龄排除 BPS[20]。BPS 是泌尿系统疾病中引发 CPP 的最常见病因。膀胱疼痛综合征的诊治将消耗很大的医疗成本，美国的直接年花费估计为 7.5 亿美元[21]。

2. *尿道疼痛综合征* 是指在没有明确的感染或其他局部病理的情况下发生在尿道的慢性或反复发作的疼痛。男性和女性均可能发生尿道疼痛综合征。其与妇科和产科方面的关系尚不完全清楚。单因素分析的研究显示，多产和未行会阴侧切分娩是发生尿道疼痛综合征的危险因素；多因素 Logistic 回归分析发现，多产、两次或两次以上流产、住院分娩、未行会阴侧切术和盆底肌肉松弛是尿道疼痛综合征的危险因素[22]。但是该研究样本数较少，确切的结论仍需要更多的研究加以验证。

3. *复发性泌尿系感染* 表现为慢性耻骨上疼痛，伴有尿频、尿急和血尿。

4. *尿道旁腺囊肿和尿道憩室合并感染* 常表现为尿道旁和尿道下方囊性肿物，伴有胀满感以及压触痛。

5. *膀胱肿瘤和放射性膀胱炎* 也会出现与 BPS 相似症状，当吸烟的老年女性出现血尿时，应该警惕膀胱肿瘤。

二、消化系统疾病

1. *肠易激综合征*（irritable bowel syndrome，IBS） 是一种常见的功能性肠病，以腹痛、腹胀或腹部不适为主要症状，排便后可改善，常伴有排便习惯改变，各项检查未发现器质性改变。根据罗马Ⅳ标准，IBS 的诊断依据是反复发作的腹痛或腹部不适症状，且伴有以下 2 条或 2 条以上症状：①排便后缓解；②发作时伴排便频率改变；③发作时伴排便性状改变。上述症状出现≥ 6 个月，最近 3 个月有典型的症状发作，≥ 3 天 / 月[23]。IBS 是消化系统疾病中引发 CPP 最常见的病因。

2. *炎性肠病* 本病又名局限性肠炎、节段性肠炎、肉芽肿性肠炎、慢性肠壁全层炎等。WHO 医学委员会将该病定义为克罗恩病（Crohn 病，CD），该病是一种胃肠道非特异性的炎性肠病，常与溃疡性结肠炎合称为肠道炎性肠病（inflammatory bowel disease，IBD）。CD 多见于青年人，可发生于口腔到肛门全消化道任何部位，但多发生于回肠末端。病变呈节段性，临床表现以腹痛、腹泻、腹部包块、瘘管形成及不全性肠梗阻等为特点。而溃疡性结肠炎或其他原因引起的结肠炎临床表现与 CD 相似，但是由于存在溃疡，直肠出血更为常见。

3. *慢性肛门疼痛综合征* 以往也称肛提肌综合征。根据罗马Ⅳ标准，慢性肛门疼痛综合征的诊断标准如下，并且必须包括以下所有：①慢性或复发性直肠疼痛或肛门疼痛；②症状持续至少20分钟；③排除其他直肠疼痛原因，如局部缺血、炎性肠病、隐窝炎、肌内脓肿和痔疮等。上述症状至少开始于6个月以前，并且持续时间超过3个月[23]。目前认为其疼痛发生的病理生理学是盆底肌肉的过度活动。确定诊断前需要通过内镜、影像学技术除外器质性疾病。

4. 其他 如肛裂、痔疮和结直肠肿瘤等也可以导致CPP的发生。

三、生殖系统疾病

1. 子宫内膜异位症（endometriosis，EM） 是育龄期妇女的多发病、常见病，发病率高达10%～15%[24]，近年来发病率呈上升趋势且发病年龄日趋年轻化。EM引起的严重痛经、慢性盆腔痛、长期不孕、复杂的盆腔粘连和盆腔包块，严重影响患者健康和生活质量。EM引起的疼痛类型包括深部性交痛、非周期性盆腔疼痛、痛经、排尿和（或）排便时腹痛等。因CPP为指征的妇科腹腔镜检查术中EM约占1/3，EM是引起CPP最常见的生殖系统原因。EM引发慢性疼痛的机制尚不清楚，可能与月经产物将前列腺素释放到腹膜表面有关，还涉及组织肿胀、拉伸以及周围瘢痕形成导致的神经损伤[25]。其病变广泛，形态多样，病因不明，并具有侵袭、转移和复发等类似恶性肿瘤的恶性行为，治疗后复发率高达50%，难以根治，被界定为“难治性疾病”[26]。EM作为一种慢性活动性疾病，需要长期或终身管理[27]。近年来，国内外学者越来越关注对EM患者的长期管理，并将慢病管理的理念、模式引入EM管理，但其管理原则仍有待建立和完善，且尚未形成科学、规范、有效的EM长期管理方案。

2. 痛经 分为原发性和继发性。原发性痛经（primary dysmenorrhea）即功能性痛经，不伴有明显的盆腔器质性疾病。经常发生在年轻女性，一般初潮后数月（6～12个月）开始，分娩后发病率减少，症状减轻[28]。继发性痛经（secondary dysmenorrhea）是因盆腔器质性疾病导致的痛经。常见病因为子宫内膜异位症[29]、子宫腺肌病[30]或盆腔感染。

3. 盆腔炎性疾病（pelvic inflammatory disease，PID） 大多数盆腔炎是由性传播病原体引起的，例如沙眼衣原体和淋病奈瑟菌。衣原体感染可能是无症状的，因此其引起的输卵管炎通常被称为“无症状的盆腔炎”。在阴道内发现的内源性微生物，特别是细菌性阴道病微生物（如普氏菌和阴道加德纳菌）通常也可以从患有PID女性的上生殖道中分离出来。从世界范围来看，其他生物（如结核分枝杆菌和血吸虫）也可经血源性传播，故也可引起PID。30%的急性盆腔炎患者会出现CPP的后遗症。对于性传播疾病的高危人群，PID是CPP的常见原因，应该对患者进行衣原体、淋病和梅毒等检测[31]，必要时可以借助腹腔镜检查技术与子宫内膜异位症相鉴别。PID后CPP的机制可能与瘢痕、组织损伤和由此产生的粘连有关。腹腔内盆腔器官和邻近结构的神经可能会受损，或者这些结构会以某种方式黏附，导致运动、性交或食物通过肠道等活动都会产生痛苦的拉伸痛[32]。

4. 盆腔静脉淤血综合征 该病好发于生育年龄女性，病因不明，无确切的诊断标准，最佳治疗方法尚不明确。主要疼痛表现为经前和长期站立后加重的盆腔钝痛或沉重感，深部性交痛及性交后疼痛等。超声多普勒或造影检查显示子宫或卵巢静脉纡曲、扩张且血流速度缓慢。因为卵巢静脉功能不全及扩张是常见的非特异性表现，出现上述异常表现也不是诊断的确切依据，所以对于该病的诊断还有很多争议。目前认为该病的诊断需要满足三个条件：①特征性的症状；②妇科检查双附件区有压痛；③被证实的盆腔静脉扩张或功能不全。

5. 分娩有关的创伤　分娩时发生的创伤可能导致与损伤部位相关的CPP，分娩损伤盆底神经所致的去神经化也可导致盆底功能障碍和疼痛症状。在产后期和母乳喂养期间经常存在雌激素短暂缺乏的问题，可能使这种情况更加复杂。

6. 盆腔器官脱垂性疾病　盆腔器官脱垂的早期通常是无症状的，随着脱垂程度加重会出现腰骶部不适，阴道疼痛等症状[33]。另外，盆底网片修补术植入网片可能刺激神经和肌肉发生慢性盆腔疼痛[34]。

7. 外阴疼痛综合征　国际外阴阴道疾病研究会将外阴疼痛综合征定义为：外阴不适，经常为烧灼样疼痛，检查结果无异常且不存在临床可识别的神经障碍。外阴疼痛综合征是在阴部神经的分布区域感觉到的神经性疼痛，并且可能与直肠、尿道或性功能障碍的症状和体征相关。外阴疼痛综合征应该与由盆腔神经损伤引起的阴部神经痛相鉴别。最常见的原因是感染或创伤(如分娩、手术)。外阴疼痛通常表现为性交困难，当疼痛持续＞6个月时，可以诊断外阴疼痛综合征。外阴疼痛分为弥漫性外阴痛和外阴前庭痛两种。弥漫性外阴痛通常持续或者阵发性发作，接触或者压迫能加重疼痛，但并非诱因。而外阴前庭痛是接触或者压迫后引起的烧灼样疼痛。

8. 其他　如残留卵巢综合征、子宫平滑肌瘤、妇科恶性肿瘤等情况也可引发CPP。

四、骨骼肌肉系统疾病

1. 盆底肌筋膜疼痛综合征　也称肌筋膜源性盆腔疼痛（myofascial pelvic pain，MFPP），是髂腰肌、肛提肌、梨状肌和闭孔内肌等无意识痉挛引发的疼痛，表现为肌肉的高张力、痉挛、压触痛，伴有泌尿系和消化系统不适等症状。病因包括感染、分娩、盆腔操作和外伤等。特点是久坐、久站或由坐位改为站立位时疼痛加重，稍活动、平卧屈髋体位或热敷会暂时缓解，可伴有性交痛。盆腔专科检查可发现一束紧张的骨骼肌或其筋膜之内的一个超敏区域，即疼痛触发点，这也是与纤维肌痛的重要鉴别点。肌肉压痛和触发点被认为是疼痛的来源。按压触发点会产生明显的牵涉痛，有时伴有自主神经症状（如立毛、多汗、血管扩张或收缩等）和内脏症状（如恶心、呕吐）[35]。

2. 躯体形态发育异常　可以导致肌肉力量不均衡，导致腹部肌肉、胸腰筋膜、腰背部和髋关节的生物力学发生改变，引起局部痛或牵涉痛。

3. 耻骨联合分离和耻骨炎　耻骨联合分离是指骨盆前方两侧耻骨纤维软骨联合处，因外力而发生微小的错移，表现为耻骨联合距离增宽或上下错动出现局部疼痛和下肢抬举困难等功能障碍的软组织损伤性疾病。临床以耻骨联合处疼痛，伴有明显压痛、单侧下肢不能负重、行走无力、双下肢抬举困难和腰臀部酸痛为主要表现。主要见于妊娠后期和产后妇女，由于内分泌、胎儿压迫及分娩等因素导致松弛的耻骨联合韧带发生损伤，出现耻骨联合疼痛。耻骨炎是指非感染性耻骨联合的炎症。妇科手术、妊娠分娩、运动、创伤和风湿性疾病是其发病因素。表现为行走、爬楼或咳嗽导致疼痛加重。检查时可触及耻骨上压痛。

五、神经系统疾病

1. 阴部神经痛　是外周神经痛中最常见的类型。按照2008年“南斯标准（the Nantes criteria）”[36]，5条重要的诊断标准为：①阴部神经分布区域的疼痛；②坐位时疼痛显著加重；③患者夜间不会因为疼痛影响睡眠；④疼痛不伴客观感觉障碍；⑤诊断性阴部神经阻滞后疼痛减轻。南斯标准还有其他补充诊断标准、排除标准和不除外诊断的体征等。除阴部神经痛外，还会出现髂腹下神经痛、髂腹股沟神经痛及生殖股神经痛等情况。

2. 其他　少见的病因如椎间盘脱出、腹型癫痫、腹型偏头痛等。

六、精神心理问题

慢性盆腔痛患者常常伴有焦虑、抑郁和睡眠障碍等精神心理问题。对于病因诊断不清楚的患者，如果轻易将疼痛原因归咎于心理因素，将导致患者的精神负担加重及医患不信任的问题。疼痛治疗需要多学科协作，采用综合的治疗手段，治疗过程中应为焦虑和抑郁症状持续加重的患者提供心理学帮助。

总之，慢性盆腔痛病因分类复杂，涉及多个学科，可单独存在也可合并存在，其评估和处理面临巨大挑战。详细的病史和全面的体格检查是诊断和鉴别诊断的基础。

第二节　慢性盆腔痛的临床评估及诊断流程

一、临床评估

进行慢性盆腔痛临床评估的问诊环境应安静且私密，利于医患的交流。多数患者具有求诊科室多、接受的治疗方法多、疗效不佳和人际关系紧张等特点，需要医师怀着一颗同情心，耐心地听取患者的病史陈述，并适度地引导以获取所需的信息。目标是通过顺畅的交流，建立互信的医患关系。

1. 完成病史收集　因盆腔疼痛涉及多学科、多器官的情况，需要详细询问病史及全面查体，为避免遗漏，最好采用格式化门诊病历。门诊病历可参考国际盆腔痛协会（International Pelvic Pain Society，IPPS）的相关问卷制定。

门诊病历由患者自行填写，必要时护理人员给予指导，尽量保证高质量的门诊病历填写。门诊病历须涵盖泌尿系统、消化系统、生殖系统、神经系统、精神心理、骨骼肌肉系统及性功能等多个方面内容。同时应记录既往就诊史、治疗方式及疗效。

（1）对疼痛发生、发展及诊治过程的问诊内容：①初次疼痛开始时间、疼痛性质、持续或缓解的时间、原因或诱因；②疼痛加重或缓解的因素；③曾采取过何种措施来缓解疼痛及其疗效；④详细具体的诊治过程、治疗方法及疗效；⑤疼痛对于患者本人情绪及周边人际关系的影响程度；⑥就诊需要解决的问题和期望值；⑦希望接受何种方式的治疗。

（2）疼痛与泌尿系统、消化系统、生殖系统、神经系统及性的关系询问内容：①疼痛是否与憋尿、排尿相关（在排尿开始、排尿中、排尿后还是整个排尿过程中发生）、是否有尿频和夜尿增多等情况；②是否有便秘、腹泻或其他与肠道相关症状；③疼痛是否与月经周期有关；④疼痛是否有扩散或放射以及疼痛部位；⑤疼痛是否与皮肤异常感觉（如疼痛、瘙痒、烧灼感）、脊柱、腰骶部及骨盆等部位的肌肉和关节有关；⑥是否有性交困难或性交痛。

（3）使用视觉模拟评分法（visual analogue scale/score，VAS）0 ～ 10 级进行评分，了解疼痛的强度、特点、部位，以及对患者生活质量的影响程度；使用抑郁自评量表（SDS）和焦虑自评量表（SAS）初步评估患者的精神心理状态。

2. 多系统全面查体

（1）运动和神经系统检查

①首先观察患者的步态、站姿。嘱患者双腿靠紧，观察脊柱有无侧弯，双侧骶髂关节是否对称，是否有压痛，脊柱及脊椎旁肌肉是否有压痛，是否有腹壁疝、切口疝，单腿试验，扭髋运动及前屈、后仰是否受限，耻骨联合是否有压痛以及腰背部肌肉筋膜的压痛点等来判断是否有肌肉骨骼系统的异常。

②观察患者的坐姿。如阴部神经痛患者坐位可能加重疼痛，患者往往站立就医，不敢坐下或仅半边臀部着力以避免压迫疼痛侧的阴部神经。

③腹部检查。通过按压发现腹部有无压痛和疼痛触发点，如有压痛点或触发点可以行腹部试验，即抬头试验，增加腹直肌张力来鉴别疼痛是来自于腹壁还是腹膜内。腹部查体还应关注肌张力、有无压痛和反跳痛来判断有无腹膜刺激征。另外，需注意检查腹股沟区有无疝、淋巴结增大等。

④如疼痛与体位、劳累、体育锻炼有关，除行上述检查外，应行腰大肌试验、闭孔肌试验、“4”字试验和直腿抬高试验来除外腰椎问题以及肌肉筋膜疾病。

（2）生殖系统、泌尿系统、消化系统和神经系统检查

①取膀胱截石位进行外生殖器检查，常规检查外阴皮肤，尤其是前庭有无压触痛；行棉签及牙签试验来判断是否有阴部神经痛相关体征。

②用单指触摸阴道前壁，感知尿道和膀胱基底部是否有触痛、压痛；向后按压阴部神经管，以是否能诱发疼痛来判断患者是否有阴部神经痛。

③窥器检查、双合诊和三合诊盆腔检查。

了解宫颈外观及质地，必要时在双合诊前行宫颈病变筛查。双合诊可以了解有无宫颈摆痛及举痛，宫骶韧带是否增粗，子宫后壁、道格拉斯窝有无触痛结节，是否有肿物及盆腔器官的活动度。三合诊检查可以重新评估后盆腔状况，同时也可以检查肛管和部分直肠是否存在肿块或出血等情况。

④评估盆底Ⅰ类和Ⅱ类肌纤维的功能；通过单指检查判断盆底肌肉和筋膜是否存在疼痛触发点、压痛部位，并按照 VAS 评分法 0 ～ 10 级进行评分。

（3）完善门诊病历及描绘疼痛地图：查体完毕立即填写门诊病历的体格检查部分。并描绘包括躯干、四肢、会阴、泌尿系统及盆底肌肉的全身疼痛“地图”，见图 1-1 ～图 1-3。

二、辅助检查

辅助检查可以根据每位患者的既往检查情况和目前病情诊断所需，在不增加患者经济负担的前提下，尽量完善，避免遗漏。

1. 常规检查项目　如血尿常规、肝肾功能、肿瘤标志物、胸部 X 线片和腹部的肝、胆、脾、泌尿系统及生殖系统超声以及宫颈细胞学检查等一般检查内容。

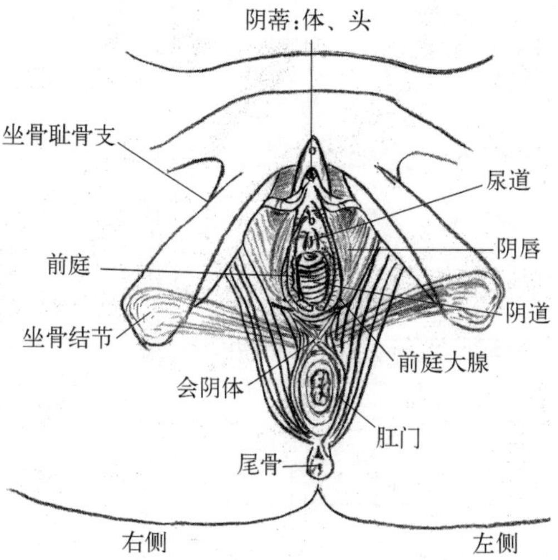

图 1-1 外阴阴道疼痛评估图

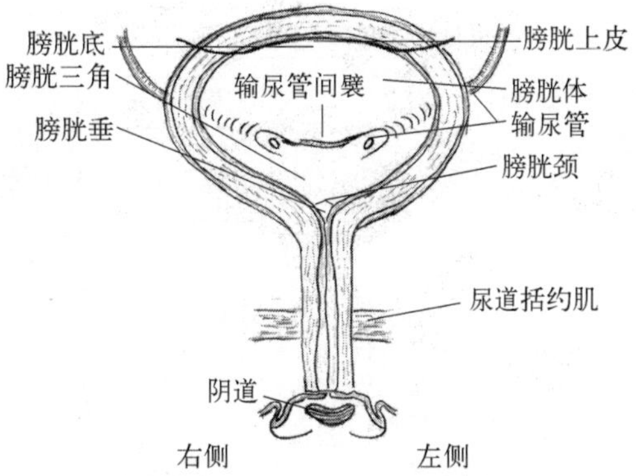

图 1-2 尿道膀胱疼痛评估图

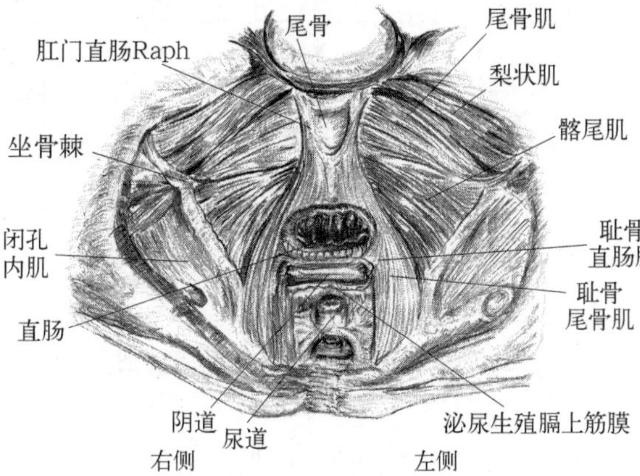

图 1-3 盆底肌肉疼痛评估图

2. *专项检查项目* 这些检查项目都是基于详细问诊和查体后所选择的专科辅助检查。如有泌尿系统相关疼痛的患者需要行中段尿培养、药敏检测以及泌尿系超声检查，怀疑间质性膀胱炎的患者要同时行膀胱镜下水扩张试验以及膀胱活检；消化系统相关疼痛可以行消化道造影、腹部 X 线片和胃镜、肠镜检查来除外器质性病变，甚至可以行肠道肌电评估来判断胃肠动力学；高度可疑盆腔炎的患者可行宫颈和阴道分泌物拭子培养、全血细胞分析及经阴道超声检查。

可以根据诊治需要采用相应的辅助检查项目，CPP 的诊断是排除性诊断，必要的辅助检查有助于排除恶性器质性病变导致的 CPP。

三、诊断流程

在门诊询问患者病史的时间有限，然而 CPP 涉及多个学科的病因，发病机制复杂，如何在较短的时间内从复杂病情中提取有效的、正确的信息，这就需要制定规范的诊断流程提高效率。CPP 诊断通常是针对病因做出诊断，通过全面的问诊及查体，识别和分类 CPP

的多因素起源，按照病因来源系统并结合已知的疾病特点，进行专科化分流，提高诊断效率。具体的诊断流程见图 1-4。

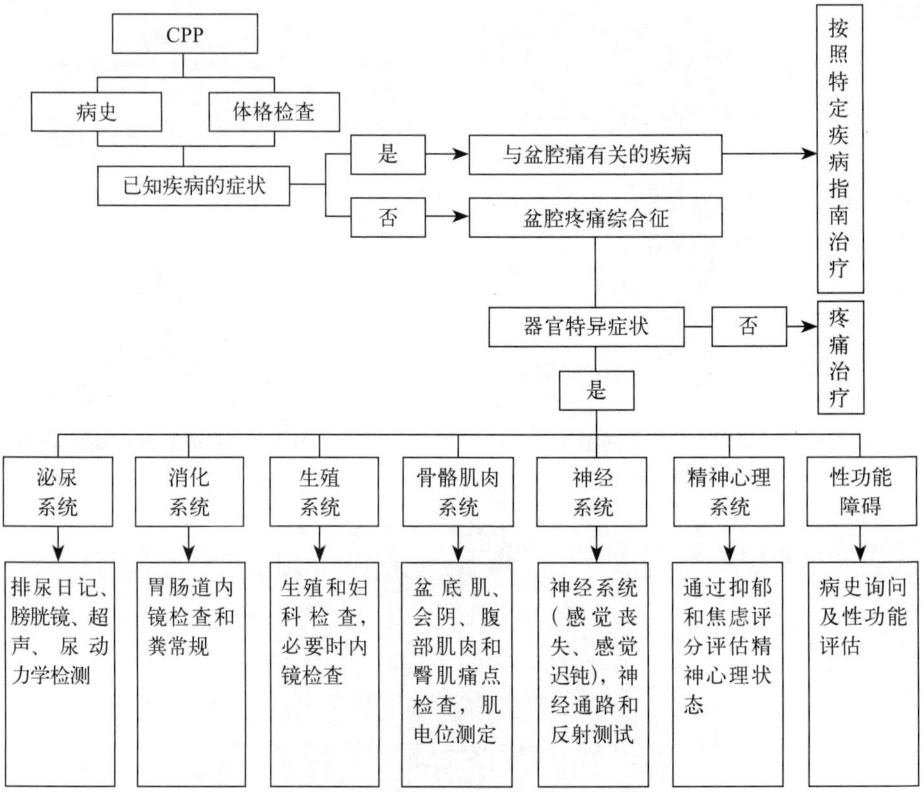

图 1-4 慢性盆腔痛的诊断流程图

第三节 慢性盆腔痛的治疗

慢性盆腔痛严重影响患者的身心健康，其治疗原则是诊断明确、综合治疗、安全有效，治疗目标是缓解疼痛、改善睡眠、提高生活质量。虽然 2008 年国际上众多专家达成共识，提出 CPP 疼痛程度下降 30% ～ 50% 即认为治疗成功 [37]，但是患者对于治疗效果的期待远高于这一标准。由于 CPP 发病牵涉多个学科且发病机制复杂，很难保证治疗取得患者期待的疗效，因此在治疗前应该与患者和家属进行充分的沟通，让其了解治疗的难度，将患者的期望值调整至合理的范围。

现阶段 CPP 治疗主要包括手术治疗和非手术治疗两种方式。

1. 手术治疗方式

①外科治疗：如诊断性腹腔镜、剖腹探查、骶前神经切除、宫颈旁神经切断术等。

②神经阻滞：如神经损毁术、交感神经阻滞术、射频热凝术、脊髓或外周神经的神经调制术等。

2. 非手术治疗方式

①药物治疗：如抗抑郁药、抗惊厥药、阿片类、骨骼肌松弛药等。

②物理康复治疗：如盆底肌训练、手法按摩、生物反馈、针灸、经皮神经电刺激法和

内啡肽治疗等。

③运动疗法：如瑜伽、普拉提等拉伸运动。

④其他疗法：如膀胱行为调节、心理疏导等。

手术治疗方法需要在医疗水平较高的综合性医院疼痛专科实施，同时又具有一定的创伤性，故其开展受到一定限制。因为 CPP 是一种复杂的疾病，表现为周围和中心机制的疼痛。成功的非手术治疗通常采用包含药物和非药物手段相结合的多模式方法。本节综述了包括药物治疗、盆底物理治疗、饮食调整、心理治疗和针灸等非手术治疗的优缺点及适应证。同时这些干预措施可以有效地缓解许多重叠的慢性疼痛的症状，又具有低风险性，应推荐纳入 CPP 的治疗方案中。

一、镇痛药

1. 非甾体抗炎药（NSAIDs） NSAIDs 作为治疗疼痛的一线药物应用十分广泛。由于 NSAIDs 的低廉价格和易获得性让它成为治疗 CPP 等各种疼痛的首选药物，特别是在怀疑由子宫内膜异位或肌肉骨骼源性引发的 CPP。一些研究显示，NSAIDs 与安慰剂相比可以有效缓解痛经和子宫内膜异位症等周期性 CPP 患者的疼痛程度，但是目前尚无有力的证据证明 NSAIDs 在非周期性 CPP 患者也有同样的作用[38, 39]。NSAIDs 应用广泛，其副作用也不可忽视，尽管这些不适症状通常在短期内可以很好地耐受。统计发现 11% ～ 14% 的女性会存在诸如恶心、呕吐、头痛和嗜睡等不良反应[38]。

2. 阿片类药物 阿片类药物与中枢和外周神经系统的阿片类受体结合，产生镇痛作用。美国疾病控制与预防中心（Centers for Disease Control and Prevention，CDC）于 2016 年发布的指南建议通过仔细评估阿片类药物对非癌症引起的疼痛的缓解和作为临终关怀的一部分的风险和益处，保证阿片类镇痛药的使用更安全[40]。

阿片类药物的使用风险在医学界是众所周知的。除了恶心、呕吐、瘙痒、便秘和疲劳等常见不良反应外，还包括不耐受、身体依赖和死亡等严重副作用[40, 41]。由于存在上述诸多风险，加之对于非恶性肿瘤引发的疼痛不能获得长期的益处，所以应该避免使用阿片类药物治疗 CPP。对于已经服用阿片类药物的患者，应该与专业人员讨论制订一种有效的和个体化的戒除方案；对于意外用药过量的患者，应该提供纳洛酮家庭治疗[40]。

二、激素疗法

激素疗法是非周期性 CPP 最常见的非手术治疗方法，不仅适合子宫内膜异位症患者，同时也适用于育龄期所有的 CPP 患者。推荐复方口服避孕药（OC）和左炔诺孕酮子宫内释放系统（LNG-IUS）作为治疗子宫内膜异位症的一线激素疗法。二线治疗依赖口服去氧孕烯微孕酮，依托孕酮的缓释植入物，注射 GnRH 类似物（GnRH-a）和口服地诺孕酮。建议应用 GnRH-a 的同时联合使用雌激素反向添加疗法，减轻 GnRH-a 的血管舒缩反应等副反应，提高患者的依从性。子宫内膜异位症手术后，建议使用 OC 或 LNG-IUS 治疗以防止疼痛复发；建议也可使用 OC 降低子宫内膜异位症术后复发的风险，但不建议使用 GnRH-a。如果发生痛经，建议连续使用 OC。因为 GnRH-a 存在骨质疏松的风险，不建议将其用作青春期女性子宫内膜异位症的一线治疗方法。另外，需要强调的是子宫内膜异位症引起的慢性疼痛，其治疗方案的制定需要跨学科评估[42]。

1. 复方口服避孕药（OC） 尽管缺乏高质量的证据，但在周期性和非周期性 CPP 患者的治疗方案中通常将 OC 作为一线经验性治疗药物使用。口服避孕药主要通过降低雌激素水平，抑制异位子宫内膜的生长，从而起到控制疼痛的作用[43]。有研究显示，低剂量 OC 尽管它有增加阴道不规则出血和恶心等症状的问题，但是其对于减轻子宫内膜异位症引发的周期性疼痛还是显示很好的效果[44]。尽管缺乏一致的证据显示 OC 治疗子宫内膜异位症引发的周期性疼痛的有效性，但仍有高达 53% 的 CPP 妇女接受了 OC 用于治疗子宫内膜异位症引发的周期性疼痛的方案[45]。孔东丽等[46]选取痛经患者，伴或不伴子宫内膜异位症或子宫腺肌病，将患者根据自身意愿分为研究组和对照组，研究组周期性服用口服避孕药（达英 -35 或优思明），对照组不作处理。每 6 个月随访患者的痛经情况，共随访 1 年半。结果显示研究组服药 6 个月及 1 年后痛经评分均较前明显减低（VAS 评分 4 vs 5 vs 7 分），停药后痛经评分再次上升，但仍较基线痛经评分有所减低（VAS 评分 6.5 vs 7 分）；而对照组痛经评分前后无明显变化（VAS 评分 6 vs 6 分）。研究组中服药达 1 年者，在服药 6 个月后痛经评分与服药 1 年后差异无统计学意义（VAS 评分 2 vs 2 分），停药后痛经缓慢加重，服药仅 6 个月者停药后痛经迅速复发。研究组服药后痛经缓解率明显高于对照组 [79.7%（59/74）vs 8.2%（19/232）]，服药后重度痛经患者痛经缓解率明显高于轻、中度痛经患者 [87.0%（20/23）vs 66.7%（2/3）vs 77.1%（37/48）]；单纯痛经组痛经缓解率高于合并腺肌病组 [92.6%（25/27）vs 59.1%（13/22）]。研究结果提示：长期服用口服避孕药可缓解子宫内膜异位症引发的痛经；服药时间长短与痛经缓解程度无关；停药后痛经逐渐复发；服药时间越长，停药后痛经复发越慢。单纯的痛经患者用药后痛经缓解率高于合并子宫腺肌病的患者。

2. 醋酸甲羟孕酮（Depot MPA） Depot MPA 用于治疗 CPP 的文献较少。应用 MEDLINE 检索 1976 年 1 月至 1998 年 1 月发表的医学文章，在安慰剂对照的随机临床试验（RCT）中，使用循证医学（EBM）方法评估子宫内膜异位症相关的慢性盆腔痛（CPP）的治疗效果。结果显示，6 项安慰剂对照的随机临床试验共纳入 381 名患有子宫内膜异位症的妇女符合有效性标准。其中 1 项是外科治疗的研究，2 项是药物治疗，3 项是外科和药物联合治疗。数据表明，腹腔镜手术结合醋酸甲羟孕酮、达那唑或那法瑞林的疗效比安慰剂更好；醋酸亮丙瑞林疗效的证据较弱；治疗 6 个月时，手术或药物在降低疼痛的评分疗效非常相似；手术后的药物治疗可显著减轻疼痛，但停止治疗 6 个月后，接受术后药物治疗与未接受术后药物治疗的妇女之间没有区别。综上所述，尽管外科或药物治疗是子宫内膜异位症相关 CPP 患者的治疗方法，但只有 40%～70%的患者可以缓解 6 个月的疼痛[47]。另一项对照研究显示，Depot MPA 比安慰剂更能减轻 CPP 患者的疼痛，可以尝试作为 CPP 一种治疗方法，但其导致体重增加和腹胀等副作用限制了其应用范围[48]。

3. 左炔诺孕酮宫内缓释系统（LNG-IUS） 可以缓解子宫内膜异位症的疼痛，这一结果得到了中等质量证据的支持[49]。

4. 促性腺激素释放激素激动剂（gonadotropin-releasing hormone agonists，GnRH-a）对于患子宫内膜异位症且 MPA 或 LNG-IUS 不能缓解子宫内膜异位症的女性，可以考虑使用促性腺激素释放激素激动剂，例如去甲亮丙瑞林和醋酸戈舍瑞林等[49]。

三、非激素疗法

CPP 与其他疼痛综合征（如神经性疼痛）具有相同的疼痛机制。因此，如加巴喷丁和普瑞巴林等抗神经疼痛类药物可能有助于缓解 CPP 疼痛。同时这些药物还能改善肌肉骨骼系统引发的疼痛障碍，这一作用可能有助于提高 CPP 的镇痛效果 [50]。现将此类药物治疗的研究进展归纳总结如下。

1. *加巴喷丁（gabapentin）和阿米替林（amitriptyline）* 2005 年国外一些学者就将加巴喷丁（γ- 氨基丁酸类似物）和阿米替林（三环类抗抑郁药）两种药物应用于 CPP 的治疗，结果显示这两种药物都成功地减轻疼痛。值得注意的是，加巴喷丁的治疗效果更加令人鼓舞。数据分析发现，无论是否同时联合使用阿米替林，加巴喷丁都比单独使用阿米替林缓解更多 CPP 患者的疼痛 [51]。虽然作为 γ- 氨基丁酸类似物的加巴喷丁和普瑞巴林（Pregabalin）对于 CPP 有着良好的疗效，但是这些药物的嗜睡、头痛、头晕、视物模糊、共济失调、注意力不集中、下肢水肿和体重增加等不良反应限制其临床使用 [52-58]。

2. *三环类抗抑郁药* 慢性疼痛患者通常伴随心理和情绪问题，而抑郁是慢性疼痛患者中最为严重的问题之一。据统计，在慢性疼痛患者中高达 67% 的患者有心理异常，其中人格障碍占 31% ～ 59%。

虽然有可靠的证据证实阿米替林在控制 CPP 疼痛方面具有疗效 [51]。但是，抗抑郁药的镇痛机制至今尚不明确。三环类抗抑郁药可能的“镇痛”作用通过以下机制实现：①抑制 5- 羟色胺（5-HT）、多巴胺、去甲肾上腺素在突触部位的回收，这些神经递质对内源性的阿片系统产生正向作用，一方面可以提高疼痛阈值，另一方面又能阻止受损神经发出神经冲动；②改善抑郁情绪，增强对疼痛的耐受性和应对能力；③轻微抑制前列腺合成酶的作用，减少前列腺素的生成；④色氨酸经过色氨酸羟化酶催化生成 5- 羟色氨酸，再经 5- 羟色氨酸脱羧酶催化成 5-HT；三环类抗抑郁药通过促进色氨酸代谢，提高 5-HT 水平；⑤抗胆碱能及抗组胺作用；⑥其他作用：阻断钠钾通道等。

临床研究证实，三环类抗抑郁药的镇痛作用与抗抑郁作用是相互独立的，在明显低于发挥抗抑郁疗效所需剂量时即可产生镇痛作用。即用于某些慢性疼痛时，镇痛效应快于抗抑郁效应，无抑郁者的疼痛也可改善。当前，美国 FDA 尚未批准抗抑郁药作为镇痛药物应用，仍作为慢性疼痛治疗中的辅助药物。为减少用药的副作用，一般建议先从小剂量开始服药，逐渐增量到有效剂量后开始维持服用，一旦症状改善可缓慢减量。目前镇痛疗效肯定的抗抑郁药有：①三环类的阿米替林用于治疗肌纤维痛、面部疼痛、偏头痛、神经病性疼痛及中枢性疼痛疗效显著；②四环类的米安色林治疗慢性腹痛等。目前第二代三环抗抑郁药去甲替林和地昔帕明也已用于控制疼痛，并且可能具有更好的耐受性。

3. *5-HT 和去甲肾上腺素再摄取抑制剂* 包括度洛西汀（duloxetine）和文拉法辛（venlafaxine）。度洛西汀是一种选择性的 5-HT 和去甲肾上腺素（NE）再摄取抑制剂，可能通过增强中枢神经系统 5- 羟色胺能的神经功能增加中枢系统 5-HT（血清素）水平，同时也提高去甲肾上腺素能神经功能，消除去甲肾上腺素引发的疼痛。一项系统回顾度洛西汀治疗慢性疼痛的临床试验研究的结果提示，度洛西汀可以改善糖尿病周围神经病变、肌痛、慢性腰痛和骨关节炎的症状 [59]。在临床治疗方案中可以尝试使用一种选择性的神经递质再摄取抑制剂来减轻 CPP 的中枢疼痛的敏感性。与所有增加 5-HT 利用率的药物一样，当其与含 5-HT 的药物联合使用时要注意有发生 5-HT 综合征和诱发双相情感障碍的躁狂症状的风险。另外，当停止度洛西汀和文拉法辛时，需要逐步减量。

四、肌肉骨骼系统的疼痛治疗

骨盆内肌肉组织的功能障碍可能促成或引起CPP。盆底肌肉组织可高张力或低张力，可能存在触发点。尽管盆底功能障碍的发生率很高，但盆底功能的详细检查并非女性盆底检查的常规操作。盆底功能障碍在CPP患者中非常普遍，因此有必要对盆底肌肉进行评估[4]。可以通过盆底肌肉触诊和盆腔动力学检测评估肌肉的高张性或低张性。另外，一定不要忽略盆底肌肉单指检查方法，通过这一方法可以快速发现位于盆底肌肉或者筋膜内的疼痛触发点。虽然很难区分盆底肌筋膜疼痛是疼痛的主要或次要原因，但盆底康复治疗尤其是物理治疗方法对于此类疾病有确切的疗效。一项盆底物理治疗回顾性病例研究表明，物理方法治疗减轻疼痛的程度与完成治疗的次数成正比[60]。研究表明疼痛触发点注射可以成功治疗肌筋膜源性疼痛[61]。最近多项研究数据支持疼痛触发点注射A型肉毒杆菌毒素疗法，可以通过减轻盆底肌肉痉挛达到缓解疼痛程度的目的[62-64]。同时A型肉毒杆菌毒素疗法还可以降低阴道静息压力和改善性交疼痛的程度[64]。现就肌肉骨骼系统疼痛，尤其是盆底功能障碍相关的CPP物理治疗方法汇总如下：

1. *手法治疗*（manual therapy） 盆底肌肉筋膜的主要功能包括支撑和生理控制两方面。盆底肌筋膜源性盆腔疼痛（myofascial pelvic pain，MFPP）是CPP的主要组成部分，医师往往对MFPP缺乏认识。临床上MFPP的患者常常伴有泌尿系统（如尿频、尿急、排尿后膀胱痛）、消化系统（如便秘）和性交痛等症状。MFPP的标志性诊断指标是在盆底肌肉和（或）肌筋膜中发现疼痛触发点。研究显示对疼痛触发点手法按摩和电刺激可有效地治疗MFPP[35]。2015年欧洲泌尿学会CPP指南中，治疗盆底高张性功能障碍的CPP的A级推荐：把针对盆底肌肉的治疗作为一线方案；对过度活跃型盆底肌，生物反馈疗法作为盆底肌肉训练的补充；如果能够找到肌筋膜触发点，可以通过按压或者针刺的方法治疗。针刺法可以分为触发点局部注射麻醉药的湿针疗法和只用注射器针头针刺触发点的干针疗法[65]。

另外，对于盆底肌筋膜源性CPP的患者还可以进行包括生物反馈在内的盆腹协调性训练，有助于改善不同肌肉群及纤维类型之间收缩的协调性和稳定性，对于治疗也有一定效果。盆底肌筋膜源性CPP患者一般都存在盆底功能障碍问题，当患者的疼痛症状缓解后，加强盆底肌正常功能，提高盆底肌肉强度，保持盆底稳定和功能协调，也有利于巩固疼痛的治疗效果。

2. *生物反馈治疗*（biofeedback therapy） 1974年国外就已经开始应用球囊压力测定和盆底肌电的生物反馈方法治疗粪失禁和便秘。1997年由美国康奈尔大学Glazer教授提出用于评估盆底肌肉功能状态的检测方法，为盆底肌肉活动的测量提供了一种标准表面肌电检测方案。Glazer盆底表面肌电（surface electromyography，sEMG）生物反馈是当前最常用的生物反馈模式。具体方法是将电极置入阴道或直肠内，检测盆底肌肉的电信号活动，将模拟的声音或视觉信号反馈给患者和医师，帮助医师和患者了解肌肉的功能状态，患者在反馈信号的指导下，学会正确自主控制盆底肌的收缩和舒张。基于表面肌电的生物反馈疗法是通过纠正盆底肌肉的过度活动和功能失调缓解盆腔疼痛。

3. *经皮神经电刺激疗法*（transcutaneous electrical nerve stimulation，TENS） TENS也可称周围神经粗纤维电刺激疗法，是一种通过皮肤将特定的低频脉冲电流输入人体以治疗疼痛的电疗方法。

这是20世纪70年代在美国兴起的一种电疗法，在止痛方面收到较好的效果，因而在临床上得到了广泛的应用。TENS疗法与传统的神经刺激疗法的区别在于传统的电刺激主要是刺激运动纤维；而TENS主要是刺激感觉纤维。主要的治疗作用机制包括以下几种。①闸门控制假说：该假说认为TENS是一种兴奋粗纤维的刺激，粗纤维的兴奋关闭了疼痛传入的闸门，从而缓解了疼痛症状；②内源性吗啡样物质释放假说：一定的低频脉冲电流刺激，可能激活了脑内的内源性吗啡多肽能神经元，引起内源性吗啡样多肽释放而产生镇痛效果；③促进局部血液循环：TENS可以促进局部血液循环，改善治疗部位的周边环境，达到消除水肿和炎症的作用。

TENS主要是通过刺激感觉纤维而达到止痛作用，因此要求采用使患者有舒适感，不出现肌肉收缩的阈下强度，这样TENS便可选择性地激发感觉传入神经纤维的反应，而不触动运动传出神经纤维的反应。要求频率低限0.5～25Hz，高限90～500Hz，波形为单向方波，脉宽10～500μs。最佳镇痛频率和电流强度可以在治疗中不断摸索调整，遵循个体化治疗原则。

TENS的刺激强度、电极片或阴道探头放置的位置及对治疗的耐受程度等因素均可以影响TENS的治疗效果，可以通过改变频率和电流强度及合理调整电极片的位置改善疗效。虽然TENS治疗的效果得到临床验证，但是目前发表的TENS治疗CPP的文献中多数为小样本研究，治疗参数各异，疗效评价难以量化，无法取得令人信服的数据，导致对其应用价值存在不同的学术观点。

4. *运动疗法* 由于盆底是由骨骼、肌肉、筋膜、血管和神经等组成的复杂系统，其正常功能的维持和发挥一方面需要自身系统的稳定和协调，另一方面也与脊柱、腹部和下肢等周边组织相互作用，相互影响，当这种协调失衡就会出现功能障碍。CPP的治疗强调整体概念，避免“头痛医头，脚痛医脚”的片面思想。瑜伽、普拉提和骨盆校正操等运动疗法将有效改善骨盆及周边组织，尤其是肌肉组织的协调性，恢复正常的生物力学关系，改善疼痛症状。

5. *家庭康复训练* 当患者在专科医院获得康复处方后，可以根据患者的自身条件，如依从性、理解力、经济状况、疼痛程度及具体治疗措施等诸多方面考虑是否适合采用家庭康复训练。

骨盆作为一个完整的系统，要求盆底康复治疗要遵循整体理论的原则。CPP的康复治疗应该遵循多学科协作、个体化方案和多种治疗方法的理念。方案设计和具体制订首先要基于详尽可靠的治疗前评估，客观评定疼痛的性质、范围、严重程度、发展趋势、预后和转归，为制订康复计划打下基础。在治疗过程中和治疗后应进行疗效评价，以完善或修改治疗计划。评估过程要尽可能专业化和定量化，由经过培训的专业人员承担，在测量中尽可能做到数量化和自动化。总体来讲，盆底康复治疗在慢性盆腔痛领域有着广阔的前景，今后应该进一步加强医务人员的培训和患者的教育，探讨各种治疗方法的临床疗效和最佳适应证，积极参加各种高水平的临床试验，不断积累资料和经验。

五、心理治疗

认知行为疗法（CBT）是管理患者对疼痛反应的一种选择，其中包括教授患者应对慢性疼痛疾病和疼痛的技巧。有证据表明，与常规护理相比，CBT或正念技术可减轻慢性下腰痛的疼痛强度，并可能对 CPP 有所帮助[66]。与单纯的标准治疗相比，在 90 天内接受了 10 种 Mensendieck 躯体认知疗法（欧洲流行的身心疗法）的 CPP 患者获得了持续 9 个月的疼痛、运动功能和心理困扰等均改善的效果[67]。

六、改变生活方式，补充和替代疗法

虽然药物治疗、非药物治疗是 CPP 的主要治疗方式，但生活方式的干预应该在治疗的开始即被引入并贯彻于治疗的全过程。可以通过调整饮食、运动、补充和替代疗法以及改善睡眠等方式，提高慢性、非恶性疼痛患者的疼痛管理水平，为疼痛的治疗提供综合治疗的手段和方案。

1. 饮食调整　迄今为止，关于饮食和子宫内膜异位症的最大规模的研究是基于护士健康研究的数据集（n=3800，以腹腔镜检查证实子宫内膜异位症）[68]。每天食用两份以上红肉的女性与每周食用一份或少于一份的人相比患子宫内膜异位症的风险要高出 56%。家禽、鱼类、贝类和蛋类的摄入量与子宫内膜异位症风险无关。系统综述进一步报道了各种食物和子宫内膜异位症的比值比（odds ratio，OR）。钙摄入量的 OR 值是 0.99，牛奶的是 0.90，鸡蛋的是 1.01，培根的是 1.26，红肉的是 1.26[69]，但本文作者仍认为需要更多的前瞻性试验来证实饮食干预的有效性[70]。

针对不同系统的疾病，可以通过调整饮食结构和进食习惯，减轻某些 CPP 患者的疼痛。临床工作中发现对于间质性膀胱炎（IC）的患者如果避免进食发酵类、酸性及辛辣等刺激性食物有助于减轻症状。尽管 2011 年的系统综述缺乏关于可用于治疗 CPP 的饮食疗法的有效数据，该研究还是有数据证实富含抗氧化剂的饮食可能会减轻疼痛症状[71]。另外，有研究显示进食无麸质饮食可能会减轻与子宫内膜异位症相关的疼痛症状[72]。

2. 锻炼　慢性疼痛会导致焦虑、抑郁、睡眠障碍等一系列心理和精神方面的问题。长期以来，大多数医师建议慢性疼痛患者选择休息和不活动。然而，运动可能在减轻慢性疼痛的严重程度方面有一定的好处，同时也可以获得改善整体身心健康与身体功能相关的更多益处。目前医疗保健机构会提供和推广针对各种慢性疼痛的体育活动和锻炼计划。现有的证据表明锻炼可以减少所需的镇痛药数量，改善抑郁症状，增加精力并减轻压力，锻炼还可以改善睡眠质量和提高抵抗疼痛的能力[73]。Searle A 等[74]在针对运动干预治疗非特异性起源的慢性腰痛的专题里检索了包括 MEDLINE、CINAHL、EMBASE、SPORTDiscus、PsycINFO 和 Cochrane Library 等数据库中 2014 年 10 月前发表的随机试验报告，共有 45 篇报告符合纳入标准，作者对其中的 39 篇报告进行荟萃分析，结果显示，与对照组或其他治疗组相比，运动干预组显著减轻了慢性腰痛的程度。研究结果发现，在治疗慢性腰痛的过程中，力量 / 抵抗力和协调 / 稳定运动计划比其他干预措施更有效，而心肺运动和联合运动计划是无效的。

Geneen LJ 等[75]分析 264 项（19 642 名参与者）关于成年慢性疼痛患者进行的运动与不运动最小干预的对比研究项目，干预措施采用瑜伽、普拉提和太极等运动方式进行有氧运动、力量、灵活性、核心力量或平衡训练。结果显示，运动对减轻疼痛的严重程度和改善身体功能方面具有良好的效果，同时对心理功能和生活质量也有不同程度的影响。现有的证据表明，体育活动和锻炼是一种良好的干预措施，几乎没有不良事件，可以改善疼痛的严重程度和身体功能，从而提高生活质量。运动减轻疼痛的机制尚不明确，最有可能与大脑奖赏回路和压力性精神疾病的机制有关。神经系统的奖赏是一种大脑视之为内在的、有时是必须获得的正性刺激，是促使相关行为重复发生的刺激。正性强化的神经基础是众多相互联系的前脑结构，通常称之为大脑的奖赏回路（reward circuitry）。奖赏回路包括伏核、基底前脑和内侧前额皮质等，这些结构接受中脑腹侧被盖区的多巴胺能传入神经纤维。运动可能增加多巴胺、内啡肽类物质释放，从而可以降低压力相关疾病的发病率[76]。目前所有的研究都存在参与者数量少、干预时间和随访时间短（随访评估时间很少超过 6 个月）等问题，导致数据证据的质量较低。

3. *瑜伽* 是一种身心练习，主要由身体姿势、呼吸控制和冥想与放松三个部分组成。它可以很好地平衡有氧运动和肌肉锻炼活动，根据作者的经验，大多数 CPP 患者都可以接受。Goncalves AV 等[77]设计一项随机对照试验研究瑜伽对子宫内膜异位症的 CPP 患者的月经模式和生活质量（QoL）的干预效果。结果显示，每日练习瑜伽组的疼痛程度明显低于非瑜伽组，两组的生活质量都有改善，瑜伽练习与降低慢性盆腔疼痛水平和改善子宫内膜异位症患者的生活质量有关。Huang AJ 等组建了一个由临床医师、研究人员和瑜伽顾问组成的多学科小组，为 CPP 患者制订了一个瑜伽家庭治疗方案。要求 16 名参与者（年龄为 31 ～ 64 岁）每周在家练习一小时瑜伽，持续 6 周。参与者采用骨盆疼痛影响问卷（IPP）和女性性健康结果问卷（SHOW-Q），对骨盆疼痛的严重程度，疼痛对日常活动、情绪健康和性功能的影响进行评估。结果显示从开始到第 6 周，疼痛严重程度“最糟糕”、“最好”和“平均”的评分分别下降了 29%、32% 和 34%。女性在 IPP 的日常活动、情绪健康和性功能等评估量表得分均有改善。说明女性 CPP 患者的家庭瑜伽训练方案可以实现自我管理疼痛，改善生活质量和性功能的目的[78]。Saxena R 等也得到相同的结论[79]。最近，CADTH 快速反应报告（2019 年 7 月版）整理了用瑜伽治疗成人慢性非恶性疼痛管理的临床效果、成本效益和循证指南，这份报告表明瑜伽加传统的镇痛药治疗对减轻慢性盆腔疼痛有效，而单纯的传统镇痛药治疗则无效[80]。

4. *针灸（acupuncture）* 针灸治疗 CPP 的疗效目前尚缺乏有质量的数据支持。在现有研究中，针灸疗法大多数应用于子宫内膜异位症相关的疼痛治疗。Mira TAA 等[81]综述指出针灸在子宫内膜异位症的治疗中显示出积极的趋势，与安慰剂相比，针灸在减轻疼痛方面显示出明显的改善效果。另一项探讨针灸疗法（AT）和常规疗法（CT）治疗女性 CPP 的有效性和安全性的随机对照试验研究结果显示，与单纯 CT 相比，AT 联合 CT 治疗女性 CPP 的潜力更大。然而，目前还没有足够的证据表明，AT 可以作为女性 CPP 的一种补充和替代的治疗方法。为了得出明确的结论，未来需要更大样本量、更严格的实验设计的随机对照试验研究给出具有说服力的证据[82]。

5. *睡眠卫生* 睡眠是中枢神经系统不同区域（主要是下丘脑）与多种神经递质共同调控的重要生物过程。在慢性疼痛患者中，失眠非常普遍。据报道，有超过 80% 的女性 CPP 患者存在诸如卧床时间过长和频繁打鼾等睡眠障碍问题，导致日间疲劳和总感觉休息不好等症状[83]。睡眠效率低下和睡眠障碍是与痛觉过敏相关的一种重要疾病，与中枢敏化机制密切相关。疼痛往往会损害睡眠质量，它会导致第二天的嗜睡和疲劳，影响认知能力。慢性疼痛和阿片类药物的使用也会使失眠 [难以入睡和（或）保持睡眠] 和睡眠呼吸障碍（睡眠呼吸暂停）等睡眠障碍的管理复杂化。睡眠问题可能与各种类型的疼痛有关，包括睡眠头痛（半睡眠性头痛、偏头痛等）和晨间头痛（继发于睡眠呼吸暂停或睡眠磨牙）。最近的一项综述报告，经非药物治疗的睡眠干预后，患者的疼痛症状立即得到轻度至中度改善[84]。有研究显示，认知行为疗法可以有效地改善慢性疼痛患者的睡眠启动、睡眠维持、感知睡眠质量等[84]。睡眠与疼痛，尤其是慢性疼痛的关系和具体机制目前尚不清楚，未来还需要大量的研究工作揭示其真实情况。

由于非周期性 CPP 的病因可能是多因素的，并且有关 CPP 病因的文献有限，因此很少有基于循证医学证据的治疗建议。鉴于缺乏高质量的证据，医师应根据经验和对用于治疗其他慢性疼痛综合征的医学和非药物治疗选择的熟悉程度，对患者进行经验性治疗。同时应该在调整生活方式和心理干预等医疗替代疗法方面进行更多的针对性随机对照试验。目前在 CPP 的治疗中如果不提及包括肌筋膜疼痛触发点释放治疗、盆底康复治疗（增强盆底肌肉力量和生物反馈）和整体康复技术等物理疗法的作用，将被认为是对 CPP 管理不到位。另外，还要加强饮食和运动锻炼（如瑜伽、普拉提等）等疗法的前瞻性随机对照研究。

总之，CPP 患者的治疗和管理需要以专科化牵头、多学科协作为合力的工作模式，才可能有效缓解 CPP 的疼痛，改善 CPP 患者的生活质量。

（王忠民）

参考文献

[1] Siedentopf F, Weijenborg P, Engman M, et al. ISPOG European Consensus Statement-chronic pelvic pain in women (short version)[J]. Psychosom Obstet Gynaecol, 2015, 36(4): 161-170.

[2] Engeler DS, Baranowski AP, Dinis-Oliveira P, et al. The 2013 EAU guidelines on chronic pelvic pain: Is management of chronic pelvic pain a habit, a philosophy, or a science? 10 years of development[J]. Eur Urol, 2013, 64: 431-439.

[3] Hahn L. Chronic pelvic pain in women. A condition difficult to diagnose-more than 70 different diagnoses can be considered[J]. Lakartidningen, 2001, 98:1780-1785.

[4] Howard FM. Chronic pelvic pain[J]. Obstet Gynecol, 2003, 101:594-611.

[5] Marszalek M, Wehrberger C, Temml C, et al. Chronic pelvic pain and lower urinary tract symptoms in both sexes: Analysis of 2749 participants of an urban health screening project[J]. Eur Urol, 2009, 55: 499-507.

[6] Linley JE, Rose K, Ooi L. Understanding inflammatory pain: ion channels contributing to acute and chronic nociception[J]. Pflügers Archiv: European journal of physiology, 2010, 459(5): 657-669.

[7] McMahon SB, Dmitrieva N, Koltzenburg M. Visceral pain[J]. Br J Anaesth, 1995, 75(2): 132-144.

[8] Nickel JC, Tripp DA, Pontari M, et al. Psychosocial phenotyping in women with interstitial cystitis/painful bladder syndrome: A case control study[J]. Urol, 2010, 183(1): 167-172.

[9] Warren JW, Brown J, Tracy JK, et al. Evidence-based criteria for pain of interstitial cystitis/painful bladder syndrome in women[J]. Urology, 2008, 71(3): 444-448.

[10] Cole EE, Scarpero HM, Dmochowski RR. Are patient symptoms predictive of the diagnostic and/or therapeutic value of hydrodistention?[J]. Neurourol Urodyn, 2005, 24(7): 638-642.

[11] Lamale LM, Lutgendorf SK, Hoffman AN. Symptoms and cystoscopic findings in patients with untreated interstitial cystitis[J]. Urology, 2006, 67(2): 242-245.

[12] Peeker R, Fall M. Toward a precise definition of interstitial cystitis: Further evidence of differences in classic and nonulcer disease[J]. Urol, 2002, 167(6): 2470-2472.

[13] Fall M, Johansson S L, Aldenborg F. Chronic interstitial cystitis: A heterogeneous syndrome[J]. Urol, 1987, 137(1): 35-38.

[14] Parsons CL. The role of a leaky epithelium and potassium in the generation of bladder symptoms in interstitial cystitis/overactive bladder, urethral syndrome, prostatitis and gynaecological chronic pelvic pain[J]. BJU Int, 2011, 107(3): 370-375.
[15] Messing EM, Stamey TA. Interstitial cystitis: Early diagnosis, pathology, and treatment[J]. Urology, 1978, 12(4): 381-392.
[16] Parsons C. Interstitial cystitis: Clinical manifestations and diagnostic criteria in over 200 cases[J]. Neurourol Urodyn, 1990, 9.
[17] Smith CP, Radziszewski P, Borkowski A, et al. Botulinum toxin a has antinociceptive effects in treating interstitial cystitis[J]. Urology, 2004, 64(5): 871-875.
[18] Koziol JA. Epidemiology of interstitial cystitis[J]. Urol Clin North Am, 1994, 21(1): 7-20.
[19] Berry SH, Elliott Marc N, Suttorp M, et al. Prevalence of symptoms of bladder pain syndrome/interstitial cystitis among adult females in the united states[J]. Urol, 2011, 186(2): 540-544.
[20] Mattox TF. Interstitial cystitis in adolescents and children: A review[J]. Pediatr Adolesc Gynecol, 2004, 17(1): 7-11.
[21] Clemens JQ, Meenan RT, Rosetti MC, et al. Costs of interstitial cystitis in a managed care population[J]. Urology, 2008, 71(5): 776-780; discussion 780-781.
[22] Gurel H, Gurel SA, Atilla MK. Urethral syndrome and associated risk factors related to obstetrics and gynecology[J]. Eur J Obstet Gynecol Reprod Biol, 1999, 83(1): 5-7.
[23] Mearin F, Ciriza C, Mínguez M, et al. Clinical practice guidelines: Irritable bowel syndrome with constipation and functional constipation in adults: Concept, diagnosis, and healthcare continuity[J]. Aten Primaria, 2017, 49(1): 42-55.
[24] 郎景和 . 子宫内膜异位症的研究与设想 [J]. 中华妇产科杂志 , 2003, 38(8): 478-480.
[25] Vercellini P, Fedele L, Bianchi S, et al. Pelvic denervation for chronic pelvic pain associated with endometriosis: Fact or fancy?[J]. Am J Obstet Gynecol, 1991, 165: 745-749.
[26] 周应芳 . 子宫内膜异位症患者长期管理的必要性 [J]. 中华妇产科杂志 , 2017, 52(3): 145-146.
[27] 冷金花 , 戴毅 . 子宫内膜异位症治疗新观念 [J]. 中华妇产科杂志 , 2017, 52(7): 433-435.
[28] Porpora MG, Gomel V. The role of laparoscopy in the management of pelvic pain in women of reproductive age[J]. Fertil Steril, 1997, 68(5): 765-779.
[29] Jacobson TZ, Duffy JMN, Barlow DH, et al. Laparoscopic surgery for pelvic pain associated with endometriosis[J]. The Cochrane database of systematic reviews, 2009(4): CD001300.
[30] Wassong C, Shah B, Kanayama M, et al. Radiologic findings of pelvic venous congestion in an adolescent girl with angiographic confirmation and interventional treatment[J]. Pediatr Radiol, 2012, 42(5): 636-640.
[31] Ness RB, Soper DE, Holley RL, et al. Effectiveness of inpatient and outpatient treatment strategies for women with pelvic inflammatory disease: Results from the pelvic inflammatory disease evaluation and clinical health(peach)randomized trial[J]. Am J Obstet Gynecol, 2002, 186(5): 929-937.
[32] Peters AA, Trimbos-Kemper GC, Admiraal C, et al. A randomized clinical trial on the benefit of adhesiolysis in patients with intraperitoneal adhesions and chronic pelvic pain[J]. British journal of obstetrics and gynaecology, 1992, 99(1): 59-62.
[33] Roovers JP, van der Vaart CH, van der Bom JG, et al. A randomised controlled trial comparing abdominal and vaginal prolapse surgery: Effects on urogenital function[J]. BJOG : an international journal of obstetrics and gynaecology, 2004, 111(1): 50-56.
[34] Hay-Smith EJ. Therapeutic ultrasound for postpartum perineal pain and dyspareunia[J]. The Cochrane database of systematic reviews, 2000(2): Cd000495.
[35] Pastore EA, Katzman WB. Recognizing myofascial pelvic pain in the female patient with chronic pelvic

pain[J]. Obstet Gynecol Neonatal Nurs, 2012, 41(5): 680-691.
[36] Labat JJ, Riant T, Robert R, et al. Diagnostic criteria for pudendal neuralgia by pudendal nerve entrapment(nantes criteria)[J]. Neurourol Urodyn, 2008, 27(4): 306-310.
[37] Dworkin RH, Turk DC, Wyrwich KW, et al. Interpreting the clinical importance of treatment outcomes in chronic pain clinical trials: Immpact recommendations[J]. J Pain, 2008, 9(2): 105-121.
[38] Allen C, Hopewell S, Prentice A, et al. Nonsteroidal anti-inflammatory drugs for pain in women with endometriosis[J]. The Cochrane database of systematic reviews, 2009(2): CD004753.
[39] Marjoribanks J, Ayeleke RO, Farquhar C, et al. Nonsteroidal antiinflammatory drugs for dysmenorrhoea[J]. The Cochrane database of systematic reviews, 2015(7): CD001751.
[40] Dowell D, Haegerich TM, Chou R. CDC guideline for prescribing opioids for chronic pain-United States, 2016[J]. JAMA , 2016, 315: 1624-1645.
[41] Darnall BD, Stacey BR, Chou R. Medical and psychological risks and consequences of long-term opioid therapy in women[J]. Pain Med, 2012, 13: 1181-1211.
[42] Sauvan M, Chabbert-Buffet N, Canis M, et al. Medical treatment for the management of painful endometriosis without infertility: CNGOF-HAS Endometriosis Guidelines[J]. Gynecologie, obstetrique, fertilite & senologie, 2018, 46: 267-272.
[43] 吴洁，田秦杰．复方短效口服避孕药在子宫内膜异位症治疗中的应用 [J]. 中国计划生育学杂志，2011, 19(11): 702-703.
[44] Harada T, Momoeda M, Taketani Y, et al. Low-dose contraceptive pill for dysmenorrhea associated with endometriosis: A placebo-controlled, double-blind, randomized trial[J]. Fertil Steril, 2008, 90: 1583-1588.
[45] De Graaff AA, D' Hooghe TM, Dunselman GA, et al. The signifcant effect of endometriosis on physical, mental and social wellbeing: Results from an international cross-sectional survey[J]. Human Reprod, 2013, 28: 2677-2685.
[46] 孔东丽，郭红燕，韩肖彤，等．口服避孕药对延缓子宫内膜异位症疼痛进展的作用 [J]. 中华医学杂志，2017, 97(39): 3099-3013.
[47] Howard FM. An evidence-based medicine approach to the treatment of endometriosis-associated chronic pelvic pain: Placebo-controlled studies[J]. J Am Assoc Gynecol Laparosc, 2000, 7(4): 477-488.
[48] Cheong YC, Smotra G, Williams AC. Non-surgical interventions for the management of chronic pelvic pain[J]. The Cochrane database of systematic reviews, 2014, (3): CD008797.
[49] Brown J, Farquhar C. Endometriosis: An overview of cochrane reviews[J]. The Cochrane database of systematic reviews, 2014, (3): CD009590.
[50] Haviv Y, Rettman A, Aframian D, et al. Myofascial pain: An open study on the pharmacotherapeutic response to stepped treatment with tricyclic antidepressants and gabapentin[J]. J Oral Facial Pain Headache, 2015, 29: 144-151.
[51] Sator-Katzenschlager SM, Scharbert G, Kress HG, et al. Chronic pelvic pain treated with gabapentin and amitriptyline: A randomized controlled pilot study[J]. Wien Klin Wochenschr, 2005, 117: 761-768.
[52] Drugs. Com. Amitriptyline dosing information. https: // www. Drugs. Com/amitriptyline. Html. Accessed january 4, 2018.
[53] Drugs. Com. Nortriptyline dosage. https: //www. Drugs. Com/dosage/nortriptyline. Html. Accessed january 4, 2018.
[54] Drugs. Com. Desipramine (oral route). https: // www. Drugs. Com/cons/desipramine. Html. Accessed january 4, 2018.
[55] Drugs. Com. Duloxetine capsules. https: //www. Drugs. Com/pro/duloxetine-capsules. Html. Accessed january 4, 2018.

[56] Drugs. Com. Venlafaxine. https: // www. Drugs. Com/pro/venlafaxine. Html. Accessed january 4, 2018.

[57] Drugs. Com. Gabapentin. https: // www. Drugs. Com/pro/gabapentin. Html. Accessed january 4, 2018.

[58] Drugs. Com. Pregabalin. https: // www. Drugs. Com/monograph/pregabalin. Html. Accessed january 4, 2018.

[59] Lunn MP, Hughes RA, PJ. W. Duloxetine for treating painful neuropathy, chronic pain or fibromyalgia[J]. The Cochrane database of systematic reviews, 2014(1): CD007115.

[60] Bedaiwy MA, Patterson B, Mahajan S. Prevalence of myofascial chronic pelvic pain and the effectiveness of pelvic floor physical therapy[J]. Reprod Med, 2013, 58: 504-510.

[61] Dhingra C, Kellogg-Spadt S, McKinney TB, et al. Urogynecological causes of pain and the effect of pain on sexual function in women[J]. Female pelvic medicine & reconstructive surgery, 2012, 18(5): 259-267.

[62] Gyang A, Hartman M, Lamvu G. Musculoskeletal causes of chronic pelvicpain: What a gynecologist should know[J]. Obstet Gynecol, 2013, 121: 645-650.

[63] Dyer AJ, Twiss CO. Painful bladder syndrome: An update and review ofcurrent management strategies[J]. CurrUrol Rep, 2014, 15: 384.

[64] El-Khawand D, Wehbe S, Whitmore K. Botulinum toxin for conditions of the female pelvis[J]. International urogynecology journal and pelvic floor dysfunction, 2013, 24: 1073-1081.

[65] Fall M, Baranowski AP, Elneil S, et al. EAU guidelines on chronic pelvic pain[EB/OL]. European Association of Urology, 2015.

[66] Cherkin DC, Sheman KJ, Balderson BH, et al. Effect of mindfulness-based stress reduction vs cognitive behavioral therapy or usual care on back pain and functional limitations in adults with chronic low back pain: A randomized clinical trial[J]. JAMA, 2016, 315(12): 1240-1249.

[67] Haugstad GK, Haugstad TS, Kirste UM, et al. Continuing improvement of chronic pelvic pain in women after short-term Mensendieck somatocognitive therapy: results of a 1-year follow-up study[J]. Am J Obstet Gynecol, 2008, 199: 615.e1-8.

[68] Yamamoto A, Harris HR, Vitonis AF, et al. A prospective cohort study of meat and fish consumption and endometriosis risk[J]. Am J Obstet Gynecol, 2018, 219(2): 178.e1-10.

[69] Hoorsan H, Mirmiran P, Chaichian S, et al. Diet and Risk of Endometriosis: A Systematic Review and Meta-Analysis Study[J]. Iran Red Crescent Med J, 2017, 19(9): e41248.

[70] Ball E, Khan KS. Recent advances in understanding and managing chronic pelvic pain in women with special consideration to endometriosis[J]. F1000res, 2020, 4. 9.

[71] Sesti F, Capozzolo T, Pietropolli A, et al. Dietary therapy: A new strategy for management of chronic pelvic pain[J]. Nutr res rev, 2011, 24: 31-38.

[72] Marziali M, Venza M, Lazzaro A, et al. Gluten-free diet: a new strategy for management of painful endometriosis related symptoms?[J]. Minerva Chir, 2012, 67: 499-504.

[73] Henningsen P, Zipfel S, Herzog W. Management of functional somatic syndromes[J]. Lancet, 2007, 369: 946-955.

[74] Searle A, Spink M, Ho A, et al. Exercise interventions for the treatment of chronic low back pain: a systematic review and meta-analysis of randomised controlled trials[J]. Clin Rehabil, 2015, 29(12): 1155-1167.

[75] Geneen LJ, Moore RA, Clarke C, et al. Physical activity and exercise for chronic pain in adults: an overview of Cochrane Reviews[J]. Cochrane Database Syst Rev, 2017, 4: CD011279.

[76] Herrera JJ, Fedynska S, Ghasem PR, et al. Neurochemical and behavioural indices of exercise reward are independent of exercise controllability[J]. Eur j neurosci, 2016, 43(9): 1190-1202.

[77] Goncalves AV, Barros NF, Bahamondes L. The Practice of Hatha Yoga for the Treatment of Pain Associated with Endometriosis[J]. J Altern Complement Med, 2017, 23(1): 45-52.
[78] Huang AJ, Rowen TS, Abercrombie P, et al. Development and feasibility of a group-based therapeutic yoga program for women with chronic pelvic pain[J]. Pain Med, 2017, 18(10): 1864-1872.
[79] Saxena R, Gupta M, Shankar N, et al. Effects of yogic intervention on pain scores and quality of life in females with chronic pelvic pain[J]. Int J Yoga, 2017, 10(1): 9-15.
[80] Lachance CC, McCormack S. Mindfulness Training and Yoga for the Management of Chronic Non-malignant Pain: A Review of Clinical Effectiveness and Cost-effectiveness[Internet]. Ottawa (ON): Canadian Agency for Drugs and Technologies in Health, 2019 Sep.
[81] Mira TAA, Buen MM, Borges MG, et al. Systematic review and meta-analysis of complementary treatments for women with symptomatic endometriosis[J]. Int J Gynaecol Obstet, 2018, 143(1): 2-9.
[82] Sung SH, Sung AD, Sung HK, et al. Acupuncture treatment for chronic pelvic pain in women: A systematic review and meta-analysis of randomized controlled trials[J]. Evid Based Complement Alternat Med, 2018, 27: 2018: 9415897.
[83] Cosar E, Çakır Güngör A, Gencer M, et al. Sleep disturbance among women with chronic pelvic pain[J]. Int J Gynaecol Obstet, 2014, 126: 232-234.
[84] Tang NK, Lereya ST, Boulton H, et al. Nonpharmacological Treatments of Insomnia for Long-Term Painful Conditions: A Systematic Review and Meta-analysis of Patient-Reported Outcomes in Randomized Controlled Trials[J]. Sleep, 2015, 38(11):1751-1764.

第 2 章 慢性盆腔疼痛的机制

疼痛，是一种常见的症状，在每个人的一生中都会或多或少的有过疼痛的体验。它通常是由伤害性刺激引起的一种复杂的主观的负面感觉，常伴有自主神经反应、躯体防御运动、心理、情感和行为反应。

疼痛包含痛觉及疼痛反应，痛觉是指躯体某一部分厌恶和不愉快等负面感觉，主要发生于大脑皮质；疼痛反应主要发生在中枢神经系统的各级水平，主要表现为屈肌反射、腹肌紧张性增高、心率加快、外周血管收缩、血压升高等。

由于疼痛的主观性，每个个体对于疼痛的反应不同、程度不同，不同时间、空间对疼痛的耐受情况也不尽相同。因此，时至今日，疼痛，对于患者来说是个挥之不去的梦魇，不论是从事疼痛相关问题的研究学者，还是面对患者的临床医师，都束手无策。

第一节 疼痛的细胞和分子机制

国际疼痛研究协会（International Association for the Study of Pain，IASP）将疼痛定义为“有实际或潜在的组织损伤所引起的不愉快的感觉和情感经历”，可见疼痛的发生多数源于组织损伤。根据损伤原因的不同，可将疼痛分为伤害性痛（nociceptive pain）、炎症痛（inflammatory pain）和神经病理性疼痛（neuropathic pain）。

伤害性痛即生理性疼痛，是组织受到外界伤害性刺激时所引起的保护性疼痛。其可防止机体或组织受到进一步的伤害，其特点是持续时间短，一旦外界刺激消失，疼痛就会随之消退。而当组织受到机械性损伤、感染、缺血、自身免疫性疾病等情况时，损伤部位会产生大量炎性介质，如神经生长因子、缓激肽、前列腺素、5- 羟色胺等。它们直接激活伤害性感受器或发挥敏化作用，即降低疼痛阈值，称为炎症痛。而由外周或中枢神经系统的原发性或继发性损伤、代谢紊乱、功能障碍所引起的疼痛为神经病理性疼痛，比如糖尿病神经病理性疼痛，带状疱疹后的神经痛，都属于神经病理性疼痛。不管是炎症痛还是神经病理性疼痛，其症状常常会持续数日，甚至是多年，成为慢性疼痛，不但影响病人的生活质量，同时还会造成家庭和社会的负担。据统计，全球有 1/6 的人口遭受着慢性疼痛的折磨，而多数疼痛病人的疼痛并没有得到有效的控制。因此从细胞和分子水平上阐明慢性痛的发病机制，寻求更为有效的镇痛靶点成为当务之急。

痛觉的传导通路是外周的伤害性感受器（无髓 C 纤维和薄髓 Aδ 的游离神经末梢）接受外界的机械、冷、热或化学性刺激后，能将这些不同形式的刺激转化为电信号，引起背根神经节（dorsal root ganglion，DRG）神经元兴奋，并在其中枢段释放传递伤害性信息的神经递质——谷氨酸或者神经肽P物质（substance P，SP），作用于脊髓背角的投射神经元或中间神经元，经过脊髓背角神经元的信息整合后，经脊髓丘脑束上传至丘脑，最终投射至大脑皮层感觉区，产生痛觉。由此可见，产生痛觉的第一站为伤害性感受器。而脊髓背角是调制痛觉的关键部位。慢性痛产生的根源在于外周伤害性感受器及其胞体——DRG神经元和脊髓背角神经元的敏化，即外周敏化和中枢敏化。

一、外周敏化

外周敏化（peripheral sensitization，PS）是指组织损伤或疾病引起炎症介质的释放，导致外周痛觉感受器的激活，阈值降低，增加膜的兴奋性的一种局部变化。这导致组织损伤部位局部发生超敏反应。

外周敏化机制如下。

1. 外周组织的修饰可能导致传感器更容易受到外界的刺激。

2. 刺激换能器受体的化学物质可能会增加[1]。

3. 受体中的许多修饰导致它们更加敏感。

一般来说，前两者可降低阈值，而受体的修饰可增强对外部刺激的反应能力。引起上述变化的一些化学物质可能会从与炎症有关的细胞中释放出来，但周围神经系统也会在增大和抑制循环中释放出化学物质[2]。

二、中枢敏化

中枢敏化（central sensitization，CS）与外周敏化发生过程类似，但炎症介质的释放和随后导致过敏的变化发生在中枢神经系统中。由CS引起的超敏反应与疼痛促进信号的增加或中枢神经系统（central nervous system，CNS）中疼痛抑制信号的减少有关。这些导致中枢灵敏度增加（感觉放大），也称为神经可塑性[3]。

中枢敏化机制如下。

1.CNS 改变　导致痛觉感受器的活化阈值降低和膜的兴奋性增加。当外界的伤害传入导致炎症介质如P物质、谷氨酸或降钙素相关肽（calcitonin gene-related peptide，CGRP）释放时，就会发生促进作用。这些介质激活NMDA受体并增加NMDA受体密度。最终表现为疼痛阈值降低和疼痛信号放大。结果产生异常性疼痛，通常指非疼痛性刺激引起疼痛和痛觉过敏（指未受损组织对疼痛刺激的敏感性增加）。

2. “wind up”或促进时间叠加　这种情况发生在尽管刺激强度不变，重复的相同刺激使疼痛变得越来越明显。

3. 波及范围的扩展　在脊髓水平，除了受到持久性伤害的传入神经元之外，未受到伤害的神经元也参与其中。结构范围的扩大表现出痛觉过敏。物质P在这里也发挥作用，它可以使与初始传入神经元有一定距离的背角神经元敏感[4]。

4. 交叉致敏　这可能表现为内脏性（内脏疼痛的增强是由于内部器官之间的相互作用，它们至少有一部分共同的中央感觉投射），内脏-躯体性（内脏和躯体传入神经在中枢神经系统汇合，刺激躯体产生疼痛）或躯体-内脏交叉敏化（源于躯体结构的痛觉过敏在中枢神经系统会聚导致内脏器官神经源性炎症）。

敏化在神经元上表现为自发性放电增强、阈值下降和对伤害性刺激的反应增强。不管是炎症痛还是神经病理性疼痛，总的来说，其神经生物学机制均主要由于外周敏化和中枢敏化所引起。

第二节　疼痛的机制学说

120 年前，德国神经病理学家 Alfred Goldscheider 就指出，“很惭愧，我们对疼痛本质的认识十分缺乏”。时至今日，我们仍无法自信地说出我们对疼痛的本质已全面理解。但基于基础研究和临床研究的进展，研究者们提出了许多疼痛机制理论的假设，如强度学说、模式学说、特异性学说以及闸门控制学说，接下来我们对这几个学说进行简单的介绍。

一、强度学说

强度学说（intensity theory of pain）：此学说由德国神经病学家 Wilhelm Erb 于 1874 年首次提出。当作用于非特异性感受细胞上的刺激增加或累积到一定水平时，便可产生疼痛。Alfred Goldscheider 通过神经生理模型也描述了这种总和效应，即重复的阈下刺激或阈上的超强刺激可诱发疼痛 [5]。随着外周特异性伤害性感受器的发现，强度学说已退出历史舞台 [6]。

二、模式学说

模式学说（pattern theory of pain）：根据美国心理学家 John Nafe 于 1934 年提出的建议，Sinclair 和 Weddell 于 1955 年明确提出了模式学说 [7-9]。此学说认为产生疼痛的神经冲动具有特殊的模式，认为痛觉无特殊感受器，而是非特异性感受器受到超强刺激或病理状态下非伤害性刺激后，通过激活不同类型的传入纤维，进而向中枢发送大量的神经冲动，最后在中枢整合而成为疼痛。该学说否认特化神经末梢的存在，即否定特异性学说。

三、特异性学说

特异性学说（specificity theory of pain）：1858 年德国生理学家 Moritz Schiff 在明确发现触觉和痛觉经不同的通路传递到大脑后，首次提出了疼痛的特异性学说 [10，11]。Descart 首先对疼痛系统进行了经典的描述，设想从皮肤感受器到脑存在着直接的通路，Blix 和 Goldscheider 随后发现了皮肤上存在着特异性的感受器，Von Frey 在此基础上，进一步明确了以上感觉点的预值，并提出了经典的皮肤模型，即触觉、冷、热、痛分布在皮肤的不同区域 [11，12]。著名的“Frey hairs- 触觉测量器”至今仍被广泛应用于机械性痛觉阈值的检测。1906 年，Sherrington 提出了伤害性感受器“nociceptor”的概念 [12]。伤害性感受器的提出使得疼痛特异性学说占据了主导地位。但“伤害性感受器”这一概念直到半个多世纪后，Edwrad Perl 才用单纤维记录法证实了其存在，即 1967 年和 1969 年证实的高阈值机械性（A 纤维）和伤害感受性无髓鞘（C 纤维）伤害性感受器的存在 [13，14]。该学说认为每种躯体感觉都存在特异性的通路，即非伤害性机械刺激作用于低阈值机械性感受器，通过特定的传入纤维作用于脊髓或者脑干的“机械感受性”二级神经元，这些二级神经元进一步投射到更高级的“机械感受性”脑区。同理，伤害性刺激作用于伤害性感受器，通过痛觉纤维进一步投射到更高级的“疼痛”中枢。Edwrad Perl 的革命性发现终结了疼痛的强度学说和模式学说，同时与闸门控制学说分庭抗礼。

四、闸门控制学说

闸门控制学说（gate control theory of pain）：1965 年，Ronald Melzack 和 Patrick Wall 在特异性学说和模式学说的基础上提出了闸门控制学说[15]。其基本论点（如图 2-1）是：外周感觉粗（A）纤维和细（C）纤维的传入都能激活脊髓后角的上行传递细胞（T 细胞），但又同时与后角 II 层细胞（SG 细胞）形成突触联系；当粗纤维兴奋时，兴奋 SG 细胞，使该细胞释放抑制性递质，以突触前方式抑制 T 细胞的传导，导致闸门关闭；细纤维兴奋则抑制 SG 细胞，使其失去对 T 细胞的突触前抑制，导致闸门开放。后来，Melzack 等又增加了高级中枢通过下行控制系统作用于脊髓的闸门系统等内容，即下行控制系统也可以对闸门系统形成关闭效应。因此，“闸门”的开和关，除受粗、细两纤维的影响之外，还受更高位的中枢控制系统的影响。当伤害性感受信息达到可以开启闸门的阈值，即可进一步激活痛觉通路，从而产生疼痛[16]。

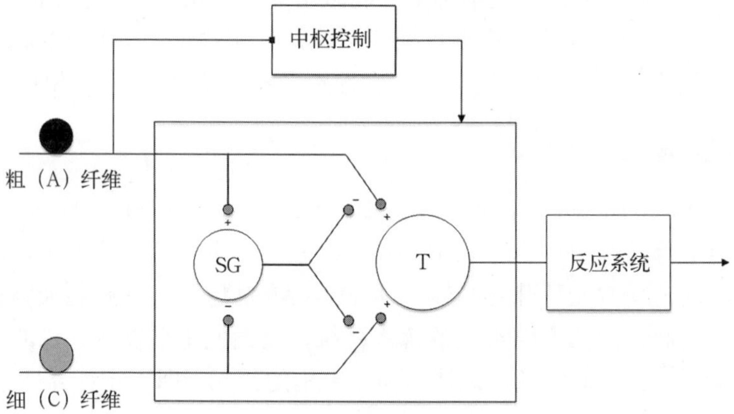

图 2-1 闸门控制学说

Mendell（闸门控制学说创始人 Wall 的学生）对闸门控制学说形成过程做了简要回顾[17]。临床上很多神经病理性疼痛患者的皮肤存在敏化现象，我们今天称之为痛觉超敏（Allodynia），如轻轻刺激带状疱疹患者的病变区域可以引起剧烈的疼痛。Noordenbos 应用早期的形态学方法，发现支配该病变区域的粗纤维数量明显减少，由此提出了粗纤维和细纤维传入信息之间的平衡决定刺激引起的疼痛强度，任何减弱细纤维传入和（或）加强粗纤维传入的措施均有助于治疗或缓解疼痛。Frank 和 Fuortes 发现了粗纤维可以对传递到运动神经元的信息进行突触前抑制的现象。Wall 和 Eccles 应用早期的电生理技术同时发现皮肤传入纤维的冲动可以受到相邻脊髓节段皮肤传入纤维的突触前抑制。

特异性学说和闸门控制学说都不能充分地反映疼痛传递与调制系统的复杂性。例如，特异性学说只关注于急性痛，却不能解释持续性疼痛或者疼痛迁延化的机制。尽管持续性疼痛或慢性疼痛的机制仍然不清楚，但已知外周和中枢神经元，胶质细胞都存在可塑性（plasticity），这种可塑性与持续性或慢性疼痛密切相关。率先提出痛觉传递系统可塑性概念的 Woolf（也是 Wall 的学生）认为特异性学说更适合解释正常生理状态下伤害性感受器在伤害性信息传递过程中的作用[18, 19]。而闸门控制学说更适合解释病理状态下中枢痛觉调制过程的可塑性变化[19]。

特异性学说也好，闸门控制学说也罢，两个学说不是“非你即我”的对立关系，而应该是相辅相成的互补关系。特异性学说强调的是正常生理性疼痛的感知和传递系统，而闸门控制学说更适合解释病理状态下中枢敏化的过程。随着研究手段的进步，我们对疼痛感知以及痛觉传递与调制通路的结构和功能必将有更深入的了解，并帮助我们不断完善现有的假说，甚至提出新的假说。

（杨晓丹　王忠民）

参考文献

[1] Pezet S, McMahon SB. Neurotrophins: mediators and modulators of pain[J]. Annu Rev Neurosci, 2006, 29: 507-538.

[2] Cervero F, Laird JM. Understanding the signaling and transmission of visceral nociceptive events[J]. J Neurobiol, 2004, 61(1): 45-54.

[3] Costigan M, Scholz J, Woolf CJ. Neuropathic pain: a maladaptive response of the nervous system to damage[J]. Annu Rev Neurosci, 2009, 32: 1-32.

[4] Meeus M1, Nijs J. Central sensitization: a biopsychosocial explanation for chronic widespread pain in patients with fibromyalgia and chronic fatigue syndrome[J]. Clin Rheumatol, 2007, 26(4): 465-473.

[5] Moayedi M, Davis KD. Theories of pain: from specificity to gate control[J]. Journal of Neurophysiology, 2013, 109(1): 5-12.

[6] Prescott SA, Rattés. Pain processing by spinal microcircuits: Afferent combinatorics[J]. Current Opinion in Neurobiology, 2012, 22(4): 631-639.

[7] Bonica JJ. The Management of pain[M].2nd ed. Philadelphia: London,1990.

[8] Sinclair DC. Cutaneous sensation and the doctrine of specific energy[J]. Brain: A Journal of Neurology, 1955, 78(4): 584-614.

[9] Weddell G. Somesthesis and the chemical senses[J]. Annual Review of Psychology, 1955, 6: 119-136.

[10] Dallenbach KM. Pain: History and present status[J]. American Journal of Psychology, 1939, 52(3): 331-347.

[11] Roselyne Rey. The history of pain[M]. Cambridge: Harvard University Press, 1955.

[12] Sherrington, CS. Observations on the scratch-reflex in the spinal dog[J]. The Journal of Physiology, 1906, 34(1-2): 1-50.

[13] Bessou P, Perl ER. Response of cutaneous sensory units with unmyelinated fibers to noxious stimuli[J]. Journal of Neurophysiology, 1969, 32(6): 1025-1043.

[14] Burgess PR, Perl ER. Myelinated afferent fibres responding specifically to noxious stimulation of the skin[J]. The Journal of Physiology, 1967, 190(3): 541-562.

[15] Melzack R, Wall PD. Pain mechanisms: a new theory[J]. Science, 1965, 150(3699): 971-979.

[16] JoãoBraz, Carlos Solorzano, Xidao Wang, et al. Transmitting pain and itch messages: A contemporary view of the spinal cord circuits that generate gate control[J]. Neuron, 2014, 82(3): 522-536.

[17] Mendell LM. Constructing and deconstructing the gate theory of pain[J]. Pain, 2014, 155(2): 210-216.

[18] Perl ER. Ideas about pain, a historical view[J]. Nature Reviews Neuroence, 2007, 8(1): 71-80.

[19] Woolf CJ, Ma Q. Nociceptors-noxious stimulus detectors[J]. Neuron, 2007, 55(3): 353-364.

第3章 慢性盆腔痛的生殖系统病因

在女性慢性盆腔痛（CPP）的诸多病因中，妇科疾病为常见病因，约占CPP所有病因的20%～30%，由于妇女生殖器官位于盆腔内，许多CPP患者往往首先求治于妇科医师，因此妇科因素广受关注。很多妇科疾病，如子宫内膜异位症（endometriosis，EMs）、盆腔炎性疾病（pelvic inflammatory disease，PID）、盆腔粘连、盆腔淤血综合征、子宫腺肌病等均可导致CPP的发生[1]。盆腔疼痛也可能由几种疾病共同导致，如患者可能同时有子宫内膜异位症、间质性膀胱炎、盆底肌痉挛所致的盆底肌筋膜痛以及情绪焦虑等，这几种疾病可能都参与了疼痛的发生和发展。由于这些复合因素的同时存在，导致对CPP患者的评估、诊断和治疗非常困难。而且往往病因越复杂，疼痛越剧烈。本章主要针对妇科因素导致的CPP的发病机制、临床诊断及治疗的新进展进行讨论。

第一节　子宫内膜异位症

一、前言

子宫内膜异位症（endometriosis，EMs）是指子宫内膜组织（腺体和间质）出现在子宫体以外部位的一种雌激素依赖性常见妇科良性疾病。作为一种慢性妇科疾病，其特点是疼痛症状持续存在，长期的疼痛严重影响妇女身心健康，导致患者生活质量下降。

EMs相关的疼痛综合征是指经过腹腔镜确诊的子宫内膜异位症患者，尽管经过充分的治疗，但仍存在慢性或复发性盆腔疼痛，导致患者出现消极的认知或行为、性功能或情感障碍的情况。

二、流行病学

盆腔EMs在育龄妇女间的发病率为10%～15%，患者出现慢性盆腔疼痛与不孕的概率分别为70%与48%。虽然目前关于EMs与CPP之间关系的报道不一致，但在引起CPP的妇科因素中，EMs仍居第一位[2, 3]。71%～87%的CPP患者腹腔镜检查证实有EMs。可能由于盆腔内脏神经的传导特点，导致病变部位与患者主观感受到的最严重的疼痛部位无明显相关性。

三、病理生理基础

盆腔EMs病理特点是多形性及不一致性。早期病变多由内膜细胞及腺体组成，血管网丰富，故称为红色病变；随着病情的进展，病灶反复周期出血，并有色素沉着，称为棕色病变；之后出血逐渐吸收，瘢痕形成，血管网减少，称为白色病变。通常红色病变较为活跃，而白色病变不活跃。子宫内膜异位症的进展可能分多步进行，为异位内膜种植或化生、不典型的非色素病灶、典型的色素病变、卵巢子宫内膜囊肿、粘连或深部浸润。EMs 的不同病理表现形态，是预测疾病的进展和选择合理治疗方法的重要指标。对不同阶段的病变治疗应有所区别。

目前，美国生育协会 1985 年修订的 EMs 分期被临床广泛应用，但其未能对病变的多形性及功能状态，如病灶的颜色、范围、内膜异位囊肿的大小、深部病变等内容加以全面考虑。临床上通常根据病变的部位分为 3 种类型：腹膜型，包括腹膜的红色、棕色及白色病变等；卵巢型，如卵巢的表浅病灶及内膜异位囊肿；深部结节型，包括阴道直肠隔、宫骶韧带结节以及肠道、膀胱及输尿管病变。

四、发病机制

EMs 引起疼痛的机制非常复杂，确切的机制尚不明确。

1. 神经传导异常被认为是 EMs 引起 CPP 的一个非常重要的原因，近年来研究认为，异位内膜组织中存在交感神经和感觉神经。这些神经纤维对 P 物质具有非常高的免疫反应性，不仅可以引发盆腔的疼痛，还可以维持异位内膜的生长。

2. 有研究认为异位内膜组织中病灶类型不同、神经纤维密度及数量不同，都与 CPP 的严重程度有一定的相关性。因为深部浸润型子宫内膜异位症（deep invasive endometriosis，DIE）病灶中疼痛介导的神经纤维密度增高，所以其导致 CPP 的严重程度更高[4]。针对上述观点其他学者提出不同意见，在他们的研究中并没有发现 DIE 的病灶中神经分布密度增高的现象。

3. 通过免疫组化的方法发现在 DIE 的病灶中淋巴细胞浸润和间皮细胞增生的程度远远高于对照组，因此认为淋巴细胞浸润导致局部炎性反应，释放更多的炎性细胞因子，加重了 CPP 的严重程度[5]。

4. Velasco I 等[6]研究发现 EMs 是一个慢性免疫性炎症反应的过程，很多炎症因子和细胞因子与 EMs 所致的疼痛具有相关性，例如白介素 -6（IL-6）、白介素 -8（IL-8）、肿瘤坏死因子（TNF）。另外，还有研究发现前列腺素 E_2（PGE_2）是非常重要的炎症因子，PGE_2 的产生是由于异位内膜组织局部可以产生高水平的雌激素，雌激素刺激环氧合酶 2（COX-2）的产生，而 COX-2 水平升高可以刺激 PGE_2 表达增加[7]。PGE_2 除增加子宫平滑肌的痉挛性收缩导致疼痛，还可以与很多炎症因子相互作用，通过多种机制引起 CPP。Drosdzol-Cop A 等[8]在研究中发现，除了 PGE_2 以外，前列腺素 F_1 在 EMs 导致的 CPP 中也发挥了很重要的作用。在青春期 EMs 患者的腹腔液中白细胞介素 -4、白细胞介素 -6、肿瘤坏死因子的表达明显增加，而白介素 -2 的表达明显低于对照组。这些研究都表明炎症反应在 EMs 导致的 CPP 中有非常重要的作用。

5. As-Sanie S 等[9]研究发现，介导疼痛的神经系统之间存在精密的神经交互作用，内脏与内脏器官之间不同的状态通过神经传导具有相互影响的作用，盆腔其他器官的状态，例如膀胱炎也可以影响 EMs，加重 EMs 导致的 CPP。

综上所述，在 EMs 病灶周围甚至盆腔存在着一个复杂的疼痛介质网络。各种导致疼痛的因素互相作用，导致了 CPP 的发生。

五、临床表现

（一）症状

疼痛是 EMs 的特征性临床症状，EMs 有 3 种经典的与之密切相关的疼痛类型，分别为痛经、深部性交痛和非经期 CPP，除了 3 种典型的疼痛症状外，EMs 患者还可有排便疼痛、排尿疼痛以及下腹部疼痛等症状。

EMs 患者往往不是单纯表现出一种疼痛症状，而是多种疼痛症状同时出现，且每种疼痛症状之间的出现存在着相互交叉。大样本人口研究发现，单纯痛经症状出现占 12.7%，单纯盆腔疼痛症状出现占 6.5%，单纯性交痛症状出现占 0.7%，痛经与性交痛两种症状同时出现占 6.5%，盆腔疼痛与性交痛两种症状同时出现占 3.3%，盆腔疼痛与痛经两种症状同时出现占 25.2%，而盆腔疼痛、性交痛与痛经 3 种症状同时出现占 34.4%，而没有症状出现的患者占 10.7%。由此可见，EMs 患者出现的疼痛症状往往是多种疼痛症状同时出现，且常以一种疼痛症状为主。这些发现提示临床医师治疗 EMs 患者的疼痛症状时需要综合治疗。

CPP 是 EMs 患者的典型临床疼痛症状，超过 1/3 的慢性盆腔疼痛患者经腹腔镜检查发现有 EMs 病灶。由于慢性盆腔疼痛的特征是持续疼痛超过 6 个月，因而很多人认为慢性盆腔疼痛是 EMs 的晚期阶段，在青少年女性应该很少见。其实不然，因为 EMs 疾病的严重程度与患者的疼痛严重程度不成比例。研究发现，在接受腹腔镜疼痛检查的青春期女孩中，75% 有慢性盆腔疼痛，且慢性盆腔疼痛往往涉及中枢与周围神经敏化，因此常规的抗雌激素治疗对 50% 的女性慢性盆腔疼痛患者疗效不佳，同时慢性盆腔疼痛也是影响 EMs 手术成功的主要因素。因此，对于 EMs 合并慢性疼痛的患者需要临床上特别关注。

EMs 患者还可伴有不孕、性交不适、月经异常等症状。

（二）体征

妇科检查发现子宫后倾固定；附件区可扪及囊性肿块，张力较大并有压痛，与周围组织粘连固定，活动度欠佳；妇科检查可见阴道后穹隆紫蓝色结节，同时双合诊及（或）三合诊发现子宫直肠窝触痛，在阴道后穹隆、宫颈后方、子宫骶骨韧带、子宫直肠陷凹及直肠壁可触及一个或多个硬性结节（或包块），触痛明显。

六、辅助检查

（一）影像学检查

超声检查是诊断卵巢内膜异位囊肿和膀胱、直肠内异症的重要方法，可确定内膜异位囊肿位置、大小和形状，其诊断敏感性和特异性均在 96% 以上。

MRI 可以全面、直观、多方位地显示盆腔病灶，较为特异地显示内异症病灶的浸润生长、反复出血、炎症反应及纤维增生等，尤其对发现深部 EMs 的显示具有独特的价值。

（二）血清 CA125 测定

血清 CA125 水平可能增高，重症者和深部异位病灶者更为明显，但变化范围很大。因为 CA125 在其他疾病（如卵巢癌、盆腔炎性疾病）中也可升高，所以其诊断内异症的敏感性和特异性均较低，不适合作为独立的诊断依据，但其对监测病情变化、评估疗效和预测复发有价值。

（三）腹腔镜检查

腹腔镜检查及术中活组织检查（活检）是诊断 EMs 的“金标准”。腹腔镜可发现病灶并且评估病变的范围，进行临床分期。

七、鉴别诊断

EMs 引起的 CPP 与下述疾病易混淆，应予以鉴别。

（一）盆腔炎性疾病

患者多有急性或反复发作的盆腔感染史，疼痛无周期性，下腹痛多为隐痛，抗感染治疗多有效。

（二）卵巢恶性肿瘤

卵巢恶性肿瘤晚期多呈持续性腹痛、腹胀，病情进展迅速，一般情况差。血清 CA125 水平显著升高。腹腔镜检查或剖腹探查可鉴别。

（三）子宫腺肌病

患者痛经为主，位置多位于下腹正中且更剧烈，子宫多均匀增大，质硬。妇检触痛明显。多与 EMs 并存。

八、诊治方案

（一）诊断

1. *症状* 常见的为进行性加重的痛经、慢性盆腔痛、性交痛、不孕等。

2. *体征* 特征性体征为子宫多为后位、不活动。宫骶韧带及子宫直肠陷凹存在触痛结节。

3. *辅助检查* 血清 CA125 检测，盆腔超声检查。腹腔镜检查是确诊 EMs 的金标准。

当临床表现和术中检查均符合 EMs 的特点但病理未发现子宫内膜的证据时，亦可诊断 EMs。

（二）治疗

目前对于 EMs 相关疼痛的治疗应结合患者的年龄、生育要求等方面综合考虑，主要分为药物治疗、手术治疗及药物与手术联合治疗。患者无合并不孕及附件包块时首选药物治疗；合并不孕或包块者首选手术治疗。

1. *药物治疗* 药物治疗的原理是通过药物治疗后形成的低雌激素状态或药物的抗雌激素作用促使病灶萎缩和凋亡，阻止新病灶的产生，能有效缓解症状。一线药物包括非甾体抗炎药、口服避孕药及高效孕激素；二线药物包括 GnRH-a、左炔诺孕酮宫内缓释系统（LNG-IUS）。一线药物无效改为二线药物。

（1）非甾体抗炎药物：主要用于控制盆腔疼痛，特别是由于前列腺素合成增加导致的痛经。常用药为布洛芬和萘普生。新一代非甾体抗炎药环氧合酶 -2 抑制剂胃肠反应轻，可以特异性抑制环氧合酶 -2 的活性，控制盆腔疼痛和痛经症状。临床中根据需要应用非甾体抗炎药物，间隔不少于 6h。副作用主要为胃肠道反应，偶尔出现肝肾功能异常。长期应用警惕胃溃疡可能。

（2）口服避孕药：长期口服避孕药可以造成假孕环境，避免雌孕激素周期性波动，减轻痛经症状。连续用 6 ～ 9 个月，副作用主要有恶心、呕吐，并警惕血栓形成。

（3）孕激素：可以使子宫内膜发生假蜕膜样变及使异位的子宫内膜萎缩，诱导闭经，从而使痛经和盆腔疼痛症状缓解。各种剂型疗效相近，剂量为避孕剂量的 3 ～ 4 倍，连续 6 个月。

（4）促性腺激素释放激素激动剂（GnRH-a）：为人工合成的十肽类化合物，其作用机制是通过下调垂体促性腺激素的分泌，造成体内低雌激素状态，起到药物暂时去势作用而达到治疗目的。目前常用的亮丙瑞林及戈舍瑞林，每 4 周注射 1 针、连续 3 ～ 6 个月。一般用药后第 2 个月开始闭经，疼痛缓解，停药后短期内排卵可恢复。副作用主要有潮热、阴道干燥、性欲减退和骨质丢失等绝经症状。在应用 GnRH-a 过程中可酌情给予反向添加治疗（add-back therapy）提高雌激素水平，预防低雌激素状态相关的血管症状和骨质丢失的发生。

（5）左炔诺孕酮宫内缓释系统（LNG-IUS）：左炔诺孕酮宫内缓释系统以每天 20μg 的速度释放左炔诺孕酮，避孕的同时缓解痛经，减少月经量，有效性长达 5 年。副作用主要为不稳定的出血，尤其在使用的最初 3 ～ 6 个月。

（6）其他药物：孕三烯酮、米非司酮、GnRH 拮抗剂等也有报道用于 EMs 的治疗。

2. *手术治疗* 最新的欧洲人类生殖及胚胎学会（ESHRE）内异症诊疗指南中推荐临床医师实施诊断性腹腔镜手术 [10]。手术治疗 EMs 目标是切除、破坏所有可见病灶，减轻盆腔疼痛，提高妊娠率。腹腔镜下切除异位的子宫内膜病灶可以有效缓解疼痛，改善患者生活质量；腹腔镜下骶前神经切断术破坏了下腹下神经丛的神经传导，可以有效减轻中线性慢性盆腔疼痛；对于已完成生育，其他治疗效果不佳的严重 EMs 患者可以考虑行子宫切除手术 [11]；只有确定卵巢病变是造成盆腔疼痛的病因时才可考虑附件切除。明确疼痛是否源于卵巢的一种有效方法为进行 2 个月 GnRH-a 治疗诱导闭经，观察疼痛是否缓解或消失。

3. *药物及手术的联合治疗* 对于中重度 EMs 术前辅助药物治疗有助于提高手术治疗效果，术后辅助应用 GnRH-a 治疗 6 个月可以明显减轻盆腔痛，同时也可以将病变复发时间延迟 12 个月以上 [12]。

第二节 盆腔炎性疾病

一、前言

盆腔炎性疾病（pelvic inflammatory disease，PID）是指盆腔腹膜、生殖器官及子宫周围结缔组织的炎症，属于一组感染性疾病，包括子宫内膜炎、输卵管炎、输卵管卵巢脓肿和盆腔腹膜炎。是生育年龄女性常见的上生殖道感染性疾病，引起 PID 的致病微生物多数是由阴道逆行感染引起的，且多为混合感染。一般来说盆腔炎主要有慢性和急性两种不同的方式，在临床上较常见的是慢性盆腔炎。

二、流行病学

PID 急性发作未得到及时有效的治疗会发生 CPP，研究表明约 18%PID 急性发作后导致 CPP[13]。一般在 PID 急性发作后 4 ～ 8 周较为常见，约 30% 的 PID 患者将会发展为 CPP，3 次或多次 PID 引起 CPP 的可能性为 67%。主要影响因素包括输卵管损伤和粘连的严重程度，以及治疗后盆腔疼痛的持续时间是否超过 30d。对于性传播疾病高危人群，盆腔炎性疾病是 CPP 的常见原因。

三、病理生理基础

盆腔炎性疾病未得到及时正确的治疗时，炎性细胞浸润致组织破坏，周围组织粘连、增生及瘢痕形成，导致输卵管增粗、积水积脓，输卵管卵巢脓肿形成、主骶韧带增生、变厚，子宫活动受限，炎症导致盆腔充血等，引起慢性盆腔痛[14]。微生物诊断包括阴道和宫颈内取样进行细菌学分析，许多微生物的存在支持了生殖系统感染的诊断[15]。一般而言，获得性沙眼衣原体和淋球菌[16]是常见的菌群。另外，生殖器官（子宫、输卵管和卵巢）感染后炎症也可以向下蔓延至下生殖道[17]。未经处理的 PID 可导致严重后果，包括月经不调、输卵管闭塞、盆腔粘连综合征、盆腔静脉淤血综合征、脓肿形成等[18]。

四、发病机制

PID 具体的发生机制尚不明确，可能与炎症导致子宫、输卵管、卵巢的走行异常有关。PID 发病的严重程度及治疗的合理性与其是否发生 CPP 相关，PID 急性发作后治疗 1 个月，炎症未得到有效治疗，刺激盆腔充血，盆腔张力增大，将增加发生 CPP 的概率；盆腔脏器之间的粘连及破坏的程度越重，发生 CPP 的可能性越大。Haggerty 等[19]在一项回顾性研究中发现，家庭生活状态不良、心理疾病、吸烟及既往患 PID 的次数是罹患 CPP 的高危因素。另外，急性炎症消除后患者仍能持续感受到疼痛与病变组织的神经纤维致敏有关。

五、临床表现

（一）症状

主要症状为下腹部持续性钝痛及隐痛，也可表现为下腹部胀痛、坠痛或腰骶部酸痛。劳累、性交或月经期前后疼痛加重，经常伴有白带增多或痛经等症状；患者亦可伴有不孕及盆腔炎的反复发作。患者反复就诊，早期即可能诊断盆腔炎性疾病，急性期使用抗生素治疗有效，后来使用抗生素治疗无效或效果不佳[20]。

（二）体征

如为输卵管病变，在子宫的一侧或两侧触到条索状增粗的输卵管，轻度压痛；如为输卵管积水或输卵管和卵巢囊肿，在盆腔一侧或两侧触及囊性肿物，活动多受限；如为盆腔结缔组织病变，子宫常后倾后屈，活动受限或粘连固定，子宫一侧或两侧有片状增厚、压痛，宫骶韧带常增粗、变硬，有触痛。

六、辅助检查

盆腔炎急性发作时实验室检查血液白细胞计数升高、中性粒细胞增多、红细胞沉降率加快；阴道分泌物检查白细胞增多，并可同时发现是否合并阴道感染；宫颈分泌物培养及药敏检查可以查找病原体和指导针对性应用抗生素。超声检查发现输卵管积水或积脓，输卵管卵巢囊肿等，并可协助排查其他疾病。子宫内膜活检提供子宫内膜炎诊断依据。腹腔镜诊断盆腔炎性疾病准确率高，可以直观检查子宫、输卵管、卵巢及其他盆腔组织器官，可以作为盆腔炎性疾病的首选确诊方法。

七、鉴别诊断

盆腔炎引起的 CPP 主要与下列疾病引起的疼痛相鉴别：

（一）子宫内膜异位症

患者多无急性或反复发作的盆腔炎病史，多伴有痛经，周期性下腹痛，血清 CA125 升高，妇检子宫多为后位、不活动。宫骶韧带及子宫直肠陷凹存在触痛结节。超声可协助诊断。

（二）卵巢恶性肿瘤

卵巢恶性肿瘤晚期多呈持续性腹痛、腹胀，病情进展迅速，一般情况差。多无急性或反复发作的盆腔炎病史。血清 CA125 水平显著升高。超声及 MRI 检查可协助诊断。

（三）卵巢囊肿蒂扭转

卵巢囊肿蒂扭转需与输卵管卵巢囊肿急性盆腔炎发作相鉴别，患者既往多有卵巢囊肿病史而无明显的盆腔炎病史，典型症状为体位改变后突发的一侧下腹痛，常伴有恶心、呕吐，妇检可扪及触痛包块，以蒂部触痛最为明显。

八、诊治方案

（一）诊断

根据病史、症状、体征及实验室检查可做出初步诊断。由于盆腔炎性疾病的临床表现差异较大，临床诊断准确性不高（与腹腔镜相比，阳性预测值为 65% ～ 90%）。2015 年美国疾病预防和控制中心（CDC）推荐的盆腔炎性疾病的诊断标准（表 3-1），旨在对年轻女性出现腹痛或有异常阴道分泌物或不规则阴道出血者进一步评估，及时治疗，减少后遗症的发生。

表 3-1　盆腔炎性疾病的诊断标准（美国 CDC 诊断标准，2015）

● 最低标准（minimum criteria）
子宫颈举痛或子宫压痛或附件区压痛
● 附加标准（additional criteria）
体温超过 38.3℃（口表）
子宫颈异常黏液脓性分泌物或脆性增加
阴道分泌物涂片出现大量白细胞
红细胞沉降率升高
血 C 反应蛋白升高
实验室证实的子宫颈淋病奈瑟菌或衣原体阳性
● 特异标准（specific criteria）
子宫内膜活检组织学证实子宫内膜炎
阴道超声或磁共振检查显示输卵管增粗，输卵管积液，伴或不伴有盆腔积液、输卵管卵巢肿块，腹腔镜检查发现盆腔炎性疾病征象

（二）治疗

对于盆腔炎后引起的 CPP，尚无有效的治疗方法。目前可以采用非手术或手术治疗。

1. *药物治疗*　阿片类镇痛药物对于缓解疼痛有一定效果，但需严格的督导。对于合并有精神心理因素的患者，采用抗焦虑、抗抑郁药物对疼痛的缓解可起到一定的作用，但不能忽视心理疏导作用。

2. 手术治疗　手术治疗的适应证：

（1）盆腔炎反复发作者，抗生素治疗的基础上可根据情况选择手术治疗；

（2）输卵管积水及输卵管卵巢囊肿患者应手术治疗；

（3）CPP 伴有不孕的患者，腹腔镜检查为首选治疗。

手术方案根据情况选择经腹或腹腔镜手术。手术的范围应根据病变范围、患者年龄、是否有生育要求等全面考虑。原则上以切除病灶为主。年轻患者以保守手术为主；年龄大、双侧附件受累或附件脓肿反复发作者，可行全子宫及双侧附件切除[21]。

3. 其他　在药物或手术治疗效果不理想的情况下，可考虑辅以中药、热敷、针灸理疗等方法或可达到缓解疼痛的效果[14]。

盆腔炎性疾病反复发作，尤其急性发作时，应以抗生素治疗为主，必要时手术治疗。药物的抗菌谱应该覆盖沙眼衣原体和奈瑟氏淋球菌，尽量包括厌氧菌、革兰阴性菌和链球菌。

2002 年美国疾病预防和控制中心关于盆腔炎性疾病抗生素应用指南提出如下要求：

1. 胃肠外药物的应用

（1）常用方法

①头孢替坦 2g 每 12 小时 1 次静脉 + 多西环素 100mg 口服 / 静脉每 12 小时 1 次；

②头孢西丁 2g 每 12 小时 1 次静脉 + 多西环素 100mg 口服 / 静脉每 12 小时 1 次。

多西环素静脉用药时输液部位疼痛明显，尽量选择口服用药。多西环素 100mg 每天 2 次口服治疗至少 14d，如果合并输卵管卵巢脓肿应该同时增加克林霉素或甲硝唑治疗。症状改善 24h 后停胃肠外抗感染治疗。

（2）可选择的其他方法

①克林霉素 900mg 每 8 小时 1 次静脉 + 庆大霉素（负荷量 2mg/kg，维持量 1.5mg/kg）每 8 小时 1 次静脉 / 肌内注射。停止输液后进一步的口服药物治疗为克林霉素 450mg 每天 1 次 / 多西环素 100mg 每天 2 次。

②氧氟沙星 400mg 静脉每 12 小时 1 次 + 甲硝唑 500mg 每 8 小时 1 次静脉。

③左氧氟沙星 500mg 静脉每天 1 次 + 甲硝唑 500mg 每 8 小时 1 次静脉。

④氨苄西林 / 舒巴坦（优立新）3g 静脉每 6 小时 1 次 + 多西环素 100mg 每 12 小时 1 次口服或静脉。

2. 口服用药

（1）常用方法

①氧氟沙星 400mg 口服每天 2 次 ×14d+ 甲硝唑 500mg 口服每天 2 次 ×14d。

②左氧氟沙星 500mg 口服每天 1 次 ×14d+ 甲硝唑 500mg 口服每天 2 次 ×14d。

应考虑到存在喹诺酮的耐药菌 - 奈瑟氏淋球菌的可能性。

（2）可选择的其他方法

①头孢曲松 250mg 肌内注射 1 次 + 丙磺舒 1g/ 第三代头孢口服每天 1 次 + 多西环素 100mg 口服每天 2 次 ×14d+ 甲硝唑 500mg 口服每天 2 次 ×14d。

②头孢西丁 2g 肌内注射 1 次 + 丙磺舒 1g/ 第三代头孢口服每天 1 次 + 多西环素 100mg 口服每天 2 次 ×14d+ 甲硝唑 500mg 口服每天 2 次 ×14d。

盆腔炎反复发作者，抗生素治疗的基础上可根据情况选择手术治疗。

第三节 盆腔淤血综合征

一、前言

盆腔淤血综合征（pelvic congestion syndrome，PCS）是一种由盆腔静脉曲张引起的盆腔痛、痛经、月经量多、性交不适等症状的临床症候群。PCS 多见于盆腔左侧，淤血的静脉肿胀、扩张，血管壁损伤，释放一系列炎性介质引起疼痛。由于 PCS 临床症状的多样性和非特异性，妇科检查可见的阳性体征少，且缺乏客观的检查指标，所以容易漏诊和误诊。

二、流行病学

10% ～ 15% 的女性有明显或不明显的盆腔静脉曲张，在 45 岁以下的年轻女性中多见。有报道对 CPP 患者行盆腔静脉造影检查和诊断性腹腔镜检查时发现，约有 30% 的 CPP 患者存在盆腔静脉淤血综合征，其发生率仅次于子宫内膜异位症。PCS 常见于有静脉曲张家族史、合并外阴静脉曲张或有多产史的妇女。

三、病理生理基础

正常盆腔静脉丛为 1 ～ 2 条平直管状血管结构，直径＜ 4mm。膀胱、阴道、子宫和直肠之间的静脉丛存在着丰富的交通支。子宫下段和阴道的静脉回流至子宫静脉，然后汇入髂内静脉；子宫体部及底部的静脉在阔韧带内回流至子宫或卵巢静脉丛。左侧卵巢静脉丛汇入左侧卵巢静脉，最终流入左肾静脉；右侧卵巢静脉丛回流入右侧卵巢静脉，在右肾静脉的下方汇入下腔静脉前侧壁。极少数右侧卵巢静脉回流至右肾静脉。会阴外阴静脉回流至阴部内静脉后汇入臀下静脉，再至阴部外静脉，然后回流至隐静脉或者入股静脉回旋支，最终入股静脉。盆腔脏器膀胱、生殖器官和直肠之间的静脉丛形成丰富的交通支，三者间任何一个循环障碍皆可影响盆腔静脉[22]。由于盆腔的静脉缺乏筋膜外鞘的包裹，弹性差，易扩张、纡曲，加之左侧卵巢静脉内压力高，具有独特的回流结构且先天性瓣膜缺失，更容易发生静脉淤血。纡曲静脉的病理表现为内膜和中膜的纤维化，肌层增生，毛细血管内皮增殖。

四、发病机制

PCS 的病因仍不十分明确，通常是由多种因素引起。

（一）盆腔局部血管因素

盆腔静脉比动脉多，静脉壁薄且缺乏弹性，易发生迂曲扩张形成静脉丛。盆腔的中小静脉只在进入大静脉前才有瓣膜，有些经产妇常有瓣膜关闭不全，因而易发生静脉瘀血。能引起盆腔静脉压力升高的情况都能导致盆腔静脉淤血，如长时间站立位或坐位，子宫后位或习惯仰卧位睡眠，性交频繁，便秘，孕产频繁等。

（二）循环因素

近心端静脉压力升高或回流不畅可导致盆腔静脉等远心端静脉或侧支静脉纡曲扩张。另外，先天性血管畸形、门静脉高压、左侧髂总静脉受压综合征、盆腔或肠道肿物压迫等都可造成盆腔静脉压力升高，导致盆腔淤血综合征。因左肾静脉走行经过腹主动脉与肠系膜上动脉形成的夹角，当夹角过小时可以导致左肾静脉受压，继而导致汇入其中的性腺静脉高压甚至血液逆流，称为胡桃夹综合征，是引起盆腔静脉淤血的特殊疾病表现形式。

（三）内分泌因素

绝经后妇女不发生盆腔瘀血综合征，亮丙瑞林通过抑制卵巢功能可使盆腔瘀血综合征患者症状显著减轻，说明卵巢内分泌功能紊乱与盆腔淤血综合征有着密切关联[23]。

五、临床表现

（一）症状

PCS 的症状无特异性，其引起的疼痛可表现为单侧或双侧，急性或慢性。疼痛的特点是钝痛或沉重感，经前及久立后加重，深部性交痛或性交后疼痛等。患者出现的性交疼痛可持续数小时或数天，平卧休息后疼痛可以缓解。

（二）体征

PCS 妇科检查阳性体征少，可表现为宫颈充血和宫颈举痛，子宫稍大，一侧或双侧附件区压痛。

六、辅助检查

PCS 的症状无特异性，妇科检查阳性体征少，有效的辅助检查手段能提高诊断的准确性，确保及时准确的治疗。

（一）彩色多普勒超声

多普勒超声被认为是诊断静脉反流的最佳检测手段。近期的一项研究证实经腹部超声用于诊断盆腔静脉反流。患者取头高 45° 位置，嘱患者行 Valsalva 动作，可观察到血液的重力反流以及曲张的静脉。经阴道超声比经腹超声能更清楚地观察到静脉的反流情况，尤其当患者肥胖时，经阴道超声检查的优势更加明显。行卵巢静脉造影前应先行经腹或经阴道超声，以排除其他盆腔畸形，了解子宫及卵巢静脉扩张程度，有无多囊卵巢（56% 的 PCS 患者合并多囊卵巢）及子宫腺肌病的情况。正常盆腔静脉丛是 1 ～ 2 条平直管状血管结构，直径＜ 4mm。卵巢及盆腔静脉曲张的超声学表现为：在子宫及卵巢周围出现多条扩张的静脉，且振幅不同的多普勒信号。超声表现为环形或线样静脉结构，当直径＞ 5mm 时被认为是静脉曲张的标志。盆腔静脉曲张的患者行 Valsalva 动作会出现期初的增强，流速模式不变，逆向血流以及血流的突然消失等多普勒波形变化。

（二）CT 和 MRI 检查

CT 和 MRI 检查比彩超能更好地区分迂曲扩张的盆腔静脉、卵巢静脉、阔韧带静脉曲张，但费用昂贵，且平卧位时行 CT 或 MRI 检查，盆腔静脉的直径完全不能反映静脉真实情况。

（三）盆腔静脉造影

逆行选择性卵巢静脉造影是诊断 PCS 的金标准。经股静脉或颈静脉穿刺入路，Valsalva 动作下，行双侧卵巢静脉、髂内静脉、子宫静脉、闭孔静脉及阴道静脉等造影，观察静脉直径及反流情况。静脉造影是由近端注射造影剂通过卵巢静脉反流到远端的卵巢静脉丛，当直径超过 5 ～ 10mm 时，诊断为盆腔静脉功能不全。卵巢静脉丛淤血，甚至盆腔静脉显影超过中线，反流到外阴阴道静脉或大腿静脉。在盆腔静脉血供正常时，造影剂在盆腔的廓清时间通常为20s，而盆腔静脉淤血综合征患者静脉回流缓慢。该方法为有创检查，与无创性检查手段相比，经导管内静脉造影的敏感性更高，诊断和治疗可同时完成。

（四）开腹或腹腔镜

开腹或腹腔镜检查均为创伤较大的检查手段，在介入治疗技术不发达时，这种治疗方式较为流行。对静脉曲张较明显的PCS患者行开腹或腹腔镜检查时，可见到盆腔静脉增粗、迂回、曲张或成团，但有些PCS病例中因臀部抬高不能看见曲张的静脉，确诊仍需要静脉造影。

七、鉴别诊断

盆腔静脉淤血综合征引起的CPP主要与下列疾病相鉴别。

（一）子宫腺肌病

患者多为渐进性痛经，疼痛位于下腹正中，伴月经量增多。妇检子宫球形增大。血清CA125升高。超声检查可协助诊断。

（二）卵巢恶性肿瘤

卵巢恶性肿瘤晚期多呈持续性腹痛、腹胀，病情进展迅速，一般情况差。血清CA125水平显著升高。超声及MRI检查可协助诊断。

八、诊治方案

（一）诊断

由于PCS症状具有非特异性，无确切的诊断标准，对于该病的诊断还有很多争议。目前认为该病的诊断需要满足三个条件：①特征性的症状；②妇科检查双附件区有压痛；③被证实的盆腔静脉扩张或功能不全。

（二）治疗

1. *一般治疗*　根据PCS病因进行对症治疗，同时应注意休息，保持精神愉悦，劳逸结合避免长期站立。适当的体育锻炼能增进盆腔肌张力及改善盆腔血液循环。

2. *药物治疗*　目前的药物治疗主要分为以下几类：

（1）激素类药物：主要是高效孕激素及促性腺激素释放激素激动剂等，能抑制卵巢功能，达到假闭经的效果，并且能抑制雌孕激素的释放，改善盆腔血管周围的微环境，降低雌激素对血管的扩张作用；可增加血管张力，起效快，治疗初期即可明显改善症状，减少淤血，但维持时间短，效果较差，易复发。

（2）其他药物，包括非甾体抗炎药、镇痛药等。

（3）中成药可改善局部血液淤积情况，减少炎症因子的释放，减轻疼痛。

3. *手术治疗*　早期主要采用经腹或经背手术切开结扎一侧或双侧卵巢静脉治疗PCS。随着腹腔镜技术的成熟，采用腹腔镜下卵巢静脉结扎术。这些手术均需要全身麻醉，且住院时间较长。随着介入治疗技术的开展，手术治疗PCS不再推荐作为一线治疗方案。

4. *介入治疗*　1993年Edwards首先报道了卵巢静脉栓塞术治疗PCS取得了较满意的效果，随后这一技术得到广泛应用。治疗前需选择性卵巢静脉造影，以明确盆腔静脉扩张的程度、有无血液反流以及受累静脉的范围。可采用经颈静脉和股静脉入路，经导管造影置入钢圈或线圈栓塞扩张的卵巢静脉及其并行分支口，如有其他曲张静脉丛与之相通，则一并栓塞治疗。栓塞卵巢静脉的节段要足够长，上达肾静脉开口下方水平，下达卵巢静脉起始部，以避免残留侧支反流。栓塞后需再次行卵巢静脉造影，以证实卵巢静脉闭塞成功。经导管线圈栓塞一侧或双侧卵巢静脉是消除卵巢静脉反流的最常用治疗方式。研究报道这一方法能部分或完全减轻症状，有效率达 70% ～ 100%。栓塞治疗比其他治疗方式（开腹或腔镜手术）更有效。血管介入治疗能直接消除病变血管，改善患者症状，且术后并发症少、住院时间短、恢复快。因此，血管内介入治疗 PCS 是最安全有效的治疗方案。

栓塞治疗作为一种安全有效的治疗手段，已成为治疗盆腔淤血综合征的首选治疗方案[24]。研究证实栓塞治疗的患者中 70% ～ 85% 在术后 2 周内症状明显缓解，总治愈率为 40% ～ 100%，复发率低于 8%，83% 的患者术后 4 年症状仍有改善[25]。但其远期疗效仍需进一步的研究。

第四节　盆腔粘连

一、前言

盆腔粘连最常见的妇科病因包括盆腔炎性疾病、外科手术史、阑尾穿孔、子宫内膜异位症和感染性肠道疾病。其他危险因素包括细菌性腹膜炎、放射治疗、化学性腹膜炎、长期的腹膜透析等。

二、流行病学

盆腔粘连是引起 CPP 的原因之一。20% ～ 50% 慢性盆腔痛患者存在粘连。虽然文献报道盆腔粘连引起 CPP 发生的概率很高，但盆腔粘连与 CPP 发生是否存在因果关系目前还不明确。

三、病理生理基础

粘连是非连接部位的组织、器官及腹膜浆膜面间或浆膜面与非浆膜面间形成的连接。有盆腔手术史的女性腹腔内粘连率可达 50% 以上[26]。开腹手术粘连发生率明显高于腹腔镜手术。手术造成腹膜损伤后引起腹膜纤维化，与周围器官之间形成粘连带，牵拉器官，张力变大或组织缺血，刺激脏器或腹膜产生疼痛。

四、发病机制

粘连导致 CPP 的机制有：

1. 粘连导致的纤维化对受损器官的牵拉引起组织张力的改变，牵拉的过程中引起组织缺血而导致 CPP 的发生。

2. 受损的脏器产生神经冲动传导至中枢神经系统，使之支配的皮区产生疼痛的感觉。

五、临床表现

患者多有盆腔手术史或盆腔炎性疾病史，伴下腹部隐痛、坠胀，腰骶部酸痛等盆腔疼痛，常在劳累、性交后及经期前后加重，可伴有白带增多、月经失调或不孕等。妇科检查：

子宫后倾活动受限或固定、有压痛，附件单侧或双侧增厚或呈条索状、片状、有压痛、可扪及触痛性包块，子宫骶韧带增粗、变硬、有压痛。

盆腔粘连分度：参照北京协和医院的盆腔粘连分级标准[27]及加拿大粘连评分组的盆腹腔粘连评分标准[28]，并结合术中检查所见的盆腔粘连范围、程度、子宫直肠陷凹封闭情况、双侧输卵管或卵巢与周围组织的粘连情况以及输卵管是否封闭等进行详细量化评分（表 3-2）。

表 3-2 盆腔粘连程度评分

评分内容	1分	2分	3分
粘连面积	小于 25 %	26% ～ 50%	大于 50%
粘连程度	疏松粘连和（或）无血管性粘连	致密粘连和（或）血管性粘连	非常致密，无组织界面
子宫直肠陷凹封闭	无封闭	部分封闭	完全封闭
卵巢粘连	无粘连	单侧粘连	双侧粘连
输卵管闭锁	无闭锁	单侧闭锁	双侧闭锁

注：无粘连：0 ～ 1 分；轻度粘连：2 ～ 5 分；中度粘连：6 ～ 9 分；重度粘连：10 ～ 15 分。

六、辅助检查

1. 腹腔镜检查是诊断盆腔粘连的主要方法。研究发现，因慢性盆腔疼痛行腹腔镜检查的患者中，24% 存在粘连性疾病，而在无症状的正常人群中只有 17% 存在粘连。

2. X 线检查

①子宫形态正常或基本正常。

②双侧（或单侧）输卵管显影，示畅通或基本畅通。

③ 24h 后腹部 X 线片显示碘油弥散不良，成团块、局限絮状或全部局限于盆腔上部[29]。

3. B 超检查可探及直肠子宫陷凹积液、输卵管增粗积液、盆腔包裹性积液、炎性包块或正常。

七、鉴别诊断

盆腔粘连多有盆腔炎性疾病及盆腔手术史。可与慢性盆腔炎及子宫内膜异位症并存，腹腔镜可作为确诊的方法。

八、诊治方案

（一）腹腔镜治疗

腹腔镜检查为评价慢性盆腔痛的有效方法之一，并可在直视下进行粘连分离、活检、病灶清除[30]。因此，对于盆腔疼痛持续 6 个月以上且临床难以明确诊断的患者可进行腹腔镜检查，在明确诊断的同时进行治疗。Nezhat 等[31]在一项腹腔镜治疗慢性盆腔痛的研究中发现，腹腔镜分离粘连后 2 至 8 周、6 个月至 1 年、2 ～ 5 年患者盆腔疼痛缓解率分别为：72%、64%、67%。而 Lavonius 等[32]发现，腹腔镜粘连分离术后 4 ～ 43 个月患者慢性盆腔痛缓解率平均为 77%。但是否行腹腔镜粘连松解术尚有争议。Keltz 等[33]认为粘连松解术可以明显缓解患者的疼痛，而 Swank 等[34] 则认为粘连松解术并不能缓解疼痛。

（二）中医中药治疗

盆腔粘连在中医学上属于“瘀血”范畴，被认为是由于气血运行不通畅，子宫经血在流通时受阻，进而导致盆腔疼痛，“瘀滞”为该病的发病机制[35]。有文献报道中药复方制剂丹莪妇康煎膏，可达到较好的止痛调经、理气疏肝、化瘀活血的治疗效果[36]。

（三）粘连的复发和再次粘连的形成

即使充分进行了粘连松解手术，粘连的复发和再次形成可导致针对盆腔疼痛的手术治疗失败。针对粘连的再次形成的较为实用的粘连分类标准为 1993 年 Diamond 等制定的粘连分类标准。

I 型粘连复发：粘连出现于既往未曾出现的部位；

Ia 粘连出现于非手术区域（间接损伤引起的粘连）；

Ib 粘连出现于手术区域中非粘连分解的部位（直接损伤）；

II 型粘连再次形成：粘连出现在既往进行粘连分解的部位；

IIa 粘连仅出现在既往粘连分解的部位；

IIb 粘连出现在既往进行粘连分解和子宫内膜异位症的治疗区。

尽管目前缺乏盆腔疼痛与粘连存在内在联系和进行粘连分解治疗有效的科学证据，同时粘连分解手术可增加粘连再次形成及手术并发症的风险，大多数学者仍坚持认为粘连与盆腔痛存在关联，粘连分解手术有一定的治疗价值。

第五节　妊娠及分娩有关的创伤

一、前言

分娩创伤造成的阴部神经痛大多数能在几个月内缓解或痊愈，只有部分病例发展为慢性疼痛。2% 的临产妇女在分娩两年后出现功能障碍。

二、流行病学

2 项病例对照研究结果显示产后 CPP 女性骨盆内侧壁的 13 个解剖标志点平均疼痛评分约为产后无 CPP 女性（0.3）的 4 倍；产后 CPP 女性平均疼痛面积明显高于产后无 CPP 女性（30.3mm² vs 3.2mm²）。在孕产次数相同的情况下，年龄较小、身体功能较差的 CPP 患者疼痛强度更高。

三、发病机制

分娩创伤导致的 CPP 的机制可能是分娩损伤造成盆底去神经化和（或）中枢致敏等。伤害性刺激从末梢神经经过脊髓到达中枢，同时通过脊髓反射通路引发交感神经、运动神经兴奋，引起伤害部位及其周围血管收缩和肌肉挛缩，局部血流减少及缺氧，产生致痛物质并促使其游离，伤害感受器的感受性增高，形成恶性循环。此恶性循环长期持续引起躯体、精神障碍，其代表性疾病为反射性交感神经萎缩症的顽固性疼痛；另外，产后与母乳喂养期间出现的短暂性雌激素缺乏的问题可能使这种情况更加复杂，多胎妊娠和分娩会加重盆底神经病变的程度。既往的研究也证实分娩及与慢性便秘有关的反复腹部压力增加是导致老年妇女绝经后盆底脱垂和阴部神经疼痛的诱因，同时，低雌激素水平可能也是一个因素。

四、临床表现

主要表现为下腹部间断痛或者持续痛，某些情况下还可伴随性交痛、排便痛。一般而言，触诊盆腔内后界引起的疼痛多位于骶部和臀部，触诊盆腔内前外侧界引起的疼痛多位于腹股沟和耻骨区，同侧下肢可伴有或不伴有触痛。

五、诊治方案

大多数分娩造成的创伤都能在几个月内缓解或痊愈，只有部分病例发展为慢性疼痛。诊断阴部神经痛需结合症状和查体结果。

Labat 等提出了 5 项诊断标准：①阴部神经分布区内疼痛；②坐位时疼痛加重；③夜晚睡觉时不会被痛醒；④临床检查不到感觉丧失；⑤局部麻醉阴部神经可以止痛。该类患者的疼痛可表现为外阴部疼痛及感觉异常，耻骨上疼痛，腹股沟、大腿及骶尾部疼痛等。

多数病例药物治疗有效。近年来，随着临床研究的不断深入，以生物反馈、电刺激、盆底肌肉锻炼为主的盆底康复治疗法因其具有无痛、无创、方便、无不良反应等诸多优点，逐渐被应用于临床。对于阴部神经受损导致的神经痛可以考虑神经阻滞予以治疗。

（一）药物治疗

非甾体抗炎药、镇痛药、肌松剂、麻醉镇痛药。

（二）盆底康复治疗

1. *手法治疗*　疼痛的手法按摩非常重要，一般在电刺激前予痛点或痛点周围 5 ～ 10min 的手法按摩。

2. *肌肉电刺激*　电刺激是根据组织器官的电生理特性，通过皮肤电极、腔内电极或经皮植入刺激器等予以脉冲电流，通过唤醒本体感受器，达到调节神经肌肉兴奋性的目的，使肌肉被动进行收放锻炼，促进局部血液循环，镇痛等效果。

常用的电刺激参数为：

（1）频率 50 ～ 100Hz，脉宽 100μs，时间 10min。阻断痛觉传导，改善局部血液循环。

（2）频率 1 ～ 10Hz，脉宽 200μs，时间 15min。刺激组织释放内源性内啡肽止痛。

3. *生物反馈疗法*　是把患者体内生理机能用现代电子仪器予以描记，并转换为声、光等反馈信号，使其根据反馈信号，学习调节自己体内不遂意的内脏功能及其他躯体机能，达到调整机体功能、防治身心疾病的目的。此疗法训练目的明确、直观有效、指标精确，因而患者无任何痛苦和副作用。

4. *盆底肌功能锻炼*　目标是恢复正常的肌肉功能，使过度活跃的肌肉下调训练（放松），疲弱肌肉上调训练（强化），即改善不同肌肉群及纤维类型收缩时的协调训练。盆底肌肉功能恢复正常的标志是肌肉静息极限下降、肌肉不稳定性降低、收缩期振幅增大。

（三）阴部神经阻滞

严相默[37]认为神经阻滞治疗慢性疼痛主要通过阻断疼痛的恶性循环来消除疼痛。预测神经阻滞是否有效的关键是疼痛部位是否在该神经支配范围内。所以相关问诊查体至关重要。阴部神经由 S2、S3、S4 神经前支组成，与阴部内动脉伴行，自梨状肌下缘离开骨盆，再绕过坐骨棘后方经坐骨小孔重返盆腔，并于肛提肌下方沿坐骨肛门窝的外侧壁穿过阴部管达会阴部。其在坐骨直肠窝内发出以下分支：会阴神经、直肠下神经、阴蒂背神经[38, 39]。在阴部神经走行部位有卡压、外伤、炎症刺激等均可造成阴部神经痛[40]。

阴部神经阻滞方法：患者取俯卧位，B 超或 CT 引导下经臀部用 22G 12cm 长穿刺针，以坐骨棘为指示点，避开阴部动静脉，注入 0.2% 罗哌卡因 10mg、复方倍他米松（得宝松）0.5mg 及生理盐水共 10ml 至坐骨棘稍内侧部位（图 3-1 和彩图 1）。

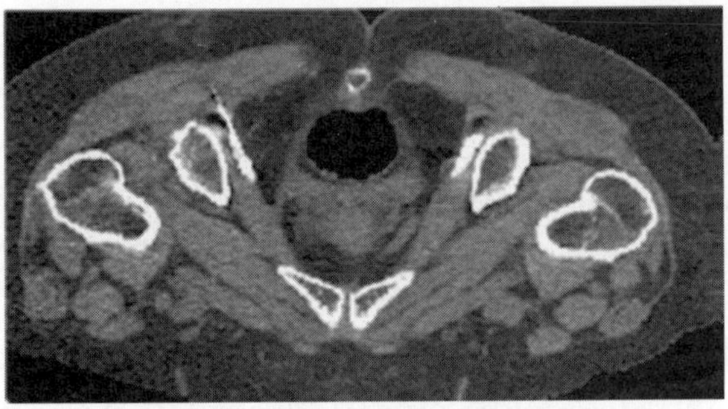

图 3-1　CT 引导下阴部神经阻滞术

针对 CPP 的治疗，现行的疗法种类很多，以往大致分为两类：药物疗法和手术疗法。神经阻滞应用于诊断治疗是现代医学发展起来的第三类治疗方法，弥补了药物疗法和手术疗法的不足。

第六节　其他妇科疾病

还有一些妇科疾病也可引起 CPP，如子宫腺肌病、盆腔器官脱垂、残余卵巢综合征及盆腔恶性肿瘤等。CPP 发病的原因复杂，有研究在大鼠模型中发现，盆腔器官之间的相互干扰作用也是引起 CPP 的原因之一，例如肠炎同时可以加重膀胱炎症的疼痛程度，而盆腔其他脏器的炎症又可以增加子宫对疼痛的敏感性。

一、子宫腺肌病

子宫腺肌病的发生是由于子宫内膜及其间质细胞侵入子宫肌层并在局部形成病灶，月经期子宫肌壁间的病灶产生大量前列腺素、炎性介质、刺激或损伤神经末梢。子宫肌壁间的病灶大量出血，刺激子宫异常收缩，破坏子宫平滑肌细胞，产生 CPP[41]。

子宫腺肌病的治疗视患者症状、年龄和生育要求而定。目前无根治的有效药物，对于症状轻、有生育要求且近绝经期的患者可用孕三烯酮、达那唑、GnRH-a 或左炔诺孕酮宫内缓释系统（LNG-IUS）治疗，可缓解症状，但需注意药物副作用，并且停药后症状可复发；年轻或有生育要求的子宫腺肌瘤患者，可行病灶切除术，术后有复发的风险。对于症状严重、无生育要求或药物治疗无效者，应行全子宫切除术[42]。

二、残余卵巢综合征

多发生在子宫全切或次全切除术后 2 ～ 5 年，子宫被切除后，保留的卵巢位置下垂，甚至接近阴道残端，血运不畅，淋巴回流受阻，引起炎症反应。此外，卵巢周围的组织形成粘连，排卵时的卵泡液不能被吸收、外溢，刺激周围组织发生非特异性炎症或继发感染，产生液体，形成囊肿[43]。囊肿表面被粘连带包裹，无法破裂且不断增大，从而导致慢性盆腔疼痛、性交痛等不适。

三、盆腔器官脱垂

盆腔器官脱垂通常是无症状的，随着脱垂程度加重会导致腰骶部不适、阴道疼痛等症状[44]。重度脱垂患者韧带筋膜有牵拉，盆腔充血，患者可有不同程度的腰骶部酸痛或下坠感，站立过久或劳累后症状明显，卧床休息则症状减轻。另外，近年治疗盆腔脏器脱垂及尿失禁中网片应用增多，提供良好的治疗效果的同时，因网片的植入可能刺激神经和肌肉发生慢性盆腔疼痛[45]。如果手术后的疼痛严重，则表明在此过程中周围器官可能受伤。大多数疼痛通常通过镇痛来解决，如果疼痛难以治疗并且随着时间的流逝而没有改善，则可能有必要去除网片[46]。

去除网片是一个复杂的过程[47]。通常根据网片的类型和并发症的程度[48]，以及患者的个体情况进行治疗。手术通常包括去除致密的疤痕组织以及尿道和膀胱周围组织的手术重建[49]。此类手术通常需要多学科的协助完成。手术切除可能导致的并发症包括出血、感染、周围器官的损伤、下尿路症状、慢性疼痛及盆腔脏器脱垂复发（在切除网片后发生）[50]。

去除网片虽然很复杂，但总体上能带来益处，而且效果持久，特别是在慢性疼痛患者中[51]。然而，去除网片后的远期并发症仍可能包括慢性持续性疼痛、自身免疫反应和影响骨盆及下肢的复杂神经病变[52，53]。其中一些病人使用镇痛药可以有效治疗[54]，对于有些患者，可能需要由免疫学家、风湿病学家等共同参与治疗。因此在网片植入后出现并发症的患者都应多学科会诊协同治疗（包括镇痛药和外科手术）。

此外，CPP 也是女性生殖系统恶性肿瘤常见症状之一，主要是肿瘤侵犯内脏器官、骨组织及神经发生广泛转移，或经放疗、化疗后的并发症所引起。女性生殖道畸形，如处女膜闭锁、阴道横隔等也可引起慢性盆腔痛。由于青春期后月经通道受阻而发生周期性下腹痛，经血逆流导致子宫内膜异位症、卵巢巧克力囊肿、子宫腺肌病等，使盆腔痛的症状逐渐加重。

总之，慢性盆腔痛病因复杂，涉及较多学科，目前我国没有明确的诊治指南和成熟的诊疗经验，评估和处理慢性盆腔痛面临巨大的挑战。但详细的病史询问和全面的体格检查是诊断和鉴别诊断的基础，临床医师应引起重视。诊断过程中需遵循常见病到少见病的临床思维。对于明确病因的患者采用针对性的个体化的治疗方案。同时，因 CPP 中病因可单独存在也可合并存在，诊治过程中应重视多学科的合作。

（王忠民）

参考文献

[1] 冷金花 . 重视慢性盆腔痛的诊治 [J]. 中国实用妇科与产科杂志 , 2013, 29(3): 161-163.

[2] Baloch S, Khaskheli MN, Malik AM. Diagnostic laparoscopic findings in chronic pelvic pain[J]. Coil Physicians Surg Pak, 2013, 23(3): 190-193.

[3] Mao AJ, Anastasi JK. Diagnosis and management of endometriosis: the role of the advanced practice nurse in primary care[J].J Am Acad Nurse Pract, 2010, 22(2): 109-116.

[4] Tokushige N, Markham R, Russell P. Different types of small nerve fibers in eutopic endometrium and

myometrium in women with endometriosis[J]. Fertility and sterility, 2007, 88(4): 795-803.
[5] LaganAS, Salmeri FM, Retto G, et al. Stage-related changes of peritoneal soluble TNF α and TNFRl and TNFR2 in cells recovered from peritoneal fluid of women with endomet-riosis[J]. Reprod Immunol, 2012, 94(1): 94-95.
[6] Velasco I, Acien P, Campos A, et al. Interleukin-6 and other soluble factors in peritoneal fluid and endometriomas and their relation to pain and aromatase expression[J]. Reprod Immunol, 2010, 84(2): 199-205.
[7] 童婧，汪希鹏．子宫内膜异位症引起慢性盆腔痛的机制及治疗新进展 [J]. 现代妇产科进展，2011, 23(2): 139-143.
[8] Drosdzol-Cop A, Skrzypulec-Plinta V, Stojko R. Serum and peritoneal fluid immunolog-ical markers in adolescent girls with chronic pelvic pain[J]. Obstet Gynecol Surv, 2012, 67(6): 374-381.
[9] As-Sanie S, Harris RE, Napadow V, et al. Changes in deregional gray matter volume in women with chronic pelvic pain: a voxelbased morphometry study[J]. Pain, 2012, 153(5): 1006-1014.
[10] Dunselman GA, Vermeulen N, Becker C, et al. ESHRE guideline: management of women with endometriosis[J]. Hum Reprod, 2014, 29: 400-412.
[11] Treatment of pelvic pain associated with endometriosis: a committee opinion[J]. Fertil Steril, 2014, 101: 927-935.
[12] 朱兰，郎景和．女性盆底学 [M]. 北京：人民卫生出版社，2008: 242-243.
[13] Gradison M. Pelvic inflammatory Disease[J]. American Family Physician, 2012, 85(8): 791-796.
[14] 秦君璞，张帝开．盆腔炎性疾病与盆腔痛 [J]. 中国实用妇科与产科杂志，2013, 29: 170-173.
[15] Simhan HN, Caritis SN, Krohn MA, et al. Decreased cervical proinflammatory cytokines permit subsequent upper genital tract infection during pregnancy[J]. Am J ObstGynecol, 2003, 189: 560–567.
[16] Papp JR, Schachter J, Gaydos CA, et al. Recommendations for the laboratory-based detection of Chlamydia trachomatis and Neisseria gonorrhoeae-2014[J]. MMWR Recomm Rep, 2014, 63: 1–9.
[17] Peters M. Pelvic infection[J]. BMA A-Z Fam Med Encycl, 2004, 10: 264.
[18] Beagley BW. Untreated infections lead to PID and tubal infertility Infections-2002[J]. Fertility Weekly, 2010, 8: 3-4.
[19] Haggerty CL, Peipert JF, Weitzen S, et al. Predictors of chronic pelvic pain in an urban populationof women with symptoms and signs of pelvic inflammatory disease[J]. Sex TransmDis, 2005, 32(5): 293-299.
[20] 王含必，孙爱军．盆腔疼痛与妇科内分泌治疗 [J]. 中国疼痛医学杂志，2011, 17: 245-248.
[21] 谢幸，孔北华，段涛．妇产科学 -9 版 [M]. 北京：人民卫生出版社，2018: 254-257.
[22] 肖喜荣，李斌．盆腔淤血综合征与慢性盆腔痛 [[J]. 中国实用妇科与产科杂志，2013, 29(3): 167-170.
[23] Zondervan KT, Yudkin PL, Vessey MP, et al.The community prevalence of chronic pelvic pain in women and associated illness behavior[J].BrJ Gen Pract, 2001, 51(468): 541-547.
[24] Yunker A, Sathe NA, Reynolds WS, et al. Systematic review of therapies for noncyclic chronic pelvic pain in women[J]. Obstet Gynecol Surv, 2012, 67: 417-425.
[25] Tu FF, Hahn D, Steege JF. Pelvic congestion syndrome associated pelvic pain: a systematic review of diagnosis and management[J]. Obstet Gynecol Surv, 2010, 65: 332-340.
[26] Bruggmann D, Tchurtchain G, WallwienerM, et al.Intra-abdominal adhesions: definition, origin, significance in surgical practice, and treatment options[J]. Dtsch Arztebl Int, 2010, 107(44): 769-775.
[27] 孙爱军，黄坚，周远征．不育患者不同程度盆腔粘连的相关因素探讨 [J]. 生殖医学杂志，2007, 16(3): 145-149.
[28] 冷金花，戴毅．腹腔镜在输卵管不孕诊治中的作用 [J]. 实用妇产科杂志，2006, 22(6): 707-709.
[29] 李辉，李亚里，邹杰，等．慢性盆腔疼痛的腹腔镜诊治 [J]. 中国内镜杂志，2004, 10(4): 13-15.
[30] Sharma D, Dahiya K, DuhanN, et al. Diagnositc laparoscopy in chronic pelvic pain[J]. Arch Gynecol Obstet, 2011, 283(2): 259-297.

[31] Nezhat FR, Crystal RA, Nezhat CH, et al.Laparoscopic adhesiolysis and relief of chronic pelvic pain[J]. JSLS, 2000, 4(4): 281-285.
[32] Lavonius M, Gullichsen R, Laine S, et al. Laparoscopy for chronic abdominal pain[J]. Surg LaparoscEndosc, 1999, 9(1): 42-44.
[33] Keltz MD, Gera PS, Olive DL. Prospective randomized trial of right-sided paracolic adhesiolysis for chronic pelvic pain[J]. JSLS, 2006, 10: 443-446.
[34] Swank DJ, Swank-Bordewijk SC, Hop WC, et al. Laparo-scopicadhesiolysis in patients with chronic abdominal pain: a blinded randomized controlled multicenter trial[J]. Lancet, 2003, 361: 1247-1251.
[35] 黄德琴 . 超声药物电导结合中药灌肠治疗慢性盆腔疼痛疗效评价 [J]. 深圳中西医结合杂志 , 2016, 26(6): 40-41.
[36] 孙丽华 . 子宫内膜异位症患者盆腔疼痛与病灶特点的相关性分析 [J]. 山东医药 , 2013, 53(26): 66-67.
[37] 严相默 . 神经阻滞治疗慢性疼痛 [J]. 实用医院临床杂志 , 2008, 5(1): 1-3.
[38] Peng PW, Tumber PS. Ultrasound-guided interventional procedures for patients with chronic pelvic pain: a description of techniques and review of literature[J]. Pain Physician, 2008, 11(2): 215-224.
[39] Matejčík V. Surgical location and anatomical variations of pudendal nerve[J]. ANZ J Surg, 2012 , 82(12): 935-938.
[40] Vancaillie T, Eggermont J, Armstrong G, et al. Response to pudendal nerve block in women with pudendal neuralgia[J]. Pain Med, 2012, 13(4): 596-603.
[41] 张卓梅 , 关铮 . 子宫腺肌病疼痛机制研究进展 [J]. 国外医学妇产科学分册 , 2007, 34(2): 92-94.
[42] 谢幸 , 孔北华 , 段涛 . 妇产科学 -9 版 [M]. 北京 : 人民卫生出版社 , 2018: 268-269.
[43] 车艳辞 , 戴淑真 . 盆腔脏器术后致盆腔痛 [J]. 中国实用妇科与产科杂志 , 2013, 29(3): 175-177.
[44] Roovers JP, van der Vaart CH, van der Bom JG, et al. A randomised controlled trial comparing abdominal and vaginal prolapse surgery: effects on urogenital function[J]. BJOG, 2004, 111(1): 50-56.
[45] Hay-Smith EJ. Therapeutic ultrasound for postpartum perineal pain and dyspareunia[J]. Cochrane Database Syst Rev, 2000 (2): CD000495.
[46] Rogo-Gupta L, Castellanos M. When and how to excise vaginal mesh[J]. Curr Opin Obstet Gynecol, 2016, 28: 311.
[47] Duckett J, Morley R, Monga A, et al. Mesh removal after vaginal surgery: what happens in the UK?[J]. Int Urogynecol, 2017, 28: 989.
[48] Lee D, Dillon B, Lemack G, et al. Transvaginal mesh kits--how “serious” are the complications and are they reversible?[J]. Urology, 2013, 81: 43.
[49] Shah K, Nikolavsky D, Gilsdorf D, et al. Surgical management of lower urinary mesh perforation after mid-urethral polypropylene mesh sling: mesh excision, urinary tract reconstruction and concomitant pubovaginalsling with autologous rectus fascia[J]. Int Urogynecol, 2013, 24: 2111.
[50] Ramart P, Ackerman AL, Cohen SA, et al. The Risk of Recurrent Urinary Incontinence Requiring Surgery After Suburethral Sling Removal for Mesh Complications[J]. Urology, 2017, 106: 203.
[51] Jong K, Popat S, Christie A, et al. Is pain relief after vaginal mesh and/or sling removal durable long term?[J]. Int Urogynecol, 2018, 29: 859.
[52] Hansen BL, Dunn GE, Norton P, et al. Long-term follow-up of treatment for synthetic mesh complications[J]. Female Pelvic Med Reconstr Surg, 2014, 20: 126.
[53] Ridgeway B, Walters MD, Paraiso MF, et al. Early experience with mesh excision for adverse outcomes after transvaginal mesh placement using prolapse kits[J]. Am J Obstet Gynecol, 2008, 199: 703 e1-7.
[54] Gyang AN, Feranec JB, Patel RC, et al. Managing chronic pelvic pain following reconstructive pelvic surgery with transvaginal mesh[J]. Int Urogynecol, 2014, 25: 313.

第 4 章

泌尿系统相关病因

一、前言

膀胱疼痛综合征 / 间质性膀胱炎［bladder pain syndrome（painful bladder syndrome）or interstitial cystitis，BPS（PBS）/IC］是以膀胱慢性疼痛为特点、严重的、原因不明（排除任何已知的病因）的膀胱炎症综合征。该综合征往往给患者带来巨大痛苦，严重降低生活质量，程度上不亚于类风湿关节炎、慢性癌症疼痛或肾脏透析。迄今为止，现有的治疗方法的效果均不十分满意。

间质性膀胱炎（interstitial cystitis，IC）是以尿频、尿急、盆腔疼痛为主要临床表现的一种病因不明的疾病。国际尿控协会及美国泌尿外科学会（AUA）指南将其定义为反复发生的随膀胱充盈而出现的膀胱区疼痛加重，膀胱排空后疼痛缓解，并伴有其他症状，如白天尿频，晚上加重，但没有尿路感染的症状和其他明显的病因证据[1]。

间质性膀胱炎的病因及其病理生理学机制不明，其诊断标准也尚无明确界定。尽管多年来进行了大规模的深入研究，仍没有找到特异性很高的临床特征作为明确的诊断方法。间质性膀胱炎的诊断主要依靠排除法。目前仍无普遍有效的治疗方法，现在的治疗方法包括支持疗法、行为疗法和药物疗法，一般不需要外科手术治疗。

二、流行病学

IC 的诊断尚无统一的标准，因此关于 IC 的发病率文献报道有很大差距。女性发病率为 52/100 000 ～ 500/100 000，男性发病率为 8/100 000 ～ 41/100 000[2]。2009 年，在芝加哥举办的美国泌尿外科协会（American Urological Association，AUA）年会上公布的国际间质性膀胱炎流行病学调查（一项涉及 97 000 名美国公民的两阶段电话调查）结果显示，约有 340 余万美国女性患有 IC/PBS 临床症状或表现，占美国人口约 2.7%[3]。我国 IC 发病率尚无确切数据。

有 94% 的间质性膀胱炎患者为白种人，间质性膀胱炎似乎在犹太人当中更常见，大约 90% 的间质性膀胱炎患者为女性。在患病组与健康对照组之间，家族史、婚姻状况、性伴侣个数、受教育程度和孕产次在统计学上无显著性差异[1]。

患病的高峰年龄为 40 岁，传统的观点认为间质性膀胱炎并不是一种遗传性疾病。间质性膀胱炎的患者既往多有妇科手术史和（或）有泌尿系感染史，而且很可能在儿童期曾患有膀胱疾病，合并其他慢性疾病包括炎性肠病、系统性红斑狼疮、肠易激综合征、纤维肌痛、特异反应性免疫系统疾病等。

三、病理生理基础

对于间质性膀胱炎的病理生理学还知之甚少，没有一个理论可以解释其多样的临床表现或者其对治疗的反应[1，2]。间质性膀胱炎可能存在许多不明原因的慢性的病理学过程，最终表现为一组以尿频、尿急和盆腔疼痛为临床表现的综合征。

临床上，常常根据膀胱镜检查和膀胱过度扩张实验把间质性膀胱炎分成两个亚型，即溃疡型（经典型）和非溃疡型（Messing-Stamey 型）。经典型间质性膀胱炎的特征性表现是经膀胱镜检查发现广泛的膀胱黏膜上皮变红，伴有膀胱底或膀胱侧壁一个或多个溃疡性斑点（Hunner 溃疡）。这些溃疡性改变可能只有在膀胱扩张之后才能显现出来，这是由于不明显的黏膜瘢痕组织扩张过程中破裂所致，膀胱扩张造成血管破裂，血液流入膀胱上皮层而呈现上述表现。在美国，这种类型的间质性膀胱炎很少见（＜ 10% 的病例），而且有些学者认为这一类型的间质性膀胱炎患者对治疗的反应不佳。活组织检查表明溃疡性病变可以是透壁性的伴有明显的炎症反应、肉芽组织、肥大细胞浸润，而且在一些病例中存在纤维化改变。这种典型的间质性膀胱炎可以伴有进行性加重的膀胱容量减少。

肥大细胞增多是间质性膀胱炎的主要病理表现之一，主要存在于黏膜下层和逼尿肌组织间。有资料显示溃疡型间质性膀胱炎的黏膜下肥大细胞数量比非溃疡型高数倍。肥大细胞的发现提示抗组胺药物在间质性膀胱炎的治疗中可能发挥作用[4]。

间质性膀胱炎黏膜下层和逼尿肌间隙神经分布的变化可能与间质性膀胱炎症状的产生有关。研究发现间质性膀胱炎患者膀胱黏膜下层和逼尿肌中神经纤维的密度明显增加，这些神经纤维主要为脱髓鞘 C 纤维，可以释放 P 物质，也有释放肠血管活性多肽和神经多肽 Y 的神经纤维。这些神经介质被认为参与了间质性膀胱炎的炎症形成，如 P 物质的释放可以刺激肥大细胞释放组胺和其他炎症介质等。

膀胱原位癌在间质性膀胱炎中也并非罕见。有研究报道间质性膀胱炎经活检证实为膀胱原位癌者，男性为 23%，女性为 1.3%。因此间质性膀胱炎的病理诊断极为重要，虽然间质性膀胱炎的病理表现并无特异性，但从除外肿瘤的角度看，必须依据病理做出排除性诊断。间质性膀胱炎黏膜的电镜表现主要有不同程度的黏液层断裂，细胞连接水肿或消失，黏膜下的变化主要有肥大细胞和淋巴细胞浸润，逼尿肌肌细胞呈橡树叶状，并伴有水肿[5]。

四、发病机制

间质性膀胱炎的发病原因仍未明确，其发病原因倾向去多因性理论[5-7]。目前提出的发病机制包括以下几个方面。

（一）炎症

溃疡型间质性膀胱炎的病理特征为黏膜下的广泛炎症和神经周围浆细胞及淋巴细胞的浸润，而非溃疡型间质性膀胱炎黏膜下少有浆细胞和淋巴细胞的浸润。

（二）肥大细胞在膀胱逼尿肌和（或）黏膜层中的致病作用

肥大细胞内含有大量的炎性介质，如组胺、白三烯、5- 羟色胺和细胞因子，溃疡型间质性膀胱炎中，黏膜下肥大细胞数量是对照组的 10 倍，而非溃疡型间质性膀胱炎逼尿肌组织中的肥大细胞仅轻度升高。肥大细胞的激活被认为是间质性膀胱炎的基本特征。白三烯 E4（为含半胱氨酰的终末产物）和嗜曙红蛋白是肥大细胞和嗜酸性粒细胞激活的生物标记物。有研究报道间质性膀胱炎伴逼尿肌组织中肥大细胞增多者上述两种生物标记物明显升高，因此可以作为肥大细胞激活程度的评估指标。干细胞因子与白细胞介素 -6 通过明显增加膀胱黏膜下的肥大细胞的数量，参与间质性膀胱炎的发生和发展机制。

（三）尿路上皮功能障碍 /GAG 层的缺陷

尿路上皮黏膜表层有糖胺聚糖（glycosaminoglycan，GAG）层形成的血尿屏障，该屏障的破坏是间质性膀胱炎的致病因素之一，GAG 的破坏使黏膜下层对尿液中毒性物质的通透性增加，黏膜下神经末梢暴露于来自尿液的有害物质，从而产生尿频、尿急和憋尿时疼痛等症状。扫描电镜也证实尿路上皮黏膜紧密连接变宽及通透性明显增加。

（四）非特异性的病原体的感染

有关感染和间质性膀胱炎的相关性仍需进一步研究。尽管间质性膀胱炎的患者常有反复泌尿系感染的病史，但尚不能确定泌尿系感染是间质性膀胱炎的诱发或致病因素。研究发现很多间质性膀胱炎患者的膀胱黏膜存在某种细菌，但抗生素治疗通常无效。间质性膀胱炎通常以尿培养阴性为特征，但是应用 16S rRNA 微生物分析或全基因组测序技术对尿样进行鉴定，可以发现之前未被发现的细菌，最常见的有乳酸杆菌（15%）、棒状杆菌（14.2%）、链球菌（11.9%）、放线菌（6.9%）和葡萄球菌（6.9%）[8]。

（五）尿液中的毒性物质

尿中低分子量的不耐热阳离子有细胞毒性作用，破坏了膀胱黏膜的完整性。间质性膀胱炎中的某些细胞因子(detective constitutive cytokines)降低了黏膜对有毒物质的防御能力。由胱硫醚 β - 合成酶（cystathionine beta-synthase，CBS）或胱硫醚 γ - 裂解酶（cystathionine γ -lyase，CSE）生成的硫化氢（H_2S）能促进膀胱超敏[9]。

（六）膀胱局部神经或脊髓水平介导的神经源性过敏症或炎症

研究发现 PBS/IC 患者膀胱黏膜下自主神经和嘌呤能神经明显增多，超微结构研究也发现神经源性炎症可能触发了一系列神经病理病变，如 C 纤维释放 P 物质，激活免疫细胞或血管活性多肽。有学者报道 IC 中酪氨酸羟化酶含量增加，明显增强了交感神经系统的效应[10，11]。

（七）免疫机制

Dyer AJ[12] 研究发现部分 IC 患者体内存在抗核抗体，抗核抗体的滴度与患者症状的严重程度相关。溃疡型间质性膀胱炎膀胱黏膜下 T 细胞和 B 细胞的浸润明显高于非溃疡型间质性膀胱炎，提示两种亚型的间质性膀胱炎的发病机制有所差异，但是有关自体免疫与间质性膀胱炎的相关性研究结果并不一致，存在争议，尚需进一步研究。PBS/IC 伴 Hunner 病变显示与免疫应答相关的组织学特征。此外，血管内皮生长因子（vascular endothelial growth factor，VEGF）和 B 细胞活化因子（B-cell activating factor，BAF）是潜在的疾病生物标志物和治疗目标[13]。

另有研究发现 IC 患者膀胱层均被浆细胞浸润，抑制膀胱黏膜组织中肥大细胞脱颗粒是目前 IC 治疗的热点之一[14]。T 细胞分泌的 IL-2，IL-10 等细胞因子可诱发 B 细胞增殖并产生 IgG、IgE 等抗体，与肥大细胞受体特异性结合后激活肥大细胞，使其分泌并释放组胺、前列腺素、白三烯、趋化因子、一氧化氮等炎症因子，导致炎症反复发作[15]。组织学研究显示：IC/BPS 患者膀胱壁组织中存在嗜酸性粒细胞、肥大细胞、T 淋巴细胞浸润，IL-10 等介导免疫反应的Th2类细胞可活化嗜酸性粒细胞、巨噬细胞分泌并释放白三烯、组胺等炎症因子，增加毛细血管通透性和平滑肌收缩性，IL-10的表达水平与IC/BPS患者临床症状明显相关。IL-2在淋巴细胞、肥大细胞、血管内皮细胞中表达上调，IC/BPS患者中与干细胞因子具有协同作用，可促进肥大细胞增殖[16, 17]。IC/BPS患者膀胱黏膜组织中IL-2、IL-10的表达水平与症状程度呈正相关，唾液酸结合性免疫球蛋白样凝集素-15（Siglec-15）表达水平与症状程度呈负相关[18]。

（八）组织缺氧

研究发现间质性膀胱炎患者黏膜下微血管密度明显减低，但并未证实膀胱缺血与间质性膀胱炎症状的相关性。

（九）显著的盆底肌肉功能障碍或排泄障碍

约87%的IC/BPS女性患者，伴有盆底肌功能异常[19]。慢性盆腔疼痛综合征（CPPS）中最常见的两种疾病是肠易激综合征（IBS）和膀胱疼痛综合征（PBS），其特征在于相当多的症状和病理生理学的重叠[20]。Kowalik CG等[21]研究了218例膀胱过度活动症患者，其中101例（46%）没有膀胱充盈时疼痛和尿急，94例（43%）有一种症状，23例（11%）有两种症状。限制年龄因素后，相比没有症状的女性，有一种或两种泌尿系统疼痛症状的女性更容易出现肠易激综合征、慢性盆腔疼痛或颞下颌关节紊乱。此外，这些女性的疼痛强度和躯体症状评分亦较高。

Wu CC等[22]的研究包括9,191例子宫内膜异位症患者和27,573例随机选择的受试者。结果发现有和无子宫内膜异位症的受试者3年随访期间PBS/IC发生率分别为0.2%、0.05%。与无子宫内膜异位症的受试者相比，子宫内膜异位症患者3年内PBS/IC的风险比为4.43（95%CI: 2.13～9.23）。调整糖尿病、高血压、冠心病、肥胖、高脂血症、慢性盆腔疼痛、肠易激综合征、纤维肌痛、慢性疲劳综合征、抑郁症、恐慌症、偏头痛、干燥综合征、过敏、子宫内膜异位症、哮喘、吸烟和酗酒等因素后，Cox比例风险回归分析揭示与对照组相比，子宫内膜异位症患者的PBS/IC危险比为3.74（95%CI: 1.76～7.94，$P < 0.001$）。

（十）各种机制的相互作用

越来越多的研究发现，间质性膀胱炎的发病机制较为复杂，可能与多种因素有关。主要表现为外周神经系统、免疫系统与各类激素之间的相互作用。

Kullmann FA等[23]首次证明了潜在的自主机制直接将压力与线粒体功能障碍联系起来，研究发现慢性压力加剧了大多数疼痛疾病的症状，包括间质性膀胱炎/膀胱疼痛综合征（IC/PBS）。慢性压力导致持续的交感神经介导改变，影响UTC线粒体功能，可能会影响尿路上皮屏障和信号传导，导致膀胱功能障碍和疼痛。

Cassão VD等[24]发现IC患者相比对照组患者，单核苷酸多态性（single nucleotide polymorphism，SNP）rs11127292等位基因表达频率较高，（P=0.01）。SNP rs6311的多态性等位基因在严重疼痛的患者更常见（P=0.03）。SNP rs1799971的野生型等位基因的频率在轻中度疼痛的患者中较高（P=0.04）。此结果表明SNP既可作为IC的标志物，也可反映IC患者疼痛的严重程度。

五、临床表现

间质性膀胱炎没有明确的定义，病因不明，其临床表现也常不一致，症状和严重程度上也存在很大差异。发病初期常常很急，患者有时能够叙述出发病的时刻，但也并非都是急性发病。患者的症状常常与特异性尿路感染、插导尿管、膀胱或盆腔手术史有关。

间质性膀胱炎临床表现的特点是恶化和缓解交替，病情时轻时重。症状出现的频率、缓急、疼痛和排尿困难的程度等可能每天或者每周都有变化，也可能几个月甚至几年都一成不变，通过治疗或不经治疗又可能突然好转。女性患者的症状常常随排卵周期而波动。妊娠期妇女在妊娠中、晚期，症状可能会得到一段时间的缓解。患者可能会感到盆腔压迫、不适或疼痛、尿不尽（总想排尿）或产生强迫排尿的症状。此病的自然缓解率达到 50%，平均时间为 8 个月。部分患者的症状可以自然完全缓解，部分患者疾病消长、变化不定，症状间断发作，或者几年之后加重。

间质性膀胱炎最常见的表现为下尿道的刺激症状，包括尿频。白天或夜间排尿次数的多少并不重要，但是根据国际糖尿病、消化和肾病学会的标准，每天排尿次数超过 8 次就可以被纳入临床研究的范畴。白天排尿次数增多而没有夜尿增多并不是间质性膀胱炎的特征，单纯日间排尿次数增多可能提示其他的疾病（如感觉上的尿急）。病人常主诉持续的膀胱区疼痛，或由于膀胱胀满而感到疼痛。约 50% 的女性会有性交困难。患有间质性膀胱炎的患者常合并过敏体质、肠易激综合征、肌痛和外阴炎。当患者长期存在尿频、尿急和持续盆腔疼痛而排除其他常见病因时，我们才做出间质性膀胱炎的诊断。尿液检测和尿培养是必做的检查，排尿日记对基线排尿频率的确定大有帮助。

据报道[25]，间质性膀胱炎患者性功能障碍的发生率日益增高，2/3 的间质性膀胱炎患者存在性功能障碍。在女性间质性膀胱炎患者中，性功能障碍表现为性交疼痛（在性交过程中或性交后深部疼痛或灼痛）、性交后膀胱 / 盆腔痛加重、性欲减退、性唤起困难及性高潮频率减少，其中性交疼痛的概率增加 5 倍，性交后阴道疼痛的概率增加 3 倍，患者性欲明显降低，不同程度地降低了患者的生活质量[26，27]。

六、辅助检查

（一）实验室检查

尿液检查和尿培养：尿液细胞学检查结果不能作为间质性膀胱炎特异性的诊断依据。当尿液标本提示原位癌或癌症的细胞学改变时需要进一步行泌尿系统检查。尿检结果往往异常，一些病人可能会存在镜下血尿或脓尿。间质性膀胱炎患者尿培养结果呈阴性，尿道以及阴道的病原体检查也往往呈阴性（无真菌、淋球菌、衣原体以及滴虫感染）。

间质性膀胱炎没有特异性的血清学或者血液学异常表现。关于间质性膀胱炎尿液的特异性标志物正在研究当中，人们力求寻找一种非侵入性特异的实验室检查指标。Keay SK 等[28]曾经报道在间质性膀胱炎患者的尿液中存在抗增殖因子（antiproliferative factor，APF），它能抑制膀胱上皮的生长。他们还发现 APF 可以显著降低间质性膀胱炎病人肝素结合性表皮生长因子（Heparin binding epidermal growth factor，HB-EGF）的水平和提高表皮生长因子的水平，这与正常人以及其他泌尿系疾病的患者不同。与对照组相比，APF 活动性、HB-EGF 低水平和高水平对间质性膀胱炎的敏感性和特异性分别是 94% 与 95%、93% 与 89%、87% 与 91%，这些结果令人鼓舞。一些研究者建议进行关于弹性蛋白、葡萄糖胺聚糖、肥大细胞纤维蛋白溶酶、T-H 糖蛋白（Tamm Horsfall protein，THP）自身抗体及其他一些物质的分析，但是目前这些技术仅用于实验，还未得到实际应用。

（二）影像学检查

间质性膀胱炎没有明确的特异性影像学特征。除非已证明有助于排除其他诊断，否则放射影像对于间质性膀胱炎的评估几乎没有作用。当临床表现提示需要评估是否存在盆腔肿物压迫膀胱或者邻近器官病变时，可以进行 MRI、CT 和骨盆超声检查。其他原因导致下尿道刺激症状时，例如膀胱内肿物、结石、膀胱憩室、尿道憩室、尿道狭窄、尿道口狭窄，或者发现神经性或非神经性的排尿障碍时，膀胱造影和排泄性膀胱尿道造影可以应用。

（三）内镜检查

除了完整的病史及全面的体格检查，膀胱镜检查是评估间质性膀胱炎患者的最重要的工具，膀胱镜不仅用于排除其他可能导致与间质性膀胱炎相似症状的疾病，而且可以为间质性膀胱炎的诊断提供证据。膀胱镜检查可以在不麻醉的状态下进行，但是充盈性的膀胱高压和盆腔痛可能严重影响检查。通常情况，在没有全身麻醉的情况下能忍受膀胱充盈几百毫升的液体、操作和检查的患者，很可能没有间质性膀胱炎。一般来说膀胱镜检查通常在患者麻醉的状态下进行，同时可以测量膀胱容量。水扩张后膀胱镜检的主要价值是寻找 Hunner 溃疡和典型的黏膜出血改变，并排除膀胱肿瘤、尿道憩室等可引起类似症状的疾病。

诊断性水扩张（过量充盈）时需将灌洗液置于患者膀胱水平以上 80 ～ 100cm 处，灌洗液在重力作用下流入膀胱，直到慢慢变成液滴，从而测定膀胱的真正容积。在膀胱充盈的状态下进一步对膀胱内壁进行观察非常必要，有助于发现膀胱穿孔和外漏。看似膀胱容积很大或充盈时间极度延长，而不伴有充盈速度减低可能提示存在膀胱穿孔。在充分膨胀的情况下，除了一些轻微的膀胱小梁，间质性膀胱炎并无显著的改变。诊断性膀胱扩张的充盈时间通常为 1 ～ 2min，然后将膀胱中的水放出。放出的液体量需要记录下来，它代表麻醉下的膀胱的容积，同时记录流出液体的颜色。间质性膀胱炎患者通常有特征性的表现，即最后 50 ～ 100ml 的引流液可能是淡血性的（终末粉红色）。典型的或伴有溃疡的间质性膀胱炎患者可能存在膀胱容积减少，反之，无溃疡型的间质性膀胱炎患者的膀胱容积通常正常，或者仅有轻微减少。重新观察膀胱可能会发现膀胱内弥漫的针尖样出血点，例如红斑症，并可以根据严重程度分为轻度、中度和重度。红斑症是膀胱镜检查后间质性膀胱炎患者最稳定的表现，典型的红斑症出现在膀胱至少 3 个象限，而三角区并不出现。这些红斑症可能呈现出棋盘样或者格子样的构型，或者看起来像膀胱被分成了若干小格子中的污染区域。仅仅发现沿着膀胱后壁的红斑症提示可能为膀胱镜鞘创伤所致，不一定提示病理过程。但是，对于间质性膀胱炎而言，红斑症也不是特异性的。红斑症还可能出现在其他膀胱病变中，例如，膀胱肿瘤、感染性膀胱炎、放射性膀胱炎和化学性膀胱炎，以及膀胱功能减退的患者（如透析的患者）和其他膀胱充盈不佳的患者（如施行尿流改道术后的患者)。有学者推测，红斑症可能仅仅表示因超敏反应或感觉性尿急所致的慢性膀胱充盈不佳，并非间质性膀胱炎特异性的病理过程。间质性膀胱炎的经典表现是膀胱黏膜变红伴有破裂和瘢痕、膀胱容积减小，并且在扩张后出现裂纹和出血。Hunner 溃疡是裸露的膀胱壁上的小斑块，对间质性膀胱炎的诊断具有高度特异性。这些经典的表现和 Hunner 溃疡是非常少见的，只有不到 10% 的患者可以观察到 Hunner 溃疡，黏膜裂纹、溃疡、龟裂比经典的 Hunner 溃疡要更常见。多数间质性膀胱炎患者表现为正常的膀胱容积（＞ 400ml)、一定程度的红斑症和膀胱水扩张后排出的终末淡血色液体。在做出 Hunner 溃疡的结论时要谨慎，因为之前取活检或者经尿道切除的位点有时看起来和 Hunner 溃疡十分相似。目前的临床数据显示仅有不足 10% 的患者可以观察到 Hunner 溃疡，膀胱镜下红斑症的严重程度及其出血量，与症状的严重程度和治疗效果无关。

概括来说，间质性膀胱炎在液体膨胀扩张之前的膀胱镜下特征包括：正常的尿道腔，Hunner 溃疡（罕见），没有与其他病变或疾病有关的损伤或肿物；液体充盈扩张膀胱至内压达 80cmH_2O，持续 1 ～ 2min，可以观察到以下情况：红斑症（点状出血）、黏膜下出血、血性引流液（终末的引流液淡粉色）。经典型或溃疡性的间质性膀胱炎患者（约占 10%）可以观察到膀胱容量的减低（< 400ml）、溃疡或者瘢痕。在非溃疡型患者（约占 90%）膀胱容量通常都是大于 400ml，而且没有溃疡、瘢痕或者黏膜裂纹。膀胱活组织检查可以用来排除其他种类的膀胱炎、恶性或者癌前病变，同时还可以用来诊断逼尿肌肥大细胞增多症，以免误诊，造成严重后果[29]。

（四）钾敏感性试验

IC 可能与其膀胱黏膜层糖胺聚糖为主的缺陷有关，这层有机物被认为是保护膀胱尿路上皮免于受到离子、微生物、晶体和有毒分子破坏的主要物质[30]。一个潜在的破坏性尿溶质是钾，在正常尿液中浓度为 0.04 ～ 0.14mEq/L。健康的尿路上皮能防止钾在尿路上皮的迁移、渗透，保护膀胱神经和肌层免受损伤[31]。如果膀胱上皮功能失调使钾扩散到膀胱间质，除极 C 型神经纤维并引起肌肉收缩，会导致逼尿肌不稳定和膀胱容量降低，产生尿急和（或）疼痛症状。可以应用膀胱内钾敏感试验来检测这种上皮细胞功能障碍。

一些研究发现 IC 患者中有的亚组的患者尿道上皮对膀胱内某些物质的渗透性增高。在 IC 或者其他膀胱病变影响尿道上皮渗透性的患者，膀胱内滴入氯化钾溶液时会感到快速和剧烈疼痛。没有 IC 的患者则几乎感受不到或者没有疼痛。这个试验仍存在争议，因为它的敏感性、特异性还未确定，目前并没有被广泛应用[32, 33]。

（五）尿流动力学检查

尿流动力学检查不是间质性膀胱炎的常规检查，括约肌肌电图可能会显示一些因膀胱充盈所致疼痛引发的逼尿肌异常活跃。真正的逼尿肌－括约肌失调可以除外间质性膀胱炎的诊断。

王亮等[34]研究 23 例女性 IC/PBS 患者与 18 例正常女性之间的尿动力学检查结果，发现 IC/PBS 患者的初始尿意容量、强烈尿意容量、膀胱最大测定容量、膀胱顺应性和最大尿流率均显著低于正常女性。Kim 等[35]和王永权等[36]研究发现 IC/PBS 患者的初始尿意容量、强烈尿意容量、膀胱顺应性及最大尿流率明显低于膀胱过度活动（overactive bladder，OAB）患者，并提出尿动力学检查可作为鉴别 IC/PBS 与 OAB 的重要检查方法。Sastry 等[37]研究了尿动力学指标与患者症状的关系，发现初始尿意容量、强烈尿意容量、最大膀胱测定容量与患者的 ICPI、ICSI 评分呈负相关。这些研究表明尿动力学检查可以作为评估 IC/PBS 患者症状严重程度的客观手段，在疗效评估上具有重要的应用价值[38]。

七、鉴别诊断

对所有的排泄功能不全的病人都应该进行腹部、盆腔以及特定部位的神经检查。女性间质性膀胱炎患者在触诊尿道和膀胱底部时可能会有不适。已经有报道提示尿道触痛和膀胱镜检查发现 Hunner 溃疡之间存在一定的相关性。尿道以上触痛、伴有阴道前壁肿块提示有尿道憩室存在，而宫颈举摆痛则可能提示存在盆腔炎症。窥器检查可能发现盆腔脏器脱垂、宫颈肿块、阴道炎症、疱疹、前庭大腺炎、外阴痛或者及其他疾病。同时也应该进行膀胱充盈时的触诊以及双合诊除外如卵巢肿瘤等妇科情况。肛查常被用于评估是否有直肠包块、有无触痛以及评估直肠、盆底肌肉的张力。神经系统的检查结果往往不明显，但运动功能、感觉或反射异常提示脊髓或神经根功能障碍，应该进一步评估以明确诊断其他疾病。

具有尿频、尿急和（或）尿痛等症状，需要与间质性膀胱炎相鉴别的疾病包括：

1. 感染或炎症如反复尿路感染（UTI）、尿道憩室、巴氏腺或尿道旁腺感染、前庭大腺炎、结核性或嗜酸细胞增多性膀胱炎、阴道炎（细菌性、病毒性，如疱疹病毒）或血吸虫病。

2. 妇科疾病如盆腔肿块或恶性肿瘤（平滑肌瘤和子宫内膜癌）、子宫内膜异位症、痛经、盆腔感染性疾病及生殖器萎缩。

3. 其他泌尿系统疾病如膀胱癌或膀胱原位癌（bladder carcinoma in situ，CIS）、放射性膀胱炎、充溢性尿失禁、慢性盆腔疼痛综合征、膀胱出口梗阻（如充盈性尿失禁）、残余尿量增多或膀胱颈开放（如括约肌功能不全）、尿石症、尿道炎等。

4. 神经系统疾病例如逼尿肌反射亢进、震颤麻痹、腰骶间盘疾病、椎管狭窄、脊髓肿瘤、多发性硬化以及脑血管意外。

5. 其他可能的诊断如排泄功能障碍、外阴痛、盆底肌疼痛、退行性关节病、疝气、炎性肠病、胃肠道肿瘤、憩室炎、既往手术所形成的粘连等。在临床实践中，医师需要首先排除上述疾病，然后才考虑间质性膀胱炎。

八、诊治方案

（一）临床诊断

国际尿控协会专家更喜欢用膀胱疼痛综合征（PBS）这个词来描绘这种疾病：膀胱充盈时出现的耻骨上区疼痛，伴有白天和夜间排尿次数增加，而无尿路感染或其他明显的病理学改变；对于具有典型膀胱镜以及组织学特点的患者仍诊断为“间质性膀胱炎”。为明确诊断标准，一些临床医师喜欢用“膀胱疼痛综合征或间质性膀胱炎（PBS/IC）”这个名称，将之定义为一组具有慢性疼痛、压迫感或膀胱不适感的综合征，它常伴有尿频，并且没有明确的诱因。

1. NIDDK 制定的标准（美国国立肾病、消化病和糖尿病研究所间质性膀胱炎诊断标准）

（1）有 Hunner 溃疡，或红斑症阳性。

（2）与膀胱充盈或尿急相关的疼痛。

（3）在麻醉 1 ～ 2min，膀胱注水 80 ～ 100ml 扩张下膀胱镜观察到以下任何一点：

①红斑症存在于 3 个象限以上，≥ 10 红斑 / 象限；

②典型的 Hunner 溃疡。

2. 排除标准

（1）清醒状态尿动力检查时，无论采用气体或液体灌注，膀胱测压容积超过 350ml。

（2）膀胱测压，在灌注速度为 30 ～ 100ml/s 时，气体灌注至 100ml 或液体灌注至

150ml，仍无急迫排尿感。

(3) 充盈期膀胱测压时有期相性膀胱非随意收缩。

(4) 症状持续小于 9 个月。

(5) 无夜尿。

(6) 抗生素、抗胆碱能药物和抗肌肉痉挛药物能使症状缓解。

(7) 清醒状态下，每天排尿次数小于 8 次。

(8) 3 个月内确诊为细菌性膀胱炎。

(9) 膀胱或输尿管下段结石。

(10) 活动性生殖器疱疹。

(11) 子宫、宫颈、阴道和尿道恶性肿瘤。

(12) 尿道憩室。

(13) 环磷酰胺或其他化学性膀胱炎。

(14) 结核性膀胱炎。

(15) 放射性膀胱炎。

(16) 膀胱良性或恶性肿瘤。

(17) 年龄小于 18 岁的阴道炎。

(二) 治疗方法

IC 病程漫长，对患者的生活质量有显著影响，可能对患者的心理造成影响，因此情感支持很有必要。IC 病情多变，很多病人的治疗效果很差，对于此类患者，最重要的是教育和情感支持。要让患者了解，此病的一个特点是交替出现阶段性的症状恶化和缓解。出现周期性的恶化时需要进行治疗，尽管只有约 10% 患者表现为典型的溃疡型 IC，但迄今为止尚无很好的治疗方法能阻止疾病进展或延缓病情再发。因此，我们治疗的目的是延缓病情进展和减轻症状。

开始对 IC 治疗时，应该先教育患者，让其了解疾病的特点、病情评估的方法、预后以及治疗效果等。在诊断性的评估和治疗开始后，重新树立信心并给予精神上充分的支持非常重要。Lee MH[39] 设计了一个移动健康系统，采用自身对照研究方法，每周给患者提供健康教育和症状自我管理的视频，并利用生命质量量表、病情指数、视觉模拟量表（visual simulation scale）和 SF-36 健康调查量表（SF-36 health survey）评价疾病严重程度和生活质量。他们总共招募了 60 名 IC/BPS 患者，随机分配对照组（30 名患者）和研究组（30 名患者），对照组和研究组的患者均接受常规治疗，而研究组的患者则接受了额外的视频干预。统计学分析发现视频干预后，除疼痛视觉模拟量表外，研究组在疾病严重程度和生活质量改善方面明显优于对照组，统计学上有显著性差异。仅极少的 IC 患者对任何一种治疗方法都立即起效、彻底治愈，并且疗效持久。因此我们必须告知患者，治疗后无持久性效果，病情仍存在反复发作的情况。

在临床实践中，最理想的治疗方法应该创伤最小，花费最少，可重复性最高。大体上说，治疗措施包括控制饮食和饮水、缓解精神压力以及行为的调整。一步步展开阶梯性治疗，直到患者的症状获得一定程度缓解。

1. 基础治疗方法

(1) 各种饮食调整的措施作为间质性膀胱炎的基础治疗方法已经得到了验证。饮食方式的调整和运动训练在单独使用时都是有效的，这些方法与其他的治疗方法共同使用也能起到互补的作用。某些食物，如咖啡、酒精、番茄、醋、辛辣食物、巧克力，被证实会加剧 IC 的症状，促进病情发展，通常建议避免这些食物；而甘油磷酸钙（calcium glycerophosphate，Prelief）和碳酸氢钠（小苏打）有改善症状的趋势[40]。可以让患者填写饮食日记，记录食用各种食物、酒水与 IC 症状之间的关系，避免食用那些引起或加重 IC 症状的食物。

当病情进展时，由患者和医师共同决定，是否选择其他的治疗方法。生物反馈、盆底康复训练如凯格尔运动（Kegel）、膀胱程序性行为训练疗法（即在训练几周到几个月后逐步延长排尿的间歇期）以及一些其他的训练方式如瑜伽、按摩、理疗、气功、中医和针灸都是很好的初期治疗方式[41，42]。

以尿频、尿急为主要表现的患者对这些治疗方法的反应似乎比以慢性盆腔疼痛为主要症状的患者反应要好。

考虑到 IC 具有慢性病程的特点，而且可能会出现自发的缓解或加重，所以在应用有创和费用昂贵的治疗时都要慎重。一般来讲，在进行有创或者费用昂贵的治疗之前，应用 3 ～ 6 个月行为疗法是比较合理的。

（2）生物反馈技术：是应用现代科学技术，将人们正常意识不到的身体生物信号，如肌电、脑电、皮温、心率、血压等转换成可以被人察觉到的信号，如视觉、听觉信号，让患者根据这些信号，学会在一定范围内通过意识调控内脏器官的活动。IC/PBS 在临床上以非溃疡型常见。应用生物反馈电刺激治疗非溃疡型 IC/PBS 患者，推测可能的主要机制是患者可以借助生物反馈仪观察自身的盆底肌收放情况，从而可以主动和（或）被动地收缩和放松盆底肌，使之趋于协调，降低盆底交感神经的兴奋性，恢复正常的神经反射，缓解盆底肌肉痉挛，打断痉挛和疼痛循环，有效改善患者的疼痛症状和排尿异常。盆底肌生物反馈电刺激治疗是主动和被动盆底肌训练相结合，提高患者参与治疗的积极性和配合度，增强患者的自信心[43]。

生物反馈电刺激方法：患者排空大小便后，取膀胱截石位，将消毒后的探头置入阴道，深度以表面电极恰好位于阴道内为宜；耻骨联合上方正中线两侧旁开 2cm 处各放置电极片 1 枚。启动生物反馈治疗仪（如 PHENIX USB 4、AM800B 治疗仪等），治疗前用盆底基础测量模式和盆底肌评估模式对盆底肌肉的收缩力进行评估。根据患者临床症状选择相应的生物反馈治疗模块，指导患者根据图形曲线的变化学习收缩盆底肌肉群。根据患者感受调整电刺激强度和频率，以患者能耐受为限度。伊庆同等[43]采用刺激强度为 20 ～ 40mA，频率为 10 ～ 15Hz，每次治疗时间 20 ～ 30min，每天 1 次，5 次为 1 个疗程的方案治疗非溃疡性 IC，结果显示：30 例患者治疗后 1 周及 1、3、6 个月的症状缓解率分别为 76.7%（23/30）、66.7%（20/30）、53.3%（16/30）和 23.3%（7/30）；ICSI 评分、ICPI 评分、PUF 评分、24h 排尿次数均减少，平均每次排尿量增加（$P < 0.05$）；4 例患者出现一过性轻微阴道不适，所有患者未发生明显不良事件。因此生物反馈电刺激治疗非溃疡型 IC/PBS 安全、有效，但远期疗效有待进一步观察。

（3）膀胱训练：在尿意出现时，可通过转移注意力、改变体位等方式，在自身耐受前提下，逐步增加排尿间隔的时间，减少排尿次数。比如开始时每 30 ～ 60min 排尿 1 次，之后尝试着每次延长 15min，如果排尿间隔能稳定维持 2 周，接下来每次继续增加 15min，目标是能够稳定排尿间隔时间为 2 ～ 4h。出现尿急时可采取坐姿，保持心情平静，将注意力从膀胱转移，减少排尿急迫感。同时每天记录排尿日记与不良反应 [44]。

（4）盆底肌训练：盆底肌正常收缩和舒张是改善症状的重要因素，盆底肌锻炼也在多个临床研究中得到应用 [45-47]。有研究报道，需要持续锻炼 2 ～ 3 个月才会有明显的效果，排尿症状及生活质量得以改善，治疗效果与行为治疗时间呈正相关性，因此最重要的是让患者坚持长期锻炼盆底肌 [45]。患者通过自身体会和控制，主动收缩和放松肌肉，使神经反射和肌肉活动恢复协调，从而缓解肌肉痉挛和各种相关症状。训练中的重点是指导患者准确定位和识别盆底肌，可以采用如下方法：①在排尿时试着中止和继续排尿过程，控制该活动的肌肉就是盆底肌；②嘱患者主动收缩肛门或阴道，让患者体会能控制该肌肉的活动；③患者采取截石位，医护人员将示指和中指放入阴道，让患者收缩阴道 10s，然后放松 10s，盆底肌收缩时手指周围会感觉到压力增加，放松时压力消失，如无明显感觉则引导患者正确收缩盆底肌 [46]。定位准确后，让患者每天至少进行 3 次盆底肌训练，先收缩肌肉 5 ～ 10s，然后放松 5 ～ 10s，根据个人耐受情况，练习 15 ～ 20 次。放松时间和收缩时间相当，训练需持续 2 ～ 3 月。

2. *药物治疗*　非手术治疗（如口服药物或膀胱内灌注治疗）被作为一线治疗方案。IC 患者疼痛的病因尚不清楚，彻底消除 IC 患者的疼痛是很困难的。许多学者提出 IC 的发生可能是由中枢、周围或局部神经介导或炎症介导等假说，是一种神经源性或者炎症反应性过程。一些患者要求长期应用镇痛药物，而其他的患者只是在病情加重的时候才需要药物治疗。抗炎药、对乙酰氨基酚、加巴喷丁、三环类抗抑郁药、选择性再摄取抑制剂和其他药物均被应用。绝大多数医师认为尽量避免给 IC 患者应用麻醉药物。当非麻醉类药物缓解患者的疼痛无效时，使用慢性疼痛治疗设备是有帮助的。经皮电刺激神经疗法、阴道内电刺激、针灸、鞘内和椎管内注射等方法已经在临床上应用并取得一些疗效。表面麻醉药、局部麻醉剂，例如利多卡因通过膀胱内灌注直接作用于膀胱也可以缓解部分 IC 患者的症状。

只有当患者对上述非手术治疗措施包括电刺激以及一些补充治疗，例如针灸和催眠无效时才考虑药物治疗，药物包括硫酸戊聚糖钠（sodium pentosan polysulfate，商品名 Elmiron）、抗组胺药、三环抗抑郁药、镇痛药、抗菌药及膀胱内灌注治疗药物。每一种方法治疗后，都应对患者治疗的反应进行评估。需要注意的是，在评估患者对每种治疗的反应之前，患者可能同时接受了其他不同的治疗方法，从而影响了评估的准确性和可行性。

药物治疗时间的长短存在个体差异，治疗方案确定主要根据患者是否存在盆腔疼痛或者尿频、尿急等主要的症状。伴有盆腔疼痛和排尿量减少症状的患者提示可能对药物治疗有效，因此患者早期关于疼痛的门诊记录可以作为重要的辅助资料。对于有明显排尿症状的患者，推荐先行保守治疗，包括患者教育、饮食控制、非处方镇痛药和盆底训练。如果症状改善不明显，则可选择以下药物中的一种进行治疗 8 周，如解痉剂、非甾体镇痛药或者阿米替林。如果阿米替林无效，则建议试用安泰乐 8 周。如果仍没有反应，加用硫酸戊聚糖钠治疗，6 ～ 9 个月的 Elmiron（100mg，每日 3 次）治疗后，应对 IC 患者的症状进行一次再评估。

根据一些学者的经验，最好是开始时使用单药治疗，而不是一开始就用多种药物联合治疗。尽管已有报道儿童也可罹患 IC，但是这种疾病大多数都发生在成年人。因此，以下药物的剂量中没有提及儿童的用量。

（1）口服药物

①硫酸戊聚糖（pentosanpolysulfonate，PPS）：硫酸戊聚糖钠（Elmiron）是美国食品药品监督管理局（FDA）唯一认可的治疗 PBS/IC 的口服药物，该药物的作用机制是修复膀胱尿道上皮的氨基糖苷层，降低其通透性。人工合成的硫酸化多糖携带负电荷，具有黏膜亲和力，可以弥补葡萄糖胺聚糖层的缺陷，缓解疼痛。

成人剂量：100mg/ 次，口服，每日 3 次。

禁忌证：高血压、肝功能衰退（因其经肝内代谢）、肝素诱发的血小板减少症。

硫酸戊聚糖钠可能导致胃肠道功能紊乱，增强抗凝剂的作用。对于持续使用超过 6 个月无反应的患者，尚未明确其危险及收益。该药为 B 类，因此对于妊娠期患者通常是安全的，绝大多数获益大于风险。

②抗组胺类：这类药物能抑制 H_1 组胺与受体的结合。

安泰乐（Atarax，羟嗪）：H_1 组胺受体阻滞剂，可以抑制肥大细胞分泌，降低组胺在中枢神经系统皮质下的作用。

成人剂量：25 ～ 75mg/d，口服。

禁忌证：既往 H_1 组胺受体阻滞剂过敏史；闭角型青光眼。

安泰乐可能出现中枢系统抑制作用，导致镇静状态、尿潴留、口干；可能加重闭角型青光眼、甲亢以及消化性溃疡，与单胺氧化酶抑制剂合用有可能出现抗胆碱能效应。孕妇使用的安全性尚未证实。

西咪替丁：是 H_2 受体拮抗剂，疗效可能优于安泰乐。研究表明，口服西咪替丁每日 3 次，每次 200mg，71% 的患者症状得到了缓解[48]。

③抗抑郁药（如三环类）：这些药物能增加中枢神经系统内血清素和（或）去甲肾上腺素的浓度。许多三环类抗抑郁药需要服用 6 ～ 8 周后才能达到稳定的血清浓度，因此 6 ～ 8 周后才能对药物剂量进行合理和安全的调整。

阿米替林（Elavil）：三环类抗抑郁药，抑制突触前膜的血清素和（或）去甲肾上腺素，提高其在中枢神经系统的浓度，产生抗胆碱能和镇静作用。

成人剂量：25 ～ 75mg，临睡前口服。常见的不良反应有口干、体重增加、便秘和镇静作用。

禁忌证：高血压，过去 2 周内使用过单胺氧化酶抑制剂，既往癫痫、心律失常、青光眼和尿潴留史。

阿米替林可以降低苯巴比妥的效能，降低胍乙啶所致的低血压效果，增强中枢神经系统镇静药和巴比妥类的效应，增强西地那非的低血压效应；另外，阿米替林可能会导致心律失常和口干；心脏传导障碍和甲亢病史患者慎用，警惕肾脏和肝脏损伤；应避免用于老年患者、孕妇。同时服用 CYP2D6 酶抑制剂（如西咪替丁、奎尼丁）可能会提高阿米替林的药物浓度。一项随机、双盲、安慰剂的对照研究显示，阿米替林在改善 IC 患者 O'Leary Saint 症状指数、问题指数以及疼痛、尿急等症状方面，明显优于安慰剂组，统计学存在显著性差异[49]。

Bi B 等[50] 报道了一名 62 岁的男性患有 UCPPS（urologic chronic pelvic pain syndromes），

其主要表现为膀胱充盈疼痛，常规药物治疗难以治愈，通过联合使用度洛西汀和奥氮平治疗成功。度洛西汀和奥氮平的联合应用可能成为一种新的治疗选择。

基线焦虑严重程度不影响IC/PBS治疗结果。无论基线如何，患者都应积极治疗焦虑状态[51]。

④其他药物：包括L-精氨酸、纳美芬、抗胆碱能药物，例如奥昔布宁（Ditropan XL）、托特罗定（Detrol and Detrol LA）、莨菪碱、糖皮质激素、解痉药、免疫抑制剂、抗炎药物和钙离子阻滞剂。

抗胆碱能药物例如奥昔布宁和托特罗定可用于治疗IC患者的尿频症状。但是，这些药物能损伤膀胱的排空功能，会加重盆腔疼痛，故使用这些药物治疗IC时需慎重。

（2）膀胱内灌注药物

①二甲基亚砜（DMSO）：目前是美国食品药品监督管理局批准用于IC灌注治疗的唯一药物，被认为是治疗IC/PBS最有效的膀胱灌注药物，其作用包括：抗炎、抗真菌、防止黏膜渗透、保护存活细胞和组织、抑制肥大细胞释放组胺、封闭神经、利尿、抑制胆碱酯酶、舒张血管和松弛肌肉。它可以与肝素、类固醇或者重碳酸盐联合使用。

成人用法：配比成50%浓度的水溶液通过尿管或Asepto注射器直接灌入膀胱后保留20min。DMSO膀胱灌注方案通常为每周50ml DMSO灌注1次，共6～8周，然后改为每2周灌注1次，共3～12个月。

禁忌证：既往明确的高血压、尿路感染、近期做过膀胱活检。药物相互作用：可能减少活性舒林酸的形成，导致疗效不佳；DMSO会产生蒜味口臭（约20%），导致化学性膀胱炎（5%～10%），治疗初期症状可能加剧（10%～15%）；当与舒林酸联合使用时可能出现严重的周围神经病变。孕妇禁用。

②葡萄糖胺聚糖：这类药物可能有保护膀胱的作用[52]。克里夫兰医院的Raymond Rackley用1%的利多卡因溶液50ml，溶入650mg的碳酸氢钠、100mg硫酸戊聚糖钠、200mg胶体次枸橼酸铋以及合成的前列腺素E_1类似物，用尿管缓慢灌注膀胱1h。要求患者注入药物后尽可能延长排尿时间，以增加药物在膀胱中保留的时间。这项操作需要重复进行，直到患者症状有所缓解，通常严重的患者每天要做3～4次。

③透明质酸（HA）：Hung MJ等[53]发现针对IC/PBS相关的储存症状，膀胱灌注HA似乎更能有效缓解膀胱疼痛。Sherif H等[54]给40例患者膀胱灌注透明质酸/硫酸软骨素，每周1次，持续4周，并于第6、8、12、16周时重复膀胱灌注1次。膀胱内滴注透明质酸/软骨素硫酸盐治疗顽固性膀胱疼痛综合征是安全的，所有患者均有疗效，且耐受良好。

索毅等[55]将34例IC患者，根据钾离子敏感试验（PST）分为两组，其中22例患者行钾离子实验阳性，设为观察组；12例钾离子实验阴性设为对照组。全部患者均用0.2%透明质酸钠40ml膀胱灌注治疗，每周1次，连续10周，随访3～15个月，平均6个月。灌注后观察患者尿动力学指标、O'Leary IC症状指数、IC问题指数、视觉疼痛模拟量表及排尿日记。结果显示，观察组治疗后各指标均优于治疗前及对照组治疗后，差异均有统计学意义（$P < 0.05$）。

④肝素：被证明能降低对DMSO有反应的患者复发概率。

成人剂量：10 000U溶于10ml纯净水中，膀胱灌注，每月1次。

禁忌证：既往高血压、严重的血小板减少症、凝血功能异常。

肝素可能会导致过敏和出血，增强抗凝剂和血小板抑制剂的作用。该药物为C类，不适用于妊娠期患者，仅在未确定怀孕时能被安全使用。

⑤硝酸银：具有腐蚀、抗菌和收敛的作用，用来去除肉芽组织。

成人剂量：浓度从1：5000到1：50均可，在膀胱内保持2～10min。

禁忌证：既往高血压，已知的膀胱输尿管反流。

相互作用：尚无报道（没有对照试验）。

高浓度使用时需要局麻或者全麻。该药物为C类，不适用于妊娠期患者，仅在未确定怀孕时能被安全使用。

⑥氧氯苯磺酸钠（Clorpactin WCS-90）：具有清洁膀胱黏膜的作用，可以作为DMSO或者硝酸银治疗失败的备选药物。

成人剂量：0.4%浓度溶液在60～80cmH_2O压力下，膀胱内保持2～3min，每周4～6次。

禁忌证：既往高血压，已知的膀胱输尿管反流。

使用时至少要局部麻醉，会导致持续约48～72h的耻骨上方不适和疼痛，需要预防溶液外漏所致的皮肤腐蚀。该药物为C类，不适用于妊娠期患者，仅在未确定怀孕时能被安全使用。

⑦树脂毒（Resiniferatoxin，RTX）：已经发现长期使用辣素（辣椒中的一种成分），与C类神经纤维（一种传递痛觉的无鞘神经）的脱敏反应有一定关系。膀胱内灌注辣素治疗IC有很大的局限性，因为它会导致严重的灼痛感。但是，树脂毒（Resiniferatoxin，一种辣素的类似物）不会导致严重的灼痛感。RTX可显著减轻IC患者的膀胱疼痛，但是，对于尿频、夜尿、尿失禁症状无改善[56, 57]。鉴于纳入试验中患者规模小和偏倚风险的局限性，膀胱内灌注RTX时应该非常谨慎。需要进行大样本、多中心、精心设计、长期随访的随机对照试验，以进一步评估RTX的临床疗效[56-58]。

⑧ *N*-乙酰半胱氨酸(NAC)：Ryu CM等[59]开发了一种慢性膀胱炎症和纤维化的大鼠模型，以评估抗纤维化剂*N*-乙酰半胱氨酸（NAC）的治疗效果。

具体方法：膀胱内灌注硫酸鱼精蛋白（10mg）后继续灌注脂多糖（LPS，750μg）连续5周，每周2次。最后一次灌注后1周，200mg/kg NAC（n=10，IC + NAC组）或磷酸盐缓冲盐水（n=10，IC）每天1次腹膜内注射，每日1次，连续5d。其设计原理为LPS灌注会诱导膀胱纤维化、肥大细胞浸润和软组织挫伤。从功能上讲，LPS导致排尿不规律，缩短膀胱逼尿肌收缩间隔，减少排尿量。NAC抑制磷酸化Smad2蛋白在膀胱组织中的诱导和定位、上调纤维化相关基因，例如Tgfb2、Tgfb3、Smad2、Smad3、Cxcl10和Card10，能显著改善大部分排尿参数和逆转组织学损伤，其中包括膀胱组织纤维化。

⑨他克莫司：2013年2月至2017年12月，Mishra NN等[60]将他克莫司溶于DMSO/无菌水，对24例顽固性PBS/IC患者每隔14d膀胱灌注1次，共接受1～6次治疗。随访时间从第6个月开始，一直持续到63个月，其中13例患者的症状有所改善。无论是使用DMSO，还是无菌水来制备溶液，患者他克莫司的血液水平均为安全水平，在随访期间观察，患者没有副作用。

⑩卡介苗（BCG）：BCG是牛型结核杆菌灭活疫苗，具有免疫活性，膀胱内灌注BCG

可以诱导 T_1 型细胞因子的产生，引起继发性膀胱炎，抑制 BPS/IC 患者膀胱壁的炎症过程，但其效果尚有争议。

⑪ A 型肉毒毒素（BTX-A）：也是一种神经毒素，阻断神经通路，同时减少肌肉的收缩，目前在治疗逼尿肌过度活动，改善下尿路症状中取得了很好的疗效，对 IC 的疗效尚存争议。Manning 等 [61] 在膀胱水扩张的情况下，应用 500U 的 BTX-A 溶于 30ml 的生理盐水中进行逼尿肌多点注射，与对照组比较，治疗组在间质性膀胱症状指数和问题指数评分（ICSI/ICPI）上并没有明显改善。

Zhang W 等 [62] 对 2015 年 10 月之前的多个数据库中有关肉毒杆菌毒素 A（BoNTA）、卡介苗（Calmette-Guerin，BCG），树脂毒（Resiniferatoxin，RTX）、利多卡因、硫酸软骨素（chondroitin sulfate，CS）、奥昔布宁和硫酸戊聚糖（pentosan polysulfate，PPS）7 种药物治疗 IC 的研究论文进行 Meta 分析，依据全球反应评估（global response assessment，GRA），结果表明 BoNTA 治疗效果最好（患者有效率约为 81.7%），成为最佳疗法，并且显著改善 IC/PBS 患者的膀胱容量。BCG 可显著改善 IC 患者尿急症状，PPS 可显著改善 IC/PBS 患者的尿频和尿急症状。

DMSO、硫酸戊聚糖、肝素、透明质酸、碳酸氢钠和局部麻醉药等药物混合行膀胱内灌注，即膀胱灌注鸡尾酒疗法是目前治疗 PBS/IC 常用的灌注方法，对 PBS/IC 的疗效显著。对于中、重度或难治性患者可优选多种药物的混合液进行灌注，以提高疗效。患者症状改善率一般随着灌注次数增加而增加。多数研究支持混合药物的有效率高于单药，因此膀胱灌注鸡尾酒疗法是目前推崇的方案 [33，63]。

3. *外科治疗*　因为有创性的治疗疗效不确定，患者在进行有创治疗前必须接受多方面的指导，了解病情的性质、预后以及治疗效果。

IC 的手术治疗指征限定于：①为诊断和治疗而行的膀胱镜检查；②因尿频和尿急而开展的神经调节；③泌尿系重建：尿流改道术。少部分病人从中受益。

（1）膀胱液体扩张尽管存在着一些争议，在麻醉和膀胱充盈的情况下行膀胱镜检查，取或不取活检仍被许多医师用做间质性膀胱炎的最初诊断方法。膀胱活组织检查被用于检查原位癌以及是否存在肥大细胞。麻醉下观测到膀胱容量减小或者 Hunner 溃疡（很少见）提示 IC。而且，有报道显示在膀胱液体扩张后至少有 60% 的患者会暂时性缓解尿频、尿急症状。然而，也有许多病人出现一过性的症状加重。

膀胱液体扩张疗法的作用机制尚不明确，相关的假说包括机械性创伤所致的神经麻痹和膀胱上皮损伤。在诊断性的液体扩张后，可以进行治疗性的膀胱液体扩张，通常是 80 ～ 100cmH_2O，持续 8 ～ 10min 后将膀胱中的液体引流出后，在膀胱的异常区域取活检。取活检必须深达膀胱逼尿肌，但是，IC 没有特异型的组织学改变，进行活检主要是为了帮助排除诸如膀胱炎、恶性肿瘤以及癌前病变（如原位癌）等病变。所有病例的活检都应该在液体扩张后进行。有些学者认为，患者取深部活检术后应该导尿，这样能减少膀胱破裂、尿外渗的机会。

（2）骶神经调节（SNM）：作为一种新型的神经调控疗法，通过将倒刺电极放置于骶 3 或骶 4 神经根处进行微电调理，依靠脊髓中的上行—下达信号传输及大脑对刺激信号的整合，将失衡的膀胱、尿道、肠道、盆底肌肉等组织的功能恢复至正常。目前骶神经调节疗法主要采用标准“两步法”电极植入手术。下面就该种方法进行概述。

SNM Ⅰ期体验治疗：患者俯卧位，腰骶部垫高，碘伏消毒，骶3孔定位（取自尾骨尖向头侧9cm，中线旁1横指处，或两侧坐骨切迹连线与中线交叉处旁开1横指处）。利多卡因局部麻醉，穿刺针与皮肤成60°穿入，穿入相应骶孔时有突破、落空感，经电刺激测试，如出现盆底风箱样收缩及蹞趾跖屈肌反射，提示S3定位准确，即埋入自固定电极，将电极导线经皮下引至对侧臀侧外上1/4，切开皮肤，埋置临时测试导丝，将临时延长线再引至穿刺骶孔同侧臀上外1/4处，拉出皮肤外，并与外置刺激器相连。测试期间通过临时刺激器调整刺激参数，以电极刺激未引起不适为原则。测试过程中同时记录排尿日记及患者的症状变化。临床症状改善≥50%者定义为治疗有效，可考虑行Ⅱ期永久性刺激器置入，而≤50%者被认为疗效欠佳，建议其他的治疗方法。

SNM Ⅱ期永久性刺激器置入：患者亦取俯卧位，臀部适当垫高，于电极转换头处切开原切口，取出临时连接装置，注意勿损伤皮下埋置的电极。将电极末端Ⅱ代永久刺激器连接牢固。将刺激器埋置于皮下和肌肉筋膜间的囊袋内，产品商标面朝向皮肤面，经调试正常后，关闭切口。

美国FDA已经批准将骶骨神经调节术用于药物治疗无效顽固性反复尿急、压力性尿失禁的患者。一些学者将应用骶骨神经调节术和非手术治疗（行为改变、饮食、药物和液体扩张术）的顽固性IC患者进行了研究，显示骶骨神经调节术改善了日间尿频、夜尿症和平均排尿量，而且减轻了患者的疼痛，降低了IC症状问题指数。对经历无创治疗，包括疼痛门诊治疗均无效的患者，应该考虑骶神经调节或其他的实验性的治疗方法。对于长期应用麻醉药物治疗顽固性疼痛的IC患者，骶神经调节可以减少麻醉药物的用量[64]。

骶神经调节为许多盆底疾病，如膀胱过度活动和尿急、尿失禁、慢性尿潴留、膀胱疼痛综合征、骨盆疼痛和双重尿失禁的治疗带来了希望[65]。在对于非手术治疗效果不佳的IC/PBS患者中，IC/PBS的Ⅰ～Ⅱ期手术转换率较高，SNM术后的中、长期有效率高达68%～85%，术后机械并发症发生率较高，比较常见的包括电极移位、断裂和导线损坏、刺激器（IPG）置入部位感染及IPG损坏等[66, 67]。骶神经调节是一种微创技术，具有良好的长期效果。然而，其治疗费用昂贵，外科干预率很高，术前需要同患者详细沟通，术后患者需要接受终身、定期随访，根据症状改善情况及时调整参数。

应该在尿流改道、永久性导尿或膀胱扩大术之前充分考虑和论证是否进行SNM。尿、便双重失禁的患者应在包含泌尿专家、结肠直肠疾病治疗专家的多学科综合小组讨论后，考虑是否行SNM。

Powell CR等[68]报道了39例患者接受了SNM永久置入，平均随访5年，64%的患者疼痛消失，排尿困难无复发，总体治愈率为86%。Marinkovic SP等[69]回顾性分析了一组接受SNM的女性IC患者（30例，平均年龄41岁），在随访期间（最少随访期72个月，平均84个月），其盆腔疼痛、尿频、尿急均有显著改善（$P < 0.01$）。Gajewski JB等[70]报道了78例IC/PBS患者，接受SNM后随访62个月，长期有效率为72%。

SNM属于体内精密置入装置，术后存在外科干预、调节置入组件的可能。SNM术后因电极或刺激器（impulse generator，IPG）故障需要进行手术处理一直是一个困扰患者和医师的难题，各家文献报道其发生率差别较大。文献报道电极故障的发生率介于3.29%～28.57%，IPG部位的感染发生率为8%～17%[71]，而IPG相关问题一般包括植入部位的感染、IPG损坏等，因此IPG电量耗尽后更换导致的局部感染更应该引起我们的注意。

Van Kerrebroeck PE 等[72]发现，在其随访 5 年的研究中，有 39.5% 的患者由于术后副作用进行了外科干预，其中 23.7% 的患者更换了刺激器电池，14.5% 进行了刺激器返修，13.1% 的患者更换了电极，这一比例还不包括治疗无效而拔除的患者。

（3）尿道改流术：创伤最大，通常作为最后的选择。典型的 IC 很少形成膀胱壁瘢痕从而导致膀胱挛缩、容量减小，但是膀胱挛缩的患者常需进行膀胱扩大成形术或者尿流改道术。必须严格限制尿路重建或改道术在 IC 患者中的应用。只有当行为治疗、内科治疗以及药物治疗均无效时才能选用这些方法，而且必须让患者明白即使尿道重建或改道手术成功了，但疼痛和尿频仍可能得不到改善。最重要的是这些手术是不可逆的，只有少数成功的报道。在施行手术治疗之前，必须充分告知 IC 患者上述这些情况，在充分知情同意下方可谨慎施术。

4. *其他方法*　有学者认为 PBS/IC 是因为膀胱局部缺血导致的，高压氧能改善局部缺血，从而缓解 PBS/IC 患者的症状。Minami A 等[73]发现高压氧治疗 IC/PBS 样小鼠模型组显著改善了尿频、增加了每次排尿量和提高了膀胱疼痛阈值。此外，高压氧显著抑制 H_2O_2 诱导的炎症、水肿和膀胱壁纤维化。Van 等[74]通过用 2.4atm 高压氧使 PBS/IC 患者的血氧饱和度达到 100%，与正常空气压对照研究发现，27.61% 的 PBS/IC 患者的盆腔疼痛得到了缓解，15.74% 的患者每次排尿量明显增多，尿频、尿急症状缓解，而对照组无明显改善。由于高压氧治疗 PBS/IC 尚缺乏前瞻性的大宗病例研究，且花费昂贵，因此尚不宜将其推广用于临床治疗。

其他方法还包括激光照射（效果差）、经皮电神经刺激（transcutaneous electrical neural stimulation，TENS，与尿频相比，其缓解膀胱疼痛效果更显著）、外周神经去除术（实例很少）等。

患者就诊，寻求帮助主要是因为受到疼痛的影响，而不是泌尿症状的严重程度[75]。妇女和伴有其他非泌尿系统的疼痛患者更容易接受治疗。

虽然医疗措施最终让 PBS/IC 患者的感觉有所好转，但是，目前仍然没有个性化的治疗方法。为什么存在这么多的混乱呢？自从 30 多年前，第一次发表 NIDDK 研究标准，无论是在治疗方法方面，还是在真正理解 PBS/IC 发病机制方面，一直没有重大突破[76]。为了病人，现在必须采取行动，开始新的、持续的、多方相关者之间的国际合作，以进一步做出必要的决定，解决问题，实现真正的全球共识和真正的进步，帮助患者彻底根除症状。

附录：膀胱疼痛综合征 / 间质性膀胱炎的症状评分

膀胱疼痛综合征或间质性膀胱炎（PBS/IC）症状评分有多种，关注点各有侧重。O’Leary Saint 间质性膀胱炎指数侧重于有相应症状的目标患者（表 4-1 和表 4-2）。总分 36 分，间质性膀胱炎患者评分一般在 6 分以上。另有很多问卷表用于评估间质性膀胱炎症状，在此不做赘述。排尿日记和疼痛评分是评估间质性膀胱炎的基本方法，生活质量（0 ～ 6）也作为症状评估的辅助问卷用于了解间质性膀胱对患者整体状况的影响。

表 4-1 O'Leary Saint 间质性膀胱炎指数——症状指数在过去的一个月中，以下症状成为多大程度的问题？

1. 在毫无预警时感觉强烈排尿感？	一点没有 =0	小于五分之一次 =1	小于一半次数 =2	约一半次数 =3	大于一半次数 =4	总是如此 =5
2. 两次排尿时间间隔小于 2h？	一点没有 =0	小于五分之一次 =1	小于一半次数 =2	约一半次数 =3	大于一半次数 =4	总是如此 =5
3. 夜间排尿次数？	无 =0	1 次 =1	2 次 =2	3 次 =3	4 次 =4	5 次 =5
4. 是否有膀胱灼热或疼痛经历？	一点没有 =0	小于五分之一次 =1	小于一半次数 =2	约一半次数 =3	大于一半次数 =4	总是如此 =5

总分 ________

表 4-2 O'Leary Saint 间质性膀胱炎指数——问题指数在过去的一个月中，以下各项症状成为多大程度的问题？

1. 白天频繁排尿？	没问题 = 0	很小问题 = 1	小问题 = 2	中等问题 = 3	大问题 = 4
2. 夜间起夜排尿？	没问题 = 0	很小问题 = 1	小问题 = 2	中等问题 = 3	大问题 = 4
3. 毫无预警排尿？	没问题 = 0	很小问题 = 1	小问题 = 2	中等问题 = 3	大问题 = 4
4. 您是否感觉到膀胱有灼热、疼痛、不适和压迫？	没问题 = 0	很小问题 = 1	小问题 = 2	中等问题 = 3	大问题 = 4

总分 ________ 症状指数 + 问题指数 = ________

（吴意光 马 乐）

参考文献

[1] Hanno PM, Erickson D, Moldwin R, et al. Diagnosis and treatment of interstitial cystitis/bladder pain syndrome: AUA guideline amendment[J]. J Urol, 2015, 193(5): 1545-1553.

[2] Davis NF, Brady CM, Creagh T.Interstitial cystitis/painful bladder syndrome: epidemiology, pathophysiology and evidence-based treatment options[J]. Eur J Obstet Gynecol Reprod Biol, 2014, 175(1): 30-37.

[3] Berry SH, Bogart LM, Pham C, et al. Development, Validation and testing of an epidemiologic case definition for interstitial cystitis/painful bladder syndrome[J]. J Urol, 2010, 183 (5): 1842-1852.

[4] Yamada T, Muryama T, Mita H, et al. Subtypes of bladder mast cells in interstitial cystitis[J]. Int J Urol, 2000, 7(8): 292-297.

[5] 王旭，邓晓敬 . 膀胱疼痛综合征 / 间质性膀胱炎的研究进展 [J]. 临床和实验医学杂志 , 2018, 17(20): 2235-2238.

[6] 王耀众 . 间质性膀胱炎发病机制的研究进展 [J]. 国际泌尿系统杂志 , 2017, 37(1): 124-126.

[7] Regauer S. Mast cell activation syndrome in pain syndromes bladder pain syndrome/interstitial cystitis and vulvodynia[J]. Transl Androl Urol, 2016, 5(3): 396-397.

[8] Bersanelli M, Santoni M, Ticinesi A, et al. The Urinary microbiome and anticancer immunotherapy: the potentially hidden role of unculturable microbes[J]. Target Oncol, 2019, 14(3): 247-252.

[9] Wang W, Bo Q, Du J, et al. Endogenous H2S sensitizes PAR4-induced bladder pain[J]. Am J Physiol Renal Physiol, 2018, 314(6): F1077-F1086.

[10] 谢俊聪，湛海伦，刘柏隆，等 . 间质性膀胱炎膀胱组织神经纤维密度与尿流动力学的相关性研究 [J/

CD]. 中华腔镜泌尿外科杂志：电子版，2017, 11(5): 326-329.
[11] 刘柏隆，陈雪莲，湛海伦，等 . 间质性膀胱炎的炎症分级与神经纤维密度及临床症状的关系 [J/CD]. 中华腔镜泌尿外科杂志：电子版，2014, 8(3): 171-174.
[12] Dyer AJ, Twiss CO. Painful bladder syndrome: an update and review of current management strategies[J]. Curr Urol Rep, 2014, 15(2): 384.
[13] Akiyama Y, Maeda D, Katoh H, et al. Molecular taxonomy of interstitial cystitis/bladder pain syndrome based on whole transcriptome profiling by next-generation RNA sequencing of bladder mucosal biopsies[J]. J Urol, 2019, 202(2): 290-300.
[14] Gamper M, Viereck V, Eberhard J, et al. Local immune response in bladder pain syndrome/interstitial cystitis ESSIC type 3C[J]. International Urogynecology Journal and Pelvic Floor Dysfunction, 2013, 24(12): 2049-2057.
[15] Warren J W, Morozov V, Howard F M, et al. Before the onset of interstitial cystitis/bladder pain syndrome, the presence of multiple non-bladder syndromes is strongly associated with a history of multiple surgeries[J]. Journal of Psychosomatic Research, 2014, 76(1): 75-79.
[16] Logadottir Y, Fall M, Kbjrn-Gustafsson C, et al. Clinical characteristics differ considerably between phenotypes of bladder pain syndrome/interstitial cystitis[J]. Scandinavian Journal of Urology and Nephrology, 2012, 46(5): 365-370.
[17] 李华福，谢群，叶啸，等 . 肥大细胞应用于间质性膀胱炎 / 膀胱疼痛综合征特异性诊断 Meta 分析 [J]. 国际泌尿系统杂志，2018, 38(5): 771-775.
[18] 杨安卿，夏宇 . 免疫因子与间质性膀胱炎 / 膀胱疼痛综合征相关性研究 [J]. 北华大学学报（自然科学版）, 2019, 20 (4): 468-471.
[19] Hanno P, Lin A, Nordling J, et al. Bladder pain syndrome committee of the international consultation on Incontinence[J]. Neurourol Urodyn, 2010, 29(1): 191-198.
[20] Dellis AE, Mozaffari S, Nikfar S, et al. Is there an appropriate strategy for treating co-morbid irritable bowel syndrome and bladder pain syndrome?[J]. Expert Opin Pharmacother, 2019, 20(4): 411-414.
[21] Kowalik CG, Cohn JA, Delpe S, et al. Painful bladder symptoms related to somatic syndromes in a convenience sample of community women with overactive bladder symptoms[J]. J Urol, 2018, 200(6): 1332-1337.
[22] Wu CC, Chung SD, Lin HC. Endometriosis increased the risk of bladder pain syndrome/interstitial cystitis: A population-based study[J]. Neurourol Urodyn, 2018, 37(4): 1413-1418.
[23] Kullmann FA, McDonnell BM, Wolf-Johnston AS, et al. Stress-induced autonomic dysregulation of mitochondrial function in the rat urothelium[J]. Neurourol Urodyn, 2019, 38(2): 572-581.
[24] Cassão VD, Reis ST, Pimenta R, et al. Single nucleotide polymorphism analysis in interstitial cystitis/painful bladder syndrome[J]. PLoS One, 2019, 14(4): e0215201.
[25] Temml C, Wehrberger C, Riedl C, et al. Prevalence and correlates for interstitial cystitis symptoms in women participating in a health screening project[J]. Eur Urol, 2007, 51(3): 803-808.
[26] 陈朝晖，王娟，王志平 . 女性间质性膀胱炎与性功能关系的研究进展 [J]. 临床泌尿外科杂志，2016, 31(2): 168-172.
[27] Warren JW, Clauw DJ, Wesselmann U, et al. Sexuality and reproductive risk factors for interstitial cystitis/painful bladder syndrome in woman[J]. Urology, 2011, 77(3): 570-575.
[28] Keay SK, Zhang CO. Abnormal Akt signaling in bladder epithelial cell explants from patients with interstitial cystitis/bladder pain syndrome can be induced by antiproliferative factor treatment of normal bladder cells[J]. BJU Int, 2016, 118(1): 161-172.
[29] 黄钟明，李汉忠，纪志刚，等 . 初诊为间质性膀胱炎 / 膀胱疼痛综合征的膀胱癌三例 [J]. 中华医学杂志，

2018, 98(2): 143-145.

[30] Chen JP, Leu YL , Fang CL, et al.Thermo sensitive hydrogels composed of hyaluronic acid and gelatin as carriers for the intravesical administration of cisplatin[J]. Joural of Pharmasceutical sciences, 2011, 100(2): 655-666.

[31] Parsons CL. The potassium sensitivity test: a new gold standard for diagnosing and understanding the pathophysiology of interstitial cystitis[J]. J Urol, 2009, 182(2): 432 -434.

[32] 田平 . 间质性膀胱炎的诊断和治疗 [J]. 医学理论与实践 , 2014, 1(1):30-32.

[33] 孔东丽 , 田晓军 . 膀胱疼痛综合征 / 间质性膀胱炎的诊断和治疗 [J]. 实用妇产科杂志 , 2016, 32(5): 326-328.

[34] 王亮 , 王庆堂 , 刘祥丹 , 等 . 间质性膀胱炎尿动力学检查及其临床意义 [J]. 中华泌尿外科杂志 , 2007, 28(5):315.

[35] Kim SH, Kim TB, Kim SW, et al. Urodynamic findings of the painful bladder syndrome/interstitial cystitis: a comparison with idiopathic overactive bladder[J]. J Urol, 2009, 181(6): 2550-2554.

[36] 王永权 , 宋波 , 方强 , 等 . 女性间质性膀胱炎和膀胱过度活动症的尿动力学比较研究 [J]. 第三军医大学学报 , 2009, 31(11):1084-1086.

[37] Sastry DN, Hunter KM, Whitmore K E. Urodynamic testing and interstitial cystitis/painful bladder syndrome[J]. Int Urogynecol J, 2010, 21(2): 157-161.

[38] 李文标 , 谢俊聪 , 杨飞 , 等 . 尿流动力学检查在间质性膀胱炎 / 膀胱疼痛综合征诊断与症状评估中的应用 [J]. 中华腔镜泌尿外科杂志 (电子版), 2017, 11(4): 268-272.

[39] Lee MH, Wu HC, Tseng CM, et al. Health Education and Symptom Flare Management Using a Video-based m-Health Systemfor Caring Women With IC/BPS[J]. Urology, 2018, 119: 62-69.

[40] Bassaly R, Downes K, Hart S. Dietary consumption triggers in interstitial cystitis/bladder pain syndrome patients[J]. Female Pelvic Med Reconstr Surg, 2011, 17(1): 36-39.

[41] Hsieh CH, Chang WC, Huang MC, et al. Hydro distention plus bladder training versus hydrodistention for the treatment of interstitial cystitis[J]. Taiwan J Obstet Gynecol, 2012, 51(4): 591-595.

[42] Pang R, Ali A. The Chinese approach to complementary and alternative medicine treatment for interstitial cystitis/bladder pain syndrome[J]. Transl Androl Urol, 2015, 4(6): 653-661.

[43] 伊庆同 , 吕坚伟 , 蒋晨 , 等 . 生物反馈和电刺激治疗非溃疡型间质性膀胱炎 / 膀胱疼痛综合征 [J]. 上海医药 , 2016, 37(16): 6-8.

[44] 谢翠 , 赵岳 . 行为治疗在非溃疡性间质性膀胱炎 / 膀胱疼痛综合征患者中的应用 [J]. 天津医科大学学报 , 2019, 25(3): 285-287.

[45] Sangsawang B, Sangsawang N.Is a 6-week supervised pelvic floor muscle exercise program effective in preventing stress urinary incontinence in late pregnancy in primigravid women: a randomized controlled trial[J]. Eur J Obstet Gynecol Reprod Biol, 2016, 197:103-110.

[46] Burgio K L. Update on behavioral and physical therapies for incontinence and overactive bladder: the role of pelvic floor muscle training[J]. Curr Urol Rep, 2013, 14(5): 457-464.

[47] Lightner DJ, Gomelsky A, Souter L, et al. Diagnosis and Treatment of Overactive Bladder (Non-Neurogenic) in Adults: AUA/SUFU Guideline Amendment 2019[J]. J Urol, 2019, 202(3): 558-563.

[48] Sant GR, Propert KJ, Hanno P M, et al. A pilot clinical trial of oral pentosan polysulfate and oral hydroxyzine in patients with interstitial cystitis[J]. J Urol, 2003, 170(3): 810-815.

[49] Yang W, Propert KJ, Landis JR.Estimating the efficacy of aninterstitial cystitis/painful bladder syndrome medication in a randomized trial with both non-adherence and loss to follow-up[J].Stat Med, 2014, 33(20): 3547-3555.

[50] Bi B, Shan L, Zhou D. Combined use of duloxetine and olanzapine in the treatment of urologic chronic

pelvic pain syndromes refractory to conventional treatment: a case report[J]. Clin Psychopharmacol Neurosci, 2018, 16(1): 122-125.

[51] Yu WR, Peng TC, Yeh HL, et al. Anxiety severity does not influence treatment outcomes in patients with interstitial cystitis/bladder pain syndrome[J]. Neurourol Urodyn, 2019, 38(6): 1602-1610.

[52] Sadhukhan PC, Tchetgen MB, Rackley RR, et al. Sodium pentosan polysulfate reduces urothelial responses to inflammatory stimuli via an indirect mechanism[J]. J Urol, 2002, 168(1): 289-292.

[53] Hung MJ, Tsai CP, Lin YH, et al. Hyaluronic acid improves pain symptoms more than bladder storage symptoms in women with interstitial cystitis[J]. Taiwan J Obstet Gynecol, 2019, 58(3): 417-422.

[54] Sherif H, Sebay A, Kandeel W, et al. Safety and efficacy of intravesical hyaluronic acid/chondroitin sulfate in the treatment of refractory painful bladder syndrome[J]. Turk J Urol, 2018, 45(4): 296-301.

[55] 索毅，席楠，许社鹏 . 钾离子敏感试验对透明质酸钠灌注治疗间质性膀胱炎疗效预测分析 [J]. 陕西医学杂志，2016, 45(6):688-689.

[56] Ham BK, Kim JH, Oh MM, et al. Effects of combination treatment of intravesical resiniferatoxin instillation and Hydrodistention in patients with refractory painful bladder syndrome/interstitial cystitis: a pilot study[J]. Int Neurourol J, 2012, 16(1): 41-46.

[57] Guo C, Yang B, Gu W, et al. Intravesical resiniferatoxin for the treatment of storage lower urinary tract symptoms in patients with either interstitial cystitis or detrusor overactivity: a meta-analysis[J]. PLoS One, 2013, 8(12): e82591.

[58] Mourtzoukou EG, Iavazzo C, Falagas ME. Resiniferatoxin in the treatment of interstitial cystitis: a systematic review[J]. Int Urogynecol J Pelvic Floor Dysfunct, 2008, 19(11): 1571-1576.

[59] Ryu CM, Shin JH, Yu HY, et al. N-acetylcysteine prevents bladder tissue fibrosis in a lipopolysaccharide-induced cystitis rat model[J]. Sci Rep, 2019, 9(1): 8134.

[60] Mishra NN, Riedl C, Shah S, et al. Intravesical tacrolimus in treatment of intractable interstitial cystitis/bladder pain syndrome-A pilot study[J]. Int J Urol, 2019, 26 Suppl 1: 68-72.

[61] Manning J, Dwyer P, Rosamilia A, et al. A multicenter, prospective, randomized, double-blind study to measure the treatment effectiveness of abo botulinum A (AboBTXA) among women with refractory interstitial cystitis/bladder pain syndrome[J]. Int Urogynecol J, 2014, 25(5): 593-599.

[62] Zhang W, Deng X, Liu C, et al. Intravesical treatment for interstitial cystitis/painful bladder syndrome: a network meta-analysis[J]. Int Urogynecol J, 2017, 28(4): 515-525.

[63] Stellavato A, Pirozzi AVA, Diana P, et al. Hyaluronic acid and chondroitin sulfate, alone or in combination, efficiently counteract induced bladder cell damage and inflammation[J]. PLoS One, 2019, 14(6): e0218475.

[64] Mahran A, Baaklini G, Hassani D, et al. Sacral neuromodulation treating chronic pelvic pain: a meta-analysis and systematic review of the literature[J]. Int Urogynecol J, 2019, 30(7): 1023-1035.

[65] Tahseen S. Role of sacral neuromodulation in modern urogynaecology practice: a review of recent literature[J]. Int Urogynecol J, 2018, 29(8): 1081-1091.

[66] 杨超，王鑫，周俊林 . 骶神经刺激治疗膀胱疼痛综合征的临床研究 [J]. 内蒙古医科大学学报，2018, 40(S1): 160-162.

[67] 张鹏，吴栗洋 . 骶神经调节治疗慢性间质性膀胱炎 / 盆腔疼痛综合征 [J]. 现代泌尿外科杂志，2016, 21(8): 573-576.

[68] Powell CR, Kreder KJ. Long-term outcomes of urgency frequency syndrome due to painful bladder syndrome treated with sacral neuromodulation and analysis of failures[J]. J Urol, 2010, 183(1): 173-176.

[69] Marinkovic SP, Gillen LM, Marinkovic CM. Minimum in 6-year outcomes for interstitial cystitis treated with sacral neuromolation[J]. Int Urogynecol J, 2011, 22(4): 407-412.

[70] Gajewski JB, AL-Zahrani AA. The long-term efficacy of sacralneuromolation in the management of intractable cases of bladder pain syndrome: 14 years of experience in one centre[J]. BJU Int, 2011, 107 (8): 1258-1264.

[71] Srivastava D.Efficacy of sacral neuromodulation in treating chronic pain related to painful bladder syndrome/interstitial cystitis in adults[J], J Anaesthesiol Clin Pharmacol, 2012, 28(4): 428-435.

[72] Van Kerrebroeck PE, Van Voskuilen AC, Hee-Sakkers JP, et al. Results of sacralneuromod-ulation therapy for urinary voiding dysfunction: outcomes of a prospective, worldwide clinical study[J]. J Urol, 2007, 178(5): 2029-2034.

[73] Minami A, Tanaka T, Otoshi T, et al. Hyperbaric oxygen significantly improves frequent urination, hyperalgesia, and tissue damage in a mouse long-lasting cystitis model induced by an intravesical instillation of hydrogen peroxide[J]. Neurourol Urodyn, 2019, 38(1): 97-106.

[74] Van OA, Rossbach G, Pajonk F, et al. Safety and efficacy of hyperbaric oxygen therapy for the treatment of interstitial cystitis: a randomized, controlled, double-blind trial[J]. J Urol, 2006, 176(4): 1442 -1446.

[75] Clemens JQ, Stephens-Shields A, Naliboff BD, et al. Correlates of Health Care Seeking Activities in Patients with Urological Chronic Pelvic Pain Syndromes: Findings from the MAPP Cohort[J]. J Urol, 2018, 200(1): 136-140.

[76] Meijlink J. Interstitial cystitis/bladder pain syndrome/hypersensitive bladder: Worldwide confusion! What has gone wrong and how can we put it right for the sake of the patients?[J] Int J Urol, 2019, 26 Suppl 1: 41-45.

第 5 章

慢性盆腔痛的肛肠系统病因

一、前言

临床上以肛门直肠疼痛为主要症状就诊的患者，其中大部分都能通过追问病史、体格检查或辅助检查找到明确的病因，如痔、肛裂、肛周脓肿、肛乳头肥大、会阴外伤等，但也有相当一部分患者经过仔细检查后，并没有发现特殊阳性体征，也无法归属于明确诊断的器质性疾病，这一类症候群被概括为慢性原发性肛门直肠痛（chronic primary anorectal pain, CPAP），是一类功能性疾病。CPAP 在大多数文献中，被归属于慢性盆腔疼痛（chronic pelvic pain，CPP）的范畴，但广义的 CPP 还包括了相当一部分妇科、泌尿外科的疾病。

1994 年，罗马诊断标准首次将功能性肛门直肠痛（functional anorectal pain，FAP）列入功能性胃肠疾病。1999 年，Gut 上发表的罗马 II 标准的增订一文中，Whitehead 等对功能性肛门直肠痛的分型及诊断奠定了基础，此后该疾病的诊断随着新的罗马标准的推出得到了不断改进和完善。根据疼痛持续时间、频率和特征等，可将 FAP 分为肛提肌综合征、非特异性肛门直肠痛及痉挛性肛门直肠痛几个亚型，FAP 的概念包含了大部分 CPAP 的内容，但仍有一类存在潜在器质性病变的分型未被包含在内。

由于 FAP 的发病原因、机制、转归尚未完全阐明，因此，对 FAP 的认识过程也处于探索阶段。2006 年公布的罗马Ⅲ标准的 F2 项对 FAP 进行了系统的阐述，并在诊断学分类上将其分为三种形式：慢性肛门痛（chronic proctalgia）和痉挛性肛门痛（proctalgia fugax，PF），其中慢性肛门痛有两种亚型：肛提肌综合征（levator ani syndrome，LAS）和非特异性功能性肛门直肠疼痛。后来罗马委员会的学者认为，肛提肌触痛的存在表明疼痛是由肌肉引起而非直肠，因此在罗马Ⅳ标准中慢性肛门直肠疼痛这一诊断被删除，但实际上 3 个亚型并没有发生改变。

根据罗马Ⅳ的诊断标准：

F2a. 肛提肌综合征必须包括：①慢性或复发性直肠疼痛或隐痛；②发作时间持续 30min 或更长时间；③向后牵拉耻骨直肠肌时有触痛；④排除缺血、炎性肠病、肌间脓肿、肛裂、血栓性痔、前列腺炎、尾骨痛和明显的盆底结构改变等原因引起的直肠疼痛。

F2b. 非特异性功能性肛门直肠疼痛的诊断标准与肛提肌综合征基本相符，但必须满足向后牵拉耻骨直肠肌时无触痛。

F2c. 痉挛性肛门直肠疼痛必须满足：①反复发作的位于直肠部位的疼痛，与排便无关；②发作持续数秒至数分钟，最长时间 30min；③发作间歇期无肛门直肠疼痛；④排除其他原因导致的直肠疼痛，如缺血、炎性肠病、肌间脓肿、肛裂、血栓性痔、前列腺炎、尾骨痛和明显的结构性改变等。相比罗马Ⅲ，该诊断标准将痉挛性肛门直肠疼痛的发作持续时间上限修订为30min，将肛提肌综合征的最短疼痛持续时间从20min调整为30min。功能性肛门直肠痛罗马标准分类的演变过程可归纳如表5-1。

表5-1 功能性肛门直肠痛罗马标准分类演变

罗马Ⅰ(1994年)	罗马Ⅱ（1999年）	罗马Ⅲ（2006年）	罗马Ⅳ（2016年）
肛提肌综合征 痉挛性肛门直肠痛	F2 功能性肛门直肠痛 F2a 肛提肌综合征 F2b 痉挛性肛门直肠痛	F2 功能性肛门直肠痛 F2a 慢性肛门痛 F2a1 肛提肌综合征 F2a2 非特异性肛门直肠痛 F2b 痉挛性肛门直肠痛	F2 功能性肛门直肠痛 F2a 肛提肌综合征 F2b 非特异性肛门直肠痛 F2c 痉挛性肛门直肠痛

罗马Ⅳ诊断标准（Simrenetal，2016）将功能性胃肠疾病-功能性肛门直肠痛分为肛提肌综合征、非特异性肛门直肠痛及痉挛性肛门直肠痛三个亚型（图5-1）。

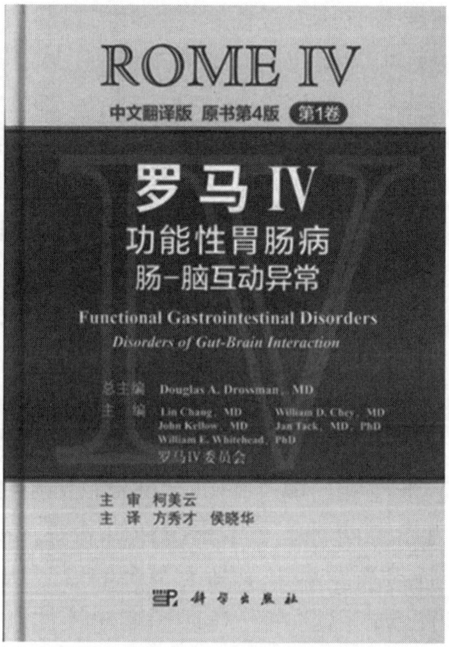

图5-1 罗马Ⅳ诊断标准

1. 肛提肌综合征（levator ani syndrome） 必须包括以下所有条件：

（1）慢性或复发性直肠疼痛；

（2）每次发作持续至少30min；

（3）耻骨直肠肌牵拉痛；

（4）排除导致直肠疼痛的其他原因，如炎性肠病、括约肌肌间脓肿、肛裂、血栓性痔、前列腺炎、尾骨痛及盆底严重器质性病变。

2. 非特异性肛门直肠痛（unspecified functional anorectal pain） 符合肛提肌综合征诊断标准，但牵拉耻骨直肠肌无疼痛。

3. 痉挛性肛门直肠痛（proctalgia fugax）　必须包括以下所有条件：

（1）反复发作的直肠疼痛，与排便无关；

（2）每次发作持续数秒至数分钟，不超过 30min；

（3）在发作间期无疼痛；

（4）排除导致直肠疼痛的其他原因，如炎性肠病、括约肌肌间脓肿、肛裂、血栓性痔、前列腺炎、尾骨痛及盆底严重器质性病变。

上述症状超过 3 个月符合临床诊断，症状超过 6 个月满足科研标准。

整体来说，慢性原发性肛门直肠痛的特点可描述为：起病原因不清、病情经过复杂、诱发因素多变、主诉症状繁杂交织、难以精简提取、多系统症状合并存在、躯体症状合并精神症状，双方迷茫（医师及患者）。很多时候，没有找到明确的病因，或对可能的病因进行治疗遭遇失败。

文献中还常使用的病名包括：肛门直肠疼痛综合征（anorectal pain syndromes）、盆底肌痉挛（pelvic tension myalgia）、耻骨直肠肌综合征（puborectalis syndrome）、慢性原发性会阴痛（chronic idiopathic perineal pain）、梨状肌综合征（pyriformis syndrome）、尾骨痛（coccygodynia）、阴部神经病（pudendal neuralgia）和肛门直肠神经官能症等。

若发现有明确病因的引起肛门直肠疼痛的疾病，应按照相应疾病的临床指南进行诊治，不在此章赘述，本章主要讨论 CPAP。根据引起肛门直肠疼痛的病因的不同，本文将 CPAP 分为肌源性盆腔疼痛、神经源性盆腔疼痛以及肛门直肠神经官能症三部分进行论述。

二、流行病学

1990 年美国一项问卷调查（Drossmanetal 1993）[1] 显示，肛门痛的发生率约占整体人群的 11.6%，但是仅有约 1/3 的患者选择就医。国内尚缺乏大样本的流行病学调查数据。

CPP 影响所有年龄段，尤其是育龄期以上年龄的妇女；但目前仍缺乏统一的定义、标准、病因，病理生理学机制研究尚不足；因此，流行病学差异偏大，关于结直肠肛门相关的 CPAP 更是不足。总的来说，CPP 的发生率在全球女性中为 5.7% ～ 26.6%。15% 的女性 CPP 经历 1 年以上，平均症状持续时间为 2.5 年；一旦发病后，终身患病率可达到 33% 左右；CPP 发生可能与妊娠率和产胎率、选择性流产率有关。患 CPP 的育龄期妇女中，有 11% 诊断为子宫内膜异位症，症状随子宫内膜异位位置而变化。在美国，每年约有 40 万次针对 CPP 的腹腔镜检查，其中有约 40% 的患者的检查结果为阴性；而有 12% 的患者接受了子宫切除术。CPP 也困扰相当一部分男性，在 50 岁以下的人群中发病率为 2% ～ 16%；CPP 有 8.3% ～ 16% 的患者主要表现外阴疼痛（浅部疼痛）；9% ～ 24% 表现为盆底肌筋膜疼痛或内脏痛（深部疼痛）；在欧洲，每年治疗 PFDS 的费用约占整个卫生财政预算的 2%。在存在慢性疼痛的受访者中，66% 的人有中度疼痛和 34% 有严重疼痛，46% 有持续疼痛，54% 有间歇性疼痛。59% 的人疼痛持续 2 ～ 15 年，21% 的人因为疼痛而被诊断为抑郁症，有能力或没有能力在外工作的人中 61% 的人因为疼痛而被诊断为抑郁症，19% 的人失去了工作，13% 的人因为疼痛原因换了工作。60% 的人在过去 6 个月里 2 ～ 9 次去看医生，诉说他们的疼痛。目前只有 2% 的人由疼痛管理专家治疗 [2]。

三、病因及分类

纵观慢性原发性肛门直肠痛的发病原因，无论是哪种原因诱发的盆腔疼痛，发病的核心机制大概可以归属为以下三类：盆底肌源性改变、盆底神经源性改变及中枢精神心理改变。慢性盆腔疼痛常为多因素致病，常见的危险因素见表 5-2。

表 5-2 慢性盆腔疼痛的常见危险因素（多因素）

危险因素
年龄 Age
遗传因素 Herediary factors
子宫切除 Hysterectomy
合并脱垂 Concurrent prolapse
肠易激综合征 Irritable bowel syndrome
种族 Ethnicity
痴呆 Dementia
肥胖 Obesity
怀孕 Pregnancy
多胎次 Parity
分娩方式 Delivery mode
肛门括约肌断裂 Anal sphincter rupture
绝经 Postmenopausal
多发性硬化症 Multiple sclerosis
帕金森病 Parkinson’s disease
体育训练 Physical activity
糖尿病 Diabetes mellitus

慢性盆腔疼痛的病因复杂，表现多样，因此，要对 CPP 患者做一个全面的系统分析，分类诊断尤其重要。一个完整的分类诊断包括以下几个步骤：

第一步：急性疼痛还是慢性疼痛？

急性疼痛（acute pain）：发病时间短，大多数有明确的病因，是一种自我保护机制，提醒机体避免伤害或潜在的伤害。

慢性或持续性疼痛（chronic or persistent pain）：常为神经传递异常信息的表现，有过度自我保护的倾向（痛觉过敏 hyperalgesia）。慢性疼痛的标准要求病程至少超过 3 个月。当发病 6 个月以上时，大多数 CPP 患者会产生精神心理症状，诱发一系列身 - 心互相交织的症状，这时诊断上亦可称为慢性盆腔疼痛综合征（chronic pelvic pain syndrome，CPPS）。

第二步：器质性病变还是功能性病变？

通过病史回顾、体格检查及辅助检查，若能发现明确的器质性病变，以相应的指南对照进行诊治。在确定功能性肛门直肠痛诊断前，需排除感染、肿瘤、瘢痕、畸形等器质性因素引起的疼痛。

第三步：躯体症状还是心理症状？

躯体症状多痛有定处，主诉较单一、稳定，患者认知理解能力强，情绪稳定；心理症状则反之。

肛门直肠部分的定位诊断：由于神经支配的特点，齿状线以上的结直肠及盆腔脏器病变是由内脏神经支配为主，锐性疼痛不明显而坠胀感明显，并且定位不清晰；而齿状线以下病变由躯体神经支配，疼痛明显而坠胀感较轻，病变定位通常较明确。来源于不同系统的病变引起的肛门会阴坠胀疼痛，多伴随本系统其他的症状体征，经认真询问病史及查体，一般不难鉴别。

四、评估方法

由于主诉、症状、体征的多样化及病因的复杂性，一个完整的病史回顾和体格检查对于CPP患者的诊治而言具有十分重要的意义。在纷繁复杂的线索中提取有规律的线索，进行正确的分类，才能形成准确的治疗方案。不少盆底中心建立了自己的数据库，可参考国际盆腔疼痛学会2019年的评估手册。

（一）症状评分

1. *疼痛评分* 疼痛评分、量表可以确定疾病的严重程度，疼痛日记可了解进展和对治疗的反应。常用的疼痛评分有五分制语言评分（无，轻微，中度，严重，非常严重）及视觉模拟评分（VAS），从1分到10分（表5-3）。

表5-3 疼痛评分表

0	1	2	3	4	5	6	7	8	9	10
无痛										非常严重的疼痛

2. *便秘评分* 相关量表主要包括便秘症状量表、便秘生活质量量表及大便性状量表。可参考以下评分方法：

（1）出口梗阻综合征评分（obstructed defecation syndrome score，ODS score）：出口梗阻综合征评分由8个条目组成，总分为0～31分。量表评价的内容包括排便时间、每天有便意的次数、是否需要用手帮助排便、使用泻剂的次数、灌肠的次数、排便不尽感、排便费力程度和大便性状。健康人的得分多在2分以下，而ODS患者的得分多在10分以上。

（2）Knowles-Eccersley-Scott症状评分（Knowles-Eccersley-Scott-symptom，KESS）：KESS不仅可以评估患者的便秘病情，还可对患者进行分型。该量表包含11个条目，预计在5min内完成，最高分39分，得分越高病情越严重。评价的项目包括便秘病程、泻药的使用、排便频率、是否出现有便意而排便失败的情况、排便不尽感、腹部疼痛、腹胀、灌肠或者用手帮助的次数、排便时间、排便困难程度以及不用泻药时的粪便性状。根据量表中的症状，可以将便秘患者分为慢性传输型便秘（slow-transit constipation，STC）、直肠排出失调型便秘（rectal evacuated disorder，RED）和混合型便秘，其中对直肠排出失调型的识别率最高。

（3）便秘患者生活质量自评问卷（patient assessment of constipation quality of life questionnaire，PAC-QOL）：PAC-QOL是对慢性便秘患者生活质量进行评估的一个特异性量表，可单独使用。PAC-QOL包含28个条目，分为担心和关注的事件（11个条目）、躯体不适（4个条目）、心理不适（8个条目）和满意度（5个条目）4个维度。每个条目采用5分法计分，病情越严重，得分越高。

（4）大便失禁评分（表 5-4）：临床症状严重程度可运用 Wexner 量表进行评分，Wexner 评分包括固体粪便、液体粪便、肠胃气失禁、需要穿戴护垫、生活方式改变 5 个项目，症状需要持续 4 周以上，对于每个项目来说，根据从不给予至始终 / 每日给予 0 ～ 4 分评分。5 个项目综合是总积分，分数范围为 0 ～ 20 分，分数越高，代表失禁症状越严重。

表 5-4 大便失禁评分表

肛门失禁类型	从不	很少	有时	经常	总是
固体	0	1	2	3	4
液体	0	1	2	3	4
气体	0	1	2	3	4
卫生垫	0	1	2	3	4
生活方式改变	0	1	2	3	4

另外，也可参考圣马克医院编制的 Vaizey 评分、Rockwood 评分、大便失禁和便秘评分 FICA 以及最近由国际失禁咨询委员会编制的失禁问卷肠道版和大便失禁量表修订版（Bowel Version of International Consultation of Incontinence Questionnaire，ICIQ-B）。通过使用这些工具，临床医师可以对大便失禁患者的症状进行量化，从而采取相应的治疗措施。

（二）肛门直肠测压法

肛门直肠测压是评估肛门功能最简单、无创、效率较高的方法之一。通过压力传感器将肛管直肠的压力信号转变为电信号，经计算机处理，获得有关肛管直肠功能的信息，用于客观评估肛门括约肌功能、直肠感觉、容量及顺应性（彩图 2）。

肛门直肠压力测定的主要参数包括：肛管静息压（anal sphincter resting pressure，ASRP）、肛管最大收缩压（maximal squeeze pressure，MSP）、排便弛缓反射（relaxation reflex，RR）、直肠肛管抑制反射（rectalanal inhibitory reflex，RAIR）、直肠黏膜感觉功能。

1. *肛管静息压*（anal sphincter resting pressure，ASRP） 即安静状态完全放松时测得的肛管压力，静息压的 75% ～ 85% 由内括约肌主导。正常人群中，肛管静息压由直肠侧向肛缘侧呈“抛物线”变化，对维持肛门自制具有重要意义。

2. *肛管最大收缩压*（maximal squeeze pressure，MSP） 即受检者用力收缩肛门时测得的最大肛管压力。主要由肛管外括约肌和耻骨直肠肌收缩产生，是维持肛门自制功能，尤其是应激状态下肛门自制的主要因素。

3. *排便弛缓反射*（relaxation reflex，RR） 嘱受检者模拟排便动作，随腹压增加，直肠排便压升高，耻骨直肠肌和外括约肌等盆底肌群放松，肛管压力下降，反映盆底肌协调功能。

4. *直肠肛管抑制反射*（rectalanal inhibitory reflex，RAIR） 扩张直肠时，肛管内括约肌反射性松弛，肛管压力曲线自静息压水平迅速下降，持续一段时间后压力缓慢回升至静息水平，一般记录到的曲线值须比静息压下降＞ 20%。目前多认为该反射的“中枢”部分是肠壁肌间神经丛的神经节细胞。

5. *直肠黏膜感觉功能* 以恒定速度向直肠球囊内注入空气，受检者对直肠在不同程度充盈时的感觉阈值。其中包括直肠初始感觉阈值、直肠初始排便阈值、直肠最大耐阈值。

（三）影像学评估

1. 排粪造影技术　该技术给患者排便提供了可视化的操作。排便时，对肛门直肠角度、直肠膨出现象、肠套叠现象、会阴下降程度和直肠排空状态均可进行综合评估。这种方法可识别是解剖上还是生物力学上的原因导致的梗阻性排便，但是受观察者之间差异的限制。排粪造影在由直肠脱垂、直肠内套叠、直肠前突等器质性肛肠良性疾病引起的大便失禁具有较高的诊断价值，同时也可用于盆底失弛缓综合征和痉挛性盆底综合征的诊断，然而，在失禁患者中，排粪造影的整体价值相当有限，除非他们同时合并相关的排便阻塞症状[3]。

动态排粪造影是通过向患者直肠注入一定量的对比剂，然后观察患者“排便”时直肠肛管的动、静态变化，以显示直肠肛管的功能性及器质性病变，为临床上评估出口梗阻型便秘提供重要依据。既往针对出口梗阻型便秘患者的影像学检查主要为 X 线排粪造影（X-ray defecography，XRD），并认为是诊断肛直肠功能性疾病的“金标准”。随着磁共振成像技术的快速发展，磁共振排粪造影（magnetic resonance defecography，MRD）在出口梗阻型便秘的诊断和评估中越来越受到重视（图 5-2 ～图 5-4），在国内迅速开展，现已成为与 X 线排粪造影并驾齐驱的重要检查方法[4]。

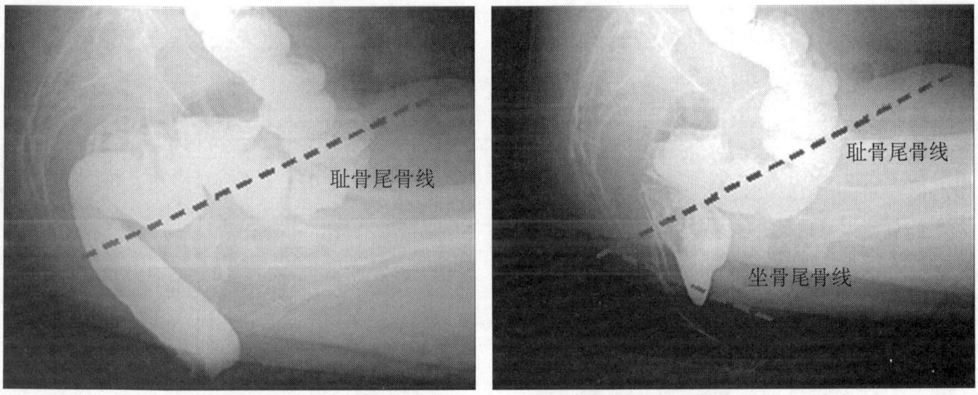

图 5-2　X 线排粪造影显示会阴下降、盆底疝

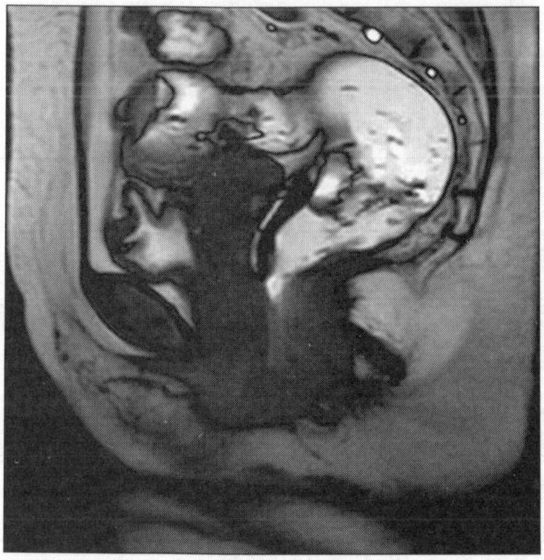

图 5-3　静息状态 MR 排粪造影

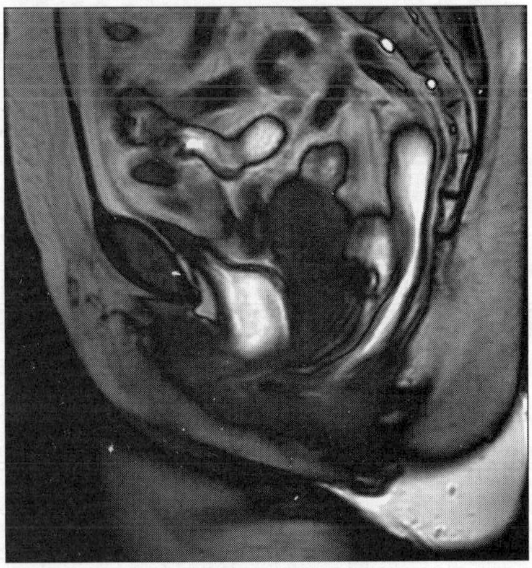

图 5-4　力排状态 MR 排粪造影显示盆底疝

2. *消化道传输试验* 是通过观察不透 X 线标志物在肠道内存留、分布、通过和排出的过程，判断肠道运输功能的检查方法，是诊断慢传输型便秘的重要检查方法。1969 年 Hinton 等首次应用不透的 X 线标志物测定结肠通过时间，现已广泛应用于临床评估便秘的结肠动力（功能），并用以区分便秘类型。结肠运输迟缓所引起的便秘在便秘的诊断中占有重要位置，由于患者多无结肠器质性病变，故纤维结肠镜、结肠气钡双重造影都无助于诊断。消化道传输试验是诊断传输功能唯一可靠的手段，可以区分结肠慢运输与出口梗阻型便秘。因浓稠的钡剂更接近食物的性状，且钡剂造影有定位准确的特点，近年来，多个有影响力的盆底专科采用口服少量钡剂的传输试验替代了不透光钡条标志物的方法（图 5-5 ～图 5-7）。

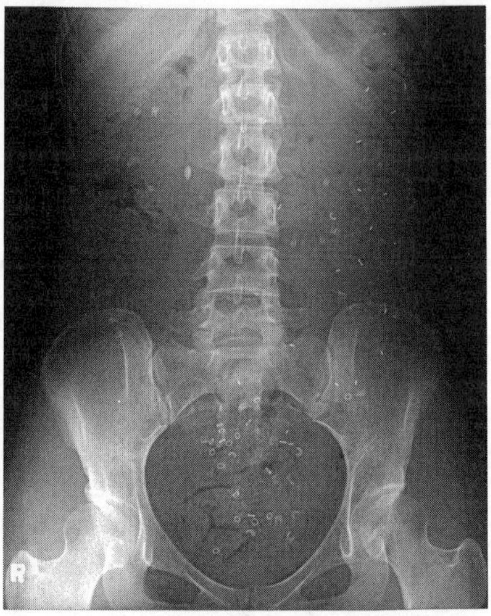

图 5-5 多形状钡条标志物的传输试验

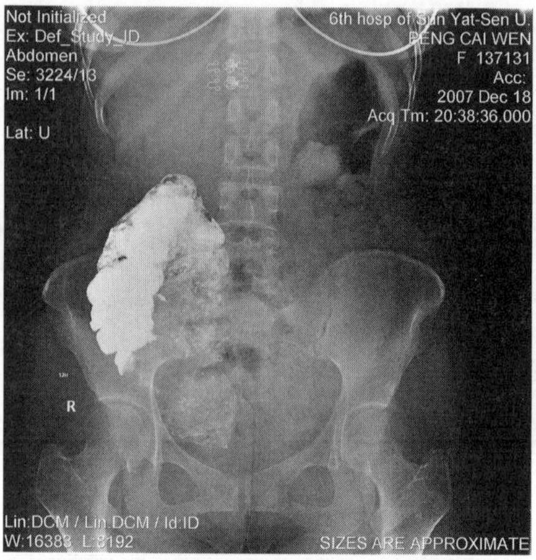

图 5-6 少量钡剂的消化道传输试验

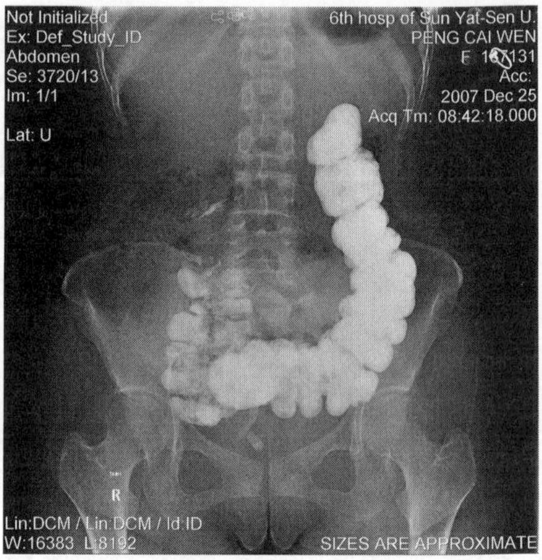

图 5-7 少量钡剂的消化道传输试验

3. *超声影像* 肛管超声内镜检查（AUS）可检测出临床上难以发现的括约肌薄弱或缺损。AUS 显示肛门内括约肌是回声均匀的低回声环，而肛门外括约肌是混合性回声，虽然其能准确地显示出解剖上的缺损或肛门内括约肌的薄弱，但是对外括约肌的图像判断会受主观因素、检查者的技术水平影响，外括约肌的正常解剖学变异给诊断带来困难。肛门外括约肌和直肠周围脂肪均呈等回声波，常不易区分，影响准确判断肛门外括约肌的厚度，难以确定是否有外括约肌的萎缩。既往评价肛门括约肌主要依赖经肛管超声，如今经会阴三维 / 四维超声可显示肛门内、外括约肌及会阴体，并且在诊断肛门括约肌损伤方面与二维经肛管超声具有很好的一致性[5]。

国外于 20 世纪 80 年代将盆底超声应用于研究女性尿失禁和盆腔器官脱垂。经过数十年的研究与实践，盆底超声技术已经非常成熟，也发挥了重要诊断的作用，特别是三维及四维超声容积成像技术的发展使得盆底超声技术在该领域的应用进入了一个新的时代。我国盆底超声虽然处于起步阶段，但发展迅速。它在女性盆底疾病诊断方面发挥着巨大的优势，是出口梗阻型便秘的另一影像学检查方法。

盆底超声检查需要受检者排空大便、小便。检查时仰卧于检查床上，取截石位，暴露会阴，容积探头置于会阴部，正中矢状面显示耻骨联合后下缘、尿道、膀胱颈部、阴道、宫颈、肛管和直肠壶腹部，二维超声对比静息状态及 Valsalva 状态的变化，观察肛直肠角、肛管位置、肛管长度的变化，直肠前壁有无膨出，直肠与阴道之间是否有异常回声等。

超声检查和 X 线排粪造影对比研究表明，两种技术均可清晰显示肛管收缩及排便，虽然超声检查低估了直肠肛管连接在各期相的运动，但是其可显示 X 线排粪造影无法显示的软组织细节，而且超声无辐射损伤，因而可延长检查时间。在诊断盆腔器官脱垂方面，超声与磁共振成像具有较好的一致性。另一方面，超声检查时，患者需暴露于检查者面前，并且非生理性排便体位，难以完成最大 Valsalva 动作，有时不能真实反映病情[6]。

4. *盆底功能影像*　盆腔磁共振显像（MRI）是唯一能够实时显示括约肌和整个盆底运动且无放射性暴露的影像学检查。肛管内置接受线圈比躯干线圈更能仔细地观察肛门内外括约肌。对大便失禁的患者，肛门括约肌成像首选 AUS，因其具有普及、低廉价格和内括约肌显像清晰的优势，而 MRI 对诊断肛门外括约肌萎缩更有价值。

诱发电位正电子发射断层扫描（PET）和功能性磁共振显像（fMRI）可用于大便失禁患者肛门直肠功能的神经通路评估。作为一项新兴的检查技术，PET、fMRI 和肛管直肠皮层诱发电位仅用于脑 - 肛门直肠轴的研究工作中，其临床应用价值仍有待发掘。

（四）心理评估

个性、应激、情绪状态、睡眠及疾病应对方式等精神心理因素影响着便秘患者的主诉及治疗效果，存在心理社会因素的患者预后较差，心理社会因素能改变患者对疾病的体验和就医行为，而长期慢性便秘可致患者心理社会方面的改变，包括一般状况、日常功能状态、对疾病的控制能力及工作和家庭的影响。便秘症状的长期存在影响患者的情绪、睡眠、生活质量及社会功能，同时精神心理、情绪睡眠障碍又可加重患者对便秘症状的感受，影响患者对治疗的依从性和治疗效果。临床可用的心理评估量表包括：90 项症状清单（SCL-90）、焦虑自评量表（SAS）、抑郁自评量表（SDS）。由于三个量表均为自评量表，因此评估的对象需要具有一定的文化水平和自愿配合。

1. *90 项症状清单*（SCL-90）　又称症状自评量表，本量表共有 90 个题目，包含躯体化、强迫症状、人际关系敏感、抑郁、焦虑、敌对、恐怖、偏执、精神病性及其他共 10 个因子，分别反映 10 个方面的心理症状，评定最近一周的实际感受。统计指标包括总分和因子分，按照全国常模结果，总分超过 160 分或阳性项目超过 43 项，或任一因子分超过 2 分，可考虑筛选阳性，筛选阳性只能说明患者可能患有心理疾病，但要做出心理疾病的诊断，必须进行面谈并参照相应疾病的诊断标准。

2. *焦虑自评量表*（SAS）　本量表含有 20 个反映焦虑主观感受的项目，自评过去一周的实际感受，主要用于疗效评估，不能用于诊断。按照中国常模标准，SAS 的临界值是 50 分，其中 50 ～ 59 分为轻度焦虑，60 ～ 69 分为中度焦虑，69 分以上为重度焦虑。量表总分值仅能作为一项参考指标而非绝对标准。

3. *抑郁自评量表*（SDS）　能直观反映患者抑郁的主观感受及其在治疗中的变化，可用于患者的初筛，情绪状态评估等，本量表含有 20 个反映抑郁主观感受的项目，可以评定抑郁症状的轻重程度及其在治疗中的变化。按照中国常模标准，SDS 标准分的分界值为 53 分，其中 53 ～ 62 分为轻度抑郁，63 ～ 72 分为中度抑郁，72 分以上为重度抑郁。

（五）盆底肌电图 / 肌电检测

盆底肌电图是评估盆底肌肉、神经传导功能的重要手段。通过记录盆底肌肉在静息、排便状态下的电活动变化，来了解盆底肌肉的功能状态及神经支配情况。1930 年，Beck 首次在狗和人身上将细针电极插入肛门括约肌内，发现随着括约肌的舒缩可记录到肌肉的电活动，随着电子技术和计算机技术的发展，电脑化肌电图分析结果日趋准确可靠，在探索排便反射及诊断盆底肌失弛缓症方面将发挥重要作用[7]。

（六）球囊逼出试验（balloon expulsion test，BET）

这一试验是对直肠排便功能的一项辅助检查，临床多用于鉴别出口处阻塞和排便失禁，对判断盆底肌、外括约肌反常收缩及直肠感觉功能下降有重要意义。可以诊断耻骨直肠肌肥厚、直肠前膨出、内套叠伴会阴下降综合征、慢传输型便秘、直肠炎等疾病。通常认为，在 1min 之内，能排出置入直肠的气囊或水囊，则认为球囊逼出试验正常。

五、治疗

慢性原发性肛门直肠痛的治疗是基于生物 - 心理 - 社会模型下的治疗策略，是一个包括患者积极参与的整体方法，单一的干预措施很难孤立地发挥作用，需要更广泛的个体化管理。在制订治疗方案前，医师应根据经验，预计潜在的结果和可能的终点，并交代患者，充分知情理解，治疗才可能取得理想的、和预期较为接近的结局。在很多时候，只要疼痛有所减轻，即使不完全消失，也是治疗有效的体现。常见的治疗方式有：疼痛教育、药物治疗、心理治疗、物理治疗以及手术等。

CPP 的治疗策略是：不能明确病因或症状复杂的 CPP 患者，以对症治疗为主。CPP 涉及内科、外科、妇科、泌尿外科、影像和功能检查科室以及心理精神科多个学科的专业知识，应倡导与相关专业密切协作，共同评估，共同治疗；推荐从纠正不良生活习惯、功能锻炼、序贯性药物治疗开始，必要时辅助手术治疗，纠正明确的解剖缺陷，术后必须继续维持良好的功能状态，以减少 CPP 的复发。

（一）疼痛教育

慢性疼痛可能会在较长时间内伴随患者，甚至携带终身，因此，疼痛教育，包括关于疼痛原因、转归、正确认识等教育是很有价值的。包括从患者那里引发他们对未发现的病理的关注，并解决这些问题，让患者树立对治疗的信心，坚持并实现自我管理，在疼痛发作时自我调整及日常治疗，学会与慢性疼痛和平共处等。

（二）物理治疗

物理治疗师是疼痛管理团队的一部分，还有疼痛医师和心理学家。物理治疗师主要通过一系列物理治疗方法治疗盆底肌源性疾病，也就是常说的肌筋膜疼痛。物理治疗慢性盆腔疼痛的方法包括：调整肌筋膜松弛和紧张，改善姿势和运动，结合认知行为疗法，实现良好的盆底肌功能状态。

常见的物理治疗方法有生物反馈治疗、电磁治疗、微波治疗、体外冲击波治疗、针灸、经皮电神经刺激、胫后神经刺激治疗等。生物反馈是治疗功能性肛门直肠痛最重要的物理治疗之一。在最近发表的一项随机对照试验中显示生物反馈疗法在治疗慢性肛门疼痛方面优于电刺激和按摩[8]。

（三）心理治疗

心理治疗可以针对疼痛本身，也可以通过改善盆底功能和情绪改善调节疼痛。除此之外，心理治疗可以在疼痛减轻或不减轻的情况下减少医疗保健的使用。两项系统回顾和荟萃分析对少数基于心理的盆腔疼痛治疗试验进行了系统回顾和荟萃分析，发现心理治疗对 59% 的疼痛有一些短期益处，与药物疗法相当，但随访中发现疗效不能持续。最近的一项多成分治疗的随机对照试验也显示心理治疗对疼痛没有效果，但对缓解痛苦有益。一旦慢性疼痛日久，演变成慢性疼痛综合征，心理治疗就成为必要的治疗手段之一。建议从一开始就针对疼痛本身解决心理问题，预期的结果是减轻其对生活质量的影响、调整疼痛、改善情绪和盆底功能，减少医疗保健的支出，无论是否减轻疼痛，心理治疗都是有意义的。

（四）药物治疗

1. *营养支持调节剂*　疼痛一旦演变成慢性盆腔疼痛综合征，除了心理状态异常之外，患者还常伴随着一系列的营养障碍。此时的营养支持或调节可作为 CPPS 治疗的一项基础治疗方案，贯穿治疗的整体过程。另外，中医药治疗对患者全身状态的调理有独特的作用，也是可以考虑成为综合使用的重要治疗方法之一。

2. *A 型肉毒毒素（BTX-A）*　A 型肉毒毒素是用于肛门直肠疼痛的重要药物之一，它对于缓解肛门括约肌、耻骨直肠肌等肛周横纹肌有着明确的作用。盆底肌过度活动是引起慢性盆腔疼痛的重要原因之一，BTX-A 作为一种肌肉松弛剂，可用于降低盆底肌肉的静息压力。一项研究结果显示，A 型肉毒毒素显著降低了女性高肛管静息压力患者的肛管压力，减少的幅度明显高于安慰剂组，但在疼痛评分（VAS）上，没有发现组间差异。综合（BTX-A）治疗 CPPS 的整体满意度，分析其治疗的作用机制除了松弛盆底紧张的肌肉之外，还对中枢神经调节起到一定的作用，从而改善疼痛患者的生活状态。

还可将 BTX-A 注射到疼痛触发点，与局部阻滞剂联用，可提高局部止痛的效果。但它比利多卡因更昂贵，而且还没有被证明更有效，因此，暂时不支持单独将 BTX-A 注射到疼痛触发点。BTX-A 在松弛括约肌的同时，也可改善排尿或排便，因此，使用的满意度也高于疼痛的缓解程度。

3. *镇痛药*　对于 CPP 患者单纯使用镇痛药，往往作用有限，可按阶梯治疗方案使用各级镇痛药。神经性疼痛药物的使用，有时也可以让部分患者获益，可作为普通镇痛药物的补充。使用药物止痛只是疼痛管理专业团队治疗疼痛的方式之一。联合用药往往比单独用药带来更大的益处，尽可能调整药物有效用量至最小，从而将副作用降至最低。使用这些药物的目的是让患者改善他们的生活质量。

（五）手术治疗

有关 CPP 手术治疗的现状是手术指征较为主观，但多学科协作广泛不足。CPP 原因复杂，单纯的解剖结构纠正无法很好的缓解疼痛及相关症状，现有的检测手段还难以预测手术效果，仅部分患者获益。复发率较高、并发症（便秘、腹痛、梗阻感、感染等）时常出现。某些术后并发症（穿孔、梗阻、组织侵蚀、直肠阴道瘘等）一旦出现，处理起来非常棘手，需术前与患者充分沟通，且需要经过多学科的讨论，才能进入手术程序。

CPP 的手术适应证为经过一段时间严格的非手术治疗后收效不大，经特殊检查显示有明显解剖异常，可考虑手术治疗。应慎重掌握手术适应证，针对病变选择相应的术式，有多种病变同时存在时应手术解决引起疼痛的主要病变，但也尽量同时解决次要的或续发的病变。术前需要进行疗效预测，应注意有无严重心理障碍，难以控制的心理问题被视为CPP手术治疗的禁忌证。

常用于肛门直肠痛的手术：疼痛结节切除术、肛门内括约肌松解术、经肛门吻合器直肠部分切除术、盆底抬高术、直肠黏膜松弛硬化剂注射术、耻骨直肠肌松解术、肉毒毒素注射术等（彩图3～彩图8）。

六、疗效评估及随访

有关功能性肛门直肠痛的疗效评估，根据文献证据的质量，可小结为以下几点：

1. 生物反馈是慢性肛门疼痛综合征的首选治疗方法，生物反馈对于盆底肌协调障碍引起的盆底疼痛和排便障碍疗效最佳。

2. 经皮胫神经刺激对慢性盆底疼痛治疗是有效的，但单纯电刺激的效果略逊于生物反馈。

3. 肉毒杆菌毒素对A治疗痉挛性慢性盆底疼痛是有效的。

4. 骶神经调节对慢性肛门直肠痛的治疗是有效的，但其机制和疗效还有待进一步评价。

5. 沙丁胺醇吸入治疗间歇发作性慢性肛门直肠疼痛是有效的。

CPP的治疗往往是一个慢性的过程，而且经常需要调整治疗方案，为了及时评估治疗的效果，患者的定期随访，与临床医师的密切交流是很重要的。通过医患的交谈，了解阶段治疗的疗效，明确病情的发展趋势，每一轮系统评估的时间通常在4～6周进行，必要时进行调整，并计划下一疗程的治疗方案及评估。

若初始治疗方案治疗效果不佳，建议下一阶段调整方案。首先是彻底评估患者或治疗提供者对初始的治疗的依从性，询问患者是否按照处方服药，是否有任何副作用，疼痛和功能是否有变化，如果依从性不够，调整药物或剂量方案可能会有所帮助。另外，要加强多学科协作，除了专科临床医师，康复物理治疗师、心理学家、疼痛专科及中医师的建议，也值得参考，多学科联合的治疗效果，可能会优于单一学科的诊治。

CPP患者的自我疼痛管理，在整个CPP的治疗过程中也是具有重要意义的。在疼痛发生或预料疼痛即将发生的时候，学会及时的简单用药，利用改变体位和生活方式来缓解疼痛，可以提高患者的生活质量。自我管理的反馈，也可以在一定程度上，指导医师和患者一起制订更合理的个体化治疗方案。

第一节　肌源性肛门直肠疼痛

肌源性肛门直肠疼痛是指一组源于盆底支持结构（主要为肌肉和韧带等）的组织形态或大体结构的异常，从而导致以盆腔疼痛为主要症状的一类疾病的总称。常见的类型有会阴下降综合征、盆底失弛缓综合征以及痉挛性肛门直肠痛三类。

一、会阴下降综合征

会阴下降综合征是一种盆底脱垂性疾病，最初由Parks（1966）在研究直肠脱垂时提出。多见于妇女，本病多与其他盆底功能障碍性疾病合并存在。

（一）病因

长期过度用力排便及分娩可能是主要原因。长期过高的腹压可使盆底肌薄弱，张力降低，肛直角变大，继续用力，则增高的腹压传导至直肠前壁，使该处黏膜脱垂至肛管上端，产生排便不尽的感觉，促使患者继续用力排便，从而形成恶性循环（图 5-8）。使盆底更下降并造成继发性阴部神经的损伤。亦有学者认为原发性的神经损伤与伴有进一步的牵拉伤可能同等重要。

（二）临床表现

1. 排便困难、肛周不适感为最突出的症状　患者多诉排便时间长、排便费力、排不尽。脱垂的前壁黏膜堵塞肛管上端，粪块不能顺利通过。有时患者用手指推开黏膜后方能排便。若脱垂的黏膜在便后仍不能缩回，则因持续刺激肛管排便敏感区而产生直肠胀满感，促使患者上厕所做无效的排便动作（图 5-8）。

2. 便血及排黏液　脱垂的直肠前壁黏膜分泌黏液，若黏膜受伤，可致便血。

3. 会阴坠胀疼痛　久站或劳累后有难以定位的会阴深部不适，平卧或睡眠时减轻。疼痛与排便无明显关系，但有时排便后疼痛加重。

4. 大便失禁　因继发的或原发的盆底肌与肛门外括约肌的神经损伤，严重的患者可发生大便失禁。

5. 小便失禁及阴道脱垂　部分女性患者可有压力性尿失禁，常伴不同程度的阴道脱垂。

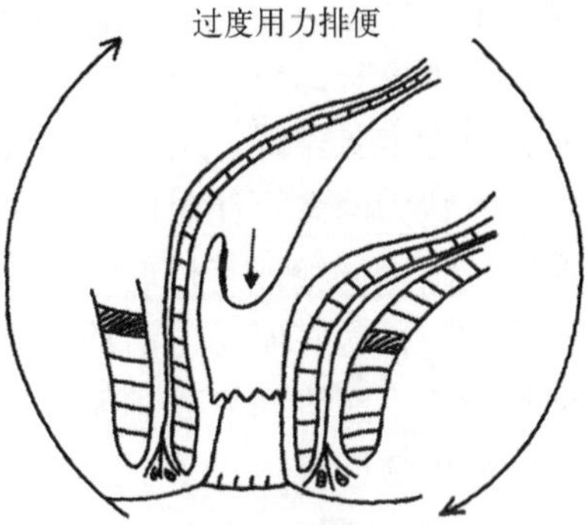

图 5-8　排便与脱垂的恶性循环

（三）诊断

可参考以下几点：

1. 用力排便时会阴平面低于坐骨结节平面。
2. 直肠指检时肛管张力低。
3. 直肠镜检见有直肠前壁黏膜脱垂或溃疡。
4. 排粪造影：排便动力时，肛直角低于耻骨联合尾骨尖连线 2.5cm。
5. 肛肠动力学检查，肛管静息压、最大收缩压往往降低，直肠敏感性降低。
6. 盆底肌电图检查：可有神经源性或肌源性损害。

（四）治疗

会阴下降与长期过度用力排便或分娩有关，因此避免过度用力十分重要。应告知患者本病与过度用力排便的关系，早日及时行盆底康复治疗，对于大多数会阴下降综合征的患者，生物反馈治疗是治疗的一线选择方案，配合积极的家庭康复训练效果更佳。另外，可进食高纤维饮食，避免大便干燥，必要时可用栓剂及轻泻剂导泄。若直肠黏膜脱垂明显，可行黏膜硬化剂注射、胶圈黏膜套扎治疗；若脱垂较严重，可行直肠黏膜切除术或吻合器直肠黏膜切除钉合术，如吻合器痔上直肠黏膜环切钉合术（PPH）、经肛吻合器直肠切除术（STRAA）、选择性痔上黏膜切除术（TST）等，器械手术除能切除多余黏膜外，还可起到固定黏膜的作用，近期效果满意。

值得注意的是，会阴下降综合征患者多同时合并痔、肛裂、耻骨直肠痉挛等疾病，在指诊及辅助检查的时候，可能存在肛管直肠环紧张度增加的假象，实际上，此类患者括约肌比较薄弱，若轻率的采用扩肛治疗，则可导致大便失禁的发生，要仔细全面检查，认清此病的本质。

二、盆底失弛缓综合征

盆底失弛缓综合征，也称盆底痉挛综合征，各国学者对此病的常见描述还有：肛提肌综合征、肛提肌痉挛、耻骨直肠肌综合征、慢性直肠痛、梨状肌综合征及紧张性骨盆肌痛等。根据发病部位的不同，此病可分为两个亚型，即耻骨直肠肌综合征和盆底肌痉挛综合征。前者主要表现为耻骨直肠肌的痉挛，后者则表现为肛门括约肌或盆底其他肌肉的痉挛。有学者认为两者可能是同一种疾病的不同阶段，但在诊断和治疗上有一定的不同。也有学者通过临床试验证实目前没有充分证据说明盆底肌处于“痉挛”状态，即大部分患者在静息状态下，盆底肌肌电活动没有异常活跃表现，只是在排便等活动时，盆底各肌肉之间反常收缩，不能协同完成排便等动作，因此，从概念上而言，盆底失弛缓综合征较盆底痉挛综合征更贴近事实。

（一）病因

耻骨直肠肌综合征，1964 年由 Wasserman 首先报道，是以耻骨直肠肌痉挛性肥大导致的盆底出口梗阻为特征的排便障碍性疾病。确切病因常不清楚，可能与局部炎症、滥用泻药、盆底肌长期痉挛有关。近年来的报道提示，此病表现出来的耻骨直肠肌痉挛，可能与遗传因素有关。

盆底肌痉挛综合征，1985 年由 Kuijpers 首先报道，是以盆底肌痉挛性收缩为主的一种功能性疾病。正常人在静息状态下，耻骨直肠肌呈收缩状态，而排便时该肌肉松弛，以利于粪便排出。若努力大便时，耻骨直肠肌不松弛反而收缩加强，将影响排便。探究其原因，这类患者大多数有肛管功能长度随年龄增长而增加的趋势，从而考虑此病与盆底神经支配先天性异常有关。这种异常使盆底反射性松弛机制不稳定，容易受到各种因素影响，早期为功能紊乱期，通过增加腹压、延长排便时间可以克服这种反常收缩造成的阻力增加，维持正常的排便，直肠排空功能可完全代偿，可无临床症状。如果不及时治疗，则最终使肛管功能长度逐渐延长、盆底肌逐渐肥厚，出口阻力增大，出现排便困难，日久进一步损害神经功能，导致更为严重的排便困难及肛周不适，形成恶性循环。

（二）临床特点

盆底失弛缓综合征的主要表现归纳为进行性加重的排便困难，排便费时费力，肛门阻塞感，排便不尽感，排便前后肛门及骶尾部坠胀甚至胀痛感、异物感。

（三）诊断

可参考以下几点：

1. *直肠指诊* 触及肛管紧张度增高，肛管功能长度延长，耻骨直肠肌较肥厚，有时有锐利的边缘，常有触痛感。

2. *肛管直肠压力测定* 静息压及收缩压均升高，括约肌长度增加。

3. *气囊逼出试验* 气囊从直肠排出的时间延长，或不能排出。

4. *盆底肌电图* 耻骨直肠肌有不同程度的异常肌电活动。

5. 结肠传输试验　有明显的直肠滞留现象。

6. 排粪造影　静止、力排、力排末相均可出现“搁架征”，即“鹅颈征”（图 5-9 和图 5-10）。

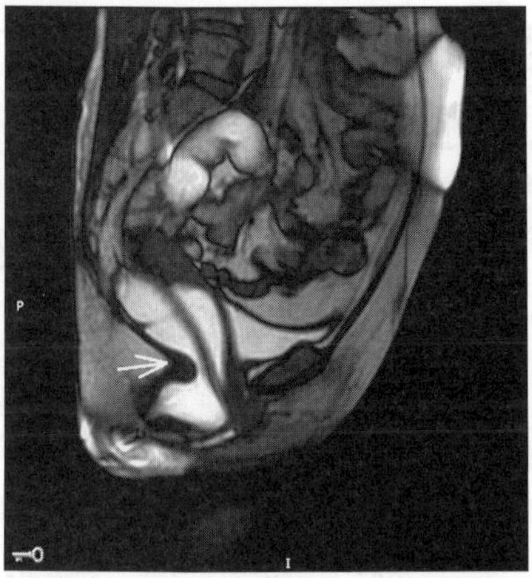

图 5-9　MR 排粪造影显示耻骨直肠肌痉挛、会阴下降

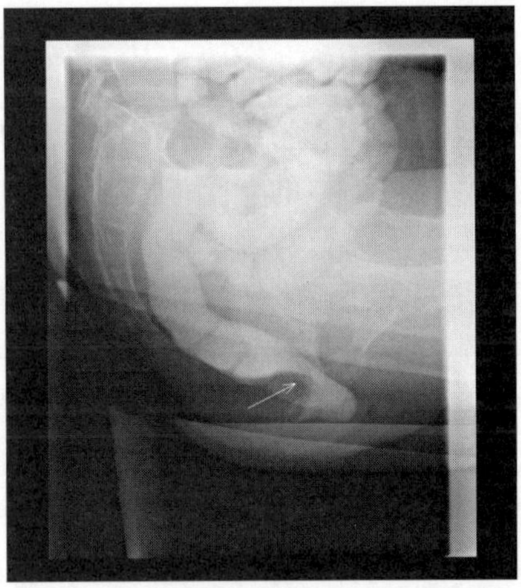

图 5-10　X 线排粪造影显示耻骨直肠肌痉挛、直肠前突

（四）治疗

近年来普遍认为，生物反馈疗法是治疗盆底失弛缓综合征最有效的方法之一，但远期疗效尚不确切。对于年轻且无明显盆底肌肥厚的患者可推荐作为一线方案进行治疗。但对于盆底肌明显肥大、肛管长度显著延长、长期非手术治疗无效者，常可采用耻骨直肠肌松解或部分切断术。另外，近年来兴起的肉毒杆菌毒素耻骨直肠肌注射术、盆底肌局部封闭术，可以短期内实现痉挛肌肉的松弛，也被认为是治疗此病十分有效的方法之一。

三、痉挛性肛门直肠痛

痉挛性肛门直肠痛（PF），也称一过性肛门直肠痛、爆发性直肠痛等。本病发病率女多于男，病程通常较长，发病原因尚未完全明确。

（一）临床特点

痉挛性肛门直肠痛表现为：肛门部位突发的剧烈疼痛，持续数秒或数分钟，然后完全消失。国外报道此病有较为明显的节假日不发病倾向。发作特点为：无规律的间歇性、爆发痉挛性锐痛，多发生在初睡或初醒等情绪变化的时刻。疼痛严重时，可伴有恶心、呕吐、冷汗甚至晕厥，可连续发作，亦可能间隔数月或数年发作一次。有时候即使症状很严重时，也找不到明确的体征和相应的病理改变。

（二）病因

其机制可能源于平滑肌异常收缩，有 PF 家族史的患者可能与肛门内括约肌肥大有关。PF 的病因多与心理障碍有关，约 60% 的患者有多脏器症状，合并肠易激综合征、消化性溃疡或炎性肠病。

（三）诊断

此病具有典型的间歇性发作特点，发作间期可完全缓解，主要通过仔细询问病史特点进行诊断，需要排除引起肛门直肠周期性疼痛的其他相关器质性病变。

（四）治疗

PF的治疗原则为：镇痛、解痉、镇静、消炎、营养神经、解除社会心理负担。

第二节　神经源性肛门直肠痛

神经源性肛门直肠疼痛属于临床上十分常见，但处理起来较为棘手的病症，其高发病率与盆底及盆腔脏器的支配神经——骶神经的解剖、生理及病理特点密切相关。骶神经有以下几个特点：①骶神经交错分布于脏器密集、机制复杂的盆底部，代谢及功能活跃，神经周围环境易发生改变，受其他脏器的影响较大；②分支繁多，而穿梭空间（如骶孔、梨状肌孔等）相对不足，易出现神经压迫性症状；③位于人体承重的最下部，骨性支持结构极易被破坏，发生压缩性病变，从而阻碍神经循行路径；④盆壁及内脏易在重力、腹压作用下出现下降，位置过度变化牵拉神经导致神经损伤。

神经源性盆腔疼痛至今仍没有一个较为公认的名称，其中最有代表性的为高野正博先生于2008年提出的神经源性盆腔内脏综合征（Neurogenic Intrapelvic Syndrome，NIS）的概念。NIS是因盆腔内脏神经损伤或功能障碍导致的一组以慢性盆腔疼痛为主，同时伴随多个盆腔脏器功能障碍的症候群。NIS先后经历了消散性肛门直肠痛、骶神经综合征等概念推敲，在总结上万例临床病例之后，认为NIS才能较全面的表达这一组症候群的发病机制及表现。

一、临床特点及诊断要点

NIS的六大临床症状如下。

（一）盆底痛（pelvic floor pain）

盆底痛是一组痛性疾病的总称，包括肛门痛、肛周痛、尾骨痛（coccygodymia）、一过性直肠痛（proctalgia fugax）等，疼痛的部位沿骶神经分布。各个患者疼痛的程度和性质表述不一，定位不准，疼痛发作的时间各异，这可能与疼痛中枢骶部脊髓同时支配多个脏器有关。盆底痛多为钝痛，难以久坐。肛门指检时，常可摸到与患者疼痛部位相一致的结节，即以上所说的“触发点”（Trigger Paint，TrP）。指检是发现这些结节的十分重要的手段，需要专科医师能熟练掌握指检的技巧。

（二）肛门括约功能异常

常表现为肛门失禁，漏气、漏便，弄脏内裤。肛门的自制功能主要靠肛门内外括约肌的功能来完成。肛门内括约肌静息状态下的闭合、肛门外括约肌在直肠-肛门抑制反射后的条件性收缩、对膨胀张力的感觉、肛管上皮对粪便内容的精细辨别等功能，都是靠骶交感神经及躯体神经支配来完成，一旦骶神经受到损害，肛门括约功能必定发生异常。肛门括约肌的功能状态可以通过肛门直肠测压、盆底肌电图来评估。在诊断时，为鉴别由肛门括约肌断裂导致的肛门失禁，有时还需要进行经肛门腔内超声检查。而骶神经的损伤程度评价，则需要进行会阴神经诱发电位等检查。

（三）排便困难

跟肛门括约肌功能一样，排便动作也是通过骶神经支配来完成，只要骶神经功能损害，感觉或运动功能异常，则产生排便困难。有时候排便困难会伴随排尿困难。排便困难可通过球囊逼出试验、肛门直肠测压、结肠传输试验来检测评估。

（四）腹部症状

由于骶神经同时支配左半结肠的感觉及自主运动功能，骶神经障碍可直接导致肠管痉挛、敏感性增高；另外，由于直肠、肛门功能障碍，排便困难，大量粪便在直肠、乙状结肠部积聚，而上部受牵引的肠管又反馈性加强蠕动以排出大便，故上部结肠亦发生痉挛，因此，常可在左侧下腹触及条索状痉挛的肠管。腹部 X 线片上表现为节段性肠管的积气扩张，而经口钡剂可看到明显痉挛的肠壁，有时腹部 B 超也可看到类似的声像。

（五）腰痛

如前所述，骶神经损害的患者有一部分是因椎体、椎间盘病变引起的，这类患者常伴随腰部症状。可通过腰骶椎正侧位 X 线片及腰骶椎 MR 检查以明确诊断。另外，由于骶神经的分支中有一部分与腰神经的分支融合，共同支配盆腔内脏器的感觉及运动，盆腔内脏器的病变可通过腰神经干，传至腰神经支配的其他区域，从而产生腰痛、下肢放射痛、肢体麻痹等。

（六）骨盆内脏多脏器下垂

如前所述，骨盆内脏下垂过度牵张神经亦是引起骶神经损害的一个重要原因，可通过肛门指检、直肠 - 阴道双合诊、盆腔多脏器造影、腹部三维 CT、MRI 检查来明确诊断。

二、病理机制

（一）盆腔内脏神经损伤的机制

盆腔内脏神经主要为骶神经的分支，牵拉性神经损伤是骶神经损伤的重要原因。支配盆底肌的神经短而细小，较固定，因而盆底下降时，神经必将受到牵拉。神经拉得愈长，直径愈细，传导速度愈慢；快速拉长可能引起神经传导性逐渐丧失，若失去传导性后的神经仍被拉长 20 ～ 30min，则在停止拉长之后，神经的兴奋性和传导性均将不能恢复。临床证实，当盆底下降 2cm 时，阴部神经就被拉长 20%，超过了可恢复性损伤的 12%，导致不可逆的神经伤害，引起盆底肌的去神经（denervation）病变，表现为 EMG 振幅减小，末梢神经传导潜伏期延长，力排 - 提肛反射（straining-levator reflex）减弱甚或消失。

（二）导致骶神经损伤的危险因素

1. *分娩*　分娩过程中胎先露的压迫使盆底肌过度扩张、延长，并且向两侧分离，牵拉神经纤维，这种神经肌肉损伤的改变是不可逆的。

2. *先天畸形*　有研究报道，隐性骶部发育异常如脊柱裂患者比正常人有更高的发生盆腔器官脱垂的概率，这种先天性神经肌肉薄弱将会发展为显著的盆底功能障碍。

3. *年龄*　神经和肌肉在日常活动中累积磨损，即使在正常人群中也有随年龄增长而出现失神经支配的现象。

4. *便秘*　慢性便秘患者阴部神经传导潜伏期延长，这可能与用力所致慢性神经牵拉有关。

5. *脊柱损伤*　脊柱椎管内紧贴脊髓，脊神经紧贴椎间孔而出，无论是椎管狭窄、椎间盘变性、椎间盘突出 / 膨出、椎骨骨折、脊髓损伤等病变，都有会影响到骶神经的功能，甚至发生不可逆的改变。

（三）TrP（Trigger Paint）与盆腔疼痛、盆底失弛缓

肛门触诊时，常可在 NIS 患者的盆底摸到一绳索状硬化物即紧张带（taut band），沿紧张带即可在其中部发现一个高度局限的压痛点，呈圆形小结节状；按压小结节患者可以出现反应性的“弹跳征”或肌肉的收缩反应。弹跳征表现为一种应激性反应，如眼睛瞪大、呼吸加快或语言反应“就是这儿！”局部收缩反应则表现为当触捏或针刺紧张带上的小结节时就会诱发包括紧张带在内的局部肌肉纤维的颤动反应。此种触痛结节，早在20世纪50年代Glogowski（1951）和Miehke（1960）等已经注意到，但其重要性未被认知，直到1983年Travell-Simons才将其命名为“TrP”。TrP是“Trigger Paint”的缩写。“Trigger”是指手枪的扳机，非常灵敏的触发器，故TrP可译为“扳机点”或“敏感点”或“触痛结节”。肛提肌是最常受累的盆底肌之一，TrP多位于肛提肌两附着点中间和外括约肌两侧中部，即沿阴部神经和肛门神经分布。Reitinger（1996）通过TrP活检发现：横切片上显示，TrP处为增大的、圆形、深染的肌纤维，其平均直径可达100μm，较无结节的对照纤维显著增粗，这些纤维外周为结缔组织间隙。纵切片上显示，与TrP相关的紧张带是一条挛缩的肌纤维，TrP是紧张带上局部挛缩纤维增厚部分，其两侧明显变细，TrP上缘可见运动神经末梢（运动终板）。因而组织学结论是：TrP是由局部挛缩的肌纤维构成。

TrP致盆腔疼痛的可能原因：盆底筋膜和肌肉有丰富的神经纤维，其中2/3是无髓纤维，这些纤维中50%是感觉性的，感觉纤维中43%是感受痛觉的。实验表明，激活小直径感觉纤维，可引起局部肌肉疼痛，这些小直径感觉纤维末梢的主要类型是游离神经末梢或称痛觉感受器，它们终止于小肌肉、小动脉壁及结缔组织周围，直接与动脉-肌纤维周围间质液接触，故对化学刺激非常敏感。盆底痛觉感受器内储存有神经肽，末梢兴奋时，这些神经肽被释放至邻近组织，引起血管舒张和增加微血管的通透性，在病理条件下，伤害性刺激不仅影响感受器，还促使其释放大量化学物质，增加疼痛感受器的敏感性，称内源性致敏或致痛物质（endogenous algesic substance）。只要感受器附近有这些物质存在，致敏的过程就会持续下去，盆底痛就会持续发生。

三、治疗

NIS的治疗原则：针对病因、以改善症状纠正功能异常为主、个体化选择、综合选择方案。

通过系列治疗后，骶神经障碍得以恢复的理论依据如下：

（一）减少神经刺激，促进神经恢复或再生

通过系列治疗，减轻继发性神经的进一步损伤，有效抑制体内有害物质的释放和促进有益物质的释放，能促使脊髓内有益物质腺苷的释放保护脊髓，并促进脊髓再生；电场通过对神经细胞膜蛋白的侧向电泳牵动构成细胞骨架的神经中丝，使神经轴突易于向负极方向生长，并促使生长圆锥通过伪足使神经细胞内产生一个内在电场，细胞器极化，改变细胞内在结构，使神经细胞易于向电场负极方向发出纤维。另外，经电场的持续作用，周围环境的基质发生极化，对神经纤维亦有接触导向作用。使脊髓损伤后处于休克或休眠状态下的脊髓神经元恢复，并随刺激次数的增加，神经元的兴奋性得到迅速恢复。

（二）改善神经根的微循环

微循环的调节受局部和全身调节两种形式支配，其中，局部由反馈和微血管本身的特殊调节完成，全身调节则主要受交感神经及血管活性物质控制。通过针刺、局部热疗等治疗，可通过同时改善以上两个环节来改善微循环。通过轴突反射引起血管扩张，同时强刺

激的信息可上传启动下丘脑、延髓、脊髓的自主神经中枢，通过其功能的调整改善病痛部位的微循环，阻断微循环障碍与诱发因素之间存在的恶性循环，加快致痛致炎物质的排除。

（三）减轻炎症反应

首先，可通过改善炎症局部的微循环，抑制血管通透性的增高和液体渗出，从而产生抗炎作用。有多项研究表明：针灸、局部热疗、激光、超声照射疗法，能够调节炎性因子，抑制炎性物质的释放。其次，局部的类肾上腺皮质激素的应用，可以直接作用于神经根，发挥抗炎作用。

（四）手术治疗

若能发现明确的盆底触痛点，即 TrP，疼痛部位局限固定，则可以考虑行肛门探查及疼痛结节切除的手术治疗，临床研究证明半数以上的患者术后盆腔疼痛会消失。

第三节　肛门直肠神经官能症

肛门直肠神经官能症主要表现为：以肛门直肠的幻觉症状为主诉的一种癔病性表现，患者自觉肛门直肠感觉异常，而检查又无器质性改变。

一、病因

有相当一部分患者有过慢性、顽固性肛门直肠疾病的经历，在诊治中又有失误，或其他不良因素过度刺激，而引起恐惧、悲观、疑虑、并过度注意自身的感受，最终导致自主神经功能紊乱，而产生种种幻觉症状。

二、临床特点

患者主诉多是离奇、主观、幻想的症状，以肛门直肠为中心。较多的有疼痛、坠胀、放射痛，此外还有特殊臭味、怪声异响、小虫爬行、麻木、奇痒等。全身表现为精神萎靡、悲观、食欲减退、消化不良、失眠、头晕、疲倦无力等。

三、诊断

此病主要根据主诉，以及肛门直肠专科检查、心理评估做出诊断（详见本章心理评估内容）。但在未排除器质性病变以前，不要轻易下结论。诊断时应抓住主诉症状与局部检查严重不符合的特点。典型患者当意念集中患处时症状加重，反之则减轻。

四、治疗

本病主要应从心理、精神方面予以治疗。如做一些心理暗示，耐心给患者解释，鼓励患者多参加一些活动，做身体锻炼，尽量分散对局部的注意力。必要时给予抗焦虑、抑郁的药物治疗。

典型病例

病例一

女性，45 岁。

主诉：肛门坠胀疼痛 3 年余。

起病以来，患者精神、食欲、睡眠尚可，大便 1 次 / 日，无黏液脓血便，小便正常，体重无明显减轻。

专科检查：患者取左侧卧位，视诊无明显糜烂、出血，水肿不明显。指检感肛门括约肌肌张力可，直肠空虚，直肠黏膜光滑，肠壁质软，表面平，指套无染血。肛门镜检查未见肛裂及直肠肿瘤。

入院辅助检查：

盆底功能三维彩超：膀胱颈移动度增大，膀胱膨出；未见子宫脱垂声像；直肠轻度膨出声像；未见肛提肌及肛门括约肌断裂声像；肛提肌裂孔面积增大；会阴下降。

MRI 排粪造影诊断：①会阴下降，膀胱脱垂，子宫脱垂，直肠黏膜脱垂；②重度直肠前突；③宫颈多个纳氏囊肿；④盆腔少量积液（图 5-11）。

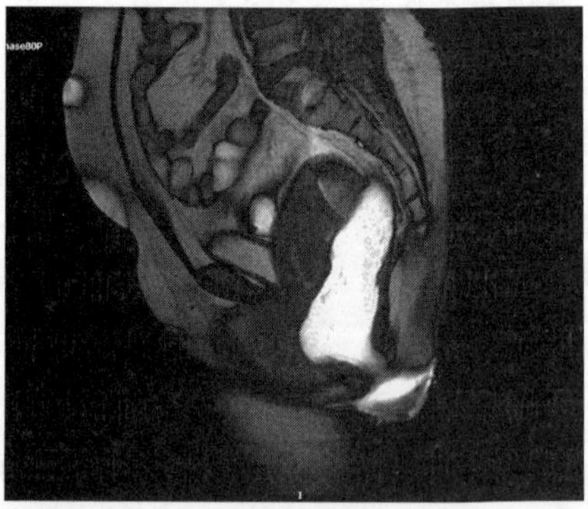

图 5-11　MRI 排粪造影（病例一）

实验室检查：血常规、肝肾功能、凝血功能、术前八项均未见明显异常。胸部 X 线片、心电图：心肺未见明显异常。

肛门直肠测压：①肛门括约肌平均静息压力正常，最大收缩压力正常，静息时，肛管后方偏左存在局部高压带；②模拟排便时，肛管舒张良好；③直肠 - 肛管抑制反射正常；④直肠黏膜敏感性降低（彩图 9）。

盆底肌电评估：快肌收缩力减弱，慢肌收缩力减弱，持续收缩肌肉稳定性欠佳。

心理评估：无焦虑，无抑郁，SCL-90 各因子无明显异常。

肠镜：横结肠息肉（待病理），内镜下息肉切除术。

妇科彩超：子宫大小正常，宫内未见明显异常声像；双侧附件区未见明显异常声像。

腰椎 MRI：①肛门直肠测压腰 2/3- 腰 5/ 骶 1 椎间盘变性，腰 5/ 骶 1 椎间盘向左后突出、左侧侧隐窝狭窄并神经根受压可能；②腰 3 ～ 5 椎体骨质增生，腰 5 椎体后上缘黄髓化（图 5-12）。

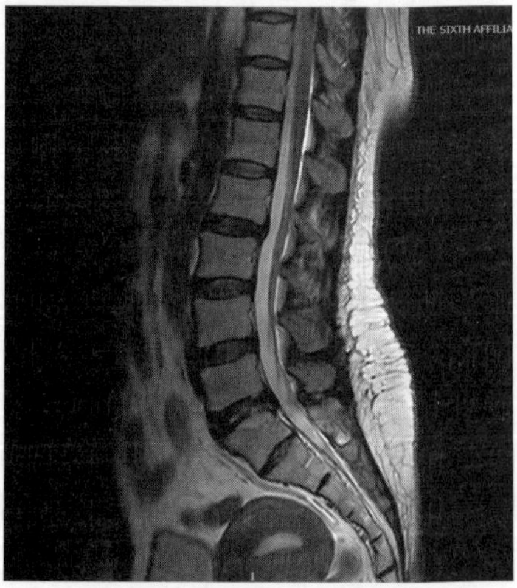

图 5-12　腰椎 MRI（病例一）

治疗方案：①肠镜下结肠息肉切除；②盆底生物反馈训练 + 家庭训练；③中药：补中益气、活血止痛；④局部温水坐浴、肛纳黏膜保护剂；⑤口服药物：助睡眠、保持大便软化；⑥ 3 个月一个评估周期，若症状缓解不明显，可考虑行盆底抬高手术。

病例二

男性，56 岁。

主诉：反复肛门坠胀、排便费力伴排便不净感 5 年余，加重 1 年。

患者于 5 年前无明显诱因开始出现肛门坠胀、排便费力伴排便不净感，偶有便纸上带血。大便 1 ～ 2 天 / 次，性状成形，不干结。排尿基本正常。既往曾在当地行内痔硬化剂注射术，康复理疗数月，经治疗后，症状偶有缓解，但反复发作。

专科检查：患者取左侧卧位，肛周皮肤未见皮疹、红肿、糜烂，未扪及压痛、波动感、硬结。指诊括约肌肌张力明显增加，截石位 3 ～ 9 点位后方肛管压痛。直肠黏膜光滑，未扪及肿块，退出指套未见染血。

入院辅助检查：血常规、凝血功能、术前八项、心电图、胸部 X 线片等均未见明显异常。

结肠镜：痔，其余所见肠黏膜无明显异常。

高分辨肛门直肠测压：肛管静息压、肛门最大收缩压明显增加，直肠感觉功能敏感度增加，肛门直肠反射功能基本正常（彩图 10）。

动态 MR 排粪造影：耻骨直肠肌痉挛，会阴下降（图 5-13）。

X 线排粪造影：耻骨直肠肌痉挛（图 5-14）。

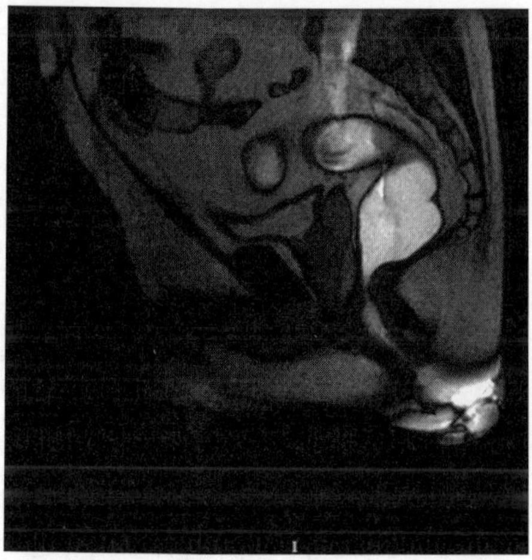

图 5-13　动态 MR 排粪造影（病例二）

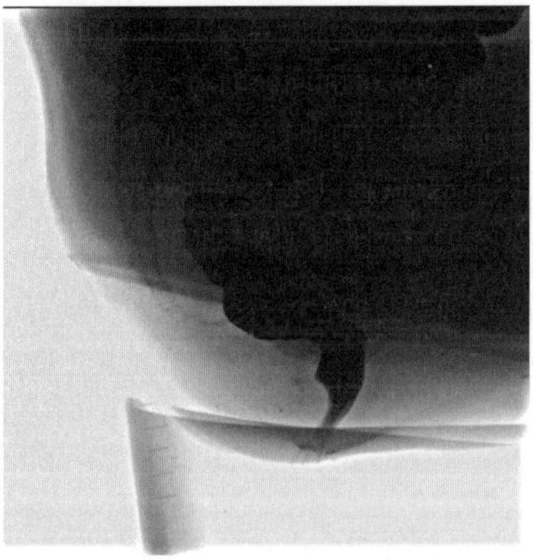

图 5-14　X 线排粪造影（病例二）

心理评估：无焦虑，轻度抑郁。

治疗方案：①局部温水坐浴；②硝酸甘油软膏涂肛管周围；③耻骨直肠肌肉毒素 A 注射（肉毒杆菌毒素 A 100U +2% 利多卡因 5ml+ 倍他米松 7mg)，加盐水稀释；④口服药物：助睡眠，保持大便软化；⑤术后 1 个月复查肛门直肠测压，门诊随访。

术后 1 个月随访：

肛门直肠测压：肛管静息压明显降低，肛门括约肌收缩力稍降低（彩图 11）。

VAS 疼痛评分：由术前的 6 ～ 7 分，降至 2 ～ 3 分。

（苏　丹　任东林）

参考文献

[1] Drossman DA, Li Z, Andruzzi E, et al. US householder survey of functional gastrointestinal disorders Prevalence, sociodemography, and health impact[J]. Digestive diseases and sciences, 1993, 38(9): 1569-1580.

[2] Engeler D S, Baranowski A P, et al. The 2017 EAU Guidelines on Chronic Pelvic Pain [J]. European Urology, 2017.

[3] 练延帮，苏丹，曹务腾．出口梗阻型便秘：动态磁共振排粪造影和 X 线排粪造影对比研究 [J]. 影像诊

断与介入放射学 , 2015, 24(01): 40-46.
[4] 卢任华 . 排粪造影的检查方法及临床应用 [J]. 中国实用外科杂志 , 1993(12): 708-711.
[5] 贺秀红 , 徐霞 . 经会阴超声对功能性出口梗阻型便秘的诊断 [J]. 中国医学影像学杂志 , 2017, 25(04): 305-306.
[6] 张卫 . 超声与 MRI 对女性盆底功能障碍性疾病的诊断价值 [J]. 中国 CT 和 MRI 杂志 , 2019, 17(2):98-100, 142.
[7] 薛雅红 , 丁曙晴 . 功能性肛门直肠痛患者盆底表面肌电的检测及临床意义 [J]. 实用医学杂志 , 2012, 28(11):1803-1806.
[8] Takano S, Arakawa H. Bilateral posterior tibial nerve stimulation for functional anorectal pain--short term outcome[J]. Int J Colorectal Dis, 2016, 31(5): 1053-1054.

第 6 章
精神心理相关病因

一、前言

Engel 于 1977 年提出生物心理社会模型，并于 19 世纪 80 年代和 90 年代进一步发展了该理论。该理论强调生物、心理和社会因素在慢性疼痛过程中的动态交互作用（慢性疼痛综合征的生物 - 心理 - 社会模型的示意图如图 6-1 和图 6-2 所示）。心理因素包括注意、思维、情绪、期望、信念和态度。持续疼痛的经历可被视为与神经病理学发展相关的严重压力，包括抑郁症、焦虑症、物质依赖和人格障碍。各种心理过程也在影响疼痛的神经调节。抑制或促进伤害性信号形成意识以及对该信号的评估和解释，也将调节对伤害感受性信息的反应，从而调节疼痛程度 [1]。

关于心理因素整体研究较少，但获得的研究数据质量较高。目前对疼痛的生物学解释中，心理因素经常被认为与盆腔和泌尿生殖系统持续疼痛相关。

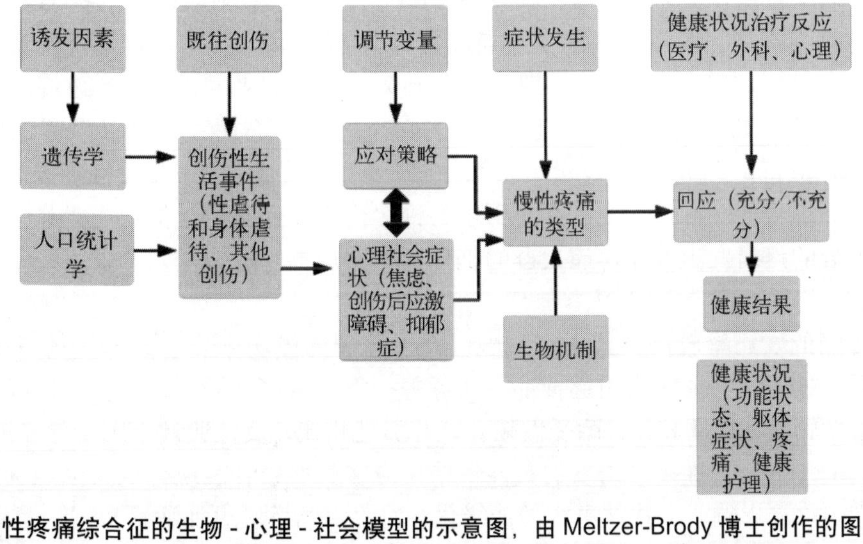

图 6-1 慢性疼痛综合征的生物 - 心理 - 社会模型的示意图，由 Meltzer-Brody 博士创作的图，此前发表在 Meltzer-Brody S，Golden R. “Chronic Pain and Comorbid Mood Disorders.” The Physicians Guide to Depression and Bipolar Disorders

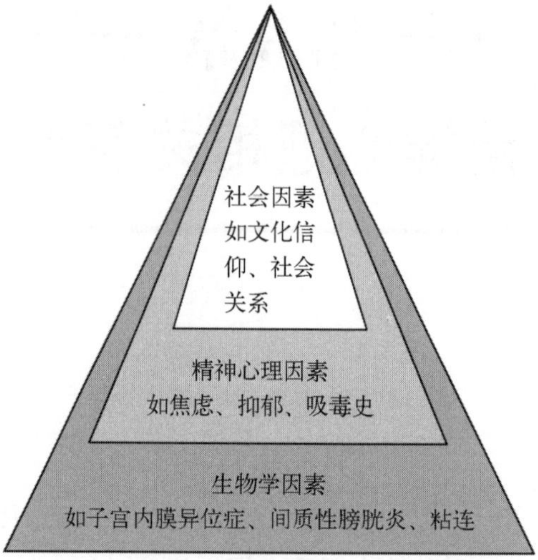

图 6-2 慢性盆腔痛的生物 - 心理 - 社会模式

二、流行病学

慢性疼痛临床表现多维度化，不同患者在躯体状况、心理状况以及社会生活状况上的差异非常大，多种疾病状态、疾病综合征常以慢性疼痛为突出临床表象。一些找不到原发病因的慢性疼痛常与心理因素有关，其中 40% 可因心理因素而加重。尽管有以上局限，但在过去 30 多年中，研究者们仍通过流行病学调查来确定慢性疼痛的患病率、危险因素和管理举措。西方国家总人口中，慢性疼痛患病率为 10% ～ 55%，女性患病率稍高于男性。妇女罹患疼痛综合征较男性多 2 倍，约有 7000 美国人曾报告慢性疼痛，有 1/3 的美国人经历中等或持续性疼痛，其中 10% 的人疼痛症状每年超过 100d。由社会心理因素所致的慢性盆腔疼痛占 5% ～ 25%。因此，心理和社会因素对 CPP 患者的影响不容忽视。

有研究表明，妇科门诊患者约 1/3 以骨盆痛为主诉，亦属医学难以解释的躯体症状（medically unexplained physical symptoms），心理因素可加重或引发持续性疼痛。其一级亲属中常有疼痛综合征、抑郁症或乙醇滥用者。许多研究已经报道了抑郁与疼痛之间的相关性，抑郁人群的疼痛发生率和疼痛人群的抑郁发生率均高于各自单发的发生率，疼痛和抑郁的共患率平均为 50% ～ 60%[2]。

慢性疼痛的发病率较高，其中在我国，慢性疼痛的患病率高达 35%，约有 30% 的人群正在遭受其伤害，并通常会引起抑郁、焦躁等一系列情绪问题[3]。大多数情况下女性对疼痛的敏感性较高、痛阈较低、耐受性较差。与男性相比，女性通常经历着更多周期性的、剧烈并持久的疼痛。慢性疼痛诱发的负性情绪反应在女性患者表现得更为强烈，例如女性患者在遭受到疼痛影响时，往往更容易情绪化，对疼痛的反应更加敏感[4]。

三、病理生理基础

女性 CPP 患者合并中、重度抑郁症（major depressive disorder，MDD）和创伤后应激障碍（posttraumatic stress disorder，PTSD）的情况很常见[5]。合并严重抑郁症或其他精神疾病会改变疼痛敏感度，增加疼痛强度，同时降低耐受疼痛的能力。导水管周围灰质（periaqueductal gray，PAG）作为从边缘前脑和中脑结构到脑干的解剖学纽带，在中枢神经系统中具有对痛觉传递与调节两方面功能的双重调节作用，是机体调控痛觉反应的核心部位，被认为是疼痛调节系统中的中心解剖部位，参与诸多类型疼痛反应的发生过程；参与这一过程的媒介包含 5- 羟色胺能和去甲肾上腺素能神经元，它们是情绪调节中的重要神经递质。当特定疼痛神经元对有害刺激进行反应而被激活时，随即产生伤害性疼痛[6]。

有研究者观察到焦虑抑郁状态是长时间疼痛的结果，同时焦虑抑郁也会加重疼痛的发作频率、疼痛程度，二者互相影响，互为因果，恶性循环，增加治疗难度，并使之慢性化，严重影响患者身心健康，还可引发多种并发症[7]。

有学者们倾向于认为慢性疼痛患者对疼痛的反应是一种依恋行为。不同依恋心理或依恋类型的患者，其应对疼痛的行为、感受到的疼痛强度等均明显不同。有研究表明，研究对象依恋焦虑得分较高，安全型依恋模型人数最多。是否独居、发作频率和依恋焦虑可影响患者的整体疼痛感[8，9]。

四、发病机制

（一）神经生物学机制

近年来越来越多的研究提示抑郁障碍与慢性疼痛存在着一系列共同的神经生物学机制，这些机制被认为是导致两者易于共病的神经生物学基础。

1. 中枢神经系统调节机制　该学说认为抑郁与慢性疼痛在中枢神经系统存在着共同的上行或下行通路。上行通路：疼痛信号来源于躯体外周，伤害性刺激通过感觉神经纤维经脊髓后侧角传入髓质后上行，然后经中脑、下丘脑、丘脑、周边皮质区（前扣带和岛叶皮质），投射到躯体感觉皮质、后顶叶皮质等；下行通路则与此通路平行向下传导。一些情感活动密切相关的脑部区域（如额叶前部皮质、岛叶皮质、颞叶前部皮质、下丘脑、杏仁核等）与参与疼痛信号调节的脑干结构（中脑导水管周围灰质、延髓头端腹内侧）之间的功能活动有着密切的联系[10]。

2. 神经内分泌调节机制　抑郁和慢性疼痛患者均有类似的下丘脑 - 垂体 - 肾上腺轴（hypothalamo-pituitary-adrenal axis，HPA）功能改变，应激是导致两者发生改变的主要诱因，慢性应激引发 HPA 轴功能紊乱，进而导致慢性疼痛与抑郁的发生，因此，认为 HPA 轴功能失调可能是二者发病的共同中介机制。同时大量研究已证实，能够提高 5- 羟色胺和去甲肾上腺素两者水平的抗抑郁药可有效缓解疼痛，如三环类抗抑郁药、5- 羟色胺和去甲肾上腺素再摄取抑制剂[11]。

有研究观察 19 例 CPP 男性患者与同等数量健康男性受试者的静息态功能性磁共振成像（functional magnetic resonance imaging，FMRI），发现患者组两侧前扣带回区较对照组显著减低，而右侧丘脑区较对照组显著增高，这表明慢性疼痛患者存在多个异常激活的脑区使其痛觉调节功能异常[12]。Harper 等研究发现慢性盆腔疼痛女性患者前扣带回的胆碱含量较对照组显著升高，且胆碱水平与消极情绪呈正相关[13，14]。

（二）理解疼痛的心理因素

情绪、思想和行为的心理过程及相互作用涉及不同的中心，它们与疼痛处理的相互作用是复杂的，可产生抑制信号和促进信号处理、评估和反应。焦虑、抑郁和情绪困扰的一般指标可能是持续性疼痛患者中最常评估的心理因素，也是一组负性情绪、思想和行为，也称为消极情绪。疼痛通常与消极的心理情绪共同发生。特别是抑郁和焦虑。焦虑和创伤后应激症状在一些CPP和外阴疼痛的妇女中很常见，这可能是导致健康状况和治疗方法上存在很大差异的原因。

压力可以使神经系统产生长期的生物变化。这些结构性的改变可能与慢性疼痛综合征相关的早期生活和不良生活事件的发生存在相关性。应该询问患者是否存在可能产生这些生物反应并影响患者一般心理健康的不良生活事件[15]。

（三）雌激素与慢性疼痛

雌激素可影响躯体感觉认知和疼痛敏感性，并且对疼痛调节发挥着重要的作用，而这种调节作用主要是通过ERα和ERβ实现的。ERα和ERβ在体内疼痛相关部位有不同的分布模式，并且主要通过痛觉行为学的调节、痛觉传入、以非基因组效应等不同的细胞机制参与痛觉调控，发挥生理及病理效应，因此造成其参与疼痛调控的复杂机制[7]。

慢性疼痛诱发的负性情绪反应在女性患者表现得更为强烈。例如，女性患者在遭受疼痛影响时，更容易情绪化，对疼痛的反应更加敏感。由于雌二醇降低会增加妇女情绪障碍的发生率和症候群，雌二醇水平越低，情绪障碍症状越严重，其与情绪障碍严重程度呈负相关性[7]。

雌激素除了可控制生殖、促进女性发育以及维持能量平衡外，还可作用于中枢神经系统，具有调控情绪反应等功能。脑源性雌激素是疼痛相关厌恶情绪形成的关键因子，前扣带皮层的吻侧部局部合成的脑源性E_2作为一种神经调质，可能通过快速增强兴奋性突触传递和可塑性，参与疼痛厌恶情绪的形成。机体内雌激素的最终效应不仅取决于雌激素本身的分泌与代谢，还与ER的表达与功能密切相关。ER遍及整个大脑，其中包括情绪相关的大脑结构，如杏仁核、海马、丘脑和内嗅皮质。其中，杏仁核内雌激素受体的浓度最高，雌激素可影响这些区域内神经递质（包括多巴胺、儿茶酚胺、5-羟色胺、胆碱类、γ-氨基丁酸系统）的产生效能以及神经元的突触变化，在多个水平上对中枢神经系统发挥作用，从而影响情绪和行为。其中5-HT在焦虑、抑郁情绪调控中的作用受到了广泛关注，雌激素及其受体可在一定程度上对5-HT合成色氨酸羟化酶、5-HT转运体、单胺氧化酶、5-HT受体等产生影响，从而影响神经递质的产生和效能，并最终影响到人们的情绪。雌激素还可以作用于HPA轴改变情绪性行为，HPA轴功能紊乱在许多情绪障碍的发病机制中占有重要的地位，尤其与抑郁症的关系密切。综上所述，雌激素通过神经内分泌等一系列复杂的生理机制影响中枢神经系统进而调控情绪性行为[16-18]。

五、临床表现

许多研究报告了疼痛患者的精神神经症状，包括攻击性、抑制敌意、内疚、焦虑、恐惧症、痴迷、抑郁症、忧郁症、自恋、歇斯底里症和述情障碍。在CPP患者中可以发现既往发生较多压力事件，更高的身体和性虐待率以及随后伴发的创伤后应激障碍（PTSD）。CPP患者的评估不仅评估当前的身心状况，还必须对既往身心创伤进行仔细评估[19]。

六、辅助检查

在理解疼痛的基础上，对患者因疼痛产生的相关心理问题进行评估。几乎所有的诊断措施和标准化的焦虑、抑郁评估方法都是针对无生理疾病的人设计的，因此很难解释CPP。

（一）焦虑的评估

焦虑和担忧本身并非必然构成焦虑障碍。但是，与疼痛相关的焦虑可以相当严重并具有明显的临床表现。可采用汉密尔顿焦虑量表进行评估。

（二）抑郁的评估

抑郁或抑郁情绪在慢性疼痛中很常见，抑郁症可能是疼痛的结果，也可能先于疼痛发生，也可能同时发生。例如，常常与慢性疼痛引起的损伤（工作、休闲活动、社交关系等）有关。由于缺乏合适的评估工具，最好问一个简单的问题，如“疼痛如何影响你的情绪？”如果答案给出了引起患者情绪状态的原因，应该由相应的医师进一步评估。

抑郁评估量表如表 6-1 所示。

表 6-1　抑郁测量工具

工　具	描　述
抑郁自评量表（Self-rating depression scale，SDS）（W. K. Zung，1965）	用于门诊患者的初筛，对情绪状态进行评定
流调中心抑郁量表（CES-D）（Radloff，1977）	针对重度抑郁症的 20 条项目的自评量表，分为四个因子：抑郁情感；躯体症状；正性情感和人际关系
贝克抑郁量表（BDI-II）（Beck，Steer，Brown，1996）	自评量表，20 个条目，用于评估抑郁症。每一项旨在评估与抑郁症的诊断相一致的特定症状或者态度
结构式临床访谈（SCID）（Spitzer，Williams，Gibbons，&First，1992）	是一个半结构式访谈，在临床上用来做 DSM 的轴 I 诊断。SCID 可以用来评估当前（最近 1 个月）是否存在抑郁症诊断，或用来评估抑郁症的终身患病率
汉密尔顿抑郁症结构式访谈（DISH）（Freeland 等，2002）	是一个半结构式访谈工具，被用来评估躯体疾病患者是否存在重性抑郁、轻性抑郁和心境恶劣及其严重程度

（三）人格素质的评估（不良的人格素质往往预示治疗预后不佳）

艾森克人格问卷

明尼苏达多相人格测验

（四）生活时间量表

对病前的精神刺激做定性、定量分析

七、诊断及鉴别诊断

心理因素在疼痛中起主要作用且在临床不能用躯体疾病合理解释的，在精神病学中常常诊断为躯体形式障碍（ICD-10 编码 F45）。躯体形式的疼痛障碍（somatoform pain disorder）是一种不能用生理过程或躯体障碍予以合理解释的、持续而严重的疼痛，患者常感到痛苦，导致社会功能受损。情绪冲突或心理社会问题直接导致了疼痛的发生，医学检查不能发现疼痛部位有相应的器质性变化。病程常迁延，持续 6 个月以上。常见的疼痛部位是头痛、非典型面部痛、腰背痛和慢性盆腔痛。疼痛可位于体表、深部组织或内脏器官。性质可为钝痛、胀痛、酸痛或锐痛。发病高峰年龄为 30 ～ 50 岁，女性多见。患者常以疼痛为主诉反复就医，服用多种药物，有的甚至导致镇静镇痛药物依赖，并伴有焦虑、抑郁和失眠[2]。

躯体形式障碍的诊断标准（CCMD-3）如下。

1. 症状标准

（1）符合神经症的诊断标准。

（2）以躯体症状为主，至少有下列一项：

①对躯体症状过分关心（严重性与实际情况明显不相称），但不是妄想。

②对身体健康过分关心，如对通常出现的生理现象和异常感觉过分关心，但不是妄想。

（3）反复就医或要求医学检查，但检查的阴性结果和医师的合理解释，均不能打消其顾虑。

2. 严重标准　社会功能受损。

3. 病程标准　符合症状标准至少已 3 个月（躯体形式障碍要求至少 2 年、未分化的躯体形式障碍和躯体形式的疼痛障碍要求至少 6 个月以上）。

4. 排除标准　排除其他神经症性障碍、抑郁症、精神分裂症及偏执性精神障碍等。

疼痛障碍的诊断包含三个亚型，它们在心理因素引发、维持或者加剧疼痛的程度等方面各不相同。如果心理因素在疼痛发生严重程度、维持与加剧过程中起着重要作用，那么可诊断为心因性疼痛障碍（CPT 编码 307.80）；如果心理因素对于疼痛障碍的作用为中等程度，则诊断为心因性兼体因性疼痛障碍（CPT 编码 307.89）。如果心理因素所起作用很小或者未起任何作用，则诊断为疼痛障碍，但这并非是一个心理诊断。如果疼痛主要是因为心境障碍、焦虑障碍或精神病性障碍所致，则不宜做疼痛障碍诊断。

八、治疗方案

慢性疼痛有其起始病因和组织损伤以外的成分，这需要获得包括妇产科医师、心理医师、理疗师的综合性多学科治疗。随机对照研究认为，这种治疗模式相对于传统方法能提高患者的生活质量，但对于缓解疼痛方面没有明显优势。对 CPP 患者进行详细而全面的评估应包括全面的妇科检查和完整的心理健康评估。CPP 的治疗必须包括针对精神病合并症和疼痛症状的综合方法。多学科治疗团队为 CPP 提供了最佳的成功机会，除传统医学和外科手术方法外，建议精神病治疗 [精神药理学和 (或) 心理治疗] 至关重要。心理治疗作为慢性盆腔痛的辅助治疗方法，能够提高药物治疗的效果[20，21]。

（一）教育与全面评估

持续的医患沟通对于评估慢性疼痛与生物、心理、社会因素的相关性是至关重要的。需要面谈，对患者进行全面的评估，这包括诸如身体检查、诊断测试，并谨慎使用标准量表和心理测量清单。医患双方都必须认识到慢性疼痛是身体的一个极其复杂的反应过程，基于此共识，才能耐心地完成教育与系统全面评估。

疼痛神经科学教育（pain neuroscience education，PNE）越来越多地被用作慢性疼痛患者的物理治疗的一部分。在 PNE 之前进行彻底的临床生物、心理、社会评估，以交互式和以患者为中心的方式正确解释疼痛的神经生理学和生物 - 心理 - 社会的相互作用。患者通常乐于了解和学习疼痛传递的理论，以及对疼痛的感知与表达等知识是如何经过数世纪发展而来。此外，讨论这一主题使治疗师可以介绍 Melzack 和 Wall（1965）的闸门控制理论；同时介绍疼痛的多维度概念。闸门控制理论的学习有助于患者理解疼痛信号的觉察与传递、信号传递的易化与抑制、疼痛知觉及伤害与疼痛之间的差异。在讨论这个“闸门”及各种不同的因素怎样调节疼痛时，可以用一个疼痛传递是怎样被抑制的例子开始。例如当你在门口撞到自己的胳膊肘并感觉到疼痛时，惯常的反应是揉自己的胳膊肘。当你这样做时，你的疼痛就减轻了。这是因为传递“触摸”信息到大脑的神经纤维抑制或阻碍了疼痛信号的传递。这一伤害没有改变，但这个“门”却关闭了（具体机制见第 2 章疼痛机制）。

当介绍心理因素怎样调节疼痛时，需要讨论由 Melzack 和 Casey（1968）提出的疼痛多维度理论（感觉的、认知的和情感的）。这些维度是相互关联的；单个维度上的变化会影响其他维度。在情感状态、注意力、信念和认知上的改变既可影响疼痛的知觉，也可影响疼痛的应对。

（二）心理动力学治疗

精神分析的观点认为，躯体症状是个体对自身内部或外部环境害怕的替代，是一种变相的情绪发泄。Parsons（1951）提出了患者角色的概念，强调社会对患者角色的特权、补偿等强化效应，即通过患病，可以回避不愿承担的责任并取得关心和照顾，又称继发获益。关于疼痛的精神分析理论主要集中在人格特征、转换机制、自恋机制、社会因素等方面。因此，精神分析疗法着重在寻找症状背后的无意识动机，使之意识化。治疗师通过分析，使求助者自己意识到无意识的症结所在，产生意识层次的领悟，使无意识的心理过程转变为意识的心理过程，了解症状的真实意义，使症状消失。关于这些功能性疼痛的精神分析疗法最经典的技术有自由联想、梦境分析、移情分析和阻抗分析等，催眠治疗也属于精神分析的治疗技术。

（三）认识行为疗法（cognitive behavioral therapy，CBT）

CBT 是由阿伦·贝克博士创立的一大类包括了认知治疗和行为治疗的心理治疗方法，是通过改变个人非适应性的思维和行为模式来减少情绪和行为失调，改善心理问题的一系列心理治疗方法的总和。目前，CBT 已成为世界上传播最为广泛、被使用最多的心理治疗方法[22]。

在 20 世纪 70 年代，行为和认知理论被提出来解释心理因素在疼痛中的作用，并为治疗提供概念框架。用于治疗慢性疼痛的心理干预方法多样，其中主要的有：认知行为治疗，行为治疗或操作条件疗法，以及诸如生物反馈、放松、催眠等自我调节疗法。认知行为治疗或行为治疗只会在其治疗方式所限定的范围内展开。结合认知和行为方法的干预旨在帮助患者重新思考他们对疼痛的思考方式，并增加他们的日常活动。目标是解决患者所承受疼痛问题的所有方面并改善其生活质量。

可是 CBT 操作起来并不简单，虽然法律给予了精神科医师做心理治疗的资格，但由于各方面原因并不是每个人都可以承担。我们希望即便不能承担起心理治疗的工作，也应该有这方面的意识。精神科医师可以和心理治疗师组成合作团队，相对系统的心理治疗交给治疗师完成，联合治疗则由精神科医师负责。

（四）正念疗法（mindfulness-based intervention，MBI）

正念疗法是对以正念为核心的各种心理疗法的统称，目前较为成熟的正念疗法包括正念减压疗法（Mindfulness-based Stress Reduction）、正念认知疗法（Mindfulness-based Cognitive Therapy）、辨证行为疗法（Dialectical Behavioral Therapy）和接纳与承诺疗法（Acceptance and Commitment Therapy）。其被广泛应用于治疗和缓解焦虑、抑郁、强迫、冲动等情绪心理问题，在人格障碍、成瘾、饮食障碍、人际沟通、冲动控制等方面的治疗中也有大量应用。

MBI 创始人乔恩·卡巴金（Jon Kabat-zimn）的正念减压方案中普及的正念技术是有效果的。在其著作《身在，心在》（Wherever You Go，There You Are）中，他将正念定义为“以一种特定的方式来觉察，即有意识地、不加评判地觉察当下”。正念练习就是觉察此时此刻的体验，一心一意地将注意力投注到当下发生的事情上，而不企图改变、留住或摆脱。有研究发现，培养这种活在当下（即使当下疼痛不已）的能力，疼痛及相关焦虑就会减轻。有学者用 MRI 研究大脑后发现，这些变化与加工疼痛信息和调节情绪的脑区的神经重塑有关。

乔恩·卡巴金在《全灾难人生》（Full Catastrophe Living）中介绍了一项冥想练习，鼓励练习者把意念集中到疼痛上并对疼痛采取“冷眼旁观”的态度。正视疼痛，让你自己客观地观察你对疼痛的感受，以及由此产生的一切情绪和心理变化，如恐惧、愤怒、无助和绝望等。但不要评判这些感受是好是坏，而是直面这些感受。运用这项技术，你可以很快领悟一个事实，疼痛是存在的，经受疼痛的人是你。你对你的疼痛有何感受，是由你选择的、是受你控制的。在进行这项练习期间，你不必对你的体验做任何评判。

（五）催眠术

在 19 世纪的印度，苏格兰的 James Esdaile 医师做切断手术及其他外科手术时，使用催眠法作为控制术中疼痛的唯一方法。他做了大量外科手术，并且他的著作表明他不仅使用催眠法很好地控制了疼痛，而且也减少了此类手术的并发症（如休克、感染和出血），降低了死亡率。然而，一氧化二氮和氯仿的引入，作为更加有效的麻醉剂，使催眠的推广受到阻碍。目前尽管使用催眠术少于化学麻醉剂，但催眠仍被用于外科手术、分娩、牙科手术和烧伤清创术中。

催眠现象一直是颇受争议的主题。各种理论竞相去解释它，最主流的两个理论是解离理论（dissociation therapy）和社会认知理论。解离理论认为催眠状态中认知控制机制变得彼此解离，导致对暗示易于接受。社会认知理论则认为催眠是一个人际间现象，人在催眠中按照情景的社会线索、期望和要求的特征行动。

催眠所具有的躯体放松、对暗示具有开放性、注意范围缩窄三大特性使其成为管理疼痛的有用技术。

（六）药物治疗

有治疗效果的药物的作用机制：降低促进疼痛的神经递质活性（如加巴喷丁类药物可减少谷氨酸盐），增加去甲肾上腺素及 5- 羟色胺的量（如三环类抗抑郁药、5- 羟色胺去甲肾上腺素再摄取抑制剂）或 γ - 氨基丁酸（如 γ - 羟基谷氨酸盐）等抑制性神经递质活性。有强证据表明多种药物有治疗慢性疼痛的疗效（证据级别 I A），包括三环类化合物（阿米替林、黛力新）、加巴喷丁类药物（普瑞巴林、加巴喷丁）、5- 羟色胺去甲状腺素再摄取抑制剂（度洛西汀、米那普仑）。有限疗效证据的药物包括选择性 5- 羟色胺再摄取抑制剂（如氟西汀、帕罗西汀、舍曲林、西酞普兰）、小剂量纳曲酮以及大麻素等。必要时联合应用几种具有不同作用机制的药物治疗[23, 24]。

对伴有抑郁症的 CPP 患者，可考虑使用三环类或四环类抗抑郁药，如阿米替林、丙米嗪、氯丙米嗪等，可增强 CPP 患者对疼痛的耐受性，提高睡眠质量，减轻抑郁症状，使疼痛的强度减弱和持续时间缩短。丙米嗪和盐酸度洛西汀更适用于泌尿系统症状的患者。如果出现抗胆碱能副反应，选择性 5- 羟色胺再摄取抑制剂（SSRIs）类药物，如帕罗西汀和西酞普兰可能会更有效。如果抑郁症状明显，考虑使用米氮平，而非阿米替林。加巴喷丁、普瑞巴林、卡马西平等主要用于神经痛的抗癫痫药物也可用于治疗 CPP。没有证据表明它们之间哪种更优。另外，可使用肌松药、α_2 受体激动剂和右美沙芬等辅助治疗。联合用药可提高疗效，如联合应用外周镇痛药及中枢性镇痛药、抗抑郁药和中枢性镇痛药，如果疼痛是由于肌肉痉挛造成，则可使用镇静药或肌松药联合中枢性镇痛药或非甾体抗炎药[25]。

（七）其他治疗

生物反馈疗法是利用现代生理科学仪器，通过人体内生理或病理信息的自身反馈，使患者经过特殊训练后，进行有意识的“意念”控制和心理训练，从而消除病理过程、恢复身心健康的新型心理治疗方法。常用于缓解焦虑症状。

团体心理治疗，一般是由 1 ～ 2 名治疗师主持，治疗对象可由 8 ～ 15 名具有相同或不同问题的成员组成。治疗以聚会的方式出现，可每周 1 次，每次时间 1.5 ～ 2h，治疗次数可视患者的具体问题和具体情况而定。在治疗期间，团体成员就大家所共同关心的问题进行讨论，观察和分析有关自己和他人的心理与行为反应、情感体验和人际关系，从而使自己的行为得以改善。

小结

本章节所提供的内容是 CPP 治疗过程中容易被忽略的部分。人们在探究疾病病理学和症状治疗的过程渐渐重视心理学的作用。以患者为中心，强调生物、心理和社会因素在慢性疼痛过程中的动态交互作用，才是治疗慢性疾病的最佳途径。在治疗疾病的同时，应该保持积极而有意义的生活方式，心理学在此干预中有其独特的价值。本章节提纲挈领将有关知识点及研究进展进行了归纳和分析，为从事健康医疗护理人员提供了疼痛及其管理的相关心理学知识，希望为 CPP 的综合治疗提供参考价值。

（谈海英　姜　飞　王忠民）

参考文献

[1] Meltzer-Brody S. Psychiatric comorbidity in women with chronic pelvic pain[J]. CNS spectrums，2011，16(2): 29-35.

[2] 沈渔邨 . 精神病学 [M]. 第 5 版 . 北京 : 人民卫生出版社，2014: 680

[3] Chen B，Li L，Connor D，et al. Prevalence and characteristics of chronic body pain in China: a national study[J]. Springerplus，2016，5(1): 1-6.

[4] Affaitati G，Ceccarelli I，Fiorenzani P，et al. Sex differences in the analgesic effects of ICI 182，780 and Flutamide on ureteral calculosis in rats[J]. Hormones & Behavior，2011，59(1): 9-13.

[5] Giesecke T，Gracely RH，Williams DA，et al. The relationship between depression，clinical pain，and experimental pain in a chronic pain cohort[J]. Arthritis and Rheumatism，2005，52(5): 1577-1584.

[6] 杜宜楠，马宁，张海波，等 . 导水管周围灰质在痛觉调控过程中作用的研究进展 [J]. 神经解剖学杂志，2019，35(6): 675-679.

[7] 张雨桐，王姿雯，杜佳蓉，等 . 雌激素参与慢性痛的性别差异 [J]. 中国疼痛医学杂志，2018，24(7): 536-541.

[8] LC，Kolb. Attachment behavior and pain complaints[J]. Psychosomatics. 1982，23(4): 413-425.

[9] 李瑞玲，王靓，戴付敏，等 . 依恋与老年慢性疼痛关系的研究进展 [J]. 中华护理杂志，2015，50(5): 537-540.
[10] Bair MJ，Robinson RL，Katon W. Depression and pain comorbidity: a literature review[J]. Archives of internal medicine，2003，163(20): 2433-2445.
[11] Blackburn-munro G. Hypothalamo-pituitary-adrenal axis dysfunction as a contributory factor to chronic pain and depression[J]. Current pain and headache reports，2004，8(2): 116-124.
[12] 白岩，丁德刚，刘鹏，等 . 男性慢性盆腔疼痛综合征患者疼痛调节 fMRI 局部一致性研究 [J]. 中华行为医学与脑科学杂志，2017，26(1): 27-31.
[13] Harper DE，Ichesco E，Schrepf A，et al. Relationships between brain metabolite levels，functional connectivity，and negative mood in urologic chronic pelvic pain syn-drome patients compared to controls: A MAPP research network study[J]. Neuroimage Clin，2018，17: 570-578.
[14] 岳茜，王朗，方可薇，等 . 慢性疼痛的脑磁共振成像研究进展 [J]. 中国疼痛医学杂志，2018，24(12): 943-946.
[15] Berkley KJ. A life of pelvic pain[J]. Physiology & behavior，2005，86(3): 272-280.
[16] 郝志，刘欢，乔明琦 . 雌激素及其受体介导的 5- 羟色胺能系统在情绪调控中的作用研究进展 [J]. 中国医药导报，2016，13(23): 45-48.
[17] Marcelli V，Esposito F，Aragri A，et al. Spatio-temporal pattern of vestibular information processing after brief caloric stimulation[J]. Eur J Radiol，2009，70: 312-316.
[18] Dieterich M. Functional brain imaging of peripheral and central vestibular disorders[J]. Brain: a journal of neurology，2008，131(Pt 10): 2538-2552.
[19] Cheong Y. Chronic pelvic pain: a etiology and therapy[J]. Best practice & research. Clinical obstetrics & gynecology，2006，20(5): 695-711.
[20] Savidge CJ. Psychological aspects of chronic pelvic pain[J]. Journal of psychosomatic research，1997，42(5): 433-444.
[21] Fry RP，Crisp AH. Sociopsychological factors in chronic pelvic pain: a review[J]. Journal of psychosomatic research，1997，42(1): 1-15.
[22] Nickel JC，Mullins C. Development of an evidence-based cognitive behavioral treatment program for men with chronic prostatitis/chronic pelvic pain syndrome[J]. World journal of urology，2008，26(2): 167-172.
[23] 吴爱勤，游林林 . 慢性疼痛与抑郁的心身医学整合观 [J]. 医学与哲学 (B)，2014(12): 1-4.
[24] McMahon SB，Koltzenburg M. Wall and Melzack’s Textbook of Pain[S]. 5th ed. Philadelphia: Churchill Livingstone，2005: 481-497.
[25] 武昕，钟艳芬 . 慢性盆腔痛的非手术治疗 [J]. 中国实用妇科与产科杂，2013，29(3): 189-191.

附录　量　　表

一、汉密尔顿焦虑量表（HAMA）

指导语：在下列最适合被测试者的情况上打钩。

（0）为无症状；（1）轻；（2）中等；（3）重；（4）极重

1. 焦虑心境
2. 紧张
3. 害怕

4. 失眠
5. 认知功能
6. 抑郁心境
7. 肌肉系统症状
8. 感觉系统症状
9. 心血管系统症状
10. 呼吸系统症状
11. 胃肠道症状
12. 生殖泌尿系统症状
13. 自主神经系统症状
14. 会谈时行为表现

汉密尔顿焦虑量表（Hamilton Anxiety Scale，HAMA）由 Hamilton 于 1959 年编制。它是精神科临床中常用的量表之一，包括 14 个项目。

【项目和评定标准】

HAMA 所有项目采用 0 ～ 4 分的 5 级评分法，各级的标准为：(0) 无症状；(1) 轻；(2) 中等；(3) 重；(4) 极重。

【评定注意事项】

1. 应由经过培训的两名医师对患者进行联合检查。采用交谈与观察的方式，检查结束后，两名评定者分别独立评分。做一次评定约需 10 ～ 15min。

2. 评定的时间范围：入组时，评定当时或入组前一周的情况，治疗后 2 ～ 6 周，以同样方式，对入组患者再次评定且用以比较治疗前后症状和病情的变化。

3. 主要用于评定神经症及其他患者的焦虑症状的严重程度。

4. HAMA 中，除第 14 项需结合观察外，所有项目都根据患者的口头叙述进行评分，同时特别强调受检者的主观体验，这也是 HAMA 编制者的医疗观点。因为患者仅仅在有病的主观感觉时，方来就诊，并接受治疗，故此可作为病情进步与否的标准。

5. HAMA 无工作用的评分标准，但一般可以这样评分：①症状轻微；②有肯定的症状，但不影响生活与活动；③症状重，需加处理，或已影响生活活动；④症状极重，严重影响其生活。

总分能较好地反映病情严重程度。量表协作组曾对 230 例不同亚型的神经症患者的 HAMA 总分进行比较，神经衰弱总分为 21.00，焦虑症为 29.25，抑郁性神经症为 23.87；因此，焦虑症状是焦虑症患者中的突出表现。该组患者为一组病情程度偏重的焦虑症。

按照全国量表协作组提供的资料，总分超过 29 分，可能为严重焦虑；超过 21 分，肯定有明显焦虑；超过 14 分，肯定有焦虑；超过 7 分，可能有焦虑；如小于 6 分，患者就没有焦虑症状。一般划界分，HAMA14 项分界值为 14 分。

因子分析：

HAMA 仅分为躯体性和精神性两大类因子结构。躯体性焦虑：由（7）躯体性焦虑，肌肉系统，（8）躯体性焦虑：感觉系统，（9）心血管系统症状，（10）呼吸症状，（11）胃肠道症状，（12）生殖泌尿系统症状，（13）自主神经系统症状 7 项组成。通过因子分析，不仅可以具体反映患者的精神病理学特点，也可反映靶症状群的治疗结果。

1. 焦虑心境（anxious mood） 担心、担忧，感到有最坏的事将要发生，容易激惹。

2. 紧张（tension） 紧张感、易疲劳、不能放松，情绪反应，易哭、颤抖、感到不安。

3. 害怕（fears） 害怕黑暗、陌生人、一人独处、动物、乘车或旅行及人多的场合。

4. 失眠（insomnia） 难以入睡、易醒、睡得不深、多梦、夜惊、醒后感疲倦。

5. 认知功能（cognitive） 障碍或称记忆、注意障碍，注意力不能集中，记忆力差。

6. 抑郁心境（depressed mood） 丧失兴趣、对以往爱好缺乏快感、抑郁、早醒、昼重夜轻。

7. 躯体性焦虑 肌肉系统（somatic anxiety: muscular）：肌肉酸痛、活动不灵活、肌肉抽动、肢体抽动、牙齿打颤、声音发抖。

8. 躯体性焦虑 感觉系统（somatic anxiety: sensory）：视物模糊、发冷发热、软弱无力感、浑身刺痛。

9. 心血管系统症状（cardiovascular-symptoms） 心动过速、心悸、胸痛、血管跳动感、昏倒感、心搏脱漏。

10. 呼吸系统症状（respiratory symptoms） 胸闷、窒息感、叹息、呼吸困难。

11. 胃肠道症状（gastro-intestinal symptoms） 吞咽困难、嗳气、消化不良（进食后腹痛、腹胀、恶心、胃部饱感）、肠动感、肠鸣、腹泻、体重减轻、便秘。

12. 生殖泌尿系统症状（genito-urinary symptoms） 尿意频数、尿急、停经、性冷淡、早泻、阳痿。

13. 自主神经系统症状（autonomic symptom） 口干、潮红、苍白、易出汗、起鸡皮疙瘩、紧张性头痛、毛发竖起。

14. 会谈时行为表现（behavior at interview）

（1）一般表现：紧张、不能松弛、忐忑不安、咬手指、紧紧握拳、摸弄手帕、面肌抽搐、不宁顿足、手发抖、皱眉、表情僵硬、肌张力高、叹气样呼吸、面色苍白。

（2）生理表现：吞咽、打呃、安静时心率快、呼吸快（20 次 / 分以上）、腱反射亢进、震颤、瞳孔放大、眼睑跳动、易出汗、眼球突出。

【应用评价】

1. 信度 评定者若经 10 次以上的系统训练后，可取得极好的一致性。我们曾对 19 例次的焦虑症患者做了联合检查。两评定员间的一致性相当好，其总分评定的信度系数 r 为 0.93，各单项症状评分的信度系数为 0.83 ～ 1.00，P 值均小于 0.01。

2. 效度 HAMA 总分能很好地反映焦虑状态的严重程度。我们对 36 例焦虑神经症的病情严重程度系数为 0.36（$P < 0.05$）。

3. 实用性 本量表评定方法简便易行，可用于焦虑症，但不适宜于估计各种精神病时的焦虑状态。同时，与 HAMD 相比较，有些重复的项目，如抑郁心境、躯体性焦虑、胃肠道症状及失眠等，故对于焦虑症与抑郁症，HAMA 与 HAMD 一样，都不能很好地进行鉴别。

HAMA 评定时应注意：

1. 主要用于评定神经症及其他患者的焦虑症状的严重程度。

2. 评定时间范围：入组时，评定当时或入组前一周的情况，治疗后 2 ～ 6 周，以同样方式，对入组患者再次评定，比较治疗前后的症状和病情的变化。

结果分析：

总分：能较好地反映病情严重程度。

因子分析：通过因子分析，不仅可以具体反映患者的精神病理学特点，也可以反映症状群的治疗结果。

HAMA分躯体性和精神性两大类因子结构：

（1）躯体性焦虑（somatic anxiety）：由肌肉系统、感觉系统、心血管系统症状、呼吸系统症状、胃肠道症状、生殖泌尿系统症状和自主神经系症状7项组成。

（2）精神性焦虑（psychic anxiety）：由焦虑心境、紧张、害怕、失眠、认知功能、抑郁心境及会谈时行为表现7项组成。

汉密尔顿抑郁量表（Hamilton Depression Scale，HAMD）内容：

1. 抑郁情绪　选择以下1～4分。

（1）只在问到时才诉述；

（2）在访谈中自发地表达；

（3）不用言语也可从表情、姿势、声音或欲哭中流露出这种情绪；

（4）患者的自发言语和非语言表达（表情、动作）几乎完全表现为这种情绪。

2. 有罪感

（1）责备自己，感到自己已连累他人；

（2）认为自己犯了罪，或反复思考以往的过失和错误；

（3）认为目前的疾病，是对自己错误的惩罚，或有罪恶妄想；

（4）罪恶妄想伴有指责或威胁性幻觉。

3. 自杀

（1）觉得活着没有意义；

（2）希望自己已经死去，或常想到与死有关的事；

（3）消极观念（自杀念头）；

（4）有自杀行为。

4. 入睡困难　初段失眠。

（1）主诉有入睡困难，上床30min后仍不能入睡（要注意患者平时入睡的时间）；

（2）主诉每晚均有入睡困难。

5. 睡眠不深　中段失眠。

（1）睡眠浅，多噩梦；

（2）半夜（晚12点钟以前）曾醒来（不包括上厕所）。

6. 早醒　末段睡眠。

（1）有早醒，比平时早醒1h，但能重新入睡（应排除平时的习惯）；

（2）早醒后无法重新入睡。

7. 工作和兴趣

（1）提问时才诉述；

（2）自发地直接或间接表达对活动、工作或学习失去兴趣，如感到无精打采，犹豫不决，不能坚持或强迫自己去工作或活动；

（3）活动时间减少或成效下降，住院患者每天参加病房劳动或娱乐不满3h；

（4）因目前的疾病而停止工作，住院者不参加任何活动或没有他人帮助不能完成病室日常事务（注意不能凡住院就打 4 分）。

8. 阻滞　指思想和言语缓慢，注意力难以集中，主动性减退。

（1）精神检查中发现轻度阻滞；

（2）精神检查发现明显阻滞；

（3）精神检查进行困难；

（4）完全不能回答问题（木僵）。

9. 激越

（1）检查时有些心神不宁；

（2）明显心神不宁或小动作多；

（3）不能静坐检查中曾起立；

（4）搓手、咬手指、扯头发、咬嘴唇。

10. 精神性焦虑

（1）问时诉述；

（2）自发地表达；

（3）表情和言语流露出明显忧虑；

（4）明显惊恐。

11. 躯体性焦虑　指焦虑的生理症状，包括口干、腹胀、腹泻、打嗝、腹绞痛、心悸、头痛、过度换气和叹气，以及尿频和出汗。

（1）轻度；

（2）中度，有肯定的上述症状；

（3）重度，上述症状严重，影响生活或需要处理；

（4）严重影响生活和活动。

12. 胃肠道症状

（1）食欲减退，但不需要他人鼓励便自行进食；

（2）进食需他人催促或请求和需要应用泻药或助消化药。

13. 全身症状

（1）四肢、背部或颈部沉重感，背痛、头痛、肌肉疼痛，全身乏力或疲倦；

（2）症状明显。

14. 性症状　指性欲减退，月经紊乱等。

（1）轻度；

（2）重度；

（3）不能肯定，或该项对被评者不适合（不计入总分）。

15. 疑病

（1）对身体过分关注；

（2）反复考虑健康问题；

（3）有疑病妄想；

（4）伴有幻觉的疑病妄想。

16. 体重减轻

（1）按病史评定：①患者述可能有体重减轻；②肯定体重减轻。

（2）按体重记录评定：① 1 周内体重减轻超过 0.5kg；② 1 周内体重减轻超过 1kg。

17. 自知力

（1）知道自己有病，表现为忧郁；

（2）知道自己有病，但归咎伙食太差，环境问题，工作过忙，病毒感染或需要休息；

（3）完全否认有病。

评定方法：

HAMD 大部分项目采用 0 ～ 4 分的 5 级评分法。各级的标准为：(0) 无；(1) 轻度；(2) 中度；(3) 重度；(4) 极重度。少数项目采用 0 ～ 2 分的 3 级评分法，其分级的标准为：(0) 无；(1) 轻～中度；(2) 重度。

结果判定：

（1）总分超过 24 分为严重抑郁，超过 17 分为轻或中度抑郁，小于 7 分无抑郁症状。

（2）因子分：HAMD 可归纳为 5 类因子结构：①焦虑躯体化：由精神性焦虑、躯体性焦虑、胃肠道症状、疑病和自知力 5 项组成（即 10、11、12、15、17 项）；②体重：即体重减轻一项（第 16 项）；③认知障碍：由自罪感、自杀、激越等组成（2、3、9 项）；④阻滞：由抑郁情绪、工作和兴趣、阻滞和性症状等 4 项组成（1、7、8、14 项）；⑤睡眠障碍：由入睡困难、睡眠不深和早醒 3 项组成（4 ～ 6 项）。

通过因子分析，不仅可以具体反映患者的病情特点，也可反映靶症状群的临床结果。

注意事项：

（1）评定的时间范围为过去 1 周内。

（2）由两名医师采用交谈与观察的方式进行检查，检查结束后，两名评定者分别独立评分。

（3）如用以疗效评估，应在开始治疗前和治疗后各评定 1 次，以便对比疗效。

（4）HAMD 中，第 8、9 及第 11 项依据对患者的观察进行评定；其余各项则根据患者自己的口头叙述评分；其中第 1 项须两者兼顾。此外，第 7 项尚需向患者家属或病房工作人员收集资料；第 16 项最好根据体重记录，也可依据患者主诉及其家属或病房工作人员所提供的资料评定。

二、症状自评量表 -SCL90

症状自评量表 -SCL90 是世界上最著名的心理健康测试量表之一，是当前使用最为广泛的精神障碍和心理疾病门诊检查量表。SCL90 协助我们从十个方面来了解自己的心理健康程度。

症状自评量表（Self-reporting Inventory），又名 90 项症状清单（SCL-90），有时也叫作 Hopkin’s 症状清单（HSCL，编制年代早于 SCL-90，作者为同一人，HCSL 最早版编于 1954 年）。于 1975 年编制，其作者是德若伽提斯（L. R. Derogatis）。该量表共有 90 个项目，包含有较广泛的精神病症状学内容，从感觉、情感、思维、意识、行为直至生活习惯、人际关系、饮食睡眠等，均有涉及，并采用 10 个因子分别反映 10 个方面的心理症状情况。

说明：下面有 90 条测验项目，列出了有些人可能会有的问题，请仔细地阅读每一条，然后根据最近 1 周以内，您的实际感觉，选择适合的答案点击，请注意不要漏题。

1. 头痛

没有　很轻　中等　偏重　严重

2. 神经过敏，心中不踏实

没有　很轻　中等　偏重　严重

3. 头脑中有不必要的想法或字句盘旋

没有　很轻　中等　偏重　严重

4. 头晕或晕倒

没有　很轻　中等　偏重　严重

5. 对异性的兴趣减退

没有　很轻　中等　偏重　严重

6. 对旁人责备求全

没有　很轻　中等　偏重　严重

7. 感到别人能控制你的思想

没有　很轻　中等　偏重　严重

8. 责怪别人制造麻烦

没有　很轻　中等　偏重　严重

9. 忘记性大

没有　很轻　中等　偏重　严重

10. 担心自己的衣饰整齐及仪态的端正

没有　很轻　中等　偏重　严重

11. 容易烦恼和激动

没有　很轻　中等　偏重　严重

12. 胸痛

没有　很轻　中等　偏重　严重

13. 害怕空旷的场所或街道

没有　很轻　中等　偏重　严重

14. 感到自己的精力下降，活动减慢

没有　很轻　中等　偏重　严重

15. 想结束自己的生命

没有　很轻　中等　偏重　严重

16. 听到旁人听不到的声音

没有　很轻　中等　偏重　严重

17. 发抖

没有　很轻　中等　偏重　严重

18. 感到大多数人都不可信任

没有　很轻　中等　偏重　严重

19. 胃口不好

没有　很轻　中等　偏重　严重

20. 容易哭泣
没有 很轻 中等 偏重 严重
21. 同异性相处时感到害羞不自在
没有 很轻 中等 偏重 严重
22. 感到受骗，中了圈套或有人想抓您
没有 很轻 中等 偏重 严重
23. 无缘无故地突然感到害怕
没有 很轻 中等 偏重 严重
24. 自己不能控制地大发脾气
没有 很轻 中等 偏重 严重
25. 怕单独出门
没有 很轻 中等 偏重 严重
26. 经常责怪自己
没有 很轻 中等 偏重 严重
27. 腰痛
没有 很轻 中等 偏重 严重
28. 感到难以完成任务
没有 很轻 中等 偏重 严重
29. 感到孤独
没有 很轻 中等 偏重 严重
30. 感到苦闷
没有 很轻 中等 偏重 严重
31. 过分担忧
没有 很轻 中等 偏重 严重
32. 对事物不感兴趣
没有 很轻 中等 偏重 严重
33. 感到害怕
没有 很轻 中等 偏重 严重
34. 我的感情容易受到伤害
没有 很轻 中等 偏重 严重
35. 旁人能知道您的私下想法
没有 很轻 中等 偏重 严重
36. 感到别人不理解您不同情你
没有 很轻 中等 偏重 严重
37. 感到人们对你不友好，不喜欢您
没有 很轻 中等 偏重 严重
38. 做事必须做得很慢以保证做得正确
没有 很轻 中等 偏重 严重

39. 心跳得很厉害

没有 很轻 中等 偏重 严重

40. 恶心或胃部不舒服

没有 很轻 中等 偏重 严重

41. 感到比不上他人

没有 很轻 中等 偏重 严重

42. 肌肉酸痛

没有 很轻 中等 偏重 严重

43. 感到有人在监视您谈论您

没有 很轻 中等 偏重 严重

44. 难以入睡

没有 很轻 中等 偏重 严重

45. 做事必须反复检查

没有 很轻 中等 偏重 严重

46. 难以作出决定

没有 很轻 中等 偏重 严重

47. 怕乘电车、公共汽车、地铁或火车

没有 很轻 中等 偏重 严重

48. 呼吸有困难

没有 很轻 中等 偏重 严重

49. 一阵阵发冷或发热

没有 很轻 中等 偏重 严重

50. 因为感到害怕而避开某些东西，场合或活动

没有 很轻 中等 偏重 严重

51. 脑子变空了

没有 很轻 中等 偏重 严重

52. 身体发麻或刺痛

没有 很轻 中等 偏重 严重

53. 喉咙有梗塞感

没有 很轻 中等 偏重 严重

54. 感到对前途没有希望

没有 很轻 中等 偏重 严重

55. 不能集中注意力

没有 很轻 中等 偏重 严重

56. 感到身体的某一部分较弱无力

没有 很轻 中等 偏重 严重

57. 感到紧张或容易紧张

没有 很轻 中等 偏重 严重

58. 感到手或足发沉
没有 很轻 中等 偏重 严重
59. 想到有关死亡的事
没有 很轻 中等 偏重 严重
60. 吃得太多
没有 很轻 中等 偏重 严重
61. 当别人看着您或谈论您时感到不自在
没有 很轻 中等 偏重 严重
62. 有一些不属于您自己的想法
没有 很轻 中等 偏重 严重
63. 有想打人或伤害他人的冲动
没有 很轻 中等 偏重 严重
64. 醒得太早
没有 很轻 中等 偏重 严重
65. 必须反复洗手、点数目或触摸某些东西
没有 很轻 中等 偏重 严重
66. 睡得不稳不深
没有 很轻 中等 偏重 严重
67. 有想摔坏或破坏东西的冲动
没有 很轻 中等 偏重 严重
68. 有一些别人没有的想法或念头
没有 很轻 中等 偏重 严重
69. 感到对别人神经过敏
没有 很轻 中等 偏重 严重
70. 在商店或电影院等人多的地方感到不自在
没有 很轻 中等 偏重 严重
71. 感到任何事情都很难做
没有 很轻 中等 偏重 严重
72. 一阵阵恐惧或惊恐
没有 很轻 中等 偏重 严重
73. 感到在公共场合吃东西很不舒服
没有 很轻 中等 偏重 严重
74. 经常与人争论
没有 很轻 中等 偏重 严重
75. 单独一人时神经很紧张
没有 很轻 中等 偏重 严重
76. 别人对您的成绩没有作出恰当的评价
没有 很轻 中等 偏重 严重

77. 即使和别人在一起也感到孤单
没有 很轻 中等 偏重 严重
78. 感到坐立不安心神不宁
没有 很轻 中等 偏重 严重
79. 感到自己没有什么价值
没有 很轻 中等 偏重 严重
80. 感到熟悉的东西变成陌生或不像是真的
没有 很轻 中等 偏重 严重
81. 大叫或摔东西
没有 很轻 中等 偏重 严重
82. 害怕会在公共场合晕倒
没有 很轻 中等 偏重 严重
83. 感到别人想占您的便宜
没有 很轻 中等 偏重 严重
84. 为一些有关“性”的想法而很苦恼
没有 很轻 中等 偏重 严重
85. 认为应该因为自己的过错而受到惩罚
没有 很轻 中等 偏重 严重
86. 感到要赶快把事情做完
没有 很轻 中等 偏重 严重
87. 感到自己的身体有严重问题
没有 很轻 中等 偏重 严重
88. 从未感到和其他人很亲近
没有 很轻 中等 偏重 严重
89. 感到自己有罪
没有 很轻 中等 偏重 严重
90. 感到自己的脑子有毛病
没有 很轻 中等 偏重 严重

三、生活事件量表（LES）

指导语：

下面是每个人都有可能遇到的一些日常生活事件，究竟是好事还是坏事，可根据个人情况自行判断。这些事件可能对个人有精神上的影响（体验为紧张、压力、兴奋或苦恼等），影响的轻重程度是各不相同的。影响持续的时间也不一样。请你根据自己的情况，实事求是地回答下列问题，填表不记姓名，完全保密，在请在最适合的答案上打钩。

生活事件名称	事件发生时间				性质		精神影响程度					影响持续时间				备注
	未发生	一年前	一年内	长期性	好事	坏事	无影响	轻度	中度	重度	极重	三月内	半年内	一年内	一年以上	
举例：房屋拆迁			✓			✓							✓			
家庭有关问题 1. 恋爱或订婚																
2. 恋爱失败、破裂																
3. 结婚																
4. 自己（爱人）怀孕																
5. 自己（爱人）流产																
6. 家庭增添新成员																
7. 与爱人父母不和																
8. 夫妻感情不好																
9. 夫妻分居(因不和)																
10. 性生活不满意或独身																
11. 夫妻两地分居(工作需要)																
12. 配偶一方有外遇																
13. 夫妻重归于好																
14. 超指标生育																
15. 本人（爱人）做绝育手术																
16. 配偶死亡																
17. 离婚																
18. 子女升学（就业）失败																

续表

生活事件名称	事件发生时间				性质		精神影响程度					影响持续时间				备注
	未发生	一年前	一年内	长期性	好事	坏事	无影响	轻度	中度	重度	极重	三月内	半年内	一年内	一年以上	
19. 子女管教困难																
20. 子女长期离家																
21. 父母不和																
22. 家庭经济困难																
23. 欠债 500 元以上																
24. 经济情况显著改善																
25. 家庭成员重病或重伤																
26. 家庭成员死亡																
27. 本人重病或重伤																
28. 住房紧张																
工作学习中的问题 29. 待业、无业																
30. 开始就业																
31. 高考失败																
32. 扣发奖金或罚款																
33. 突出的个人成就																
34. 晋升、提级																
35. 对现职工作不满意																
36. 工作学习中压力大（如成绩不好）																
37. 与上级关系紧张																
38. 与同事邻居不和																

续表

生活事件名称	事件发生时间				性质		精神影响程度					影响持续时间				备注
	未发生	一年前	一年内	长期性	好事	坏事	无影响	轻度	中度	重度	极重	三月内	半年内	一年内	一年以上	
39. 第一次远走他乡																
40 生活规律重大变动（饮食睡眠规律改变）																
41. 本人退休离休或未安排具体																
社交与其他问题 42. 好友重病或重伤																
43. 好友死亡																
44. 被人误会、错怪、诬告、议论																
45. 介入民事法律纠纷																
46. 被拘留、受审																
47. 失窃、财产损失																
48. 意外惊吓、发生事故、自然灾害																
如果你还经历过其他的生活事件，请依次填写																
49.																
50.																
正性事件值： 负性事件值： 总值：																

第7章

慢性盆腔痛的肌肉筋膜系统病因

女性慢性盆腔痛（Chronic Pelvic Pain，CPP）是一种较常见妇科疾病，严重威胁女性身心健康，给家庭及社会带来巨大的负担，已经成为一个严重健康问题。慢性盆腔痛的病因复杂，可能是多方面因素导致这种症状的发生，研究发现妇科、泌尿、消化、骨骼肌肉、神经、心理等多个系统疾病是导致慢性盆腔痛的主要病因，目前慢性盆腔痛可以分为病因明确、与特定器官疾病相关的慢性盆腔疼痛和未明确病因的慢性盆腔疼痛综合征（Chronic Pelvic Pain Syndrome，CPPS）两大类，CPPS是指无感染或其他明显的局部病理改变，非特定疾病引起的慢性盆腔疼痛，盆底肌筋膜源性疼痛应归属于慢性盆腔疼痛综合征[1]。肌筋膜源性盆腔痛（Myofascial Pelvic Pain，MFPP）其特征是除了疼痛外还存在肌筋膜疼痛触发点，肌筋膜触发点的存在可能是局部肌筋膜疼痛综合征类疾病最常见的原因之一[2，3]。Hoffman等[4]通过研究的成果认为，引起慢性盆腔痛令人困惑的临床表现可能有如下四种机制：内脏性-内脏性导致痉挛、内脏性-躯体性导致痉挛、盆底肌肉过度紧张导致痉挛和中枢敏感化。肌筋膜疼痛触发点可分为潜在性及激活性两类，激活性的疼痛触发点能够引起肌筋膜的疼痛，而潜在的疼痛触发点被激活后也可能引起疼痛症状。

疼痛症状可分为急性、慢性和复发性，激活的疼痛触发点引发的急性发作的疼痛症状，不具有自限性，如果激活疼痛触发点的因素持续存在，则可以导致疼痛症状持续加重，甚至引起新的疼痛症状，导致发生慢性盆腔疼痛。长期遭受慢性盆腔痛的折磨，给患者的身体上及心理上造成巨大影响。另外，就诊率低会更加重此现象的发生。长期存在严重疼痛症状常常降低患者的活动、生活及工作能力，影响心理情绪的变化，甚至有可能引起抑郁症。很多人的疼痛症状并不能够被家人及朋友理解，认为他们是在“说谎”，同时医师亦缺乏相应的专业诊治能力，导致患者无法得到帮助，疼痛症状无法得到缓解，逐渐加重甚至引起严重的全身健康问题。本章主要介绍肌筋膜源性相关病因导致CPP，以希提高医师对此类疾病的认识。

一、流行病学

流行病学调查显示，慢性盆腔痛的患病率和发病率逐年升高，对女性生活质量和社会经济产生重大影响，2%～16%的全世界女性受到CPP影响，澳大利亚女性约为21.5%，新西兰女性为24%～25.5%。英国女性每月发病率为1.6%，平均疼痛症状持续时间为15个月，只有10%的人咨询妇科医师，约8%的人咨询泌尿科医师，1%的人向初级保健医师寻求帮助。25%的病例在首次咨询后3～4年才被诊断出患有CPP。25%的CPP患者每月因疼痛失去一天半的工作，58% 的人正常活动受到限制，2.7% 社交和性活动受到影响，1% 请求心理咨询[5]。美国慢性盆腔疼痛影响 15% ～ 20% 的女性，年龄范围为 18 ～ 50 岁，每年以慢性盆腔痛就诊的女性占妇科就诊人数的 10%，社会经济负担严重，导致医疗保健系统每年花费 28 亿美元用于慢性盆腔痛的诊治，生产力损失约 150 亿美元[6]。据估计，在 1000 万患有慢性盆腔疼痛的女性中，只有不到 70% 的人接受正确的诊断和治疗计划，30% 的患者仍未得到诊断[7]。

二、病理生理基础

人体结构较复杂，由多个系统构成，主要包括运动系统、消化系统、呼吸系统、泌尿系统、生殖系统、内分泌系统、免疫系统、神经系统及循环系统九大系统。原林等[8, 9]结合多学科理论，在国际上率先提出由间充质终结演化而成的筋膜支架在机体内形成了一个能监测和调节机体功能组织细胞的生命活动和功能活动，维持机体内环境稳定的功能系统，将之列为人体第十大系统——自体监测和调控系统，简称筋膜系统。筋膜遍布人体全身，相互密切连接，参与构成人体各个组织器官，例如被膜、隔膜和内部支架等结构。以往传统观点认为筋膜仅仅具有填充、支持和连接作用，而对其深层复杂的生物学意义还缺乏足够的认识和研究，筋膜在人体中发挥着主要作用，在明确全身的筋膜作用之前，我们有必要先了解一下筋膜的组织构成。

筋膜广泛覆盖人体全身，与身体各重要脏器关系密切，不同部位的筋膜均由纤维结缔组织构成。结缔组织是人体四大基本类型之一，另外三种分别为上皮组织、肌肉组织、神经组织。结缔组织在机体中普遍存在，参与机体和器官的组成，主要由三种成分构成，包括细胞、纤维和细胞外基质，由于各个部位生理特点不同，各成分所占比例有所不同。结缔组织有三种类型：特有的结缔组织、固有的结缔组织和胚胎性的结缔组织。本章中我们主要研究的是固有结缔组织，其他分类信息不在此描述。固有结缔组织包括疏松结缔组织和致密结缔组织，遍布人体的筋膜都属于固有结缔组织，包绕身体的所有器官和体腔，将身体的各部分连接起来。

致密结缔组织是一层白色有弹性的组织，包含着被紧密包裹的胶原纤维束，所有的纤维都朝向一个方向，施加于组织所在身体的某部分力的方向平行，其中，腱膜并不等同于筋膜（图 7-1）。筋膜分为浅筋膜和深筋膜两类，研究显示浅筋膜属于疏松结缔组织，深筋膜应归属于致密结缔组织[10, 11]。

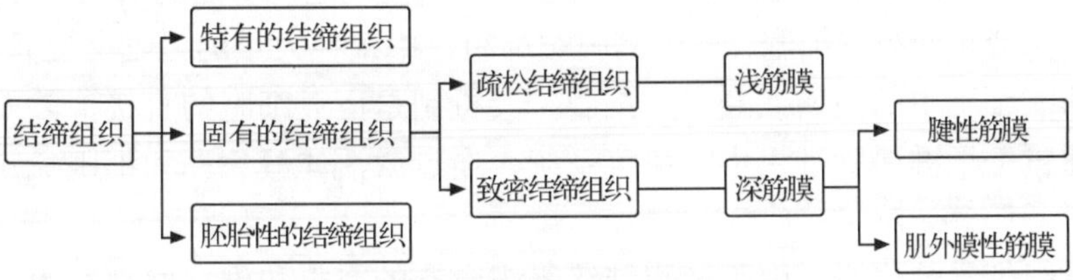

图 7-1　结缔组织分类

（一）浅筋膜

浅筋膜指结缔组织纤维层，由弹性纤维与胶原纤维混合组成，多由疏松结缔组织组成，一般由脂肪、浅静脉、皮神经以及浅淋巴结和淋巴管等组织构成。多位学者较早提出浅筋膜的概念，证实浅筋膜遍布人体全身的纤维层，并与深筋膜相区别。浅筋膜虽遍布全身，但它们的形态学特征因身体部位不同、个体差异等原因而有差异。有研究显示，下肢浅筋膜较上肢厚，身体背侧浅筋膜较腹侧厚。存在性别差异，女性乳房周围浅筋膜明显厚于男性，男性手臂以及背部的浅筋膜明显厚于女性[12]。人体四肢远端的浅筋膜变得非常薄，几乎与深筋膜直接相连。年轻人的浅筋膜富有弹性，使皮下组织能够适应各个方向的应力，并且可以恢复到原来的状态。随着年龄增长，浅筋膜逐渐失去弹性，功能下降。

（二）深筋膜

肌肉与肌肉之间连接的致密结缔组织，分为腱膜性筋膜与肌外膜性筋膜。腱膜性筋膜是指包裹固定一组肌肉或在肌肉的附着处发挥作用的界限清楚的纤维鞘。常见的包括胸腰筋膜、腹直肌鞘和四肢肌肉的全部深筋膜。肌外膜性筋膜是指所有薄但结构规则、与肌肉连接十分紧密的胶原层，常见为躯干肌群，例如胸大肌、背阔肌的深筋膜。例如，胸腰筋膜是臀大肌、背阔肌和腹部肌肉的主要止点，因此胸腰筋膜能够感知不同肌肉的收缩状态，协调运动并参与激活每一块肌肉。如果创伤、手术、劳损使腱膜性筋膜的某一平面内的滑动系统发生改变，那么新的受力方向就会形成，这可能会损伤到其他肌肉，而非直接作用于已受损区域。这种肌肉间活性的改变被认为是一种代偿作用，往往远离受损部位，在解剖上关联新旧损伤的便是筋膜。

筋膜的功能主要包括[13]：

1. 对组织器官的分隔、固定和支撑作用。筋膜形成的被膜、韧带、隔膜及深入器官内部的间膜起到保持器官在机体的位置、维持器官的形态等机械固定支撑作用。

2. 筋膜中所含的丰富毛细血管为各种器官细胞的代谢提供了所必需的营养成分，并提供了保持器官细胞活动的内环境。

3. 监测机体内环境的变化，通过遍布筋膜中的感觉神经（包括意识性、非意识性内脏神经和躯体神经）感受各种物理和化学刺激。

4. 监测机体功能细胞的生命状态变化，通过存在于筋膜结缔组织中的各种炎症细胞和免疫识别细胞监测机体细胞生命状态的改变（如细胞的变异、突变、损伤、衰老）。

5. 组织细胞的修复和再生，由于组织中存在大量未分化间充质细胞，在局部细胞再生因子和神经递质（如交感神经末梢分泌的乙酰胆碱类递质）内分泌激素的共同作用下向功能细胞分化，修复损伤的组织细胞，骨折愈合的过程就是这一功能的典型例子。

6. 清除损伤老化的组织细胞，由于筋膜结缔组织中存在大量的毛细淋巴管和巨噬细胞，它们能清除功能细胞中的损伤或衰老的细胞，其机制是巨噬细胞的直接清除及损伤细胞的大分子碎片通过毛细淋巴管进入中枢免疫系统，通过激活体液免疫和细胞免疫清除损伤部位的组织细胞。

7. 调节组织细胞的代谢，由于筋膜结缔组织含有的交感和副交感神经末梢，通过作用于功能细胞所附着的毛细胞血管可改变局部的血液供应，为功能细胞的活动提供充足的营养物质。同时交感、副交感的兴奋产生的神经介质可直接作用于功能细胞（如交感神经可促进细胞的分裂和增殖，副交感神经可促进细胞的分泌和蠕动）。筋膜本身又存在不同类别，结构和功能存在广泛差别，筋膜中包含许多不同的神经末梢、神经递质受体及丰富的神经感受器，例如筋膜含有疼痛感受器末梢，可能与筋膜疼痛相关。疼痛感受器能感知外伤、炎症介质等损伤组织的刺激。同时，筋膜在自主神经的作用下，通过交感神经和副交感神经的调控，功能系统的活动提供一个稳定的内环境，具有随情绪紧张而紧张，情绪放松而放松的现象，筋膜本身并不具有随意识运动的功能[14]。

浅筋膜为纤维弹性层，可轻松地向不同方向拉伸并返回初始状态，参与外感受，深筋膜参与本体感觉系统。浅筋膜主要参与体温调节、淋巴回流、静脉循环和皮肤的感知，而深筋膜更多参与本体感受和外部运动的协调。对瘢痕组织的研究分析发现其已经失去了减轻机械应力的作用，因为整个皮下组织已转变为连接皮肤与深筋膜的刚性纤维组织，每当机械应力作用于瘢痕组织时，深筋膜及其受体的激活都将受到影响。肌肉外、深筋膜内的受体与局部受牵拉皮肤内的受体将随肌肉的运动被激活。这可能解释了作用于瘢痕的应力传入紊乱以及过度刺激某些特定受体会导致瘢痕组织区域过敏和疼痛的原因。

结缔组织中的一种重要物质是透明质酸，存在于正常、完整、健康的组织，并通过参与支持正常的内环境平衡、抑制细胞增殖和迁移、血管生成、炎症反应来实现。同时透明质酸还起到润滑作用，使筋膜顺利地滑过肌肉和肌腱。病理情况下，筋膜发生致密化，机体产生大量的透明质酸，大量透明质酸聚集，导致透明质酸黏度增加。当透明质酸起到黏合作用而不是润滑作用时，对神经末梢和机械感受器产生影响，导致僵硬、疼痛和运动受限，妨碍筋膜和肌肉之间的正常滑行，筋膜内的感受器即使是在生理范围内也可以在一定程度上传递疼痛信息[15, 16]。

三、发病机制

目前，被大家所普遍接受的疼痛发病机制为闸门控制理论，其核心内容是疼痛在脊髓水平上受周围神经系统和中枢神经系统两种输入调节，在脊髓各个节段的背角都存在一个“闸门”，当外周各种感受器被机械、温度或伤害性刺激激活时，一系列传入冲动进入脊髓，而允许何种信息上传是由“闸门”来控制的。某种冲动能否成功通过“闸门”，一方面取决于刺激的强度和部位，另一方面也受到来自高级中枢的下行控制系统的调节。

CPP 可能有多种病因，具体发病机制尚不完全清楚，研究显示，22% 的疼痛与肌肉骨骼原因有关[17]。近年来，有证据表明肌肉骨骼因素可能在此类患者中发挥重要作用[18]。在患有 CPP 的女性中，肌肉骨骼异常和姿势变化更常见，骨盆、肌肉、韧带、肌腱和神经功能障碍可能是 CPP 的主要原因，而姿势改变可能是 CPP 的次要原因[19, 20]。可引起盆腔疼痛的骨骼病理学包括骶髂功能障碍、耻骨联合炎症或损伤、尾骨损伤或错位等。肌肉病因包括肛提肌综合征和梨状肌综合征等，其特征通常是盆腔疼痛与某些运动，如坐或站相关。盆底骨骼肌肉系统受累可能与创伤性损伤、压迫、萎缩、重复过度使用或使用不当有关，例如妊娠、分娩或盆底相关手术，妊娠、分娩期间由于激素变化、腹围增大、姿势变化、产程影响等导致盆腔疼痛发生。盆底骨骼肌肉系统受累也可继发于其他疼痛症状，如膀胱疼痛综合征等，即从内脏传入刺激可以影响躯体结构和肌肉持续的收缩[17]。盆底肌肉功能改变、过度紧张、肌肉收缩和放松能力下降导致广泛的骨盆、腹部、背部肌肉功能障碍，可能表现为肌肉骨骼疼痛和功能障碍，作为对其他盆腔内脏疾病的继发性功能适应，试图弥补错误的运动模式，最终导致疼痛症状[21]。

MFPP 的发病机制复杂（图 7-2），并且由于几种相互作用的机制引起，目前仍不明确。普遍认为，MFPP 的特征是局部肌肉疼痛，这种疼痛可能与肌筋膜触发点的形成有关，肌筋膜触发点在肌肉运动终板内形成，其可能由局部重大的损伤或重复性微创性损伤所引起，局部损伤导致乙酰胆碱过度释放和运动终板活动增加，从而介导周围肌肉出现一个可触摸的敏感位点。有研究表明,运动终板活动的改变是肌筋膜疼痛机制的一部分，终板异常活动增加导致肌筋膜触发点发展的一系列事件。该理论认为，运动终板异常活动，乙酰胆碱增加改变肌肉痉挛时肌肉活性的生化反应，导致触发点处肌肉纤维活性增加，由于肌肉收缩引起的缺氧、pH 值改变以及肌肉代谢物的释放，包括三磷酸腺苷、缓激肽、5- 羟色胺、前列腺素、细胞因子、降钙素基因相关肽，导致疼痛 [22]。具体过程为在终板异常活动期间，大量的乙酰胆碱被释放，使钙通道开放，当钙离子与肌肉纤维上的肌钙蛋白结合时，肌肉纤维就会收缩，为了使收缩的肌肉释放，需要 ATP 改变肌纤维的结构，并将钙离子主动泵回内质网，因此，缺乏 ATP 使终板附近的挛缩症状持续存在。这导致代谢需求增加、毛细血管收缩，血流量减少，形成局部缺氧状态以及膜电位极化，三磷酸腺苷需求的增加和供应的减少形成了能量危机，引起神经反应物质和代谢产物的释放，如缓激肽、P 物质、5- 羟色胺等均可刺激周围感受器，这些物质的释放导致局部疼痛和痛觉过敏，并加剧局部组织的压痛，导致活跃的肌筋膜触发点形成 [23]。外周和中枢敏化是肌筋膜疼痛机制的另一部分，疼痛的外周和中枢敏化的发展，肌肉痛觉感受器的持续激活导致了 L- 谷氨酸和 P 物质在背角的共同释放，这导致钙离子通道开放，从而过度兴奋神经元，导致抑制性神经元凋亡，因此，来自外周的有害物质会造成中枢神经系统持续的改变。随着时间的推移，初级传入神经活动的持续累积可能导致背根神经节和背角神经元功能和结构的异常变化。与非肌筋膜触发点组织相比，肌筋膜触发点的脊髓连接能更有效地诱导背角神经元的神经可塑性改变，并与数量更多的感觉或伤害性神经元相连。同时，背根神经节会逆向向外周组织释放 P 物质和降钙素基因相关肽，这些物质的外周分泌可导致一系列事件，包括局部肥大细胞的脱颗粒、局部血管扩张、血浆外渗以及敏感物的形成，这可能是活跃的肌筋膜触发点的临床表现的基础。从根本上说，认为是由运动终板神经末梢的乙酰胆碱释放异常增加引起的全身多系统反应，导致持续的肌纤维收缩；持续收缩反过来导致局部肌肉缺血和疼痛，形成恶性循环，导致疼痛症状持续存在，甚至逐渐加重 [24]。

临床检查可触摸到骨骼肌内的挛缩条束，在这个挛缩条束上可触及疼痛结节，对疼痛结节进行触压或针刺可引发带有强烈酸胀痛感的局部抽搐现象。疼痛触发点是肌肉内的超敏感纤维束，变得“打结”、无弹性、无法收缩或松弛，身体检查的标志是肌肉压痛，运动范围丧失和肌肉无力。正常健康的肌肉不含有疼痛触发点，对普通压力不敏感，并且不会引起疼痛反应。疼痛触发点分为两类，激活性及潜在性，同一或不同的肌肉中存在多个肌筋膜疼痛触发点。激活性触发点的特征在于可通过机械刺激（如触诊或针刺）引起疼痛或局部抽搐 [25]。潜在的触发点在临床上是无症状的，并且在刺激期间不引起牵涉疼痛。潜在的触发点很容易被轻微的应力激活，如移动过度、过度拉伸、重复运动、跌倒、创伤、手术以及寒冷等 [5]。疼痛的强度和程度取决于触发点的易激惹程度，而不取决于肌肉的大小，小肌肉中的肌筋膜触发点对于患者来说可能像大肌肉中的触发点一样严重。

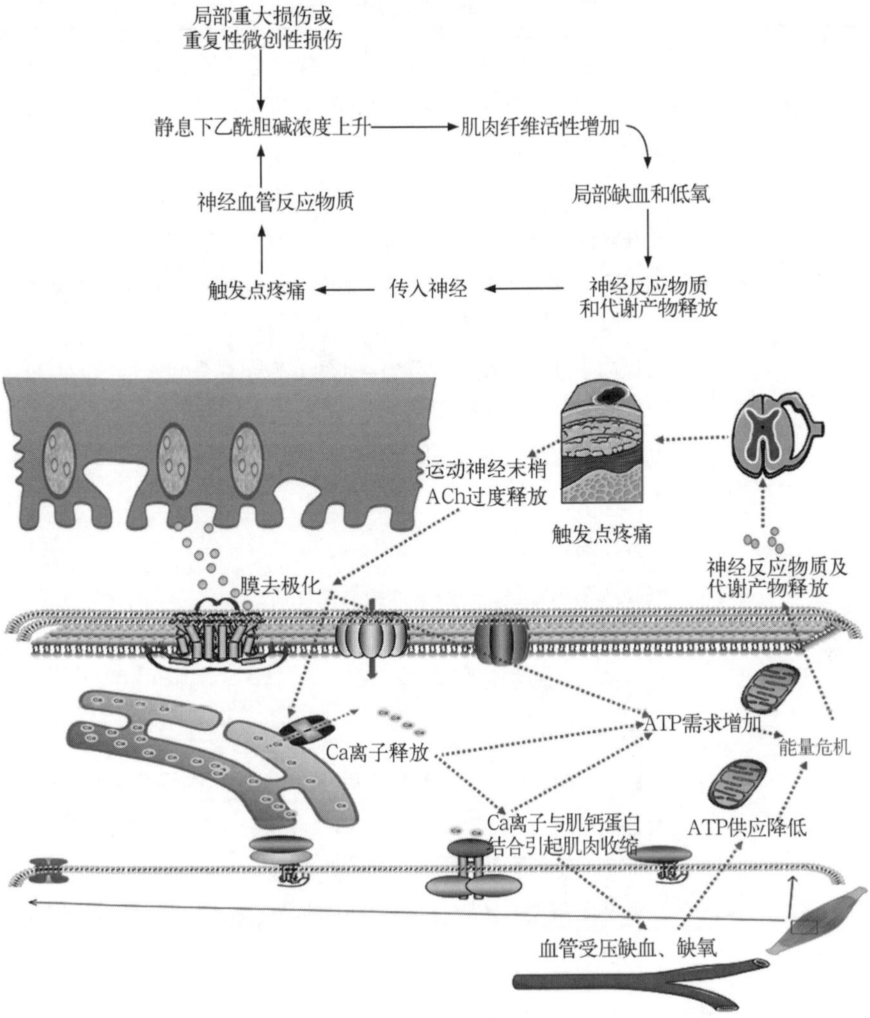

图 7-2　疼痛持续存在机制示意图

四、临床表现

CPP 的疼痛症状可遍及影响全身多个系统，疼痛的位置可能是模糊的，患者很难定义，通常表现为腰背部、臀部、下腹部和腿部疼痛，或者可能包括特殊的症状，如尿路症状、肠道症状和性功能障碍等临床症状，疼痛甚至导致坐立行走姿势改变及呼吸和运动模式改变[25]。疼痛性质可能是持续性、间歇性、剧烈性、刺痛性等，甚至描述为“抽筋感”“拉扯感”等。疼痛可因久坐、久站、焦虑、排便、身体活动、性交、月经周期变化、创伤、工作和生活方式变化而加重。常见的不同位置疼痛触发点引起牵涉痛位置，图片中 X 代表疼痛触发点，红色区域代表牵涉痛位置，实心区域为主要疼痛区域，红点区域为扩散疼痛区域（表 7-1、彩图 12 ～彩图 22）。

表 7-1 疼痛触发点及牵涉痛位置

疼痛触发点位置	牵涉痛位置
胸最长肌	下胸椎和上腰椎处向下传导至骶髂、腰部、臀部
胸髂肋肌	下胸椎处覆盖腰部
腰髂肋肌	臀中间部
多裂肌	所在高度的脊髓棘突、腰椎
腰方肌	向后可至骶髂关节以及臀部下方，也可向前沿髂嵴到达下腹部、腹股沟以及股骨大转子区域
髂腰肌	可以向下延伸至骶髂关节处，也可扩散至骶骨和臀部内侧近端，同侧腹股沟区和大腿前内侧上部
肛门括约肌	肛门区域酸痛，可伴排便不适
球海绵体肌	性交困难、疼痛
坐骨海绵体肌	阴部疼痛
闭孔内肌	直肠区域充胀感、疼痛，大腿后侧疼痛
肛提肌	会阴部疼痛，骶骨、尾骨、直肠、盆底、直肠周围、阴道、下腰部疼痛
尾骨肌	尾骨周围、髋关节、背部疼痛
臀大肌	臀部
臀中肌	沿髂骨后嵴延伸至骶骨和臀部后侧方，也可延伸至大腿
臀小肌	臀部向外下方向下沿着大腿外侧、膝盖和小腿延伸至足踝；后方的臀部内下方，并向下至大腿和小腿的背侧
梨状肌	放射至骶髂关节区域，并向半边臀部放射，最终涉及后侧髋关节区及大腿后侧 2/3

五、诊断

（一）病史采集

盆底相关疾病的诊断主要依据症状和体格检查，针对 CPP 患者最重要的一点是检查医师必须相信认同患者确实遭受着如他们所述的疼痛症状的折磨。首先，采集病史应完整全面，包括疼痛的起始时间、持续时间、突然或者逐渐发病、位置、性质、强度、频率、缓解或加重因素，与月经周期、肠道、泌尿和性功能的关系。为了确定疼痛的潜在诱因，既往盆腔疾病病史，如感染、子宫肌瘤或子宫内膜异位症也很重要，还应该筛查外科、产科、意外创伤等，详细询问关于怀孕期间疼痛、会阴撕裂程度、是否使用分娩器械等非常重要，同时，应评估人体生物力学或环境因素，如长期站立或久坐的生活方式、重复性活动或重体力工作。筛查还应包括有关腰背痛的问题，如臀部、大腿或下肢疼痛。对于性交疼痛的患者，医师应该询问是哪个体位引起疼痛，以及疼痛是在性交起始或过程中感觉到的。肌肉骨骼疼痛评估必须注重心理方面，询问患者描述他们疼痛的感觉和情感方面，疼痛如何影响睡眠质量、饮食习惯、生活质量、身体能力、姿势改变和性健康等日常生活的细节问题。此外，应充分了解病人如何应对疼痛症状，病人是否因为实际或预期的疼痛而避免某些活动，例如运动或性交。患者是否有与疼痛相关的抑郁或焦虑，是否进行相关治疗，疗效如何。

（二）体格检查及触发点检查

获得病史后，应进行全面体格检查。检查应包括以下内容：观察步态和坐姿，腰椎及骨盆关节评估，皮肤、肌肉力量、感觉和反射测试，以及阴道内检查等。先从观察病人站立和坐下时的步态和姿势开始。肌肉骨骼支持系统疼痛的患者可能会出现步态麻痹或不平衡，活动范围受限，身体向一侧倾斜，频繁调整姿势以减轻疼痛等。接下来，检查腰椎到臀部的弯曲度、对称性、肌肉张力、运动范围变化等，腰椎屈曲、伸展、侧弯和旋转运动引起的疼痛，可能表明机械性肌肉骨骼功能障碍。触诊下背部（腰椎和骶棘）、盆腔关节（尤其是骶髂关节、耻骨联合、髋关节）和腹肌，可以发现疼痛。触诊骨盆时产生的疼痛可放射到整个骨盆或下肢，同样重要的是要检查下肢的运动测试范围。完整的全身检查后，在获得受检者同意后，应进行阴道内检查。

当寻找疼痛触发点时，需要明确疼痛的具体位置及引起疼痛的具体肌肉位置，最可靠的方法为触诊法，手指按压触发点可再现患者的疼痛症状，同时区分激活的触发点与潜在的触发点，按压激活的触发点可引起疼痛，而按压潜在的触发点不会引起疼痛等不适。如果在一侧发现疼痛触发点，需要检查对侧进行比较。以下简单介绍引起盆腔疼痛各部位肌肉的常规检查方法并附图说明。

1. *胸腰椎旁肌*　躯干侧屈、转动和过度伸展等运动受到限制，站立时不能有效触诊椎旁肌肉，因此为放松背部肌肉，可选择侧卧位，将膝关节靠近胸部。如图 7-3 所示。

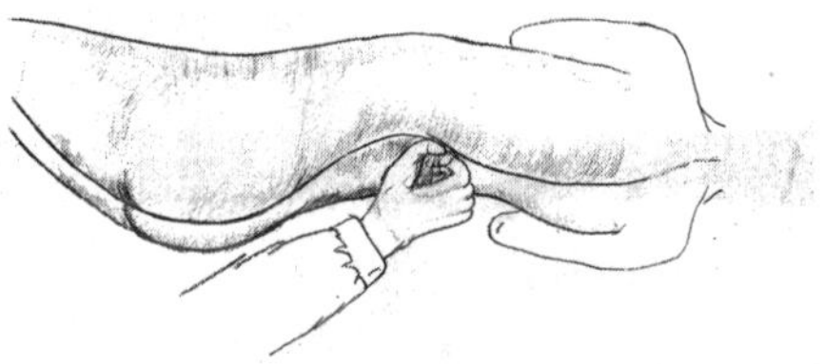

图 7-3　右侧竖脊肌触发点检查示意图

2. *腰方肌*　在行走、躺下、站起、翻身时腰椎和骶骨之间的活动受限，站立时，健侧骨盆可能向下倾斜，腰椎形成代偿性侧弯，通常凸向患侧，健侧侧弯受限，有时双侧受限。俯卧位时，刺激触发点会使骨盆扭曲，使患侧骨盆抬高。触发点检查，体位非常重要，普通体位通常不能触及足够深度的腰方肌。腰方肌的三个检测区域中第一个较深，是髂嵴与椎旁肌肉交汇形成的三角形区域；第二个是延伸至髂嵴内部髂肋肌附着部分；第三个是位于椎旁肌群与第 12 肋交汇所形成三角形区域。如图 7-4 所示，箭头表示用力方向，患者侧卧位，上臂高举过头并抓住检查床边缘，左侧为肌肉轻度紧张，右侧为肌肉重度紧张。

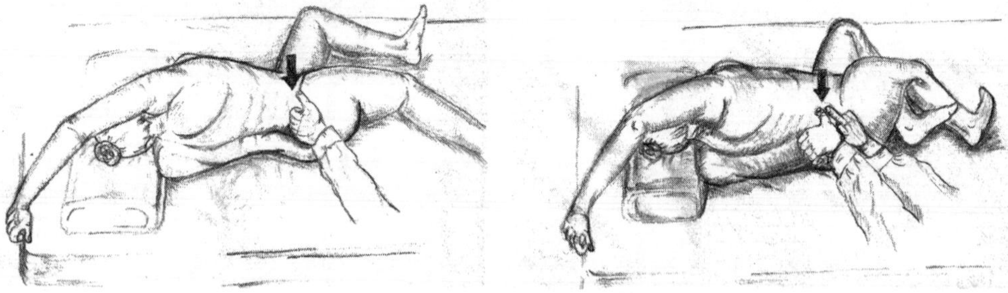

图 7-4　右侧腰方肌触发点检查示意图

（1）下肢长短不等：是最常见脊柱侧弯的代偿方式，在站立、走路以及跳跃时比较明显。如图 7-5 所示，左图为右侧腰方肌触发点激活，显示右下肢短于左下肢，脊柱侧弯。右图为右侧腰方肌触发点消除后，显示真正的下肢不等长，脊柱侧凸恢复正常。

（2）小半骨盆检查：如图 7-6 所示，患者骨盆显示倾向小的一侧，呈现代偿性 S 形脊柱侧弯，以及肩关节轴的相应倾斜。通过在小骨盆侧的坐骨结节下方适当抬高，可以恢复对称性。

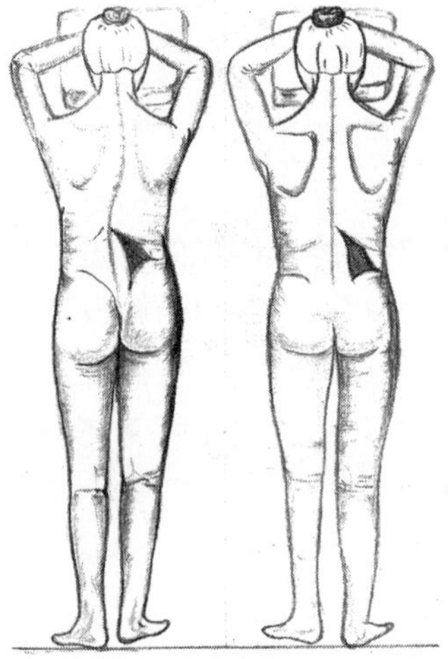

图 7-5 右侧腰方肌紧张引起下肢不等长示意图

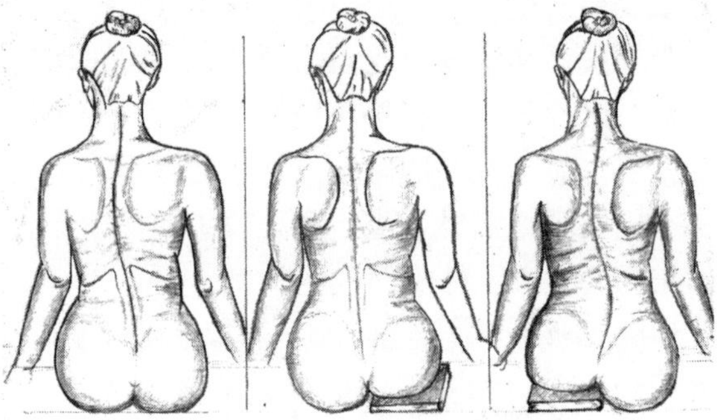

图 7-6 右侧小骨盆检查示意图

（3）姿势不对称检查：如图 7-7 所示，检查 S 形脊柱侧弯和右肩下垂的患者；如图 7-8 所示，检查 C 形脊柱侧弯和左肩下垂的患者。

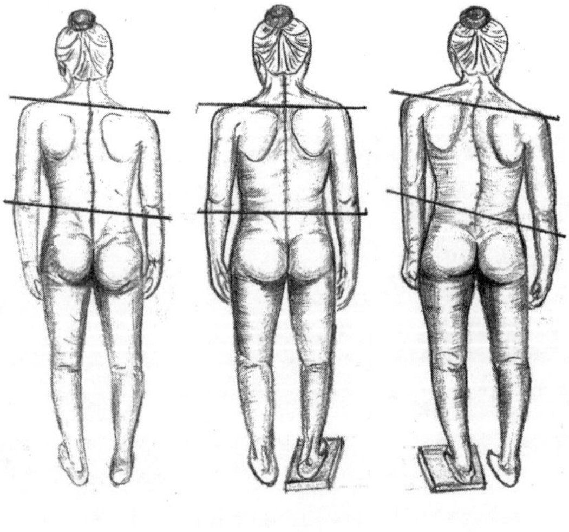

图 7-7 右下肢短、S 形脊柱侧弯和右肩下垂检查示意图

8. 梨状肌　坐位时会不停扭动，并经常变换姿势以减轻疼痛，检查时患者很难将被检侧大腿放置于另一侧膝盖上。患者健侧卧位，一手稳定骨盆，上方大腿屈曲 90°，然后检测被动内收受限程度。由于位置较深，触发点检查较困难。如图 7-13 所示，放松臀大肌，实线代表梨状肌上缘，从大转子延伸到骶骨上坐骨大孔边缘。

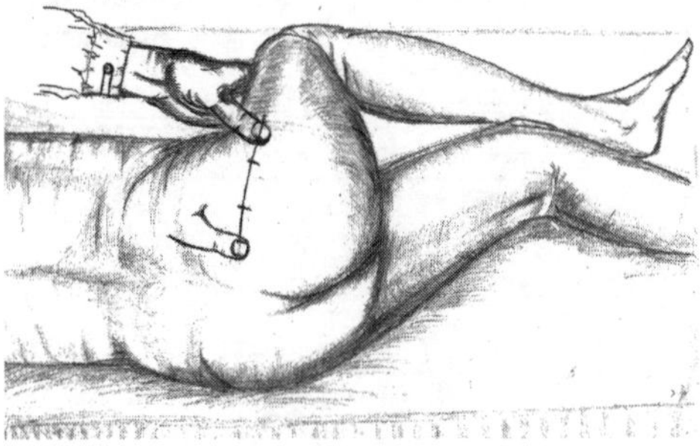

图 7-13　右侧梨状肌触发点检查示意图

（三）辅助检查

1. 超声检查　超声成像技术，可用于检查疼痛触发点的存在，超声下观察疼痛触发点的回声区域以及血流情况。此外，由于盆底肌肉位置较特殊，触诊较困难，利用超声影像方法客观科学细致地观察盆底肌肉的形态学改变，能够实时、动态、全面的检查盆底组织解剖结构改变，确定疼痛触发点的准确位置。同时可应用于排除由于盆腔器官脱垂等原因导致的盆腔疼痛，如图 7-14、图 7-15 所示。

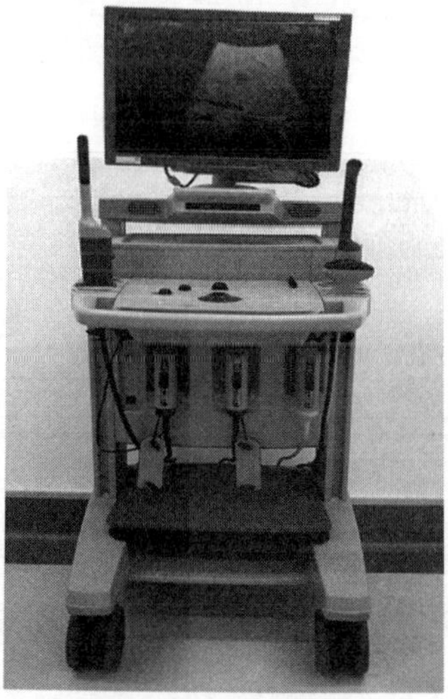

图 7-14　超声机器（配备二维、三维探头）

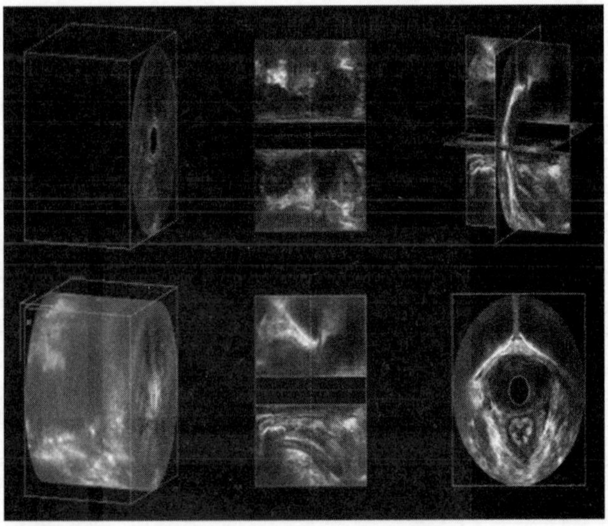

图 7-15　盆底三维容积图像

2. 智能三维体态评估　智能三维体态评估系统通过使用深度相机，配合深度学习人工智能技术，可对人体多个关键部位，进行无侵入性的自动评测，大幅度缩减检查时间，为临床提供客观量化的测评结果。人工智能建模计算人体静态、动态过程中体态姿势的情况及变化，显示量化参数、图片、三维模型、热力图，可形成智能化报告，辅助进行体态测评。主要包括：人体力学平衡异常评估，例如脊柱侧弯、腰背部肌肉失衡、骨盆倾斜或旋转等；体态异常评估，例如颈部前凸、高低肩、膝盖内旋等；腿型异常评估，例如双侧下肢异常、长短腿等。如图 7-16 所示。

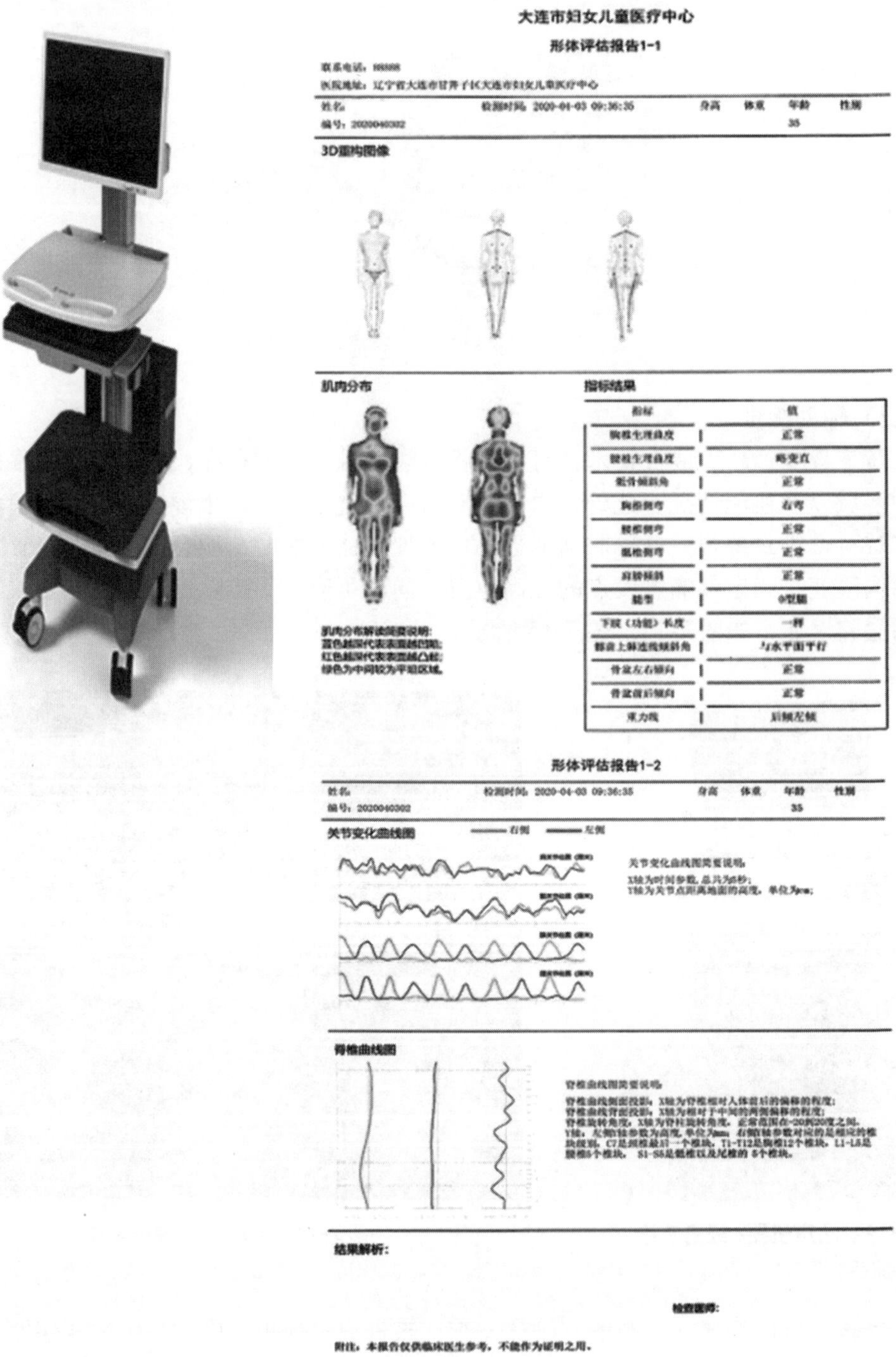

图 7-16　三维体态评估仪器及报告

3. 张力检查　主要应用于盆底肌肉检测，由于肌筋膜触发点的存在，导致肌肉的收缩放松等正常生理活动受到限制，长期缺血缺氧影响肌肉的正常生理功能，可表现出高张性或低张性改变。通过盆底张力仪进行检测，包括盆底肌静态、动态张力和闭合收缩力等，评估盆底肌的功能。如图 7-17，彩图 23 所示。

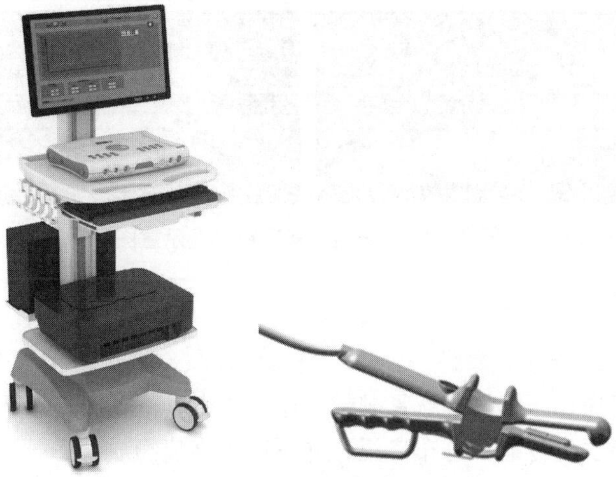

图 7-17　盆底张力检测仪

4. X 线检查　疼痛刺激机体代偿性的改变姿势等来对抗疼痛症状，长时间代偿性改变可能导致骨骼及关节的形态发生改变，通过 X 线检查可以发现骨骼及关节异常，例如脊柱侧弯、腰椎前弯、骨盆倾斜、双侧下肢长度异常、足弓角异常等，有利于更好的诊断以及治疗此类疾病。

以足弓角测量为例，足弓结构包括内侧纵弓、外侧纵弓和横弓，通过负重位足弓 X 线摄片可测量内弓角、外弓角、前弓角、后弓角。我们在鉴定实践中需重点关注内弓角、外弓角和前弓角。其中，用内弓角反映内侧纵弓，用外弓角反映外侧纵弓，用前弓角反映横弓。足弓结构部分破坏：内弓角、外弓角和前弓角中任一角度不在相应临床医学正常参考值范围内。足弓结构完全破坏：内弓角、外弓角和前弓角均不在各自正常参考值范围内。如图 7-18 所示。

（1）内侧纵弓—内弓角（正常值：113° ～ 130° ）测量方法：由跟骨的最低点至距骨头的最低点做一直线，再由距骨头的最低点至第 1 跖骨头最低点做一直线，测量两线形成的夹角。

（2）外侧纵弓—外弓角（正常值：130° ～ 150° ）测量方法：由跟骨最低点至跟骰关节最低点做一直线，再由跟骰关节最低点至第 5 跖骨头最低点做一直线，测量两线形成的夹角。

（3）横弓—前弓角（正常值：> 13° ）测量方法：由第 1 跖跗关节最低点至第 1 跖骨头最低点做一直线，再由第 1 跖骨头最低点至跟骨最低点做一直线，测量两线形成的夹角。

（4）横弓—后弓角（正常值：> 16° ）测量方法：由跟骰关节最低点至跟骨最低点做一直线，再由跟骨最低点至第 5 跖骨头最低点做一直线，测量两线形成的夹角。

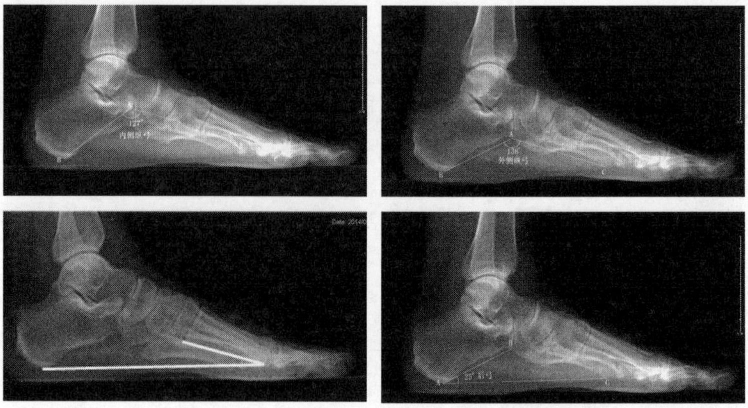

图 7-18 X 线足弓各径线测量示意图

六、鉴别诊断

1. *纤维性肌痛* 纤维性肌痛是一种常见的疼痛症状，持续至少 3 个月，常伴有疲劳感及睡眠问题，局部疼痛和压痛，缺乏紧绷带，存在压痛点，压痛点并不等同于疼痛触发点，任何纤维组织都可能发生疼痛，分布广泛，并不产生疼痛物质 [26]。

2. *神经根病* 通常描述由压迫或刺激神经根引起的疼痛综合征，它可由腰椎间盘突出、脊椎退行性变和椎管狭窄引起，症状包括腰痛，并以皮节形式向下肢放射，其他伴随症状包括麻木、无力和反射丧失，全面的体格检查、MRI 等可鉴别 [27]。

3. *肌腱病* 即肌腱疼痛和功能障碍，是一种常见的肌肉骨骼系统疾病，主要发生于运动活跃者，肌腱负荷过重是临床表现的主要原因，多为慢性发病，恢复期长，诊断主要靠临床表现，少数特殊情况下影像可鉴别 [28]。

4. *阴部神经卡压* 阴部神经末梢的疼痛部位，压迫阴部神经干可使疼痛重现，在阴部神经轨迹的特定解剖位置注射利多卡因后至少 12h 改善，属神经性疼痛，一般坐下时疼痛加重，躺下时改善，病因复杂，如外伤、手术、分娩、跌倒、运动等 [29]。

七、诊治方案

CPP 是多因素导致的疾病，病因复杂，治疗应采用多学科相结合的方法，治疗原则包括恢复功能和减轻疼痛。本章主要介绍肌筋膜源性盆腔痛的治疗方式，主要包括生活方式干预、药物治疗、物理治疗等。

（一）生活方式干预

生活方式不正确可能会诱发 CPP，而 CPP 的患者容易出现生活方式的改变，从而形成恶性循环，导致疼痛症状持续存在，逐渐加重甚至危害女性的身心健康。为缓解疼痛症状，在接受物理治疗及药物治疗之前，需要先进行生活方式干预，养成良好的生活习惯。应加大宣传教育力度，让更多的人了解 CPP，患者能够意识到疾病的存在以及 CPP 可能给家庭及社会带来的沉重负担，理解治疗的重要性，愿意改变错误的生活方式，避免可能诱发此类疾病的不良生活习惯的养成，注意保护盆底肌肉骨骼支持系统，注意饮食结构，睡眠习惯，适当运动锻炼，保持行走、站立及坐位姿势正确等，减少诱发因素。鼓励有疼痛症状的患者及时就诊，早发现，早治疗，避免造成严重损伤。对于已经诊断的患者，更应注重养成良好的生活习惯，治疗可能包括治疗性运动、有氧调节、情绪调节等。治疗性运动的直接目标是恢复肌肉长度和力量的不平衡，姿势和步态训练也可以帮助患者减轻疼痛。研究显示维生素不足可能会诱发或加重慢性盆腔痛发生，因此应调整饮食结构，补充生理需要量。心理方面的关怀治疗同样重要，轻者可通过改善睡眠质量、增加社交活动等调节，严重者甚至需要抗抑郁药物治疗，由于疼痛导致的严重心理问题对患者的危害有时远远超过疼痛本身的影响。

（二）药物治疗

当基础的生活干预治疗无法缓解疼痛症状，疼痛持续存在甚至逐渐加重时，通常使用药物来减轻疼痛症状，目前较常用的是非甾体抗炎药、阿片类药物、肌肉松弛剂、抗抑郁药、抗惊厥药及肉毒杆菌毒素等。

1. 非甾体抗炎药　例如对乙酰氨基酚、吲哚美辛、布洛芬等。传统的镇痛药仍然是治疗急性和慢性疼痛的一线干预药物，由于获得方便，价格便宜等原因导致非甾体抗炎药广泛应用，适用于缓解疼痛症状。非甾体抗炎药可抑制环氧合酶合成，导致前列腺素的产生减少，从而缓解疼痛。但由于长期使用存在胃肠道风险，因此临床上不建议长期服用该类药物。

2. 阿片类药物　主要包括吗啡、盐酸哌替啶等。阿片类镇痛药是从罂粟中提取的生物碱及体内外的衍生物，与中枢特异性受体相互作用，能缓解疼痛。阿片类镇痛药被广泛用于治疗急性疼痛发作以及与癌症有关的慢性疼痛。支持将阿片类镇痛药用于任何慢性非癌性疼痛的数据很少，并且大多数人认为，长期使用阿片类药物治疗慢性非癌相关性疼痛的潜在益处往往被风险所抵消[30]。使用阿片类药物有关的最常见风险包括便秘，恶心或呕吐，精神状态改变以及呼吸抑制[31]。因此不建议临床使用此类药物。

3. 肌肉松弛剂　是一组具有不同药理作用的药物，可作用于中枢神经系统以减轻疼痛。环苯扎林是一种肌肉松弛剂，用于缓解骨骼肌痉挛和肌肉骨骼疾病中的相关疼痛疗效明显。其作用机制尚不完全清楚，但其结构与三环抗抑郁药相似，由于它具有镇静作用，因此常用于缓解疼痛和睡眠。替扎尼定是一种 α_2 肾上腺素能激动剂，已被用于治疗多种疼痛综合征，在脊髓水平上集中发挥作用，以抑制脊髓多突触通路并减少P物质的释放。动物模型研究表明，在丘脑中，它减少了与中枢敏化有关的上升途径中神经递质的释放。在一项针对29名慢性疼痛女性接受替扎尼定治疗的研究中，疼痛和睡眠都得到了明显改善。

4. 抗抑郁药　主要包括三环类抗抑郁药、选择性5-羟色胺再摄取抑制剂、去甲肾上腺素再摄取抑制剂等。三环类抗抑郁药主要有丙米嗪、阿米替林等，严重心、肝、肾疾病和青光眼患者禁用，老年、孕妇、癫痫患者慎用。5-羟色胺再摄取抑制剂，临床常用的有氟西汀、舍曲林等。抗抑郁药主要副作用包括使人困倦、口干、视物模糊、便秘、心跳加快、排尿困难和直立性低血压，这类副作用一般不影响治疗，在治疗过程中可逐渐适应。研究慢性紧张性头痛和肌筋膜疼痛的试验发现阿米替林对许多患者有效。

5. 抗惊厥药　苯二氮䓬类药物具有抗焦虑、抗惊厥和肌肉松弛的作用，不仅缓解疼痛症状，而且还针对相关的症状，包括肌肉紧张，焦虑和睡眠障碍[32]。氯硝西泮和地西泮均是苯二氮䓬类衍生物，多学科疼痛机构开展的一项关于氯硝西泮治疗肌筋膜源性疼痛患者的试验发现，视觉模拟量表疼痛评分明显降低。此类药物主要副作用包括共济失调、虚弱、认知障碍、记忆障碍等，苯二氮䓬类药物由于存在依赖性风险而不适合长期治疗使用[33]。

6. *肉毒杆菌毒素* 可抑制神经肌肉接头处神经递质乙酰胆碱的释放并抑制骨骼肌收缩，已被用于治疗各种肌肉疾病，包括痉挛、肌张力障碍等。肉毒杆菌毒素对疼痛综合征的最新循证研究发现，根据C级证据，肉毒杆菌对CPP治疗有效[34]。肉毒杆菌毒素是一种神经毒性物质，可阻止类似疼痛的促炎性神经化学物质释放，因此，当应用于CPP时，肉毒杆菌可能不仅缓解盆底肌肉痉挛，也可能会降低周围和中枢的敏化度[35, 36]。研究发现，肉毒杆菌治疗注射盆底肌肉具有安全性和可耐受性[37]。多种原因均可能影响治疗效果及副作用的发生，例如毒素类型、品牌、剂量、注射肌肉部位等。

（三）物理治疗

1. *手法按摩* 主要包括穴位按摩，疼痛部位按摩等，按摩时患者会感觉到疼痛，因此按摩的压力应在患者能够忍受的疼痛程度范围内，让患者在按摩过程中尽量放松肌肉（图7-19)，这些应该根据具体的评估和病人的需要以及医师的技能来使用，触诊的结果不应该是治疗的唯一决定因素。综合评估运动模式、关节活动范围、脊柱、盆底肌肉长度和强度以及与下肢的关系。研究显示，手法按摩提供足够的压力和摩擦力能够改变筋膜层之间的滑动特性，可以有效缓解疼痛症状。

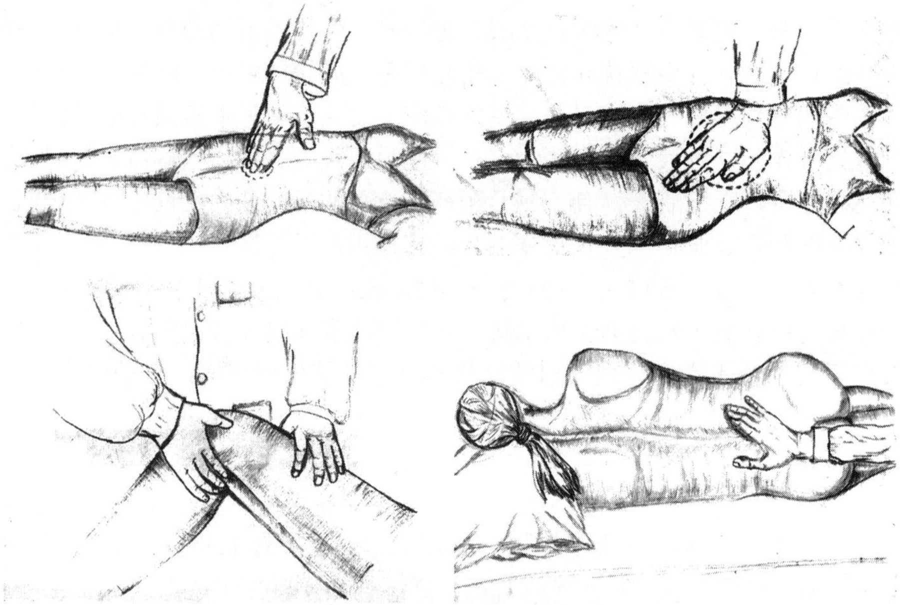

图7-19 手法按摩示意图

2. *经皮神经电刺激治疗*（图7-20） 20世纪70年代中期，在“闸门理论”的指导下产生了经皮神经电刺激，以及很多认知和行为治疗技术用于疼痛的治疗，能够刺激机体产生大量内啡肽，它是大脑和脊髓中产生的对疼痛有强烈抑制作用的多肽物质。同时经皮神经电刺激能够起到激活内源性镇痛系统、降低毛细血管通透性、减少炎性渗出和水肿、缓解肌肉痉挛状态、促进局部血液循环等作用[38]。对CPP患者的物理治疗干预主要为经皮神经电刺激疗法，欧洲泌尿学协会（EAU）CPP管理指南提出经皮神经电刺激治疗作为CPP治疗的一线疗法，推荐等级为A级[1]。其他辅助治疗，如呼吸锻炼等，推荐生物反馈与盆底肌锻炼联合治疗盆底肌过度活跃，推荐等级同样为A级。练习正确的呼吸运动，呼气时盆腔收缩完成盆腔和膈肌之间的协同作用，可以辅助锻炼盆底肌，缓解疼痛。本中心通过针对肌筋膜源性 CPP 患者应用压力疼痛阈值和疼痛评分方法评价经皮神经电刺激联合内啡肽、生物反馈及手法按摩等综合治疗方案的疗效，发现 TENS 联合内啡肽程序等综合治疗方案是肌筋膜源性 CPP 的有效治疗方法，其通过提高患者的压力疼痛阈值而降低疼痛评分，是治疗此类疾病值得选择的方法 [39]。

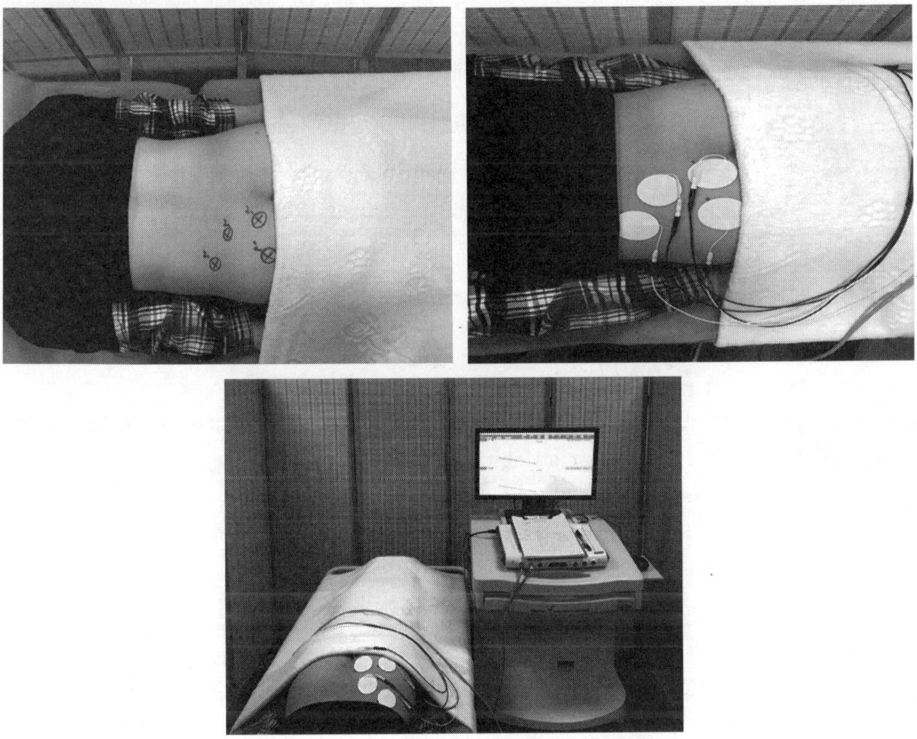

图 7-20　经皮神经电刺激治疗示意图

3. 针灸治疗　针灸已被提倡为多种疾病的治疗方法，已成功用于许多慢性疼痛症状，包括多发骨骼疾病以及周围神经性疼痛症状，被证明可有效治疗肌筋膜疼痛。在评估针灸作为一种慢性疼痛治疗方法时，最近对 20 000 多例患者进行的荟萃分析表明，针灸在慢性肌肉骨骼疼痛、骨关节炎、头痛和肩痛方面疗效显著 [40]。针灸是一种具有微创、廉价、风险低等特点的治疗方式。在对针灸的研究中发现，这是一种改善盆腔痛患者的症状和生活质量的安全、有效且持久的方法。关于针灸，仍然存在一些尚待解决的临床问题，包括使用的针头数量和作用持续时间等。近年来，干针治疗作为一种触发点释放方法受到大家的青睐，干针治疗是将针准确刺入疼痛触发点内，并复制出原有疼痛，引起局部肌肉抽搐而产生治疗作用。一项对 241 例患者和 312 个疼痛部位进行针刺治疗研究中，当针触及最疼痛的部位时，86.8% 的患者观察到立即镇痛而无感觉减退，其中 92 个疼痛部位得到永久性缓解，58 个部位缓解了几个月，63 个部位缓解了几周 [41]。治疗的有效性与触发区产生的疼痛强度、针定位触发点位置的精确度有关。

4. 躯体训练　由于姿势改变可能会触发疼痛触发点，因此部分患者出现被迫体位以减轻活动甚至姿势改变时引起的疼痛症状。近年来，采用躯体训练以缓解疼痛症状的治疗方法引起众多学者的关注。躯体训练缓解疼痛的主要原理为拉伸运动等可以使病变部位痉挛紧张的筋膜恢复到正常的状态，恢复肌肉及关节的正常活动能力，通过减少肌动蛋白和肌球蛋白之间的重叠，减少局部消耗的能量，恢复最佳的正常状态并减轻疼痛后，增强锻炼可以帮助建立新的运动方式并增加筋膜肌肉的耐力，纠正姿势并提供反馈，以免过度使用优势肌群，从而治疗疼痛 [42-44]。包含触发点的肌肉必须缓慢拉伸，直至感到不适，拉伸过程中可能引起疼痛，导致肌肉非自主收缩，影响肌肉拉伸，因此，拉伸过程前要使肌肉有效放松 [45]。患者可以自主选择运动方式，如散步、太极、瑜伽和骑自行车等都能改善相应的肌筋膜疼痛症状，多种运动方式均已被证明是有效的 [46-49]。参加各种各样的活动比日复一日重复同样的锻炼更令人愉快，能够达到更好的效果。至于锻炼的频率，大多数锻炼项目建议每周 3 ～ 4 次，每次 20 ～ 30min，不宜过度训练，同时建议在专业人员指导下完成，避免导致筋膜及肌肉过度损伤（具体方法详见第 8 章 MFPP 的物理治疗）。

（孙彩霞　王忠民）

参考文献

[1] Engeler DS, Baranowski AP, Dinis-Oliveira P, et al. The 2013 EAU Guidelines on Chronic Pelvic Pain: Is Management of Chronic Pelvic Pain a Habit, a Philosophy, or a Science? 10 Years of Development[J]. European Urology, 2013, 64(3): 431-439.

[2] Cummings M, Baldry P. Regional myofascial pain: diagnosis and management[J]. best pract res clin rheumatol, 2007, 21(2): 367-387.

[3] Simons DG. Review of enigmatic MTrPs as a common cause of enigmatic musculoskeletal pain and dysfunction[J]. J Electromyogr Kinesiol, 2004, 14(1): 95-107.

[4] Hoffman D. Understanding Multisymptom Presentations in Chronic Pelvic Pain: The Inter-relationships Between the Viscera and Myofascial Pelvic Floor Dysfunction[J]. current pain & headache reports, 2011, 15(5): 343-346.

[5] Díaz-Mohedo E, Barón-López FJ, Pineda-Galán C, et al. Etiological, diagnostic and therapeutic consideration of the myofascial component in chronic pelvic pain[J]. Actas Urol Esp, 2011, 35(10):610-614.

[6] Wein AJ. Re: Prevalence of Myofascial Chronic Pelvic Pain and the Effectiveness of Pelvic Floor Physical Therapy[J]. The Journal of Urology, 2015, 194(3): 730.

[7] Gunter J. Chronic pelvic pain: an integrated approach to diagnosis and treatment[J]. Obstetrical & Gynecological Survey, 2003, 58(9): 615-623.

[8] Bai Y, Wang J, Wu J P, et al. Review of evidence suggesting that the fascia network could be the anatomical basis for acupoints and meridians in the human body[J]. Evid Based Complement Alternat Med, 2011, 2011: 260510.

[9] Palhalmi J, Bai Y, Yuan L, et al. Integrative approaches in the research of Fascial network for a better understanding of traditional Chinese medicine mechanisms-Summary of the Fascia Congress 2009[J]. Journal of Chinese Integrative Medicine, 2010, 8(2): 199-200.

[10] Benetazzo L, Bizzego A, De Caro R, et al. 3D reconstruction of the crural and thoracolumbar fasciae[J]. Surgical & Radiologic Anatomy, 2011, 33(10): 855-862.

[11] Purslow PP. Muscle fascia and force transmission[J]. J Bodyw Mov Ther. 2010, 14(4): 411-417.

[12] Abu-Hijleh MF, Roshier AL, Al-Shboul Q, et al. The membranous layer of superficial fascia: evidence for

its widespread distribution in the body[J]. Surgical & Radiologic Anatomy, 2006, 28(6): 606-619.

[13] 原林，钟世镇 . 人体自体检测与调控系统 (筋膜学)——经络有关的解剖学基础 [J]. 天津中医药，2004, 21(5): 356-359.

[14] Tozzi, Paolo. Does fascia hold memories?[J]. Journal of Bodywork & Movement Therapies, 2014, 18(2): 259-265.

[15] Stecco A, Gesi M, Stecco C, et al. Fascial Components of the Myofascial Pain Syndrome[J]. Current Pain&Headache Reports, 2013, 17 (8): 352.

[16] Stecco C, Stern R, Porzionato A, et al. Hyaluronan within fascia in the etiology of myofascial pain[J]. Surgical and Radiologic Anatomy, 2011, 33(10): 891-896.

[17] Gyang A, Hartman M, Lamvu G. Musculoskeletal causes of chronic pelvic pain: what a gynecologist should know[J]. Obstetrics and gynecology, 2013, 121(3): 645-650.

[18] Tu FF, Holt J, Josephine G, et al. Physical therapy evaluation of patients with chronic pelvic pain: a controlled study[J]. American Journal of Obstetrics & Gynecology, 2008, 198(3): 1-7.

[19] Neville C, Badillo SA, Mallinson T, et al. Musculoskeletal Dysfunction in Female Chronic Pelvic Pain: A Blinded Study of Examination Findings[J]. Journal of Women' s Health Physical Therapy, 2009, 33(1): 20-21.

[20] Mieritz RM, Thorhauge K, Forman A, et al. Musculoskeletal Dysfunctions in Patients With Chronic Pelvic Pain: A Preliminary Descriptive Survey[J]. J Manipulative Physiol Ther, 2016, 39(9): 616-622.

[21] Prather H, Dugan S, Fitzgerald C, et al. Review of anatomy, evaluation, and treatment of musculoskeletal pelvic floor pain in women[J]. PM R, 2009, 1(4): 346-358.

[22] Spitznagle TM, Mccurdy Robinson C. Myofascial Pelvic Pain[J]. Obstetrics and Gynecology Clinics of North America, 2014, 41(3): 409-432.

[23] Huguenin LK. Myofascial trigger points: the current evidence[J]. Physical Therapy in Sport, 2004, 5(1): 2-12.

[24] Halder GE, Scott L, Wyman A, et al. Botox combined with myofascial release physical therapy as a treatment for myofascial pelvic pain[J]. Investig Clin Urol, 2017, 58(2): 134-139.

[25] Fernández-de-Las-Peñas C, Nijs J. Trigger point dry needling for the treatment of myofascial pain syndrome: current perspectives within a pain neuroscience paradigm[J]. J Pain Res, 2019, 18(12): 1899-1911.

[26] Fernández-de-Las-Peñas C, Arendt-Nielsen L. Myofascial pain and fibromyalgia: two different but overlapping disorders[J]. Pain Manag, 2016, 6(4):401-418.

[27] Urits I, Burshtein A, Sharma M, et al. Low Back Pain, a Comprehensive Review: Pathophysiology, Diagnosis, and Treatment[J]. Curr Pain Headache Rep, 2019, 23(3): 23.

[28] Cardoso TB, Pizzari T, Kinsella R, et al. Current trends in tendinopathy management[J]. Best Pract Res Clin Rheumatol, 2019, 33(1): 122-140.

[29] Itza Santos F, Salinas J, Zarza D, et al. Update in pudendal nerve entrapment syndro-me: an approach anatomic-surgical, diagnostic and therapeutic[J]. Actas Urol Esp, 2010, 34(6): 500-509.

[30] Nicol AL, Hurley RW, Benzon HT. Alternatives to Opioids in the Pharmacologic Management of Chronic Pain Syndromes: A Narrative Review of Randomized, Controlled, and Blinded Clinical Trials[J]. Anesthesia & Analgesia, 2017, 125(5): 1682-1703.

[31] Chou R, Fanciullo GJ, Fine PG, et al. Opioids for Chronic Noncancer Pain: Prediction and Identification of Aberrant Drug-Related Behaviors: A Review of the Evidence for an American Pain Society and American Academy of Pain Medicine Clinical Practice Guideline[J]. Journal of Pain, 2009, 10(2): 131-146.

[32] Fishbain DA, Cutler RB, Rosomoff HL, et al. Clonazepam open clinical treatment trial for myofascial

syndrome associated chronic pain[J]. Pain Med, 2000, 1(4): 332-339.
[33] Cummings M, Baldry P. Regional myofascial pain: diagnosis and management[J]. best pract res clin rheumatol, 2007, 21(2): 367-387.
[34] Safarpour Y, Jabbari B. Botulinum toxin treatment of pain syndromes –an evidence based review[J]. Toxicon, 2018, 147: 120-128.
[35] Jihye P, Myung C. Botulinum Toxin for Central Neuropathic Pain[J]. Toxins, 2018, 10(6): 224.
[36] Matak I, Lacković Z. Botulinum toxin A, brain and pain[J]. Progress in Neurobiology, 2014, 119:39-59.
[37] Karp BI, Tandon H, Vigil D, et al. Methodological approaches to botulinum toxin for the treatment of chronic pelvic pain, vaginismus, and vulvar pain disorders[J]. International Urogynecology Journal, 2019, 30(7): 1071-1081.
[38] Rajfur J, Pasternok M, Rajfur K, et al. Efficacy of Selected Electrical Therapies on Chronic Low Back Pain: A Comparative Clinical Pilot Study[J]. Medical Science Monitor, 2017, 23: 85-100.
[39] 韩丽，高珊，杨晓丹，等. 经皮神经电刺激联合内啡肽方案治疗肌筋膜源性慢性盆腔痛初步疗效分析 [J]. 中华妇产科杂志，2017, 52(12): 844-847.
[40] Vickers AJ, Vertosick EA, Lewith G, et al. Acupuncture for Chronic Pain: Update of an Individual Patient Data Meta-Analysis[J]. J Pain, 2018, 19(5): 455-474.
[41] Lewit, Karel. The needle effect in the relief of myofascial pain[J]. Pain, 1979, 6(1): 83-90.
[42] Joanne, Borg-Stein. Treatment of Fibromyalgia, Myofascial Pain, and Related Disorders[J]. Physical Medicine and Rehabilitation Clinics of North America, 2006, 17: 491-510.
[43] Esenyel M, Caglar N, et al. Treatment of Myofascial Pain[J]. American Journal of Physical Medicine & Rehabilitation, 2000, 79(1): 48-52.
[44] Borg-Stein J, Iaccarino MA. Myofascial Pain Syndrome Treatments[J]. Physical Medicine & Rehabilitation Clinics of North America, 2014, 25(2):357-374.
[45] Giamberardino MA, Affaitati G, Fabrizio A, et al. Myofascial pain syndromes and their evaluation[J]. Best Pract Res Clin Rheumatol, 2011, 25(2): 185-198.
[46] Busch AJ, Webber SC, Brachaniec M, et al. Exercise Therapy for Fibromyalgia[J]. Current Pain and Headache Reports, 2011, 15(5): 358-367.
[47] Carville SF, Arendt-Nielsen S, Bliddal H, et al. EULAR evidence-based recommendations for the management of fibromyalgia syndrome[J]. Annals of the rheumatic diseases, 2008, 67(4): 536-541.
[48] Wang C, Schmid CH, Rones R, et al. A randomized trial of tai chi for fibromyalgia[J]. N Engl J Med, 2010, 363(8): 743-754.
[49] Carson JW, Carson KM, Jones KD, et al. A pilot randomized controlled trial of the Yoga of Awareness program in the management of fibromyalgia[J]. Pain, 2010, 151(2): 530-539.

第 8 章

盆底肌筋膜疼痛综合征的物理治疗

盆底肌筋膜疼痛综合征也称肌筋膜源性盆腔疼痛（myofascial pelvic pain，MFPP），是髂腰肌、肛提肌、梨状肌和闭孔内肌等无意识地痉挛引发的疼痛。病因包括感染、分娩、盆腔操作、外伤、躯体形态异常等，其中躯体形态异常可以引发肌肉筋膜力量不均衡，导致胸 - 腹 - 盆腔的生物力学发生改变，引起盆腔及其周围区域的局部痛或牵涉痛。

MFPP 表现为肌肉的高张力、痉挛、压触痛及伴有泌尿系统和消化系统不适等症状。MFPP 的治疗以物理治疗为主，药物治疗为辅，本章主要介绍 MFPP 的物理治疗。

MFPP 的物理治疗分为主动性物理治疗和被动性物理治疗。主动性物理治疗包括运动疗法和生物反馈疗法；被动性物理治疗包括手法按摩、电刺激、磁刺激、小针刀等。

第一节　MFPP 的主动性物理治疗

主动性物理治疗主要指患者通过运动和一定频率、强度及疗程的物理治疗，拉伸和放松紧张痉挛的肌肉和筋膜，加强松弛无力的肌肉的锻炼，增进肌肉的力量及耐力，增强肌肉运动的协调性，恢复胸 - 腹 - 盆腔的生物力学，进而达到治疗的目的。

一、运动疗法

运动疗法是以医学和体育科学为依据，采用合理的运动方法，以功能需要进行锻炼，以提高骨盆周围肌力，增强韧带弹性，改变和纠正异常力线，来缓解肌肉、筋膜源性的慢性盆腔疼痛。运动疗法是肌肉、筋膜源性慢性盆腔疼痛康复的基本疗法[1]，在骨科领域常把该疗法称之为功能锻炼[2]。

目前常用的运动疗法有体适能训练和 WAFF 训练。体适能训练是我们获得健康身体的重要途径之一，同时也是作为辅助治疗的重要手段；WAFF 训练是运用根据人体工学设计的充气垫进行锻炼，增强人体保持运动平衡的能力，强化运动记忆，恢复人体生物力学平衡。下面分别介绍体适能训练和 WAFF 训练。

（一）体适能训练

1. 体适能训练辅助治疗 MFPP 的原理　体适能（physical fitness），是指人体具备的从事日常工作（学习）的有充足的精力享受康乐休闲乐趣的余力和适应突发状况的能力。体适能训练包括心肺功能训练、肌肉力量和肌肉耐力训练及身体柔韧性训练。体适能训练通过有针对性的锻炼加强薄弱肌群，拉伸、放松痉挛肌群，恢复人体生物力学平衡；同时运动过程中会促进脑垂体分泌胺多酚（endorphin），即内啡肽，可以减少 30% ～ 50% 的疼痛感受；患者通过训练改变大脑感知，可以帮助缓解和管理慢性疼痛，也可以通过改变行为，缓解焦虑和抑郁。

2. 体适能训练辅助治疗 MFPP 的训练动作

（1）盆底肌肉的功能训练：体适能的主动训练对盆底功能改善的辅助治疗是非常必要的，由体适能教练对盆底肌肉先进行小工具扳机点按压或牵拉，帮助消除疼痛，提高肌肉内温度促进血液循环并控制痉挛，恢复肌肉初长度，再进行有效的主动训练，包括向心收缩、离心收缩、协同训练以及应激训练等多种方式，也会教育患者如何控制盆底肌。

通常盆腔疼痛的患者的盆底是过紧的，即物理治疗中“高张力”的盆底肌。如果患者有骨盆、髋关节或者背部疼痛，可能会建议放松盆底。收缩拮抗肌（髋屈肌，外展肌、外旋肌），使盆底肌关闭，或抑制肌肉活动，从而降低张力。

1）Pelvic Floor Drops 适用体位：深蹲、婴儿式。保持体位 5s，放松 5s。深蹲的体位可以借助重力及体重，拉长盆底肌。但是有些患者由于限制，例如髋关节或骶髂关节问题或阴部神经激惹，并不能完成深蹲动作，则可以在其膝关节后侧垫毛巾卷减少不适感（图 8-1）。或者平躺调整为婴儿式（图 8-2）。刚开始时，可能比较困难，因此体位及反射性抑制会有帮助。这是教育患者放松盆底肌的第一步，最终，我们希望患者可以不用平躺、深蹲或者等长收缩，就可以完成盆底肌放松。

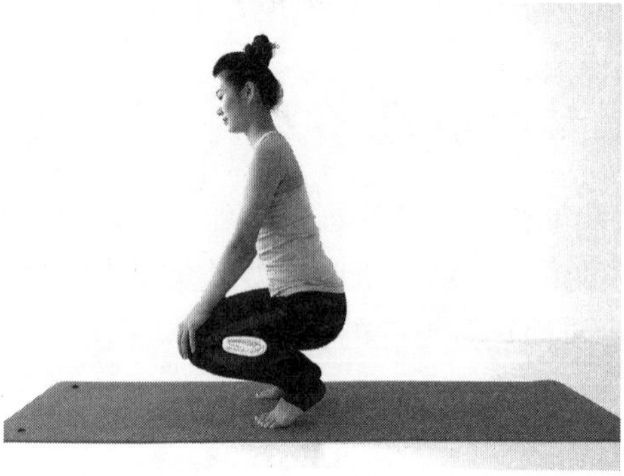

图 8-1 Pelvic Floor Drops 深蹲位

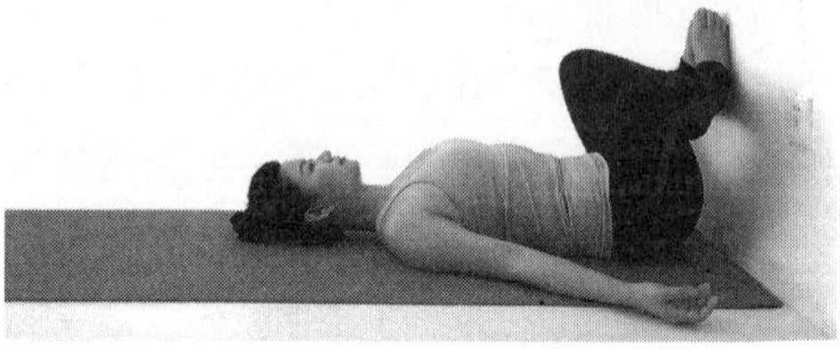

图 8-2 Pelvic Floor Drops 仰卧位

2）盆底肌激活

①小球按压激活

视频 1：

②盆底负压激活

视频 2：

小球按压激活

盆底负压激活

③ Kegal 训练：仰躺，屈膝屈髋位，骨盆保持中立状态，吸气盆底肌放松，感觉有向外排尿排便感，吐气时将盆底肌收紧，关闭尿道、阴道、肛门，如同憋便憋尿一样。可以用手检查腹部，如有紧缩现象，则运动的肌肉为错误。

④盆底肌离心训练 - 跪姿臀举

视频 3：

离心训练跪姿臀举

⑤仰卧屈髋抬腿

视频 4：

仰卧屈髋抬腿

⑥俯卧婴儿式放松：跪姿，双膝打开略宽于骨盆，上身向下俯卧于垫上，手臂可向远伸展也可放置在身体两侧，额头轻轻放在垫上，缓慢的呼吸（图 8-3）。

（2）呼吸训练：膈式呼吸可以缓解疼痛，原因有两方面：盆底肌与膈肌协同运动，柔和的运动有助于放松肌肉；研究证明膈式呼吸可以降低肾上腺激素及肾上腺皮质醇水平，这两种激素水平在疼痛及紧张的人群体内较高。

视频 5：

膈式呼吸

①完全式呼吸：找到舒适的坐姿，保持脊柱中立位，从鼻腔深深吸气，让气体进入到腹腔，感受腹部软化、膨胀，然后再达到胸腔，最后再从盆底开始缓慢把气从口腔吐净。慢慢将 ANS（交感神经系统，sympathetic nervous system）失调转化成平稳的 SNS（副交感神经系统，parasympathetic nervous system）（图 8-4）。

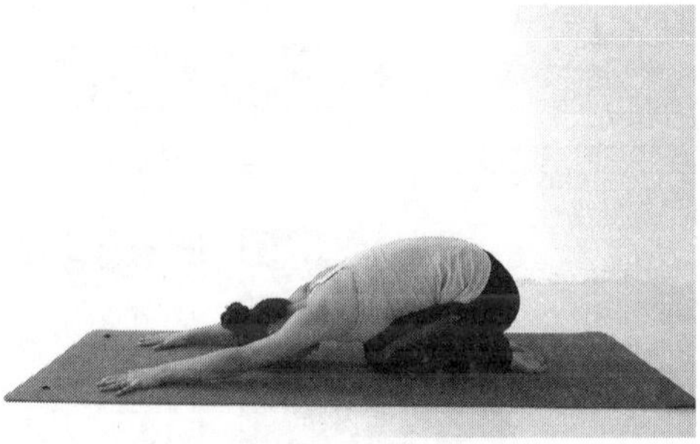

图 8-3　俯卧婴儿式放松

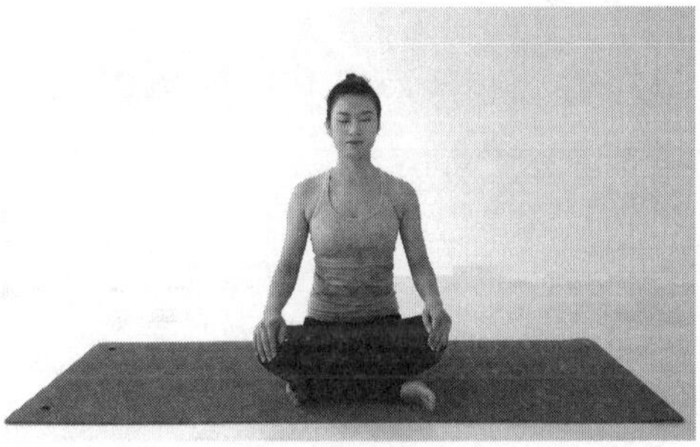

图 8-4　完全式呼吸

②其他的呼吸法：如清理经络呼吸法

视频 6：

清理经络呼吸法

（3）拉伸和扳机点放松：除了盆底肌放松及膈式呼吸，还有一些其他练习与治疗盆腔疼痛相关，但如上所述，这些练习需要训练师针对个案进行评估后指导。例如，当评估肌肉是无力或紧张后，训练师可以针对性地推荐加强肌肉或拉长肌肉的练习[3]。

1）腘绳肌拉伸：大多数男性的腘绳肌较紧（事实上，男性腘绳肌比女性紧张 15%），因此当确定腘绳肌无扳机点后，患者进行腘绳肌的牵拉是适宜的。紧张的外旋肌也会导致盆腔疼痛，例如臀肌及大腿内侧，如果没有扳机点，可以使用泡沫轴进行治疗[4]。

视频 7：

2）梨状肌拉伸

视频 8：

3）泡沫轴放松臀大肌

视频 9：

腘绳肌拉伸　梨状肌拉伸　臀肌泡沫轴放松

4）泡沫轴放松大腿内收肌群

视频 10：

大腿内侧泡沫轴放松

（4）普拉提的治疗性训练：对于慢性下背痛患者，与介入治疗相比，普拉提可以更好地缓解疼痛，改善不适。

1）蚌式：很多盆腔疼痛的患者可能同时患有下背痛，针对下背痛的一项标准练习是“蚌式”，患者侧躺，屈膝，抬起上侧腿，有时会加重盆底肌，因此可以改变其他一些加强核心的训练方式，选择的治疗性练习不会加重另外一个症状，是十分重要的。

视频 11：

蚌式

2）骨盆时钟：仰卧，屈膝屈髋位，先将骨盆放置在中立位置，吸气将骨盆后倾，感觉耻骨向肚脐方向靠近，吐气将骨盆后倾感觉耻骨远离肚脐方向（图 8-5，图 8-6）。

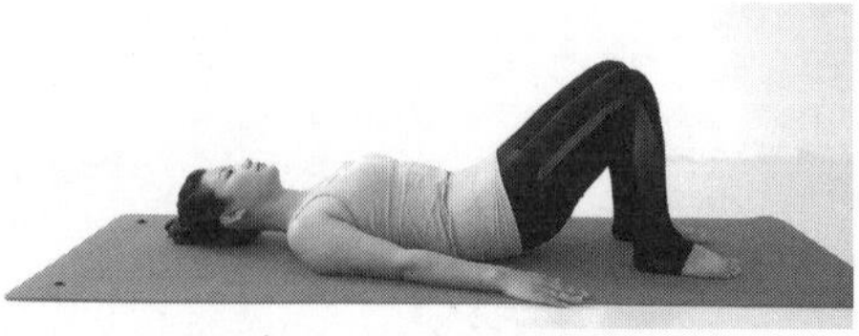

图 8-5 骨盆时钟（骨盆后倾）

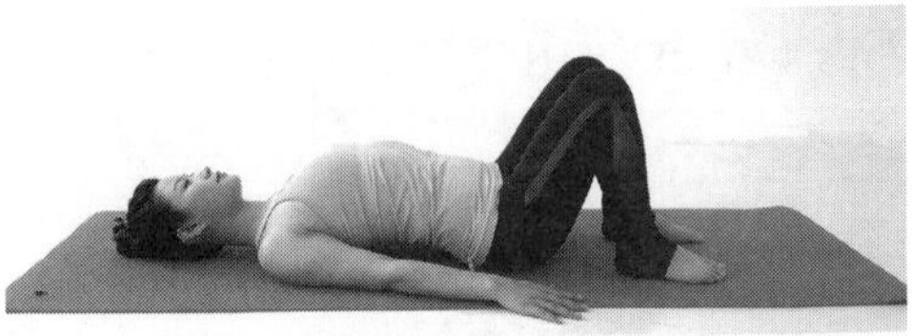

图 8-6 骨盆时钟（骨盆前倾）

3）桥式

视频 12：

桥式系列

4）行军踏步

视频 13：

行军踏步

5）四点支撑系列

视频 14：

手膝位支撑

6）侧躺直腿抬起

视频 15：

直腿抬起

（5）瑜伽的治疗性训练

1）针对尾骨痛

①站立山式：双足分开与髋同宽，感受踇趾与小趾的趾跟与足跟三点平稳支撑足部，所有脚趾保持延展的状态踏实地面，脊柱向天花板延伸，感受来自于地面的力量向上传导至头顶，整个身体仿佛山一样耸立（图 8-7）。

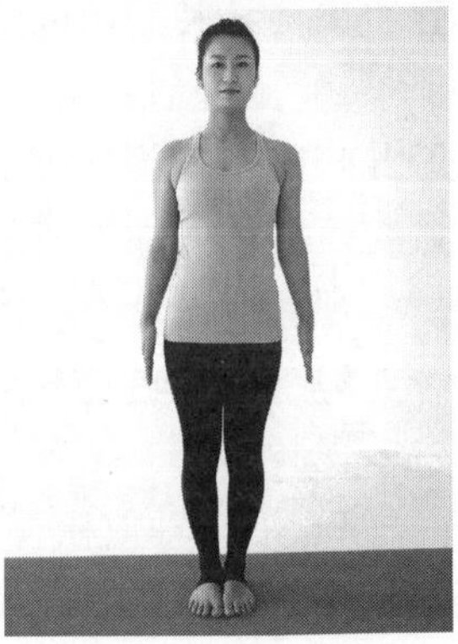

图 8-7 站立山式

②站立猫牛式

视频 16：

站立猫牛式

③女神转体式

视频 17：

女神转体式

④摇摆后背

视频 18：

摇滚后背

⑤下犬式

视频 19：

2）针对膀胱疼痛综合征 / 间质性膀胱炎

①卧勾三步呼吸

视频 20：

下犬式　卧勾三步呼吸

②骨盆时钟：仰卧，屈膝屈髋位，先将骨盆放置在中立位置，吸气将骨盆后倾，感觉耻骨向肚脐方向靠近，吐气将骨盆后倾感觉耻骨远离肚脐方向。

③单 / 双膝靠胸

视频 21：

④快乐婴儿式

视频 22：

⑤狮身人面式

视频 23：

单双膝靠胸　快乐婴儿式　狮身人面式

⑥侧角伸展

视频 24：

⑦战士第一式

视频 25：

⑧战士第二式

视频 26：

侧角伸展式　战士一式　战士二式

3）针对外阴 / 髋关节疼痛

①猫 / 牛 / 摇尾巴

视频 27：

②摇摆后背 / 儿童式

视频 18：

③狮身人面式

视频 23：

猫牛摇尾巴　手脚交换伸展　坐姿圆角盘腿

④下犬式

视频 19：

⑤手脚交换伸展

视频 28：

⑥坐姿圆角盘腿

视频 29：

⑦冥想放松

视频 30：

冥想放松

（二）盆腔供血训练

由于人体盆腔内静脉多于动脉，血液循环相对较差，使一些急慢性炎症易于蔓延，如阴道炎、宫颈炎、子宫内膜炎、附件炎等。盆腔供血训练有很多益处：①保护子宫，预防肌瘤，改善子宫内膜异位，改善剖宫产瘢痕处血液循环；②改善输卵管积液；③滋养卵巢，预防卵巢早衰，改善痛经，使月经周期更规律；④改善盆腔炎症。

盆腔供血训练的思路：

1. *调整骨盆恢复中立位置* 通常女性受屈髋肌群影响，尤其是髂腰肌紧张、腹壁力量薄弱等原因导致骨盆前倾，放松屈髋肌群，减少对腹股沟处血管和淋巴的卡压，可有效改善盆腔血液循环。如髂腰肌拉伸：双足开立跪在垫上，保持脊柱延展后将骨盆做后倾的姿势，再向前轻微移动，停留30s，拉伸侧的手臂抬起，呼气后做躯干向对侧屈、对侧旋，再次保持30s。

2. *促进盆腔脏器运动* 所有的体适能运动形式，如有氧训练、瑜伽、普拉提等都可以促进盆腔脏器的运动，促进脏器的血液循环加速。

3. *增加髋关节活动度* 髋关节活动受限，髋部周围肌肉及软组织弹性差，影响血液循环。

（1）手膝位蹲

视频31：

（2）手膝位髋外展

视频32：

（3）开蚌式

视频33：

（4）蝴蝶式

视频34：

手膝位蹲　手膝位髋外展

开蚌式　蝴蝶式

综上所述，以上的练习，对于大部分的盆腔疼痛都是安全的。尽管在治疗和训练过程中，有一些治疗性练习可以在家完成，但是鉴于患者疼痛的根源是不尽相同的，最好先与医师确认，哪些牵拉练习或力量加强力量对于治疗是有效的。

（三）WAFF训练

1. *WAFF训练的运动康复原理* 感知—探索—观察—分析—融入—教育，这是WAFF运动康复的六大原理。首先，要感知自己的身体，在三维空间定位静态与动态的身体位置，通过加强视觉、触觉、体觉刺激（平衡控制），刺激人体中枢神经系统，强化身体各部分肌肉意识与运动控制；然后，体会身体在WAFF上时做出的各种反应，WAFF带给身体的各种反馈；观察动作完成的质量，哪些是多余的动作，哪些是代偿的动作；分析不能完成动作的原因，是关节卡压疼痛，是感知的问题，还是肌肉力量不足；充分利用WAFF的特质——反馈波机制，能促进大脑的放松，增加内啡肽释放，达到镇痛效果，增加身体活动性，恢复人体姿态力学平衡，修复痛点；其安全的锻炼环境能帮助消除可能导致疼痛或不适的承重点；最后，教育参与者的大脑，运用各种教学技巧，语言、触觉和想象提示，帮助参与者建立新的肌肉记忆。

WAFF是根据人体工学设计的充气垫，更贴切的讲，它像我们的椎间盘。椎间盘中心是髓核，外围有纤维环围绕，当髓核受重力作用向四周扩散，纤维环被挤压，向周围延伸和膨胀，让上下椎体的接触面积增大。脊柱前屈时，前半部分压扁，后半部分会增厚，始终保持上下面的紧密贴合，从而起到缓解压力和减震的作用。

本体感觉的输入，让大脑正确定位了目标肌肉，为运动功能的恢复奠定了基础。坐在mini WAFF上，坐骨位于气柱两侧，能很好体会类似椎间盘之间的贴合作用。当骨盆前倾后倾时，气垫以气柱为核心，周边气流自然带动骨盆运动，让参与者更容易完成并记住这个正确的骨盆运动方式。同时整个运动过程中会阴部贴合气柱，更好地感知会阴前侧与后侧。

WAFF 充气式设计，创造不稳定平面，一方面人体为了保持平衡，会不断启动躯干稳定的前馈机制；肌肉处于紧张收缩状态，持续的收缩状态会刺激肌梭，引发牵张反射，激活本体感知；另一方面，相对的不平衡状态会扩大视觉、体觉等刺激，进而刺激神经输入，强化运动记忆。

2. WAFF 训练辅助治疗 MFPP 的适应证

（1）梨状肌综合征：是造成坐骨神经痛的主要原因之一。梨状肌在髋关节囊的后方，起自骶骨前面侧部，出坐骨大孔，止于大转子内侧面。梨状肌可与其他肌肉共同作用使股骨外旋。梨状肌综合征可能是由于久坐、骨盆前倾等，使臀部的肌肉都处于被拉长的状态，臀中肌无力，梨状肌帮助臀中肌来稳定，梨状肌长期代偿出现紧张。

（2）闭孔内肌综合征：闭孔内肌起自髂骨内侧面，闭孔四周，穿过坐骨小切迹附着在股骨大转子上，是位于人体骨盆深处的一块细长肌肉，它像两座山间的铁索桥，连接坐骨与股骨、盆底与大腿。主要功能为外旋大腿，坐立位时可使大腿外展，维持骨盆稳定。闭孔内肌综合征常是因为闭孔内肌挛缩压迫阴部神经管，挤压阴部神经，进而产生疼痛。分娩时尾骨往后张开，骶棘韧带与骶结节韧带受到拉伸，形成夹子状压迫阴部神经，分娩后未及时得到恢复。

（3）臀肌工作不良：孕产妇骨盆前倾，所有臀部后侧的肌肉，特别是腘绳肌，处于拉伸状态，会使股骨内旋。深层的外旋肌肉（梨状肌、闭孔内肌等）处于拉伸状态。放松腘绳肌，可缓解骨盆前倾和股骨内旋，间接放松深层的外旋肌—闭孔内肌[5]。

3. WAFF 训练辅助治疗 MFPP 的训练动作

（1）盆底本体感觉训练

①骨盆前倾、后倾

开始姿势：将中号 WAFF 放掉些气，竖起来，“骑马式”坐在中号 WAFF 上（图 8-8），双足全足掌着地，双手置于大腿上。

动作：腹式吸气，准备；腹式呼气，坐高；横向吸气，脊柱延伸；呼气，骨盆后倾（图 8-9），感受盆底后三角与 WAFF 的接触和按压；吸气，回到中间；呼气，骨盆前倾，感受盆底前三角与 WAFF 的接触和按压；吸气，回到中间。上述循环重复 6 ～ 8 次。

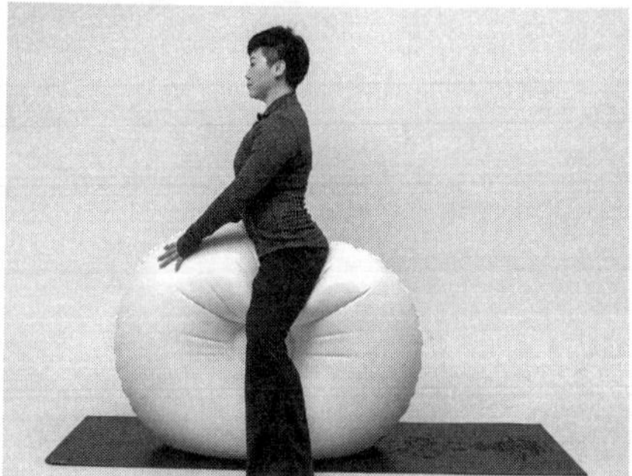

图 8-8　骑马式

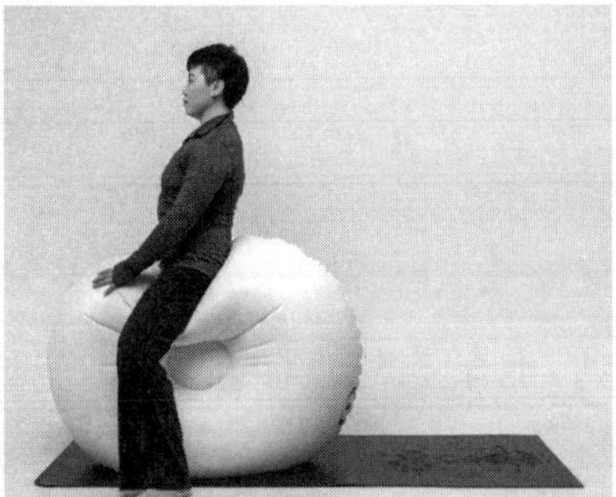

图 8-9　骨盆后倾

骨盆前倾、后倾

视频 1：

②单腿平衡

开始姿势：将中号 WAFF 放掉些气，竖起来，“骑马式”坐在中号 WAFF 上，双足全足掌着地，双手置于大腿上。

单腿平衡

动作：腹式吸气，准备；腹式呼气，坐高；横向吸气，脊柱延伸；呼气，保持骨盆稳定，抬起左足；吸气，举起右臂；呼气，右臂对抗向前用力，感受右侧盆底和大腿内收肌的工作。保持 10 个呼气用力，换对侧重复上述循环（图 8-10）。

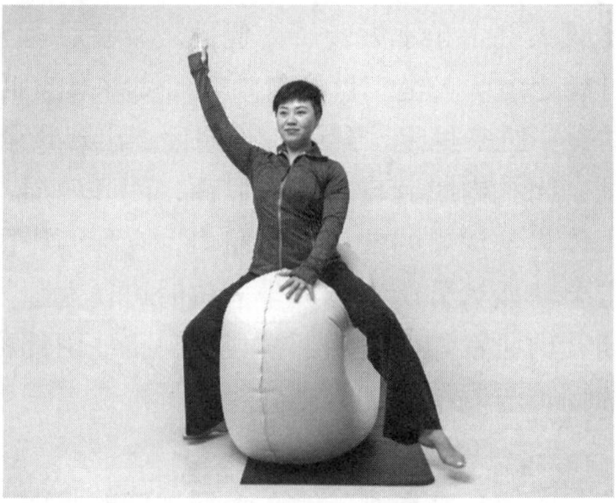

图 8-10 单腿平衡

视频 2：

③轮流下踩

开始姿势：将小号 WAFF 放在椅子上，坐在小号 WAFF 上，双足全足掌着地，平行分开，双手置于大腿上。

轮流下踩

动作：腹式吸气，准备；腹式呼气，坐高；横向吸气，脊柱延伸；呼气，保持骨盆稳定，抬高左膝、右膝，双足离地；保持骨盆稳定，自然呼吸，双脚均匀有控制地轮流落下。保持 30s（图 8-11）。

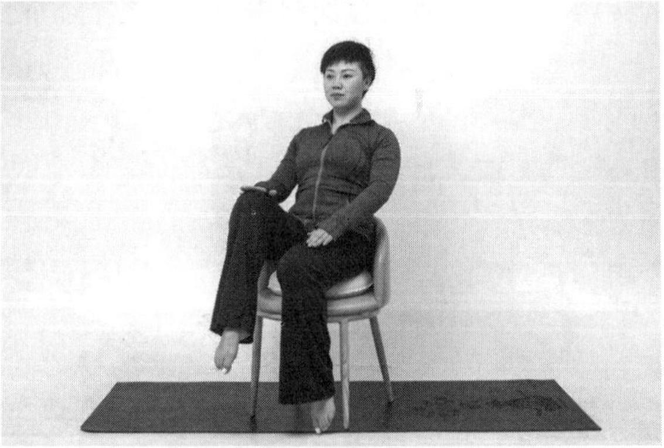

图 8-11 轮流下踩

视频 3：

④气柱前后平衡

开始姿势：双膝平行跪在中号 WAFF 气柱前侧，小腿平行，双手置于体侧（图 8-12）。

动作：腹式吸气，准备；腹式呼气；横向吸气，用头顶将双手推向天花板，脊柱延伸；呼气，大腿与身体保持一直线，保持脊柱延伸，保持平衡 10s，保持呼吸；吸气，还原。重复 3 次。双膝平行跪在中号 WAFF 气柱后侧，小腿平行，双手置于体侧（图 8-13）；呼气，大腿与身体保持一直线，保持脊柱延伸，保持平衡 10s，保持呼吸；吸气，还原。重复 3 次。

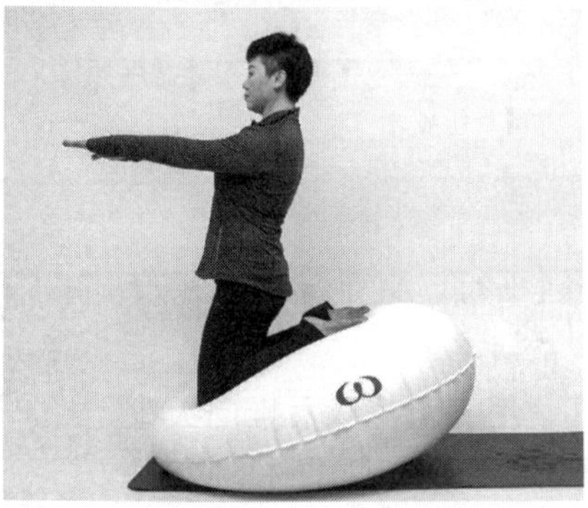

图 8-12　跪姿平衡

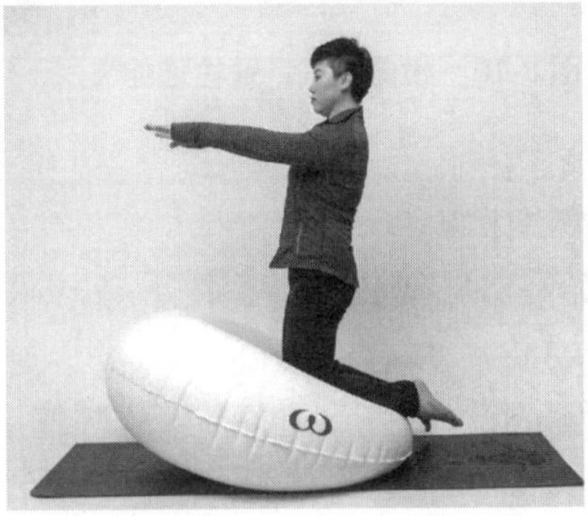

图 8-13　跪姿平衡

（2）骨盆中立位

①屈膝骨盆前倾后倾、脊柱后伸前弯

开始姿势：屈膝坐在小号 WAFF 上，两足分开同肩宽，双手勾住大腿后侧。

动作：腹式吸气，准备；腹式呼气，坐高；横向吸气，脊柱延伸（图 8-14）；呼气，骨盆后倾，带动脊柱向后弯曲成大写的“C”（图 8-15）；吸气，骨盆前倾，带动脊柱向上延伸，至脊柱后伸。重复 8 ～ 10 次。

骨盆中立位

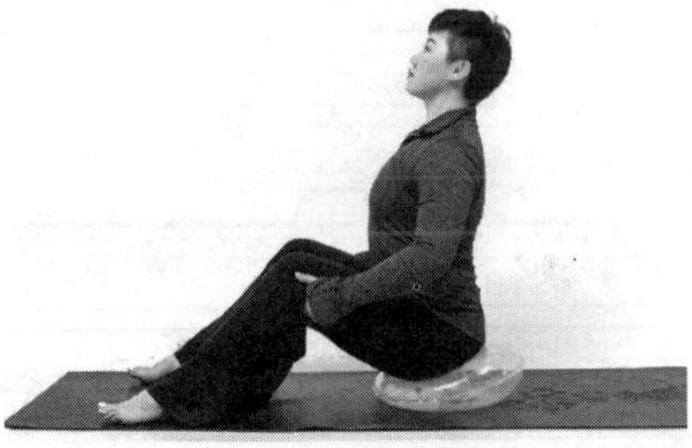

图 8-14　脊柱延伸

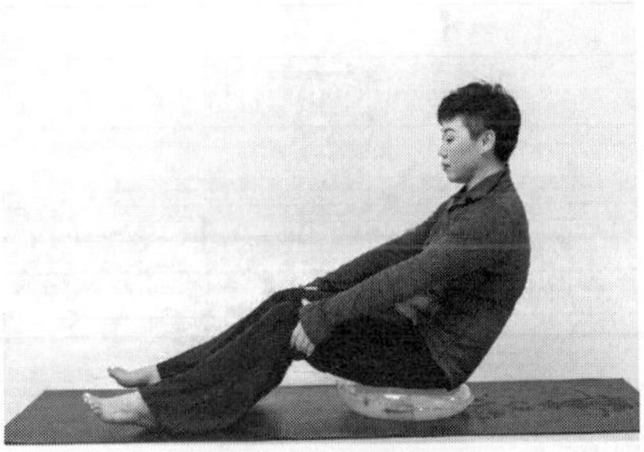

图 8-15　骨盆后倾

视频 4：

②骨盆时钟

开始姿势：仰卧屈膝，骶骨及肩胛骨分别置于小号 WAFF 气柱上，两足分开同肩宽，双手置于体侧。

动作：腹式吸气，准备；腹式呼气；横向吸气，脊柱延伸（图 8-16）；呼气，保持脊柱延伸，骨盆后倾（图 8-17）；吸气，还原；呼气，骨盆前倾；吸气，还原。重复 3 次。呼气，保持脊柱延伸，骨盆左倾；吸气，还原；呼气，骨

骨盆时钟

盆右倾；吸气，还原。重复 3 次。呼气，保持脊柱延伸，骨盆顺时针旋转；吸气，还原；呼气，骨盆逆时针旋转；吸气，还原。重复 3 次。

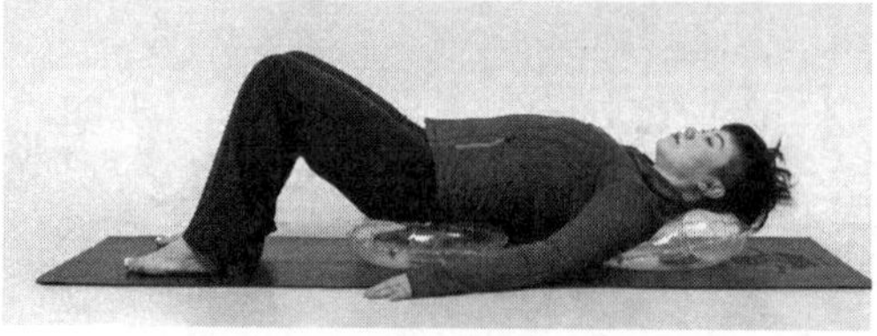

图 8-16　横向吸气，脊柱延伸

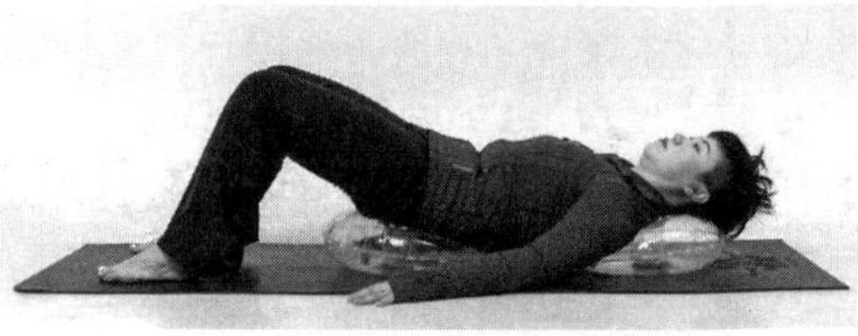

图 8-17　骨盆后倾

视频 5：

③跪姿体侧、体转

开始姿势：双膝平行跪在小号 WAFF 上，小腿平行，直足尖，双手交叉置于头顶。

动作：腹式吸气，准备；腹式呼气；横向吸气，用头顶将双手推向天花板，脊柱延伸，小腿离地；呼气，保持脊柱延伸，脊柱逐节向左侧曲体，吸气，逐节还原；呼气，脊柱逐节向右侧曲体（图 8-18）；吸气，逐节还原。重复 3 次。呼气，保持脊柱延伸，脊柱逐节向左旋转；吸气，逐节还原；呼气，脊柱逐节向右旋转（图 8-19）；吸气，逐节还原。重复 3 次。

跪姿体转

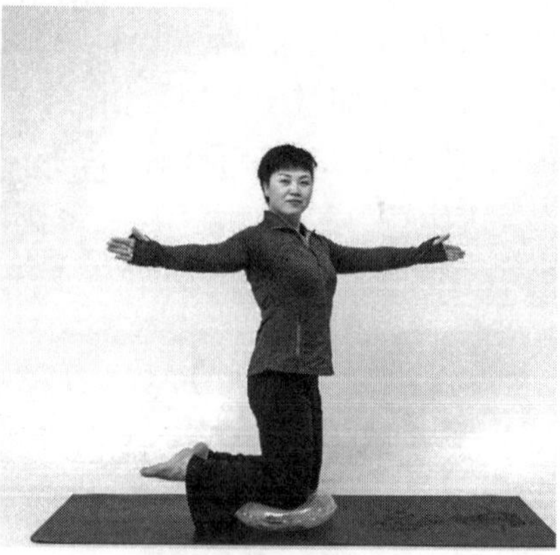

图 8-18　跪姿体侧

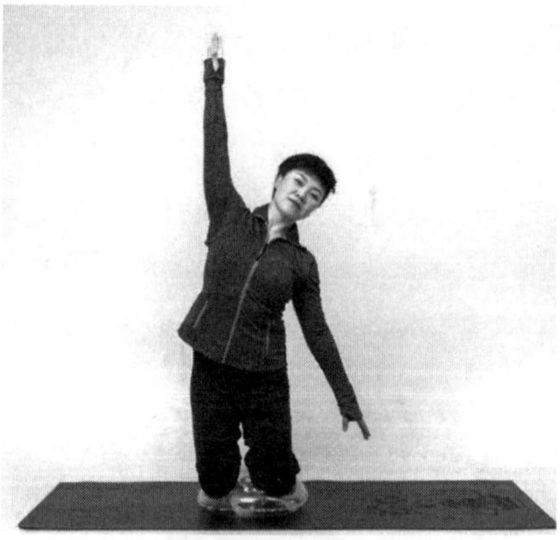

图 8-19　跪姿体转

视频 6：

（3）放松梨状肌，强化臀中肌

①坐姿

开始姿势：将左膝放在中号 WAFF 气柱旁，右膝向后放在垫上的小号 WAFF 上，两手打开撑在中号 WAFF 上。

动作：腹式吸气，准备；腹式呼气，坐高；横向吸气；呼气，骨盆前倾，水平向左移动；吸气，放松。重复 8 ～ 10 次。换对侧重复上述动作（图 8-20）。

放松梨状肌，强化臀中肌

②二郎腿

开始姿势：屈膝仰卧在大号 WAFF 上，将左腿放在右大腿上，勾脚尖，两手置于体侧。

动作：腹式吸气，准备；腹式呼气，坐高；横向吸气；呼气，保持骨盆稳定，左膝向足的方向下压，保持 30s。重复 2 ～ 3 次。换对侧重复上述动作（图 8-21）。

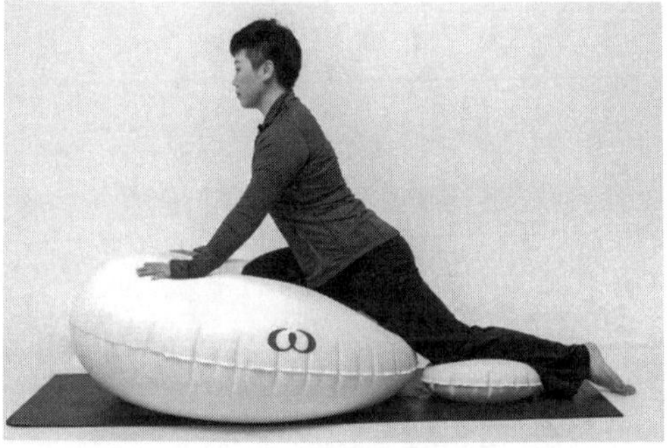

图 8-20　坐姿

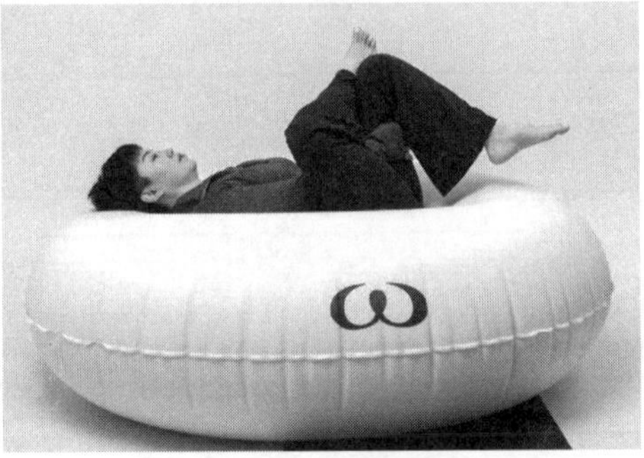

图 8-21　二郎腿

视频 7：

（4）闭孔内肌放松

①四足

开始姿势：四足，左膝置于小号 WAFF 上，右膝腾空（图 8-22）。

动作：腹式吸气，准备；腹式呼气，脊柱延伸；横向吸气；呼气，由盆底开始向肚脐收缩，像挤牙膏，或是由下至上拉上小一号牛仔裤的拉链，然后将右侧骨盆向上抬高（图 8-23）；吸气，还原。重复 10 次。换对侧重复上述动作。

闭孔内肌放松

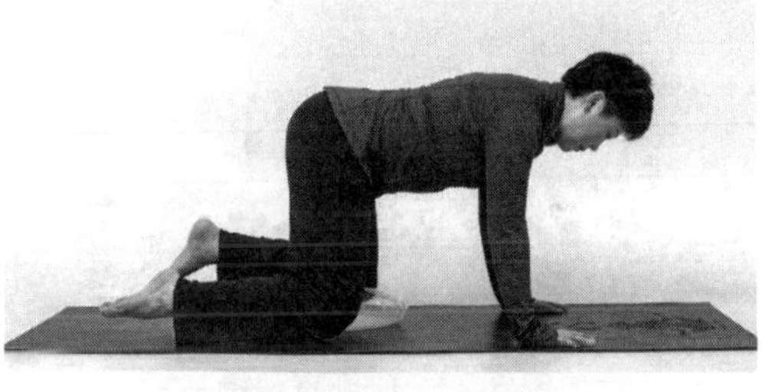

图 8-22　四足 -1

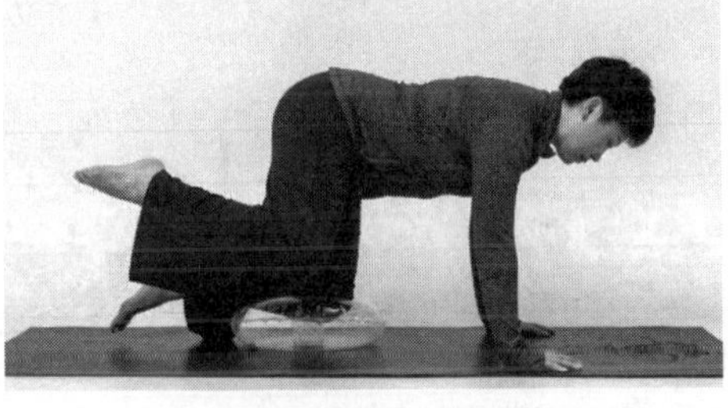

图 8-23　四足 -2

视频 8：

②站立髋上提

开始姿势：左足站在小号 WAFF 上，右足尖点地，双手叉腰（图 8-24）。

动作：腹式吸气，准备；腹式呼气，坐高；横向吸气，脊柱延伸；呼气，将右髋向上抬高（图 8-25），右足尖离地；吸气，还原。重复 10 次。换右足踩在 WAFF 上重复上述动作。

站立髋上提

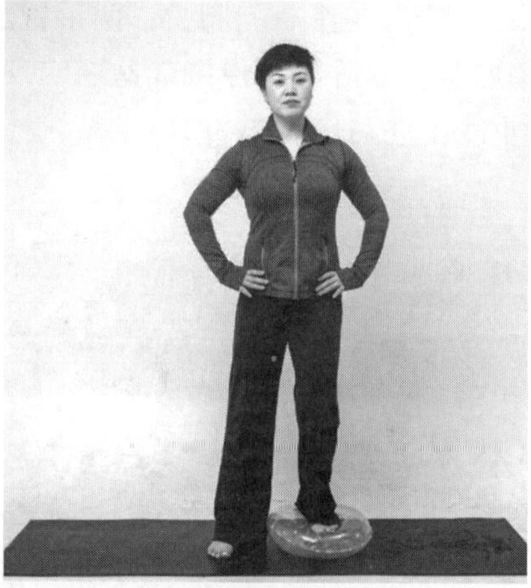

图 8-24 站立髋上提 -1

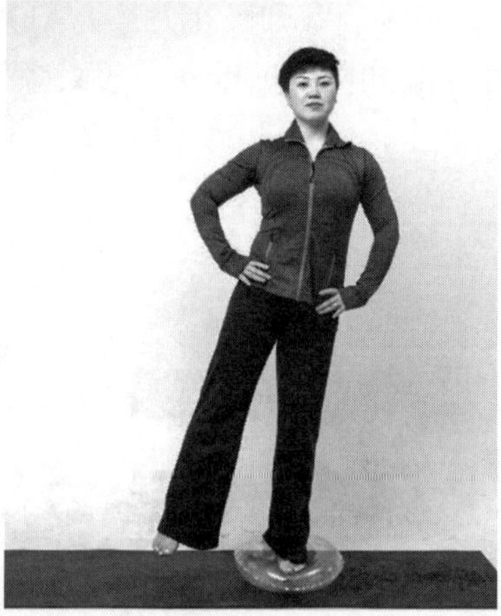

图 8-25 站立髋上提 -2

视频 9：

(5) 改善臀肌工作不良

①侧卧直腿抬高

侧卧直腿抬高

开始姿势：直腿侧卧，将小 WAFF 垫在大转子位置，脊柱延伸，与地面平行，下面的手臂弯曲，头枕在肘上，上面的手撑在胸前（图 8-26）。

动作：腹式吸气，准备；腹式呼气，激活腹横肌；横向吸气，脊柱延伸；呼气，由盆底开始向肚脐收缩，就像挤牙膏，或是由下至上拉上小一号牛仔裤的拉链，然后，外展抬高上面的腿，骨盆稳定（图 8-27）；呼气，拉着拉链，慢慢还原。重复 6 ～ 8 次。换另一侧重复上述动作。

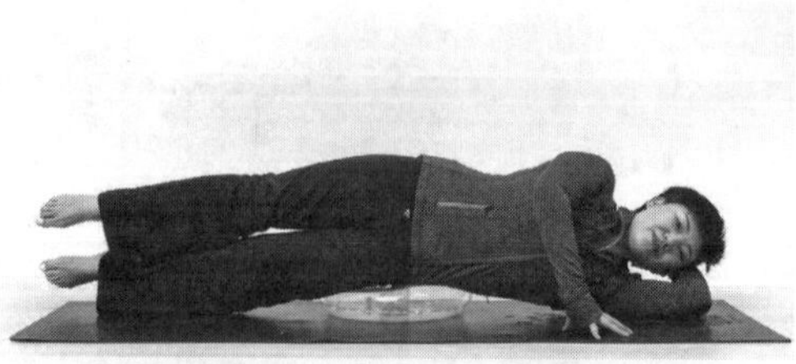

图 8-26 侧卧直腿抬高 -1

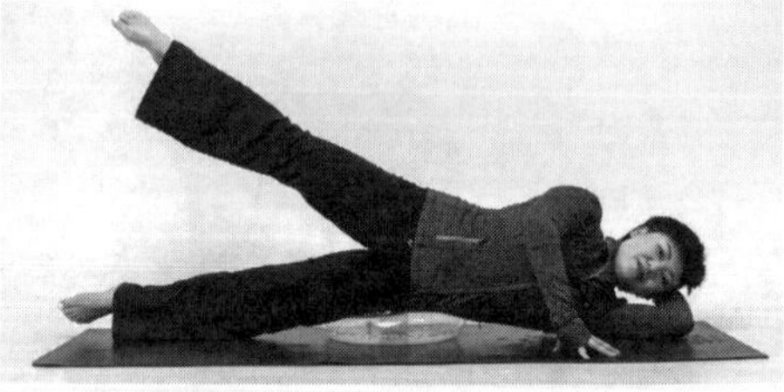

图 8-27 侧卧直腿抬高 -2

视频 10：

②站立单腿平衡（前、侧、后）

站立单腿平衡

开始姿势：左足站在小号 WAFF 上，双手平伸（图 8-28）。

动作：腹式吸气，准备；腹式呼气，坐高；横向吸气，脊柱延伸；呼气，保持骨盆稳定，重心慢慢向前，向左脚过渡，至右足点离地；吸气，脊柱延伸，骨盆中立；呼气，屈髋，吸气还原；呼气，外展，吸气还原；呼气，伸髋，吸气还原。重复 3 次。换右足踩在 WAFF 上重复上述动作（图 8-29）。

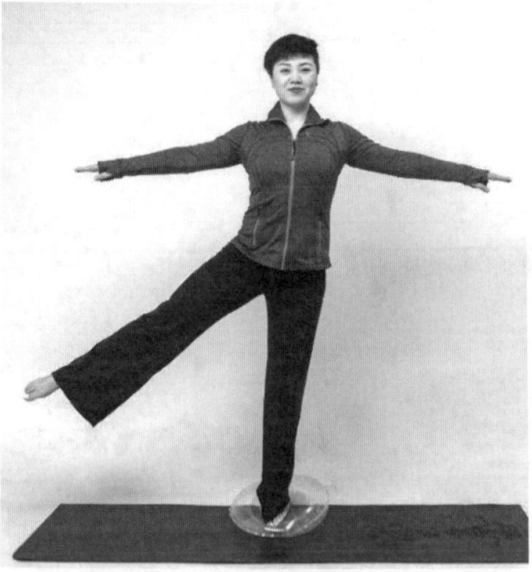

图 8-28　站立单腿平衡（侧）

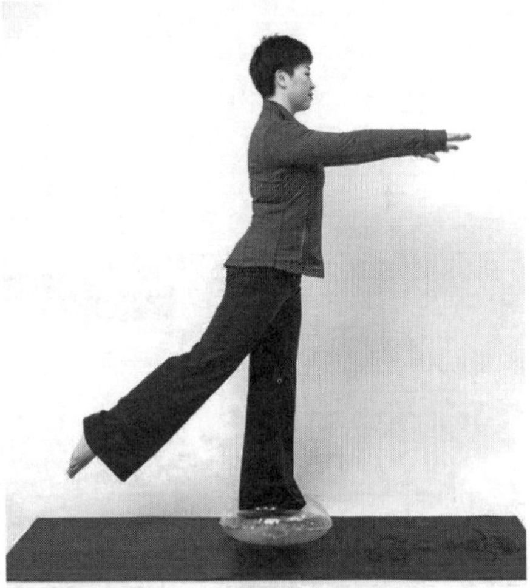

图 8-29　站立单腿平衡（后）

视频 11：

③跪姿起坐（2 个小号或中号）

跪姿起坐

开始姿势：跪坐在 2 个小号 WAFF 或者 1 个中 WAFF 上，双手自然下垂。动作：腹式吸气，准备；腹式呼气，激活腹横肌；横向吸气，脊柱延伸；呼气，保持脊柱延伸，慢慢伸髋起立（图 8-30）；两臂前平举，保持平衡；吸气，保持；呼气，慢慢屈膝屈髋回到跪坐（图 8-31）。重复 10 次。

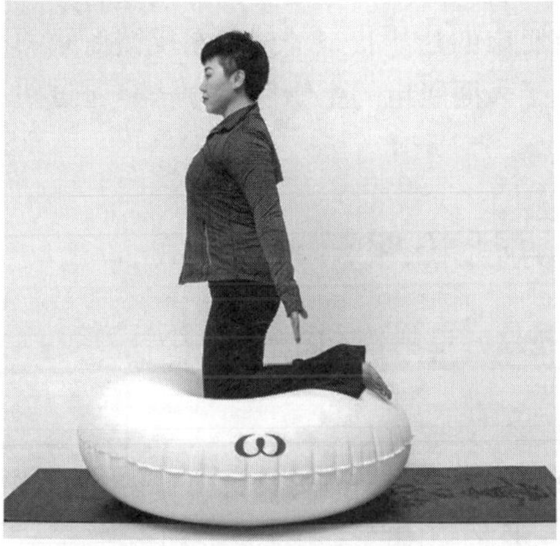

图 8-30　跪姿起坐 -1

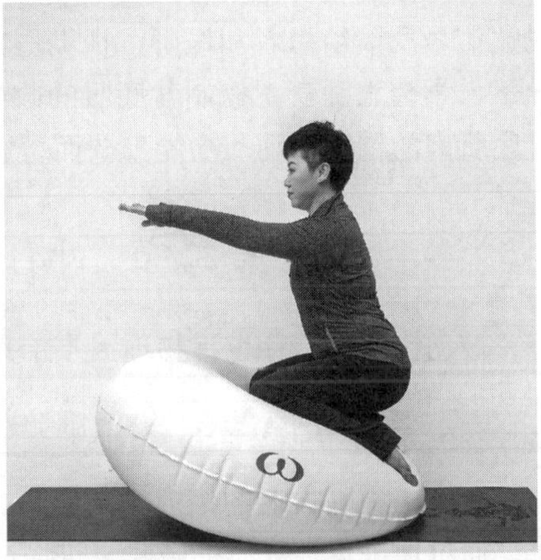

图 8-31　跪姿起坐 -2

视频 12：改善臀肌工作不良——跪姿起坐

④仰卧腘绳肌拉伸

仰卧在大号 WAFF 上，左腿屈髋屈膝抬高，双手勾住左腿；保持骨盆稳定，慢慢伸直左腿至绷紧。保持 30s，2 ～ 3 次。换右腿重复上述动作（图 8-32）。

仰卧腘绳肌拉伸

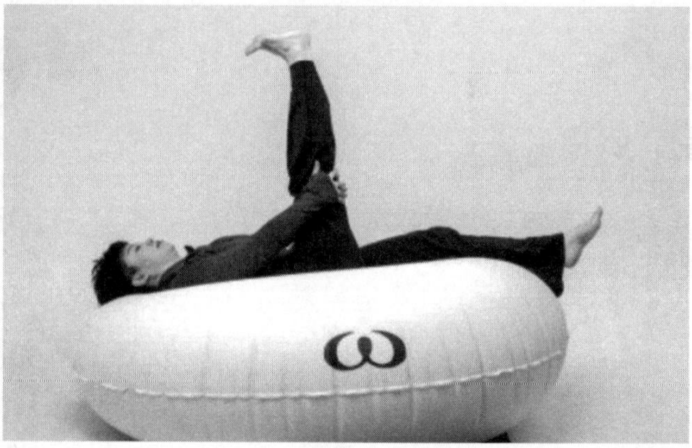

图 8-32 仰卧腘绳肌拉伸

视频 13：

二、生物反馈疗法

生物反馈疗法指通过提供反馈信息，指导患者进行正确的盆底肌训练，有效地控制不良盆底肌肉收缩，并对错误的收缩活动进行纠正和改进。

常用的生物反馈疗法是借助电子仪器将某些生理功能加以描记并转换为声、光等可被察觉到的信号，并将模拟的声音或视觉信号进行反馈，使患者学会自主控制盆底肌的收缩与放松，同时有利于盆底康复工作者更好地指导患者掌握正确的锻炼方法。

具体方法是将电极置入阴道或直肠内，检测盆底肌肉的电信号活动，将模拟的声音或视觉信号反馈给患者和医师，帮助医师和患者了解肌肉的功能状态，患者在反馈信号的指导下，学会正确自主控制盆底肌的收缩和舒张。基于表面肌电的生物反馈疗法是通过纠正盆底肌肉的过度活动和功能失调而缓解盆腔疼痛的。

第二节 MFPP 的被动性物理治疗

被动性物理治疗也称物理因子治疗，包括手法按摩、电刺激、磁刺激、小针刀等。

一、手法按摩

按摩是中国古老的医疗方法之一，按摩可以促进局部组织的血液循环，使淋巴回流加速，通过促进炎性介质的吸收，进而减轻盆底肌肉、骨骼周围的无菌性炎症和水肿。

（一）手法按摩原理

疼痛通常是由损伤的组织释放的致痛因子所致，当致痛物质达到一定浓度使外周的神经纤维被激活，疼痛信号传入中枢神经系统。当按摩某一痛点时可以使疼痛部位产生机械性刺激。可以加速局部的血液循环，减少组织间隙中致痛因子的蓄积，致痛物质的浓度下降进而缓解疼痛。由于加速了血液循环，机体的新陈代谢加速，从而也加速了致痛因子的吸收，疼痛部位的微循环得以改善，进而减轻疼痛[3]。按摩同样可以松解痉挛的肌肉，使其恢复周围的血运，恢复其正常的解剖位置和功能[4]。

（二）手法按摩方法

1. 患者取膀胱截石位，操作者手涂润滑液，用食指与中指置入阴道内，定位痛点处，用适当的力度在痛点处按压、打圈以促进局部组织血液循环。

2. 每处按摩 3 ～ 5min，每天 1 次，10 次一个疗程。

二、电刺激疗法

电刺激疗法目前已被成功应用治疗各类盆底功能障碍性疾病。在针对慢性盆腔疼痛的治疗中，较高频率的止痛电流，可以阻断疼痛信号的传导。较低频率的内啡肽样电流可以促进局部产生类吗啡作用的内啡肽来缓解疼痛，而且同手法按摩一样，低频电刺激也可通过促进盆底肌肉的收缩，增加盆底肌肉的血液循环进而缓解疼痛。

（一）低频生物电治疗

1. *低频生物电治疗原理*　目前有关疼痛调控机制的主导学说是 Wall 和 Melzack 于 1965 年提出的“闸门学说”[6]。也就是说当疼痛感觉信号强度超过闸门阈值时，即可产生痛觉。经皮神经电刺激（Transcutaneous Electrical Nerve Stimulation，TENS）是通过温和微量的电流刺激知觉神经去阻断痛觉神经信号的传递，达到止痛的效果。治疗过程中，我们通常优先选择 TENS 电流，TENS 电流阻断痛觉信号的传递，从而缓解了疼痛症状，减轻患者的痛苦。我们选用的 TENS 电流频率为 80 ～ 120Hz，脉宽为 80 ～ 120μs。但若仅仅采用 TENS 电流治疗，治疗结束后，随着电流撤退，信号传递恢复后，痛感也会慢慢显现。因此我们需要长效的止痛方案。

阿片受体的存在提示体内存在内源性阿片样物质，随着 Hughes 和 Kosterlits 成功地从脑内分离并证明脑内存在能与吗啡类药物竞争受体的肽类物质，并证实此种肽类物质具有吗啡样药理作用，内啡肽也逐步被人发现[7]。内啡肽（endorphin）是一种由脑垂体分泌的类吗啡作用的肽类物质。它同样能与吗啡受体结合，产生跟吗啡一样的镇痛效果，等同于天然的镇痛药。除具有镇痛功能外，内啡肽还具有调节体温、心血管、呼吸功能等生理作用[8]。我们选用的内啡肽电流频率为 1 ～ 10Hz，脉宽为 200 ～ 300μs。

因此，我们常选用 TENS 电流阻断痛觉信号的传递，起到暂时缓解疼痛的效果。在疼痛缓解后采用内啡肽电流，刺激脑垂体分泌类吗啡作用的肽类物质，进而起到较为长效的止痛作用。

2. *低频生物电治疗方法*　初诊的患者会首先对其进行查体，分别在疼痛整体评估图谱、尿道膀胱疼痛图谱、盆底肌肉疼痛图谱、外阴阴道疼痛图谱上标记相应的痛点。并通过视觉模拟评分法（visual analogue scale，VAS）对各个痛点进行标记。将电极片贴在相应的痛点上，并配合阴道探头进行治疗。通常治疗过程中 10 次为一个疗程，每次治疗 30min，建议每天治疗一次。TENS 电流治疗的时长会随着治疗进行渐渐缩短，而内啡肽电流治疗时长相应的增加。通常情况下可分为三个阶段，前 1 ～ 2 次治疗中 TENS 电流治疗 15min，内啡肽电流治疗 15min；第 3 ～ 5 次治疗中 TENS 电流治疗 10min，内啡肽电流治疗 20min；第 6 ～ 10 次治疗中 TENS 电流治疗 5min，内啡肽电流治疗 25min。一个疗程结束后会再次进行上述评估，根据评估结果决定后续治疗方案。

但需要注意的是，并不是所有的患者均可以采用电刺激治疗，电刺激治疗存在以下禁忌证：①肌肉完全去神经化；②痴呆、不稳定癫痫发作病史；③安装心脏起搏器患者；④

妊娠状态；⑤泌尿道或阴道活动性炎症；⑥ 6 个月内进行过盆底手术；⑦不能耐受该项治疗者。

（二）脉管平滑肌刺激技术（CMLV）

1. *脉管平滑肌刺激技术原理* 与传统的横纹肌电刺激相比，独有的脉管平滑肌刺激技术直接针对血管系统、淋巴系统、括约肌的平滑肌进行轻微的、有选择性的刺激，再现交感神经系统的动作电位，维持和加强脉管的基础张力，对治疗由于内环境紊乱造成的相关疾病有重要的作用。基于脉管刺激电流的电刺激，可直接对分布在人体内（如脉管壁、肠道、子宫、阴道等区域）的平滑肌进行刺激，可以增加其搏动频率，进而改善血液循环和局部营养。因此，CMLV 技术主要应用于难治性 MFPP，即应用 TENS 电流 + 内啡肽电流治疗 1 ～ 2 个疗程，效果不明显时加用 CMLV 技术进行强化治疗。

2. *脉管平滑肌刺激技术治疗方法*

（1）血动力激活

电流类型：平滑肌刺激；频率 2Hz；脉宽 3μs；用法：电极片贴在腹主动脉与背部反射区对置，耻骨联合上、腰骶部对置，双侧海绵体肌及阴道探头共 2 组通道，每次 20min。

（2）血动力加速

电流类型：平滑肌刺激；频率 3Hz；脉宽 4μs；用法：电极片贴在腹主动脉与背部反射区对置，耻骨联合上、腰骶部对置，双侧海绵体肌及阴道探头共 2 组通道，每次 20min。

每 10 次为一个疗程，每次共治疗 40min，建议隔日一次，与 TENS 电流 + 内啡肽电流交替治疗效果更佳。一个疗程结束后会再次进行上述评估，根据评估结果决定后续治疗方案。

同样需要注意的是与电刺激有同样的禁忌证。

三、磁刺激治疗

磁刺激是近年渐受关注的神经肌肉刺激技术，与电刺激相比，其刺激能量不受电阻衰减，穿透性强，不需要电极。

磁刺激技术是一体外神经调控技术，通过体外高能脉冲磁场刺激人体神经可引发神经运动反射等生理效应，可实现脑部、脊髓、神经根、外周神经肌肉的刺激。磁刺激技术最早应用于脑部皮质区被称为经颅磁刺激（transcranial magnetic stimulation，TMS）。磁刺激应用于泌尿盆底疾病属于外周神经刺激，相对脑部更加安全，更早获批应用于临床治疗，1998 年美国 Neotonus Inc 应用 Magstim 圆形磁刺激线圈置于座椅内实现盆底肌群磁刺激治疗（extracorporeal magnetic innervation，EXMI）。目前磁刺激在泌尿盆底疾病的治疗按照主要的治疗靶点可分为盆底肌群的磁刺激（pelvic floor magnetic stimulation，PFMS）和骶神经根磁刺激（SMS）。Sato[9] 等（2002）对 5 例阴部神经痛或坐骨神经痛患者给予 30 ～ 50 次的骶神经磁刺激治疗，结果显示，所有患者治疗后疼痛均明显缓解，疗效持续 30min 至 56d。Leippold[10] 等（2005）对 14 例非炎性慢性盆腔痛综合征患者采用 50Hz 骶神经根磁刺激治疗，发现治疗期间可以减轻疼痛，但疗效不持久。目前有少量报道骶神经根磁刺激对 CPPS 有短期疗效，但是样本量有限，疼痛的诊断和分型并不明确，有待更多大样本的研究。

四、小针刀治疗

小针刀是北京中医药大学针刀医学中心主任朱汉章教授在实践的基础上设计出的一个新型治疗器具。小针刀是西医与中医的结合，是在外科手术与中医针刺疗法的基础上，形成的新型偏向于中医的医疗器械。小针刀顾名思义，有着针的外形，且其尖端有一狭窄的刀刃，因此既可发挥针的刺激作用，又可实现刀的切割的双重功能。

（一）小针刀治疗原理

小针刀具有松解以及减张的作用。对由于肌肉痉挛、局部组织粘连、局部组织张力高而压迫走行其中的血管神经而产生的部分肌筋膜源性的慢性盆腔疼痛，小针刀可以切开其粘连缩窄的组织，或是部分切开痉挛的肌肉止点，以降低局部组织张力，松解其中走行的血管、神经，进而消除疼痛，恢复正常功能。小针刀同样可以切断特定的血管神经束[11]。部分疼痛产生可能与局部软组织缺氧增生卡压末梢神经及末梢细小血管相关，小针刀正是通过松解卡压部位，切断受卡压的血管神经束，进而达到治疗的目的[12]。小针刀可以改善局部组织的微环境。小针刀对病变局部的切割、铲剥，使之产生新鲜创面，促使病变组织中的血管重建，改善局部血液循环和淋巴液循环，促进新陈代谢，加速炎性物质和有害代谢产物的吸收，进而使病变部位得以恢复，达到止痛的效果。在机械刺激下，同样可以产生内源性阿片肽类物质，起到镇痛的作用。通常情况下疼痛会引起肌紧张，而肌肉紧张反过来会诱发疼痛，小针刀可以阻断此种恶性循环，并通过对疼痛部位的刺激，提高局部组织的兴奋性，调动人体的生物能康复系统，进而消除疼痛。但上述的作用机理在具体疾病的治疗过程中往往是共同存在的[12]。

（二）小针刀治疗方法

目前已知小针刀已经成功地应用于腰椎间盘突出、腱鞘炎等相关疾病的治疗中。小针刀的操作者要熟悉局部解剖，避开重要的神经及血管，在选择好治疗点后，进行皮肤消毒，确认进针部位，并做标记。整个过程中要注意无菌操作。为减轻操作产生的疼痛，可在每个进针点局部注射 2% 利多卡因。视病情有无粘连而确定是否剥离，注意各种剥离动作，不可幅度过大，以免划伤重要组织如血管、神经等[13]。每次每穴切割剥离 2 ～ 5 次即可出针，一般治疗 1 ～ 5 次即可治愈，两次相隔时间可视情况 5 ～ 7 天不等。常用的剥离方式有：

1. 顺肌纤维或肌腱分布方向做铲剥，即针刀尖端紧贴着欲剥离的组织做进退推进动作（不是上下提插），使横向粘连的组织纤维断离、松解[13]。

2. 横向或扇形的摆动针刀尖端，松解纵向粘连的组织纤维。

3. 斜向或不定向的划摆针刀尖端，松解无规律的粘连组织纤维。

4. 小针刀常用于治疗

（1）患者自觉某处有疼痛点。

（2）医师在病变部位可触到敏感性压痛。

（3）触诊可摸到皮下有条索状或片状或球状硬物或结节。

（4）用指弹拨病变处有响声。

但治疗中要注意，对诊断不明，具有凝血功能障碍，治疗部位皮肤破溃、感染、化脓、坏死者，恶性肿瘤患者，治疗部位有重要神经、血管、脏器无法避开者，处在急性炎症期的患者禁用。

（王　杨　王曼华　高　珊）

参考文献

[1] 侯兴明 , 邵欣 . 针灸结合盆底康复疗法对改善妇科慢性盆腔疼痛综合征患者盆腔功能的价值 [J]. 医药前沿 , 2017, 7(16): 311-312.

[2] 牛三武 . 基于示教技术的踝关节康复机器人的控制系统的研究 [D]. 河北工业大学 , 2009.

[3] Prendergast SA, Weiss JM. Screening for musculoskeletal causes of pelvic pain[J]. Clin obstetrics and gynaecology, 2003, 46(4): 773-782.

[4] Weiss JM. Pelvic floor myofascial trigger points: Manual therapy for interstitial cystitis and the urgency-frequency syndrome[J]. Urol, 2001, 166: 2226-2231.

[5] 戴哲学 . 对上交叉综合征的分析及其矫正方法的研究 [D]. 西南交通大学 , 2013.

[6] 周崔崔 . 中西医结合超前镇痛对髋部骨折患者疼痛的观察和生活质量的影响 [D]. 河南中医学院 , 2015.

[7] 郭进 . 结合纳洛酮的药物作用机制谈临床应用新进展 [J]. 井冈山医专学报 , 2005 (02): 15-17.

[8] 李改娟 . 女大学生经前期综合征的发生现状及相关因素研究 [D]. 山西医科大学 , 2007.

[9] Sato T, Nagai H. Sacral Magnetic Stimulation for Pain Relief from Pudendal Neuralgia and Sciatica[J]. Diseases of the Colon & Rectum, 2002, 45(2): 280-282.

[10] Leippold T, Strebel R T, Huwyler M, et al. Sacral magnetic stimulation in non- inflammatory chronic pelvic pain syndrome[J]. BJU international, 2005, 95(6): 838-841.

[11] 黄子洋 . 针刀治疗梨状肌综合征的临床疗效观察 [D]. 成都中医药大学 , 2014.

[12] 温家隆 . 针刀结合针刺治疗坐骨神经痛的临床研究 [D]. 广州中医药大学 , 2010.

[13] 黄志芬 , 杨永红 . 小针刀治疗膝关节骨性关节炎 52 例临床分析 [J]. 中国医药导报 , 2009, 6(25): 161-164.

第 9 章 慢性盆腔痛的典型病例分享

本章收集了专家团队亲自诊治的慢性盆腔痛的经典病例和疑难病例，共 10 个病例，通过详实的病例，用实事求是的态度，完成病例摘要、诊治思路、规范处理、个体化治疗方案、成功的经验及遇到的困难等内容的整理，并经本专业专家的客观点评，最大程度为同道们开辟了解和学习慢性盆腔痛的捷径，以期提升对慢性盆腔痛诊治的能力。

病例 1 于某，女，70 岁，绝经 20 年，就诊日期：2016 年 11 月 30 日。

职业：库房保管员（退休）身高：156cm 体重：70kg 文化程度：小学

主诉：间歇性尿频、尿急、尿痛 5 年。

现病史：近 5 年内无明显诱因出现尿频、尿急、尿痛症状，昼尿＞ 10 次，夜尿＞ 4 次，致夜眠障碍。一年中可持续发作 5 ～ 6 个月，发作时上述症状持续存在。否认增加腹压漏尿史。就诊泌尿外科查尿常规及尿培养均未见异常，膀胱镜及活检、尿动力学检测排除“间质性膀胱炎”和“逼尿肌过度活跃”。后就诊于中医科，按中气不足、气瘀进行调理，随后于北京、上海等多地就诊均未获确诊。自行口服抗生素、中成药等进行治疗，可短期改善症状，但总体发病情况未见明显好转。因长期服用多种抗生素导致“阴道炎”反复发作，疾病已经造成患者与家人关系不和睦，且自述曾有厌世的想法。

既往史：高血压病史 15 年，否认精神和神经病史，否认外伤手术史，否认食物药物过敏史，否认肿瘤病史，否认肛肠科病史。

孕产史：孕 3 产 2，人工流产 1 次。

全身检查：神清，精神萎靡，问答合理，自主体位步入门诊。生理反射存在，病理反射未引出。

专科检查：

1. *妇科内诊* 外阴萎缩，老年性改变。阴道壁菲薄，散在出血点，分泌物量少、色黄白、有异味。宫颈光滑，萎缩。子宫萎缩，双附件不可及。Valsalva 阴性，POP-Q 评分如下：

Aa：-1	Ba：-1	C：-6
gh：6	pb：2.5	TVL：10
Ap：-1	Bp：-1	D：-7

2. *疼痛评估* 见图 9-1 ～图 9-3：

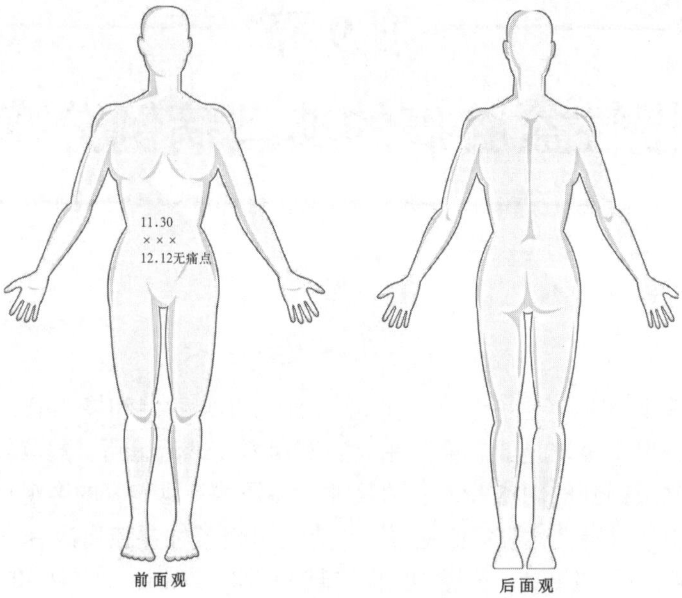

图 9-1　整体疼痛评估图

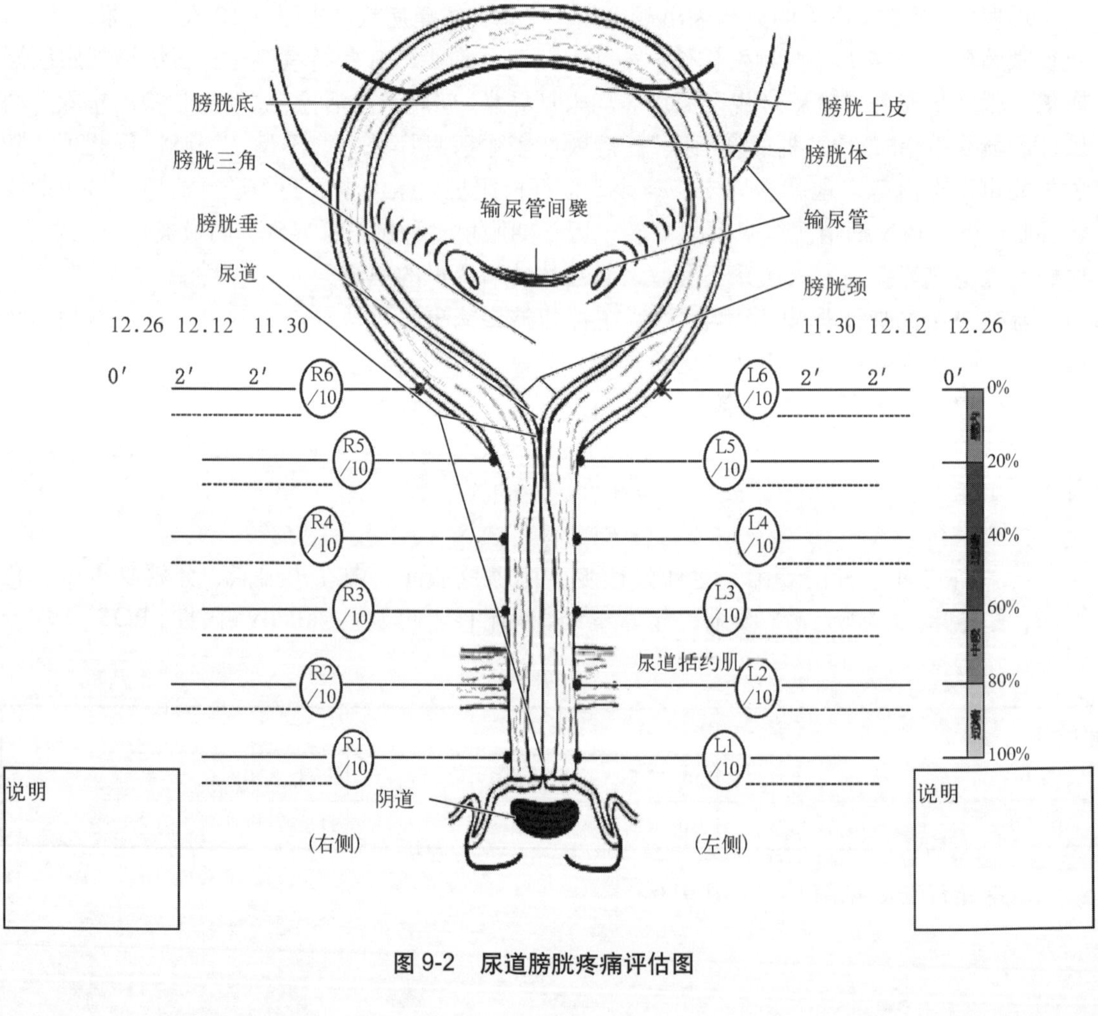

图 9-2　尿道膀胱疼痛评估图

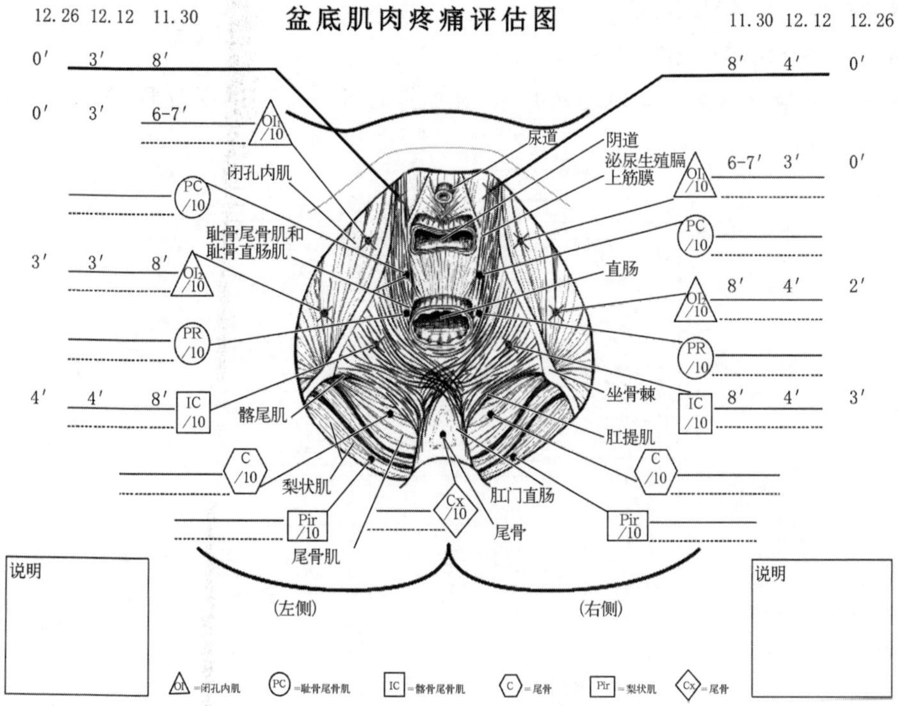

图 9-3　盆底肌肉疼痛评估图

辅助检查：

1. 简明疼痛评估量表（BPI）见图 9-4。

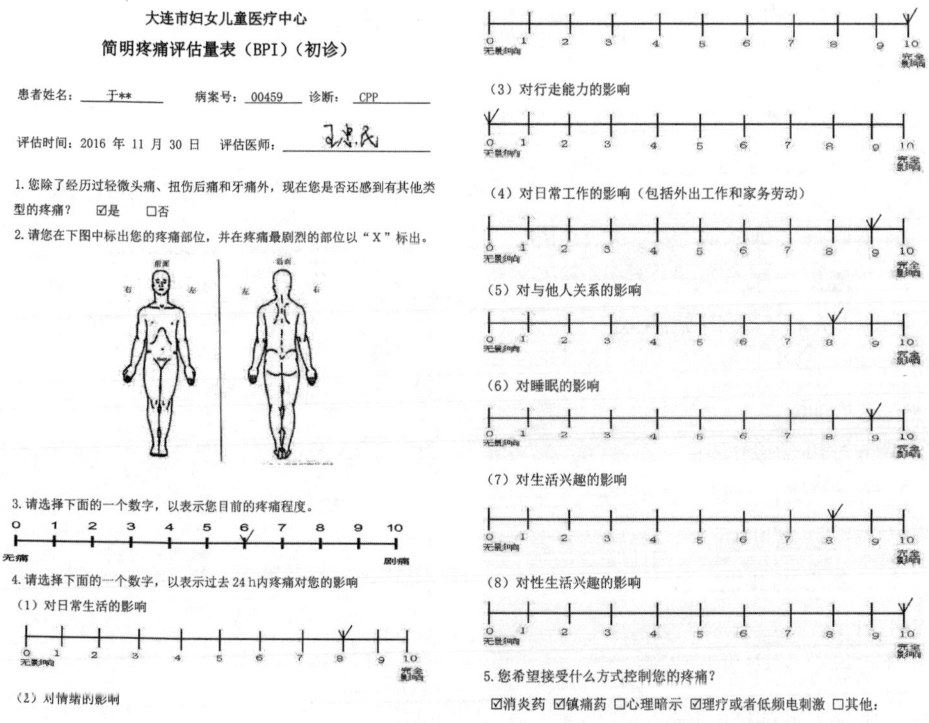
大连市妇女儿童医疗中心

简明疼痛评估量表（BPI）（初诊）

患者姓名：于**　病案号：00459　诊断：CPP

评估时间：2016 年 11 月 30 日　评估医师：

1. 您除了经历过轻微头痛、扭伤后痛和牙痛外，现在您是否还感到有其他类型的疼痛？ ☑是　□否

2. 请您在下图中标出您的疼痛部位，并在疼痛最剧烈的部位以"X"标出。

前面　右　左　　后面　左　右

3. 请选择下面的一个数字，以表示您目前的疼痛程度。

0 1 2 3 4 5 6 7 8 9 10
无痛　剧痛

4. 请选择下面的一个数字，以表示过去 24 h内疼痛对您的影响

（1）对日常生活的影响

0 1 2 3 4 5 6 7 8 9 10
无影响　完全影响

（2）对情绪的影响

0 1 2 3 4 5 6 7 8 9 10
无影响　完全影响

（3）对行走能力的影响

0 1 2 3 4 5 6 7 8 9 10
无影响　完全影响

（4）对日常工作的影响（包括外出工作和家务劳动）

0 1 2 3 4 5 6 7 8 9 10
无影响　完全影响

（5）对与他人关系的影响

0 1 2 3 4 5 6 7 8 9 10
无影响　完全影响

（6）对睡眠的影响

0 1 2 3 4 5 6 7 8 9 10
无影响　完全影响

（7）对生活兴趣的影响

0 1 2 3 4 5 6 7 8 9 10
无影响　完全影响

（8）对性生活兴趣的影响

0 1 2 3 4 5 6 7 8 9 10
无影响　完全影响

5. 您希望接受什么方式控制您的疼痛？

☑消炎药 ☑镇痛药 □心理暗示 ☑理疗或者低频电刺激 □其他：

图 9-4　简明疼痛评估量表（初诊）

2. *焦虑评分（SAS）* 68 分。

3. *抑郁评分（SDS）* 67 分。

4. *盆底超声检查（盆底二维超声）* 逼尿肌厚度 4.3mm; BND 及 BSD 均＞ 15mm；尿道倾斜角度＞ 30°（图 9-5）。

姓名：于×× 年龄：70 岁 ID：00××× 检查日期：2016.11.30

盆腔常规超声检查

部位	子宫大小	宫腔	Em：	子宫切口	子宫肿瘤	卵巢	盆腔积液
结果	× ×		分离：	□回声不均匀	部位：	□正常	
	宫颈长：		强回声：	□杂乱光团：	大小：× ×	赘生物：× ×	

盆底结构二维超声检查

检测参数	检测值	
	静息状态	Valsalva 动作
生殖道裂孔前后径(mm)	48.3	60.4
膀胱颈与耻骨之间的距离(BND) (mm)	30.0	8.67
膀胱底与耻骨之间的距离(BSD)(mm)	43.7	24.8
耻骨后间隙(mm)	16.3*12.2	17.3*9.2
尿道长度(mm)	32.5	30.3
会阴体（长*宽）（mm）	13.2*12.3	13.4*9.87
直肠前凸距离(mm)	10.3	9.11
会阴体移动度（mm）	0	-4.19
膀胱后角(RVA)	134°	197°
尿道倾斜角度	-4°	49°
肛直肠角	108°	115°

尿 道：☑ 正常；□ 漏斗形(1. 静息状态；2. Valsalva)；□ 狭窄；□ 结石；□ 憩室：× ×

直 肠：□ 正常；□ 肠疝；□ 肠套叠；□ 脱垂

残余尿(ml)：( )×( ) ×5.9 - 14.9 = 膀胱壁厚度(mm)：[( )+( )+( )] ÷ 3 =

盆底结构三维超声检查

提肌裂孔：面积(cm²)：11.4 横向径(mm)：36.2 前后径(mm)：42.7

阴道旁间隙：右侧面积(cm²)：1.44 左侧面积(cm²)：1.30

肛提肌：面积(cm²)：7.96 右侧厚度（mm）：8.1 中间（mm）：9.6 左侧厚度（mm）：6.2

冠状位厚度（mm）：3 点：____ 9 点____

肛提肌：对称完整 □ 是 ☑ 否 缺损断裂：☑ 右侧：部分 ☑ 左侧：部分

肛 管：肛门内括约肌形态：□完整；□缺损：____

肛门外扩约肌形态：□完整；□缺损：____

盆底器官对称性：☑ 对称

□ 不对称：1.尿道：左偏 mm，右偏 mm

2.阴道：左偏 mm，右偏 mm

3.肛门：左偏 mm，右偏 mm

超声提示：

☑BND>15mm；☑BSD>15mm；☑尿道倾斜角>30°；□尿道漏斗；□会阴体过度移动；□盆底器官不对称；□直肠膨出；□肠疝；☑(☑左 ☑右)肛提肌缺损；□尿潴留；□逼尿肌肥厚；□子宫肌瘤；□卵巢囊肿；□宫内回声异常（□积血 □积液）；□盆腔积液；□产后子宫；□其他：

记录者：高珊

图 9-5 盆底超声检查记录单

5. *尿常规* 未见明显异常。

6. *尿动力*

（1）充盈期膀胱感觉良好，顺应性好。未见逼尿肌过度活动，测压容积正常。

（2）排尿期最大尿流率约为 39.5ml/s。

（3）患者自由排尿后残余尿＜ 50ml。

（4）Valsalva 状态下未见漏尿。

诊断：

1. 慢性盆腔痛。
2. 盆底肌过度活跃。
3. 子宫脱垂 I 期。
4. 阴道前壁膨出 II 期。
5. 阴道后壁膨出 II 期。

治疗计划：

1. 针对慢性盆腔痛进行镇痛治疗。
2. 根据排尿日记制订膀胱行为训练计划。

3. 生活方式干预。

治疗记录：

1. 给予神经肌肉电刺激 10 次(阴道探头+膀胱前后区皮肤表面电极，每天 1 次)：第 1 ～ 2 次：TENS 电流（80Hz/120μs）治疗 15min，内啡肽电流（1Hz/270μs）治疗 15min。第 2 ～ 5 次：TENS 电流治疗 10min，内啡肽电流治疗 20min。第 6 ～ 10 次：TENS 电流治疗 5min，内啡肽电流治疗 25min。

2. 每次延长排尿时间 30min，坚持 2 周后延长排尿时间至 60min，争取每 2 小时排尿 1 次。

3. 生活方式干预

（1）饮食调整：多食高纤蔬果，忌辛辣等刺激性食物；禁饮咖啡、茶等刺激性饮料。

（2）避免增加腹压如便秘、搬重物等运动。

治疗 10 次后门诊复诊：患者自诉尿频、尿痛症状较前明显缓解，夜尿 0 ～ 1 次，昼尿 5 ～ 6 次，日间治疗后初次排尿伴尿频、尿急，7 ～ 8h 后自行缓解。再次行简明疼痛评估，疼痛评分表较前缓解（图 9-6）。就诊过程中通过与患者交流可见其消极情绪缓解，焦虑评分（SAS）：68 分减至 56 分，抑郁评分（SDS）：67 分减至 63 分。患者对治疗效果满意，依从性好，有继续治疗的意愿。

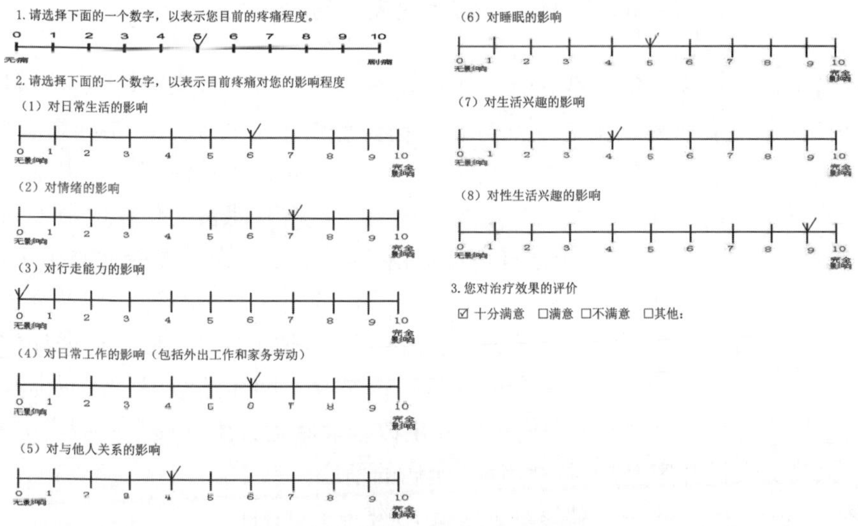

图 9-6　简明疼痛评估量表（治疗 10 次）

调整治疗方案：在原有方案基础上增加皮肤表面电极通路（双侧跗阳穴＋双侧昆仑穴）。

治疗记录：

1. 给予神经肌肉电刺激 10 次（阴道探头＋膀胱前后区、双侧跗阳穴、双侧昆仑穴皮肤表面电极，每天 1 次）：内啡肽电流治疗 30min。

2. 继续记录排尿日记，坚持膀胱行为训练计划。

3. 治疗过程中指导患者做腹式呼吸运动，吸气时双目闭合，想象新鲜空气缓慢进入肺中，可转移患者对疼痛的关注，同时配合内啡肽电流治疗使全身肌肉处于放松状态，可起到减轻或阻断疼痛的效果。

结果：治疗 20 次复诊，疼痛较前明显缓解，生活质量有所提高（图 9-7），焦虑评分

(SAS)：45 分，抑郁评分（SDS）：55 分，治疗结束，建议患者每 3 ～ 6 个月门诊随诊，如有不适及时就诊。

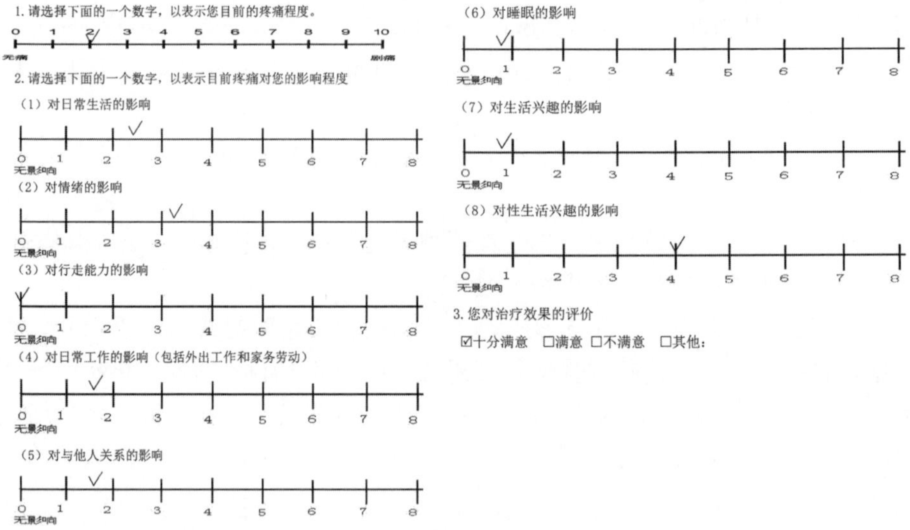

图 9-7 简明疼痛评估量表（治疗 20 次）

经验总结：该患者为老年女性患者，病史较长，曾就诊于多家医院多个专科，各项检查及检验结果提示盆腔脏器功能无明显异常，医师曾给予心理暗示，指导患者放松心情，通过参加社交活动、培养兴趣爱好等方法转移其对不适症状的关注度，均未见效。通过了解于女士生活背景我们得知，于女士平素身体健康，性格开朗，文化程度虽不高，却是家里的顶梁柱，在多次求医无果后难免出现情绪低落、焦虑抱怨。慢性盆腔疼痛定义强调了“疼痛影响患者社会行为和生活质量”的观点，因此我们通过焦虑、抑郁评分以及日常生活质量评估，来评估患者治疗前后的生活质量。治疗过程中进行多次评估，根据评估结果及时调整治疗方案，随着治疗的进行，患者的症状、情绪有了明显的缓解，进而提升了患者的依从性。通过对该治疗病例的总结我们可以看出改善症状提升生活质量是我们的最终目的，反观医疗，也可大大提升康复师对治疗该类疾病的信心。

病例 2 王某，女，35 岁，就诊日期：2018 年 6 月 11 日。

职业：家庭主妇 身高：160cm 体重：58kg 文化程度：初中

主诉：右侧腹股沟区隐痛 8 个月，伴间歇性外突囊性包块 6 个月。

现病史：患者 8 个月前自第 3 胎妊娠 4 个月出现右侧腹股沟区间歇性隐痛，每于行走或改变体位时加重。6 个月前于长期站立后可自扪右侧腹股沟外突囊性包块，质软，压痛，平卧或休息后包块缩小或消失，分娩后包块彻底消失。现为产后 62d，但疼痛持续存在，遂就诊于我院。

既往史：否认增加腹压漏尿史，有便秘及痔疮，否认尿急、尿痛，有慢性腰痛史（诊断为腰肌劳损，治疗后可缓解），否认精神和神经病史，否认手术外伤史，否认药敏史，否认肿瘤病史。

孕产史：孕 5 产 3，人工流产 2 次，3 次妊娠期母体增重均 > 28kg。

追问病史：夫妻双方均为二婚，前妻留有 1 子，本人与前夫育有 2 女，与现任丈夫育有 1 女。公婆思想封建，家庭矛盾较深。

全身检查：神清，精神萎靡，问答合理，自主体位。生理反射存在，病理反射未引出。腹直肌分离：2cm。骨盆：略前倾。双下肢：等长。

专科检查：

1. *妇科内诊*　外阴正常，会阴体部分陈旧性裂伤。阴道畅，左侧阴道壁可及瘢痕组织（侧切口处），压痛明显。分泌物多、色淡黄、无异味。宫颈肥大，Ⅰ度糜烂样改变，无接触性出血和触痛。子宫前位，常大，界清，无压痛，双附件区未及异常。双侧腹股沟未触及异常。Valsalva 阴性，POP - Q 评分如下：

Aa：-1	Ba：-1	C：-5
gh：6.5	pb：2.5	TVL：10
Ap：-1	Bp：-1	D：-7

2. *疼痛评估*　见图 9-8 ～图 9-11：

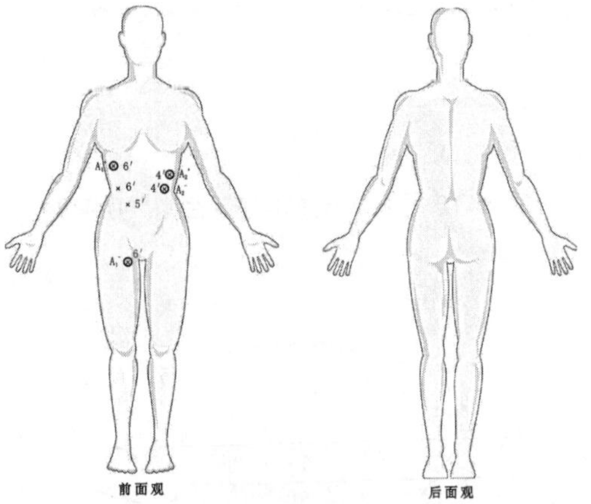

图 9-8　整体疼痛评估图及电极片位置图（初诊）

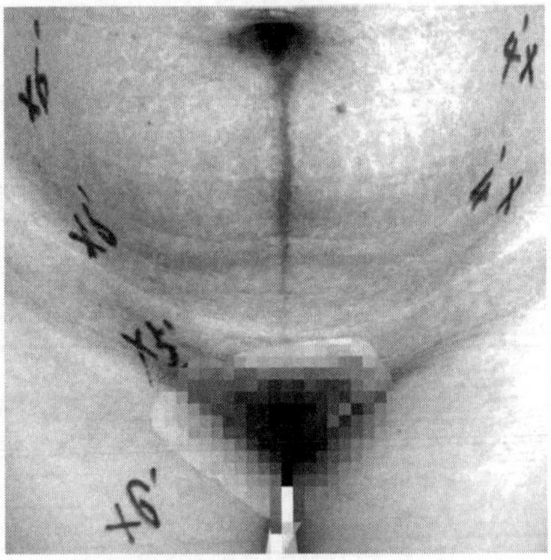

图 9-9　体表痛点位置

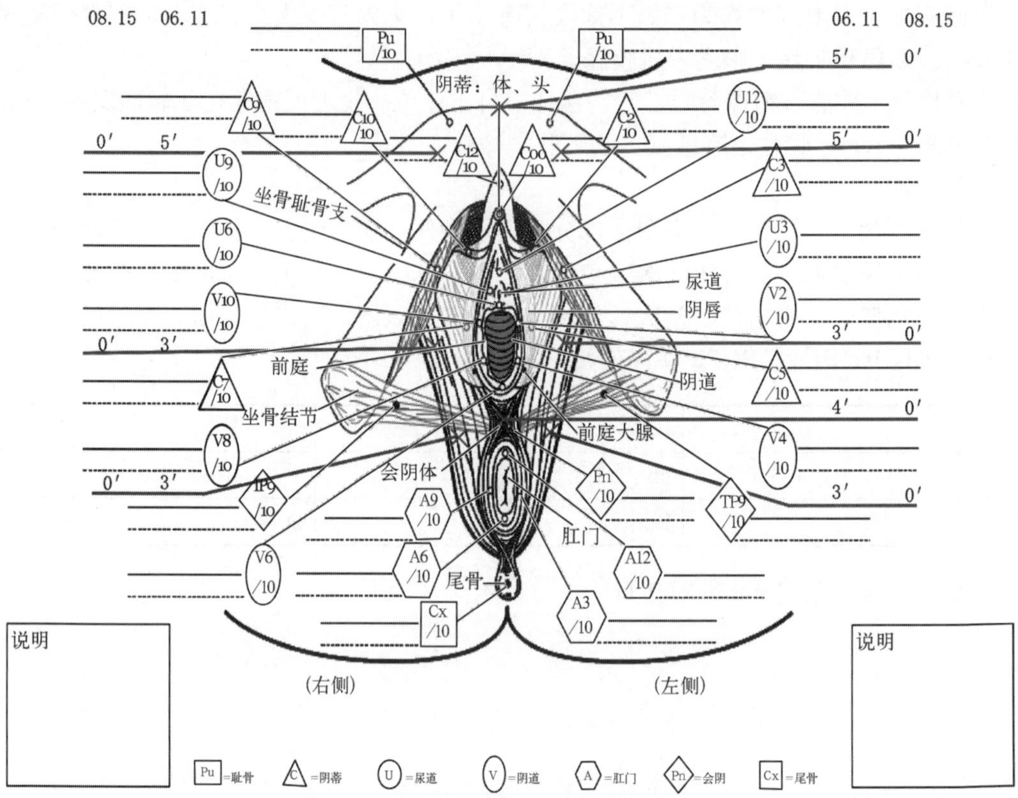

图 9-10 外阴阴道疼痛评估图（所有）

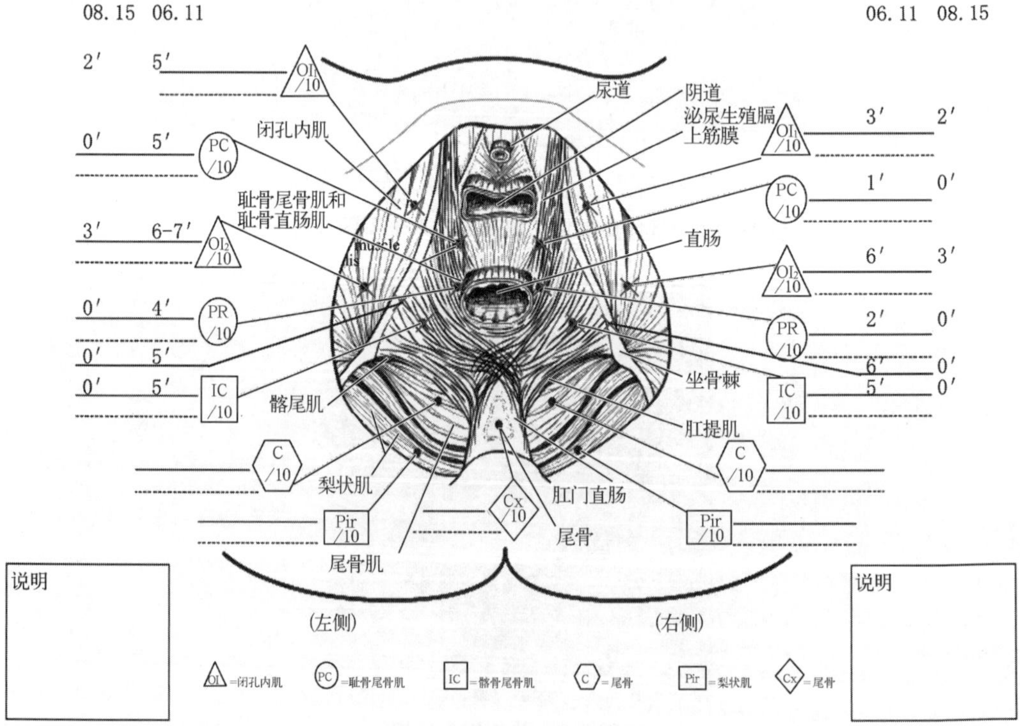

图 9-11 盆底肌肉疼痛评估图（所有）

辅助检查：

1. 简明疼痛评估量表（BPI）　见图 9-12。

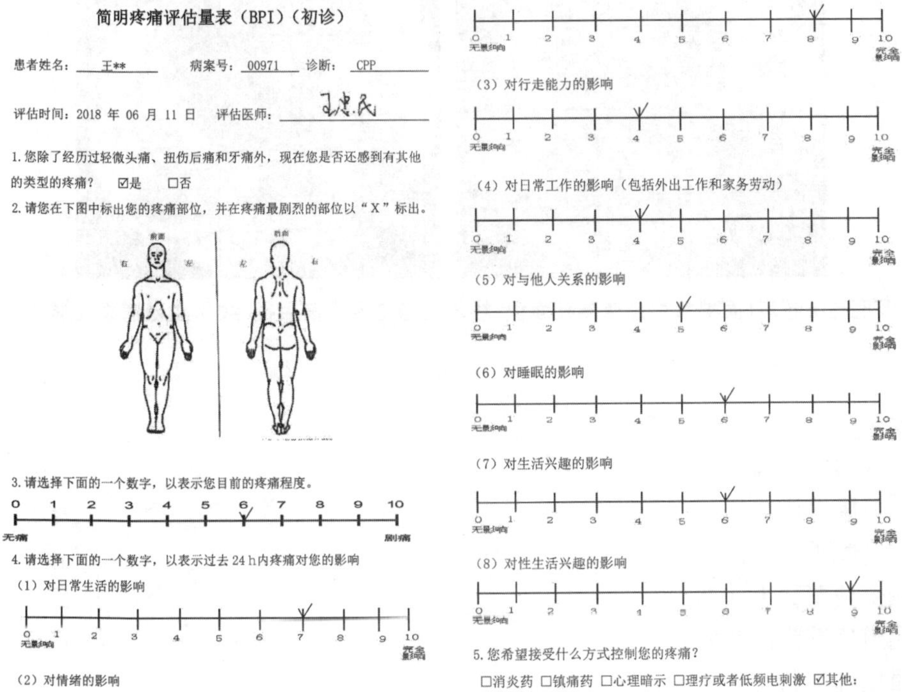
简明疼痛评估量表（BPI）（初诊）

患者姓名：王**　病案号：00971　诊断：CPP

评估时间：2018 年 06 月 11 日　评估医师：

1. 您除了经历过轻微头痛、扭伤后痛和牙痛外，现在您是否还感到有其他的类型的疼痛？　☑是　□否

2. 请您在下图中标出您的疼痛部位，并在疼痛最剧烈的部位以“X”标出。

3. 请选择下面的一个数字，以表示您目前的疼痛程度。

0 1 2 3 4 5 6 7 8 9 10

无痛　剧痛

4. 请选择下面的一个数字，以表示过去 24 h内疼痛对您的影响

（1）对日常生活的影响

0 1 2 3 4 5 6 7 8 9 10

无影响　完全影响

（2）对情绪的影响

0 1 2 3 4 5 6 7 8 9 10

无影响　完全影响

（3）对行走能力的影响

0 1 2 3 4 5 6 7 8 9 10

无影响　完全影响

（4）对日常工作的影响（包括外出工作和家务劳动）

0 1 2 3 4 5 6 7 8 9 10

无影响　完全影响

（5）对与他人关系的影响

0 1 2 3 4 5 6 7 8 9 10

无影响　完全影响

（6）对睡眠的影响

0 1 2 3 4 5 6 7 8 9 10

无影响　完全影响

（7）对生活兴趣的影响

0 1 2 3 4 5 6 7 8 9 10

无影响　完全影响

（8）对性生活兴趣的影响

0 1 2 3 4 5 6 7 8 9 10

无影响　完全影响

5. 您希望接受什么方式控制您的疼痛？

□消炎药 □镇痛药 □心理暗示 □理疗或者低频电刺激 ☑其他：

图 9-12　简明疼痛评估量表（初诊）

2. 焦虑评分（SAS）　62.5 分。

3. 抑郁评分（SDS）　80 分。

4. 盆底超声检查（图 9-13 和图 9-14）

（1）盆底二维超声：BND 及 BSD > 15mm；尿道倾斜角度> 30°。

（2）盆底三维超声：肛提肌裂孔面积：15cm^2，横向径：39mm，前后径：55mm。肛提肌面积：5.94cm^2，肛提肌完整性：左侧部分缺损断裂；盆底器官对称性：阴道左偏 1.8mm。

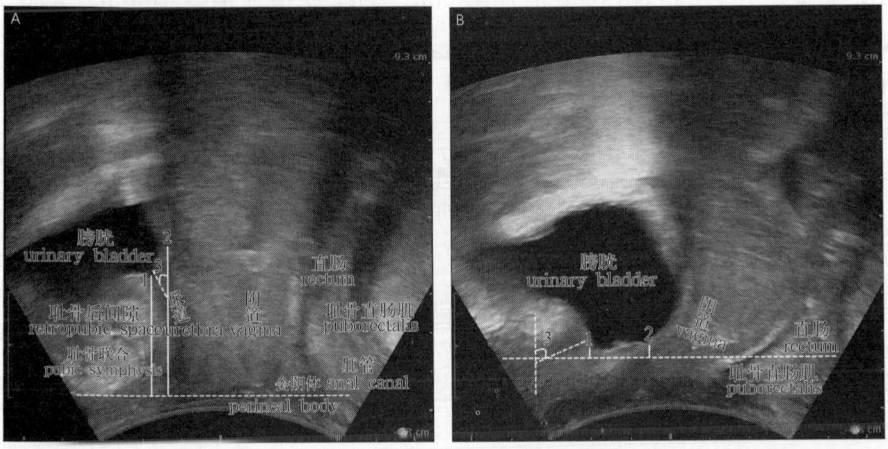

图 9-13　盆底二维超声（A. 静息状态，B.Valsalva 状态，1. 膀胱颈距离，2. 膀胱底距离，3. 尿道倾斜角）

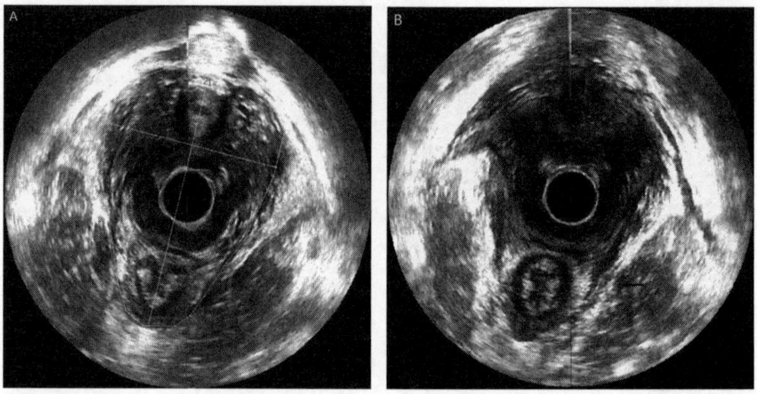

图9-14　盆底三维超声（面积1.生殖道裂孔面积，线2.生殖道裂孔前后径，线3.生殖道裂孔横径，黑色箭头.肌肉缺损）

诊断：

1. 慢性盆腔疼痛综合征。
2. 右侧腹股沟疝？
3. 子宫脱垂Ⅰ期。
4. 阴道前壁膨出Ⅱ期。
5. 阴道后壁膨出Ⅱ期。
6. 重度抑郁状态。

治疗计划：

1. 心理辅导。
2. 针对慢性盆腔痛进行镇痛治疗。
3. 生活方式干预。

治疗记录：

1. 心理辅导：建议心理门诊就诊。

2. 给予神经肌肉电刺激10次（阴道探头+皮肤表面电极，位置如图9-8，每日1次）：第1～2次：TENS电流（80Hz/120μs）治疗15min，内啡肽电流（1Hz/270μs）治疗15min。第2～5次：TENS电流治疗10min，内啡肽电流治疗20min。第6～10次：TENS电流治疗5min，内啡肽电流治疗25min。治疗7次后因月经来潮暂停，1周后继续治疗，患者自诉疼痛程度恢复如前。

3. 生活方式干预

（1）饮食调整：多食高纤蔬果，忌辛辣等刺激性食物；禁饮咖啡、茶等刺激性饮料。

（2）避免增加腹压如便秘、搬重物等运动。

治疗10次后门诊复诊：患者自诉治疗2次后疼痛逐渐减轻，治疗7次后来月经，月经结束后自诉疼痛恢复如前，治疗10次后疼痛评估，评分见图（图9-6、图9-7、图9-15）。焦虑评分（SAS）：77.5分。抑郁评分（SDS）：66.25分。患者对治疗效果满意，要求继续治疗。

调整治疗方案：在原有治疗基础上增加脉管平滑肌刺激循环治疗10次。

治疗记录：

1. 给予神经肌肉电刺激10次（内啡肽电流1Hz/270μs，治疗30min），隔日1次。

2. 脉管平滑肌刺激 10 次（血流动力激活 20min，血流动力加速 20min）隔日 1 次，与神经肌肉电刺激交替进行。

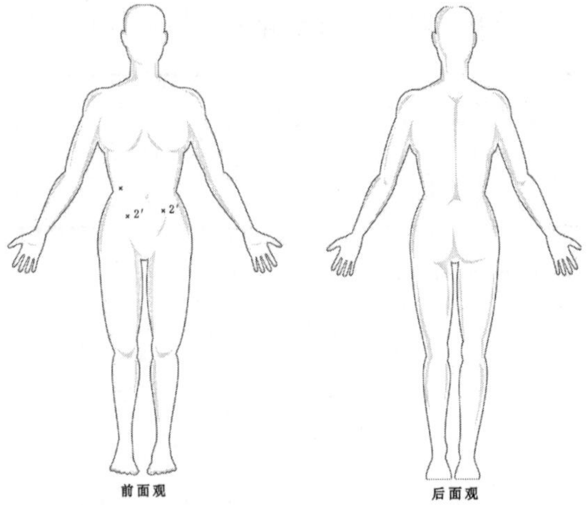

图 9-15　整体疼痛评估图（治疗 10 次）

结果：第二疗程治疗结束复诊，疼痛综合评分降至 2 分，但焦虑抑郁评分仍高于 50 分，患者未至心理门诊就诊，建议进一步盆底康复治疗同时给予心理干预治疗。

经验总结：该患者为一高龄产后女性，多次分娩史，个人生活及婚姻经历复杂导致其抑郁状态，3 次妊娠体重控制均不理想，平素有便秘习惯，提示该患者为盆底功能障碍性疾病高发人群。对此类患者在诊治过程中应注意个人史的采集，治疗同时应进行专业抗抑郁治疗，尤其在患者疼痛改善后焦虑抑郁评分未明显下降时，更应强调心理治疗的重要性，另观治疗记录，针对第 1 疗程结束后疼痛评分降低但不明显的情况，可给予脉管平滑肌刺激改善盆腔血运，辅助治疗。该患者后期应根据个人意愿建议心理治疗及产后盆底肌康复治疗，但患者拒绝，建议门诊随诊。

病例 3　刘某，女，31 岁，就诊日期：2018 年 6 月 12 日。

职业：家庭主妇　身高：167cm　体重：50.5kg　文化程度：大专

主诉：尿频、尿急、尿痛伴下腹隐痛、性交痛 4 个月。

现病史：4 个月前无诱因出现尿频、尿急、尿痛伴下腹部持续性隐痛、性交痛，无发热。就诊于外院肾内科，以泌尿系感染先后给予左氧氟沙星、头孢克肟及克拉霉素口服 1 个月，上述症状无明显缓解，改口服中药饮片，1 个月未见疗效，同时给予磁疗结合中药灌肠数次仍未见效（具体不详，未见诊疗记录单）。患者自述性交痛明显，影响夫妻生活质量，同时自觉情绪易怒、易哭泣。

个人史：患者 8 个月前与相恋多年并育有 1 女的有妇之夫结婚（8 个月前其丈夫与前妻离婚后处于重新创业阶段），婚后丈夫创业压力影响到患者。

既往史：慢性尿路感染病史多年，否认增加腹压漏尿史，否认精神和神经病史，否认外伤史，否认药敏史，否认肿瘤病史。

孕产史：孕 4 产 0 剖 1，人工流产 3 次，2010 年 10 月 12 日因臀位行择期剖宫产。

全身检查：神清，精神可，问答合理，自主体位，生理反射存在，病理反射未引出，耻骨联合上 4cm 见一长约 12cm 横行的剖宫产陈旧瘢痕。

专科检查：

1. *妇科内诊* 外阴正常，阴道畅，分泌物多、色白、无异味，宫颈肥大，光滑，无触痛，子宫前位，常大，界清，无压痛，双附件未及异常。Valsalva 阴性，POP - Q 评分如下：

Aa：-3	Ba：-3	C：-7
gh：6	pb：3	TVL：9
Ap：-3	Bp：-3	D：-9

2. *疼痛评估* 见图 9-16 和图 9-17：

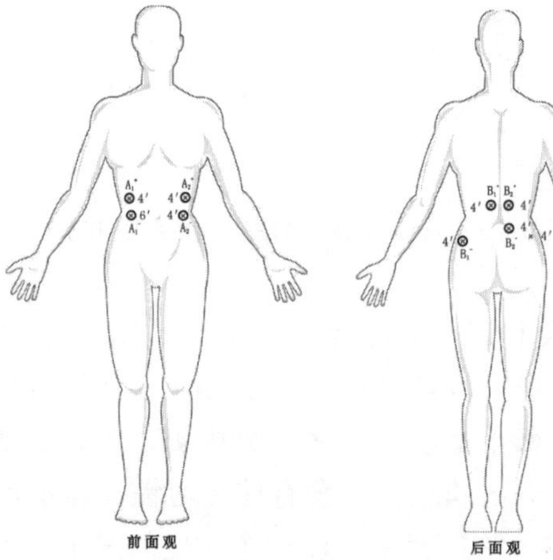

图 9-16 整体疼痛评估图（初诊）

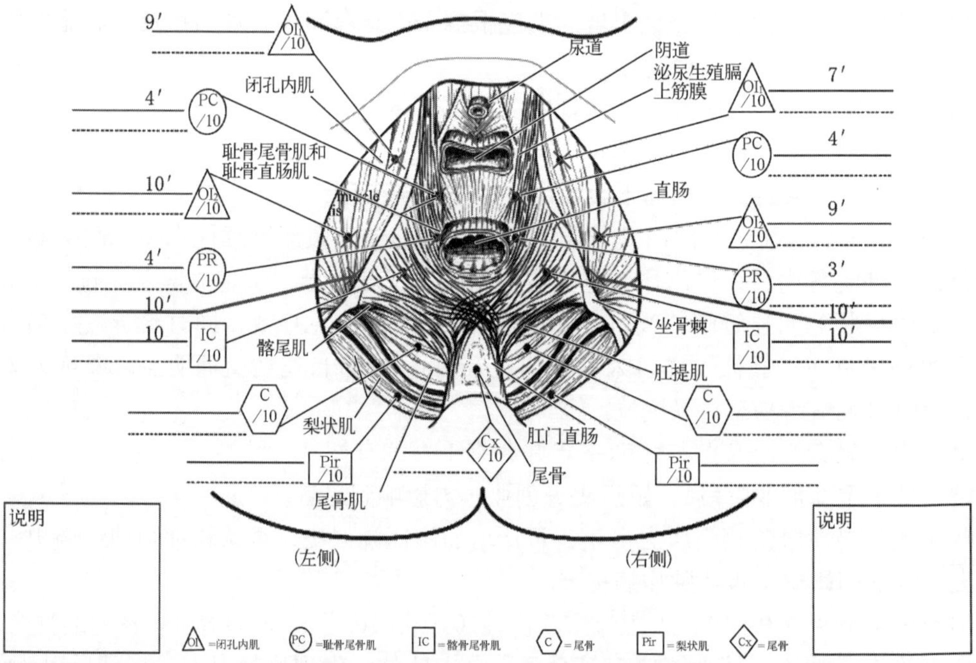

图 9-17 盆底肌肉疼痛评估图（初诊）

辅助检查：

1. 尿常规：未见明显异常。

2. TCT、HPV 检测未见异常（2018 年 5 月于青岛妇婴医院检测）。

3. 简明疼痛评估量表（BPI）（图 9-18）。

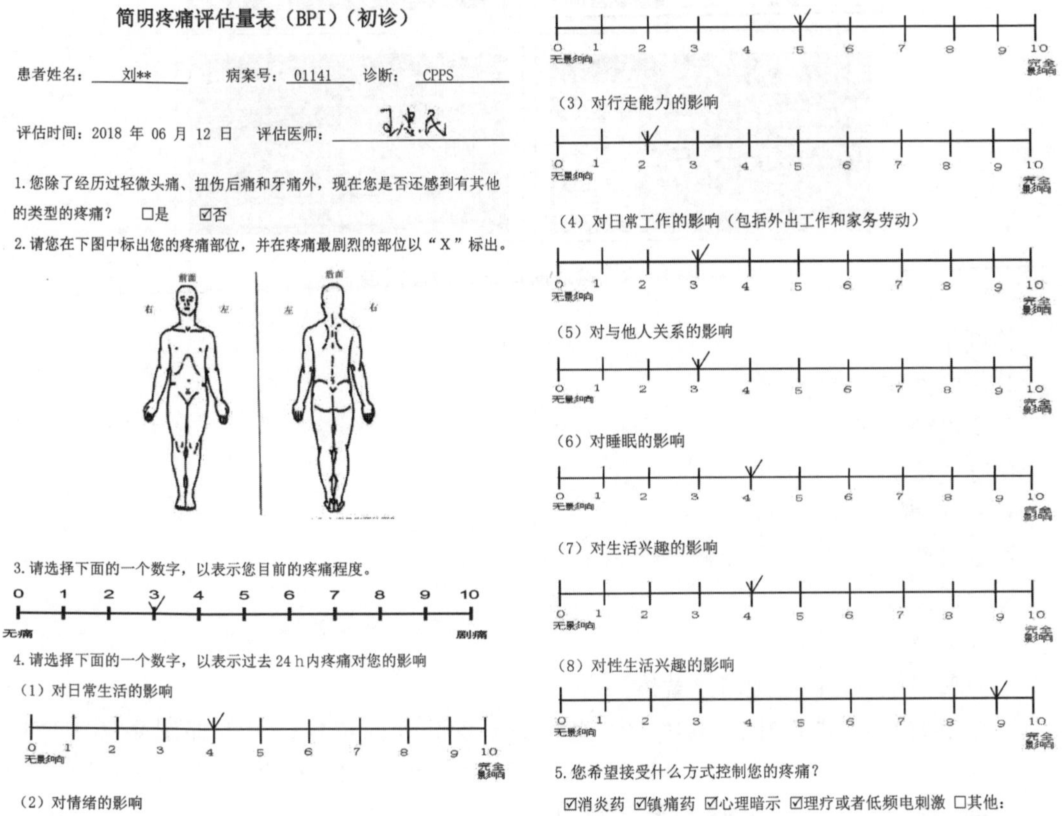

简明疼痛评估量表（BPI）（初诊）

患者姓名：刘**　病案号：01141　诊断：CPPS

评估时间：2018 年 06 月 12 日　评估医师：

1. 您除了经历过轻微头痛、扭伤后痛和牙痛外，现在您是否还感到有其他的类型的疼痛？　☐是　☑否

2. 请您在下图中标出您的疼痛部位，并在疼痛最剧烈的部位以“X”标出。

3. 请选择下面的一个数字，以表示您目前的疼痛程度。

0 1 2 3 4 5 6 7 8 9 10
无痛　剧痛

4. 请选择下面的一个数字，以表示过去 24 h 内疼痛对您的影响

（1）对日常生活的影响

0 1 2 3 4 5 6 7 8 9 10
无影响　完全影响

（2）对情绪的影响

0 1 2 3 4 5 6 7 8 9 10
无影响　完全影响

（3）对行走能力的影响

0 1 2 3 4 5 6 7 8 9 10
无影响　完全影响

（4）对日常工作的影响（包括外出工作和家务劳动）

0 1 2 3 4 5 6 7 8 9 10
无影响　完全影响

（5）对与他人关系的影响

0 1 2 3 4 5 6 7 8 9 10
无影响　完全影响

（6）对睡眠的影响

0 1 2 3 4 5 6 7 8 9 10
无影响　完全影响

（7）对生活兴趣的影响

0 1 2 3 4 5 6 7 8 9 10
无影响　完全影响

（8）对性生活兴趣的影响

0 1 2 3 4 5 6 7 8 9 10
无影响　完全影响

5. 您希望接受什么方式控制您的疼痛？

☑消炎药　☑镇痛药　☑心理暗示　☑理疗或者低频电刺激　☐其他：

图 9-18　简明疼痛评估量表（初诊）

4. 焦虑评分（SAS）：47.5 分。

5. 抑郁评分（SDS）：70 分。

6. 盆底张力测定：牵张反射延迟，盆底肌静态、动态张力均增加，收缩力减弱（图 9-19）。

7. 妇科、盆底超声

（1）妇科超声提示：宫内环、盆腔积液。

（2）盆底二维超声：BND、BSD 正常；肛直角：静息状态下 114°，Valsalva 状态下 100°。

（3）盆底三维超声：肛提肌裂孔面积 11cm^2，横向径 34mm，前后径 43mm。肛提肌完整性：对称完整；盆底器官对称性：对称；生殖道裂孔前后径和面积缩小。

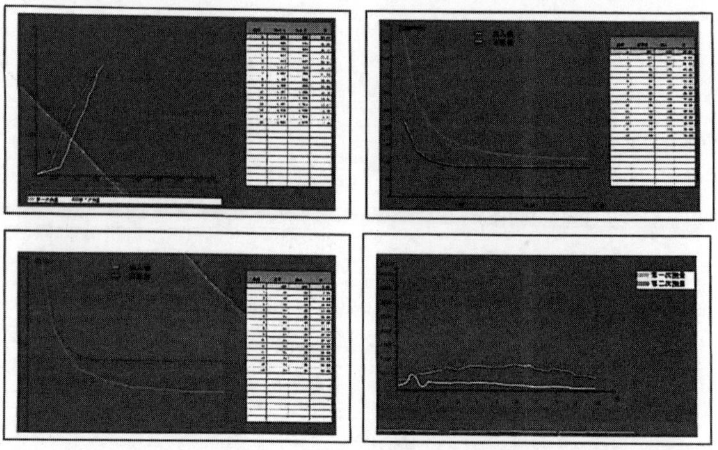

图 9-19 盆底肌肉张力检查报告

诊断：

1. 慢性盆腔疼痛综合征。

2. 重度抑郁状态。

治疗计划：

1. 心理辅导。

2. 针对慢性盆腔痛进行止痛治疗。

3. 生活方式干预。

治疗记录：

1. 心理辅导　建议心理门诊就诊。

2. 给予神经肌肉电刺激 10 次　阴道探头 + 皮肤表面电极，位置如图 9-16，每日 1 次，第 1 ～ 2 次：TENS 电流（80Hz/120μs）治疗 15min，内啡肽电流（1Hz/270μs）治疗 15min。第 2 ～ 5 次：TENS 电流治疗 10min，内啡肽电流治疗 20min。第 6 ～ 10 次：TENS 电流治疗 5min，内啡肽电流治疗 25min。

3. 生活方式干预　嘱患者多喝水，勤排尿；多食高纤蔬果，忌辛辣等刺激性食物；禁饮咖啡、茶等刺激性饮料。

治疗 10 次后门诊复诊：患者自诉治疗 4 次后疼痛减轻，治疗 9 次后疼痛明显缓解。治疗 10 次后疼痛评估，原痛点疼痛评分均降至 5 分以下，部分痛点消失。

焦虑评分（SAS）：47.5 分。抑郁评分（SDS）：62.5 分。患者自述对治疗效果满意，尿频明显改善，偶觉尿急，想针对尿急进一步治疗。

结果：患者目前抑郁评分降低，但仍处于中至重度抑郁状态，仍建议患者心理门诊就诊；疼痛症状明显缓解，想针对尿急症状进一步治疗，故转盆底康复治疗，着重指导患者 A3 反射即咳嗽反射训练。

经验总结：该患者最初以泌尿系感染及性交痛为典型症状就诊，经肾内科检查治疗后排除泌尿系感染病因，了解个人史同样存在因个人生活及婚姻经历复杂导致的抑郁状态，对于此类伴焦虑、抑郁状态的慢性盆腔疼痛患者，心理干预应与疼痛治疗并行，才能最大限度地改善患者生活质量，对于有慢性尿路感染病史的患者应给予日常生活指导（多喝水、勤排尿、盆底肌康复锻炼），避免滥用抗生素。

病例 4　某女，26 岁，就诊日期：2018 年 5 月 9 日。

职业：程序员　身高：161cm　体重：63kg　文化程度：本科

主诉：右侧大腿外侧麻木感伴腰骶部不适 4 月余。

现病史：自妊娠 7 个月始不明原因自觉右侧大腿外侧麻木感，同时伴有腰骶部不适感觉，呈间歇性发作，常在平卧和改变体位时诱发或加重。因处于妊娠期且症状可耐受未诊治。现产后 2 个月，上述症状未缓解，故来诊求治。

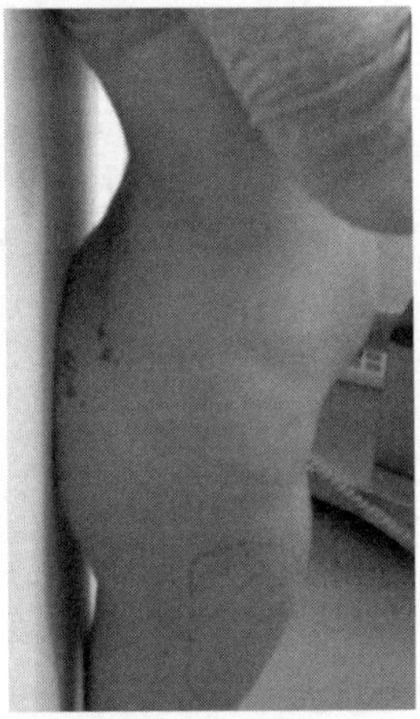

图 9-20　骨盆前倾

既往史：否认增加腹压漏尿史，否认便秘，否认腰肌劳损和椎间盘病变史，否认精神和神经病史，否认手术外伤史，否认药敏史，否认肿瘤病史。

孕产史：孕 1 产 0 剖 1，因臀位于 2018 年 3 月择期剖宫产娩一女活婴，体重：3300g，现体健。

全身检查：神清，精神状态好，问答合理，自主体位。生理反射存在，病理反射未引出。耻骨联合上 4cm 见一长约 10cm 横行剖宫产手术瘢痕。腹直肌分离＜ 1cm。骨盆前倾（图 9-20）。双侧足弓变浅。

专科检查

1. *妇科内诊*　外阴已婚未产型，阴道畅，分泌物多、色白、无异味。宫颈肥大光滑，无触痛，子宫前位，常大，界清，无压痛，双附件未及异常。Valsalva 阴性，POP-Q 评分如下：

Aa：-3	Ba：-3	C：-8
gh：6	pb：3	Tvl：10
Ap：-3	Bp：-3	D：-10

2. *疼痛评估*　见图 9-21 ～图 9-24。

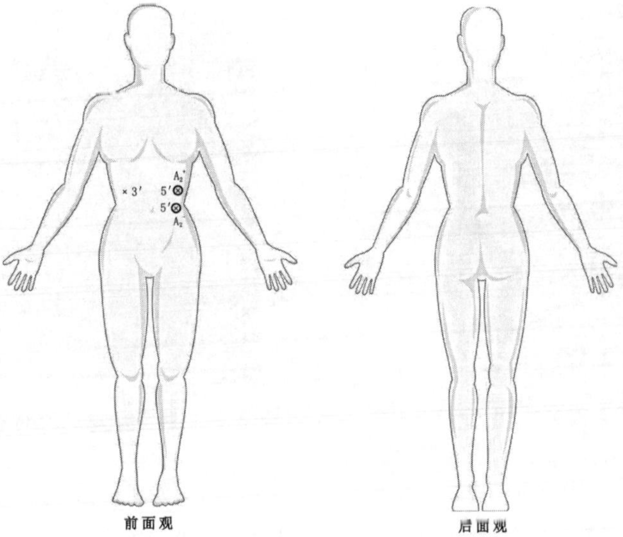

图 9-21　整体疼痛评估图（初诊）

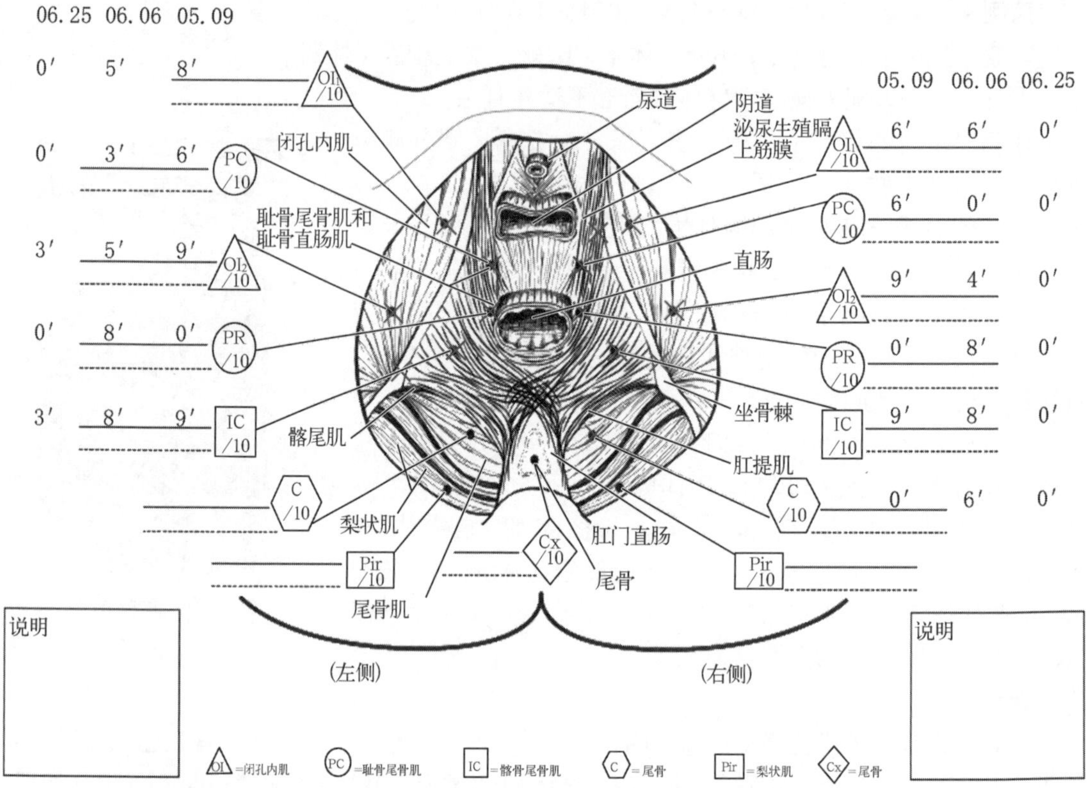

图 9-22 盆底肌肉疼痛评估图（所有）

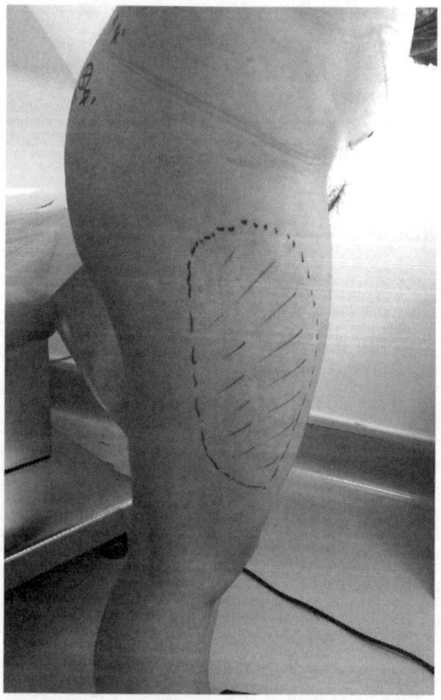

图 9-23 右股外侧感觉异常区域（初诊）

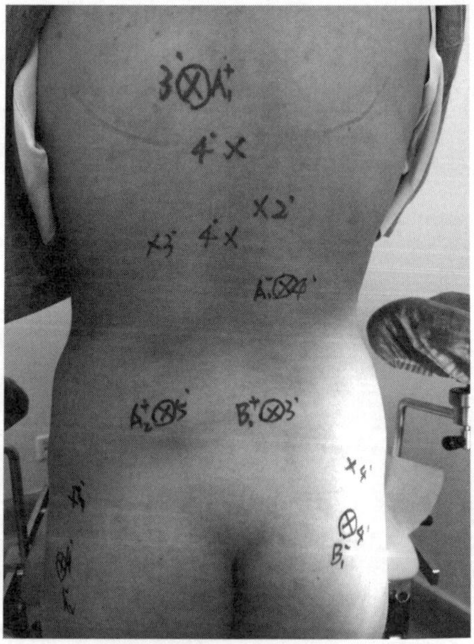

图 9-24 体表痛点及皮肤表面电极位置（初诊）

辅助检查：

1. 简明疼痛评估量表（BPI）　见图 9-25。

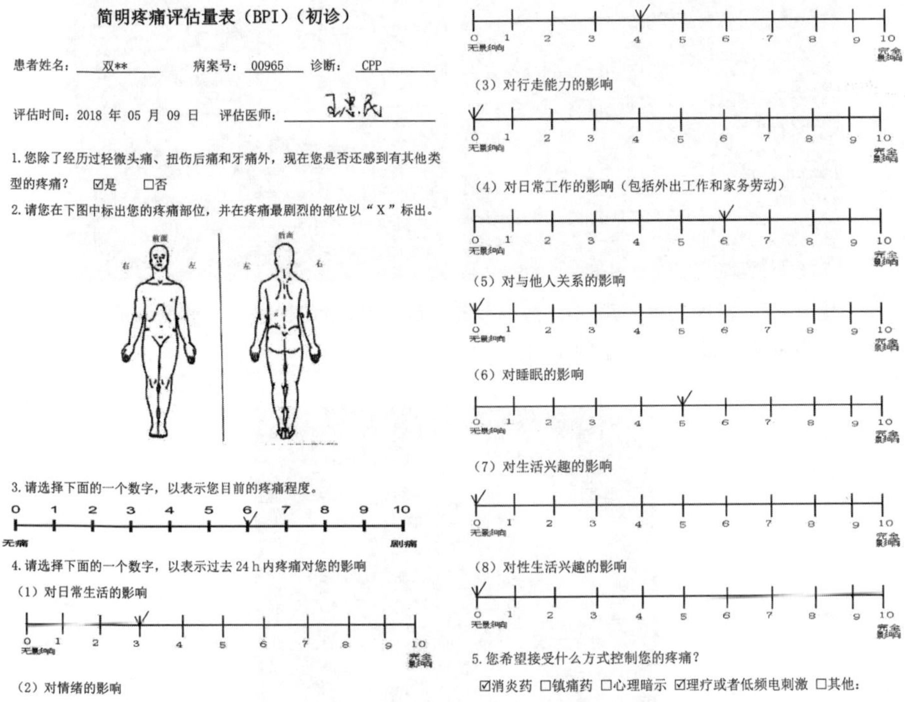

简明疼痛评估量表（BPI）（初诊）

患者姓名：双**　　病案号：00965　诊断：CPP

评估时间：2018 年 05 月 09 日　评估医师：

1. 您除了经历过轻微头痛、扭伤后痛和牙痛外，现在您是否还感到有其他类型的疼痛？　☑是　□否

2. 请您在下图中标出您的疼痛部位，并在疼痛最剧烈的部位以“X”标出。

3. 请选择下面的一个数字，以表示您目前的疼痛程度。

0 1 2 3 4 5 6 7 8 9 10

无痛　剧痛

4. 请选择下面的一个数字，以表示过去 24 h 内疼痛对您的影响

（1）对日常生活的影响

（2）对情绪的影响

（3）对行走能力的影响

（4）对日常工作的影响（包括外出工作和家务劳动）

（5）对与他人关系的影响

（6）对睡眠的影响

（7）对生活兴趣的影响

（8）对性生活兴趣的影响

5. 您希望接受什么方式控制您的疼痛？

☑消炎药　□镇痛药　□心理暗示　☑理疗或者低频电刺激　□其他：

图 9-25　简明疼痛评估量表（初诊）

2. 盆底功能压力检测（图 9-26）　盆底肌动、静态压力良好，Ⅰ、Ⅱ类肌肌力均 5 级。

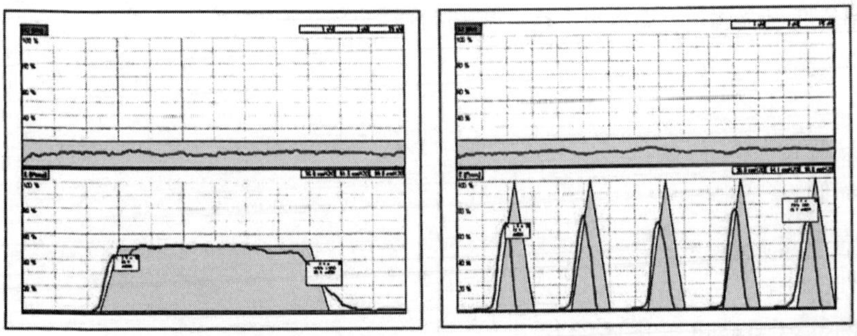

图 9-26　盆底功能压力检测报告

3. 盆底、妇科超声检查

（1）盆底二维超声（图 9-27）：BND、BSD ＞ 15mm；尿道倾斜角度＞ 30°。

（2）盆底三维超声（图 9-28）：肛提肌裂孔面积：12cm^2，横向径：36mm，前后径：50mm。肛提肌面积：7.6cm^2，右侧耻骨尾骨肌上部分缺损；盆底器官不对称，阴道右偏 3.3mm。

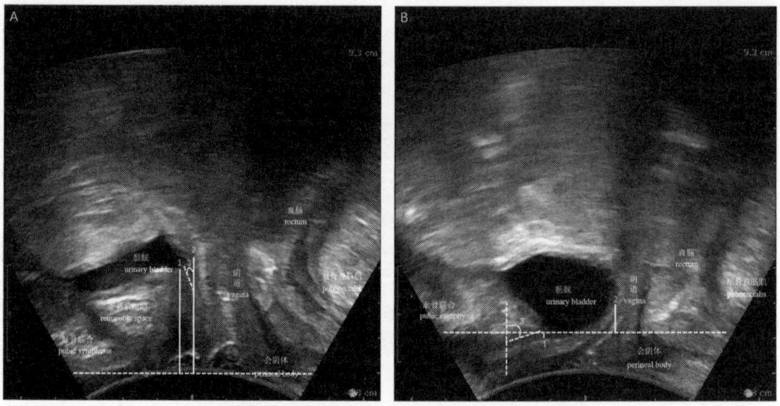

图 9-27　盆底二维超声（A. 静息状态，B. Valsalva 状态，1. 膀胱颈距离，2. 膀胱底距离，3. 尿道倾斜角）

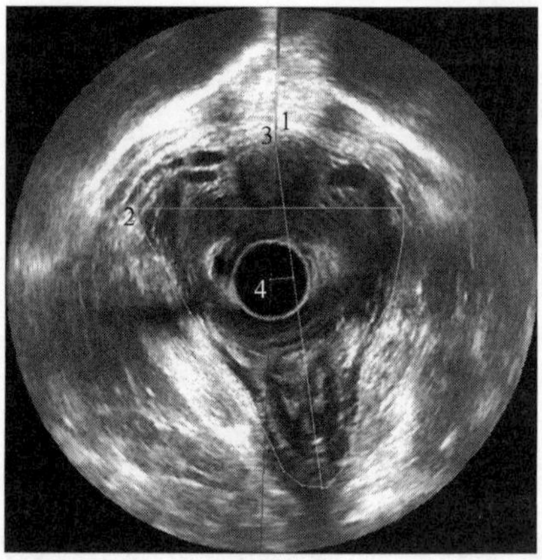

图 9-28　盆底三维超声（面积 1. 生殖道裂孔面积，线 2. 生殖道裂孔横径，线 3. 生殖道裂孔前后径，线 4. 阴道右偏）

诊断：

1. 慢性盆腔疼痛综合征。

2. 骨盆前倾。

3. 双侧扁平足。

治疗计划：

1. 针对慢性盆腔痛进行止痛治疗。

2. 核心肌群协调性训练。

3. 生活方式干预。

治疗记录：

1. 给予神经肌肉电刺激 10 次（阴道探头 + 皮肤表面电极，位置如图 9-21，每日 1 次） 第 1 ～ 2 次：TENS 电流（80Hz/120μs）治疗 15min，内啡肽电流（1Hz/270μs）治疗 15min。第 2 ～ 5 次：TENS 电流治疗 10min，内啡肽电流治疗 20min。第 6 ～ 10 次：TENS 电流治疗 5min，内啡肽电流治疗 25min。

2. 核心肌群及拉伸锻炼

（1）卷腹：平躺在瑜伽垫上，膝盖弯曲，双足平放于地面，双手置于脑后，双臂打开。运动时，通过腹肌收缩使肩胛骨离开地面。可配合腹式呼吸，吸气放松，呼气发力。每天 4 ～ 6 组，每组 10 ～ 15 个循环。

（2）臀桥：屈膝，仰卧在瑜伽垫上，双足间距与肩同宽，双臂放于身体两侧，手心朝上。运动时，吸气放松，呼气腹肌收紧，臀部向上发力，以肩和上背为一个支点，双足为另一个支点，将臀部向上顶起，中下背和大腿也同时向上抬起，直到整个躯干从肩部到膝盖基本处在一条直线上，并与小腿大致垂直。臀部用力，缓慢还原。每天 4 ～ 6 组，每组 10 ～ 15 个循环。

（3）平板支撑：俯卧，双肘弯曲支撑在地面上，肩膀和肘关节垂直于地面，双足踩地，身体离开地面，躯干伸直，头部、肩部、胯部和踝部保持在同一平面，腹肌收紧，盆底肌收紧，眼睛看向地面，保持均匀呼吸。逐渐从 10s 增加到 20s，以此酌情增加，每次发力结束后适当放松腹部，每天 3 个循环。

（4）前弓步拉伸：身体直立，左足向前迈一大步，屈左膝 90°，右腿伸展，足尖蹬地，臀部下落至双侧大腿呈 180°，使目标肌群有牵拉感，保持 30s 双腿交换。每天 6 ～ 10 组，每组拉伸 6 ～ 10s。

3. 生活方式干预　饮食调整：多食高纤蔬果，忌辛辣等刺激性食物；禁饮咖啡、茶等刺激性饮料。

治疗 10 次后复诊：患者自诉上述症状稍有缓解。新增背部痛点（图 9-29），再次行简明疼痛评估，疼痛评分表较前缓解（图 9-30）。患者对治疗效果满意，依从性好，有继续治疗的意愿。

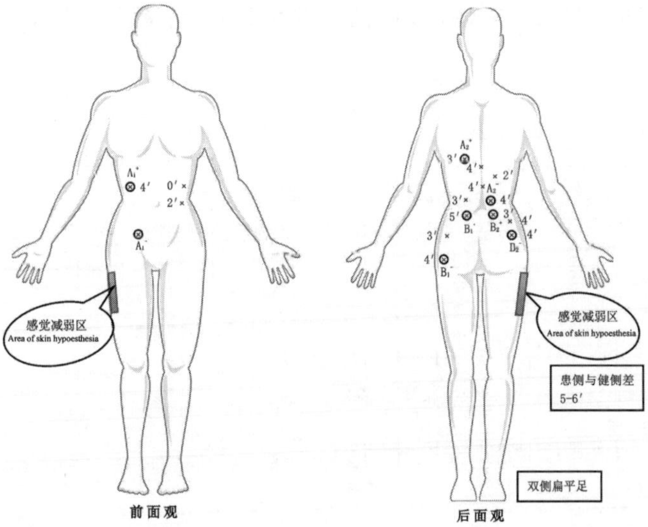

图 9-29　整体疼痛评估图（治疗 10 次）

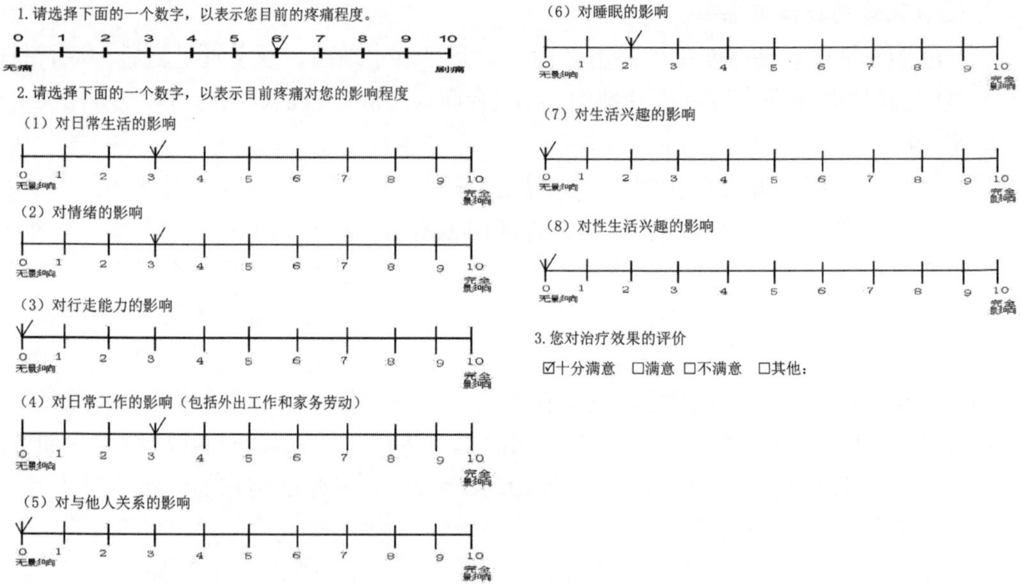

图 9-30　简明疼痛评估量表（治疗 10 次后）

调整治疗方案：在原有治疗基础上增加脉管平滑肌刺激循环治疗 5 次。

治疗记录：

1. 给予神经肌肉电刺激 5 次（内啡肽电流 1Hz/270μs，治疗 30min），隔日 1 次。

2. 脉管平滑肌刺激 5 次（血流动力激活 20min，血流动力加速 20min）隔日 1 次，与神经肌肉电刺激交替进行。

治疗 20 次后复诊：患者盆腔疼痛显著缓解，右侧大腿感觉减弱较前改善但仍存在，行简明疼痛评估（图 9-31），整体疼痛评估（图 9-32）。患者对治疗效果满意，依从性好，有继续治疗的意愿。

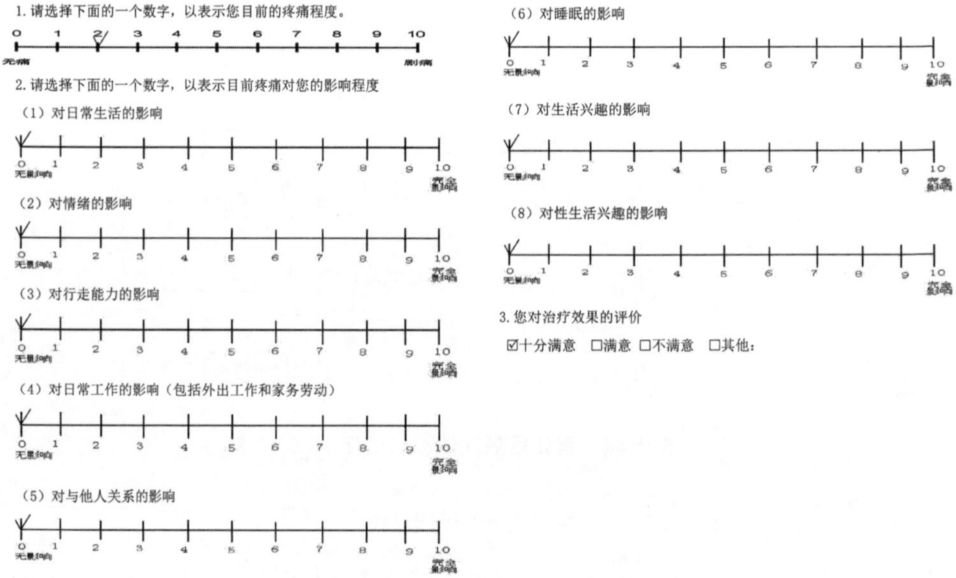

图 9-31　简明疼痛评估量表（治疗 20 次后）

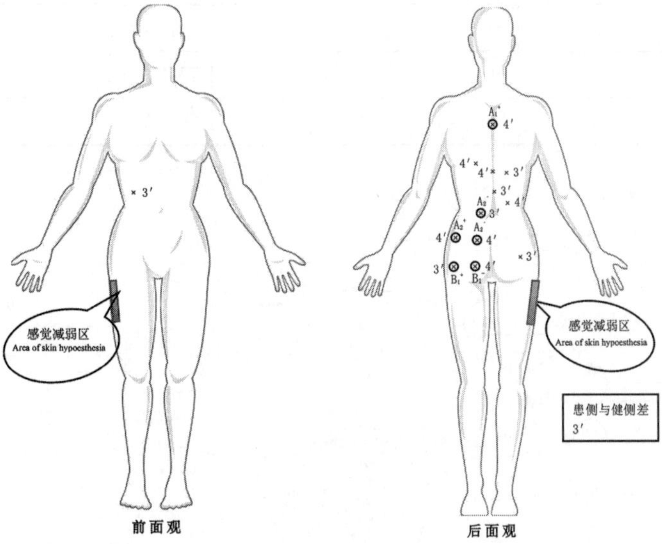

图 9-32　整体疼痛评估图（治疗 20 次后）

调整治疗方案：继续原有治疗，以背部为主，盆腔为辅。

结果：患者自述右侧大腿感觉减弱区范围同前，但减弱感觉较前改善，从 10 分降至 5 分。疼痛综合评分降至 2 分，治疗效果满意，患者要求巩固治疗 5 次后结束治疗。指导后期家庭训练，定期随诊。

经验总结：该产后疼痛病例症状较复杂，以感觉异常为主诉来诊，掩盖疼痛症状，但患者出现骶尾部及腰背不适为产后女性常见症状，通过对该病例的诊治，提示临床妊娠期体适能锻炼的重要性，同时有必要将门诊产后康复训练的关口前移，对加速患者的康复有重要意义。

病例 5　刘某，女，72 岁，就诊日期 2018 年 5 月 17 日。

职业：小学教师（退休）　身高：150cm　体重：87.5kg　文化程度：高中

主诉：外阴左侧间歇性隐痛 3 个月。

现病史：近 3 个月无诱因出现外阴左侧隐痛，呈间歇性发作，以早上醒来至上午 9 点之间最常出现，疼痛持续时间小于 30min，不影响睡眠。曾就诊市内多家医院和多个专科，采用抗炎、止痛等方式症状均未获得改善，已经影响患者的身心健康，为诊治就诊本中心。

既往史：增加腹压漏尿病史 4 ～ 5 年，有便秘史，否认尿急、尿痛，否认精神和神经病史。9 年前行痔疮手术，4 年前曾行下肢静脉曲张手术（具体不详）。否认药敏史，否认肿瘤病史。

孕产史：孕 2 产 2，均于家中分娩。

全身检查：神清，精神可，问答合理，自主体位。生理反射存在，病理反射未引出。

专科检查：

1. *妇科内诊*　外阴老年性改变，会阴体陈旧性裂伤，阴道通畅，黏膜充血，分泌物多、色淡黄、无异味。宫颈萎缩光滑，无触血和触痛。子宫前位，萎缩，界清，无压痛，双附件未及异常。POP - Q 评分如下：

Aa：-2	Ba：-2	C：-7
gh：6	pb：2	TVL：10
Ap：-3	Bp：-3	D：-9

2. 疼痛评估　见图 9-33 和图 9-34：

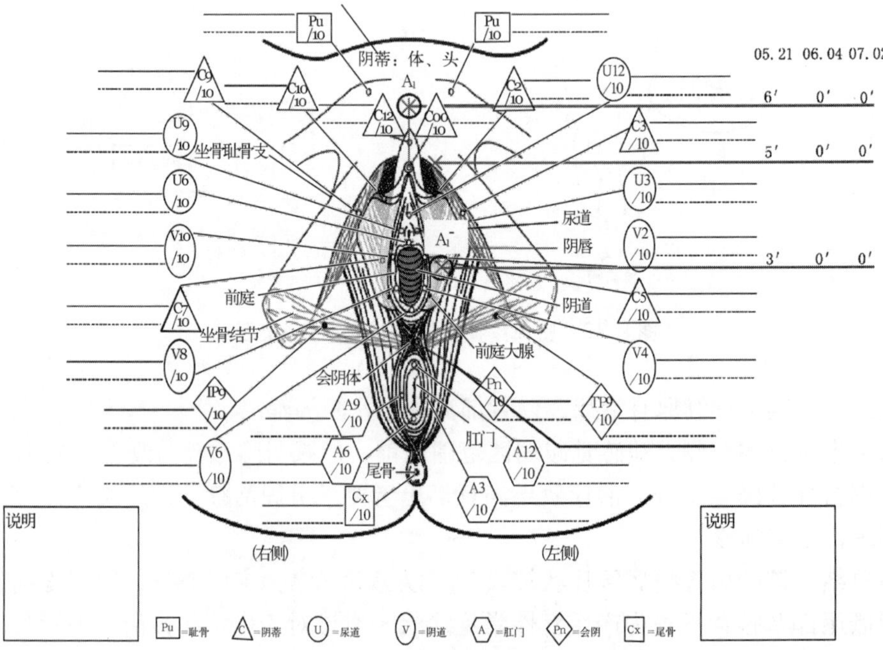

图 9-33　外阴阴道疼痛评估图（初诊）

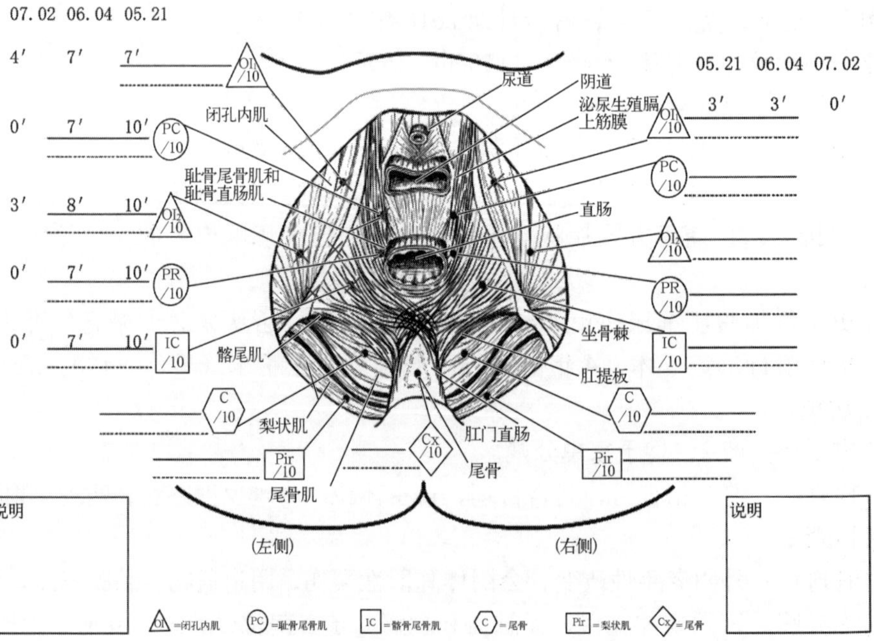

图 9-34　盆底肌肉疼痛评估图（所有）

辅助检查：

1. 简明疼痛评估量表（BPI）　见图 9-35。

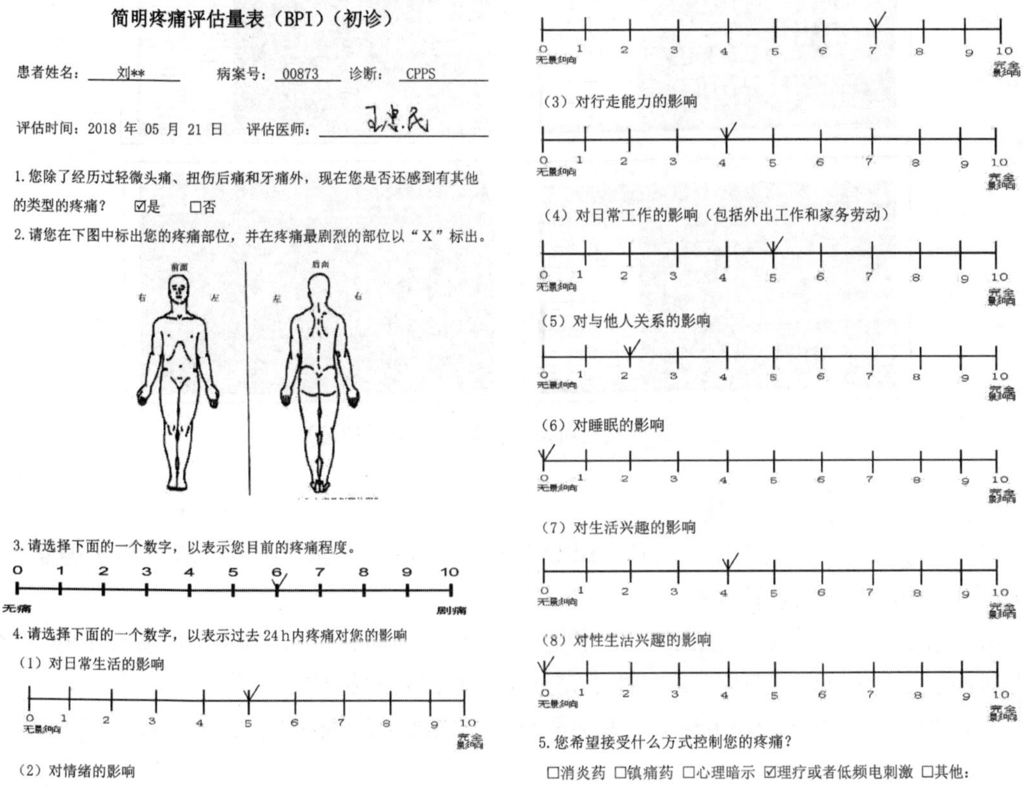

简明疼痛评估量表（BPI）（初诊）

患者姓名：刘**　病案号：00873　诊断：CPPS

评估时间：2018 年 05 月 21 日　评估医师：王忠民

1. 您除了经历过轻微头痛、扭伤后痛和牙痛外，现在您是否还感到有其他的类型的疼痛？　☑是　□否

2. 请您在下图中标出您的疼痛部位，并在疼痛最剧烈的部位以“X”标出。

前面　右　左　　后面　左　右

3. 请选择下面的一个数字，以表示您目前的疼痛程度。

0 1 2 3 4 5 6 7 8 9 10
无痛　剧痛

4. 请选择下面的一个数字，以表示过去 24 h 内疼痛对您的影响

（1）对日常生活的影响

0 1 2 3 4 5 6 7 8 9 10
无影响　完全影响

（2）对情绪的影响

0 1 2 3 4 5 6 7 8 9 10
无影响　完全影响

（3）对行走能力的影响

0 1 2 3 4 5 6 7 8 9 10
无影响　完全影响

（4）对日常工作的影响（包括外出工作和家务劳动）

0 1 2 3 4 5 6 7 8 9 10
无影响　完全影响

（5）对与他人关系的影响

0 1 2 3 4 5 6 7 8 9 10
无影响　完全影响

（6）对睡眠的影响

0 1 2 3 4 5 6 7 8 9 10
无影响　完全影响

（7）对生活兴趣的影响

0 1 2 3 4 5 6 7 8 9 10
无影响　完全影响

（8）对性生活兴趣的影响

0 1 2 3 4 5 6 7 8 9 10
无影响　完全影响

5. 您希望接受什么方式控制您的疼痛？

□消炎药 □镇痛药 □心理暗示 ☑理疗或者低频电刺激 □其他：

图 9-35　简明疼痛评估量表（初诊）

2. 焦虑评分（SAS）　41.25 分。

3. 抑郁评分（SDS）　35.35 分。

4. 盆底功能压力、张力测定　盆底Ⅰ类肌肌力为 3 级，Ⅱ类肌肌力为 5 级；盆底肌静态、动态张力均增高，牵张反射未引出（图 9-36 和图 9-37）。

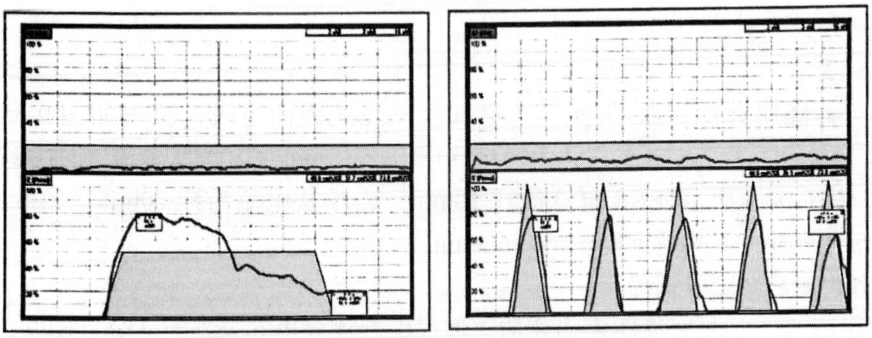

图 9-36　盆底功能压力检测报告（初诊）

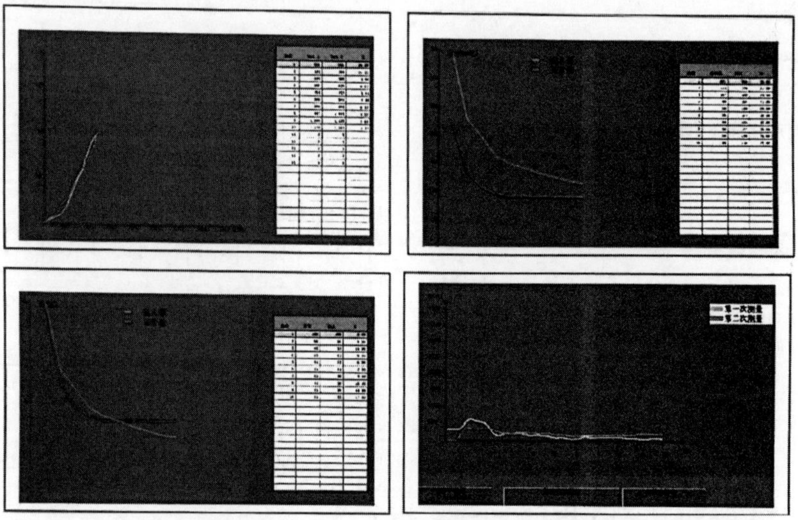

图 9-37 盆底肌肉张力检查报告（初诊）

5. 盆底、妇科、泌尿系超声

（1）盆底二维超声：BND 2mm，BSD 2mm；尿道倾斜角度 6°；肛直角：静息状态下 109°，Valsalva 状态下 108°。

（2）盆底三维超声：肛提肌裂孔面积：12.5cm^2，横向径：32.1mm，前后径：48.5mm。肛提肌面积：10.8cm^2，肛提肌完整性：完整；盆底器官对称性：对称。

（3）经阴道超声（2018-03-27，大连医科大学附属第二医院）：子宫肌瘤、宫颈纳氏囊肿、盆腔积液。

（4）泌尿系超声（2018-04-26，大连医科大学附属第一医院）：右肾结石，左肾、双输尿管、膀胱未见明显异常。

诊断：

1. 慢性盆腔疼痛综合征。

2. 会阴疼痛综合征。

治疗计划：

1. 针对慢性盆腔痛进行止痛治疗。

2. 生活方式干预。

治疗记录：

1. 给予神经肌肉电刺激 10 次（阴道探头 + 皮肤表面电极，位置如图 9-33，每日 1 次）：第 1 ～ 2 次：TENS 电流（80Hz/120μs）治疗 15min，内啡肽电流（1Hz/270μs）治疗 15min。第 2 ～ 5 次：TENS 电流治疗 10min，内啡肽电流治疗 20min。第 6 ～ 10 次：TENS 电流治疗 5min，内啡肽电流治疗 25min。

2. 指导患者腹式呼吸训练。

治疗 10 次复诊记录行简明疼痛评估，疼痛综合评分由 6 分降至 4 分（图 9-38）。患者对治疗效果满意，依从性好，有继续治疗的意愿。

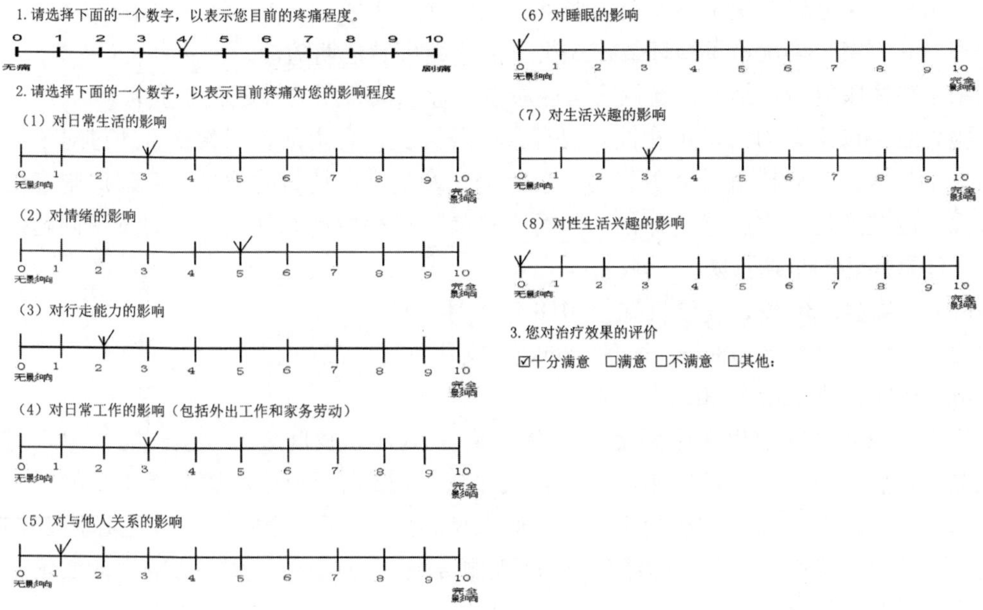

图 9-38　简明疼痛评估量表（治疗 10 次）

调整治疗方案：在原有治疗方案基础上，给予雌三醇软膏改善阴道内环境。

止痛治疗 20 次评估：疼痛综合评分由 4 分降至 2 分（图 9-39），患者有继续治疗的意愿。

调整治疗方案：在原有治疗基础上辅以循环治疗巩固疗效。

1. 给予神经肌肉电刺激 5 次（内啡肽电流 1Hz/270μs，治疗 30min），隔日 1 次。

2. 脉管平滑肌刺激 5 次（血流动力激活 20min，血流动力加速 20min）隔日 1 次，与神经肌肉电刺激交替进行。

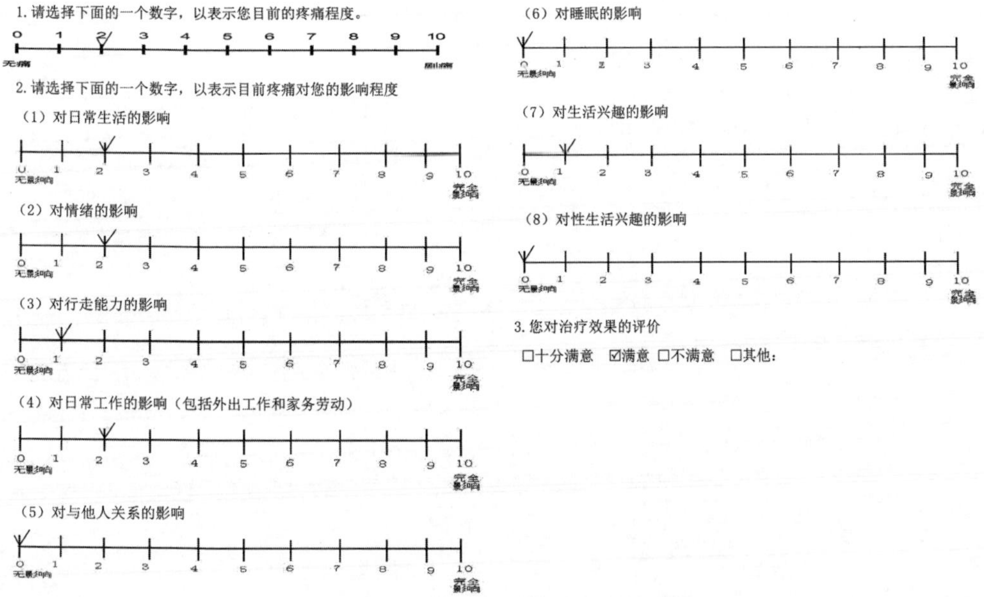

图 9-39　简明疼痛评估量表（治疗 20 次）

治疗后评估：患者本次来诊无明显痛点，现自觉症状好，要求再次巩固治疗。

调整治疗方案：再次给予循环治疗 5 次，治疗结束后定期随诊。

结果：整体康复治疗结束，建议行盆底康复治疗以改善压力性尿失禁症状。

经验总结：该患者为一老年女性，曾有家中分娩史，会阴部陈旧裂伤，通过对该疾病的诊治提示临床，产后检查对会阴裂伤、会阴侧切及剖宫产切口的评估不应仅局限在切口愈合层面，应注意局部皮肤感觉评估，同时应在随诊过程中动态评估，及时发现问题，尽早解决，注重疾病的早期预防。

病例 6 某女，36 岁，就诊日期：2018 年 5 月 9 日。

职业：销售 身高：158cm 体重：66kg 文化程度：高中

主诉：尿频、夜尿增多 20d。

现病史：患者 20d 前出现尿频症状，白天 8 ～ 10 次，夜间 2 ～ 3 次。既往出现过增加腹压漏尿症状，量少，伴排尿不净感，否认尿痛。17d 前于市中心医院及南关岭地区医院就诊，查尿常规、残余尿及妇科超声等检查均未见异常，给予口服中药治疗后无明显效果。为求进一步诊治来我科，患者自诉伴会阴部及后腰部疼痛（6 分），严重影响生活质量。

既往史：无特殊记载。

孕产史：孕 2 产 0 剖 1 流产 1，新生儿出生体重 3800g。末次月经：2018 年 4 月末。

全身检查：神清，精神萎靡、紧张敏感，问答合理，自动体位。生理反射存在，病理反射未引出。

专科检查：

1. *妇科内诊* 外阴已婚未产型，阴道畅，分泌物量中等，色白，无异味。宫颈光滑，无触痛，子宫前位，常大，界清，无压痛，双附件未及异常。POP - Q 评分如下：

Aa：-1.5	Ba：-1.5	C：0
gh：5	pb：3	TVL：10
Ap：-3	Bp：-3	D：-3

2. *疼痛评估* 见图 9-40 ～图 9-42。

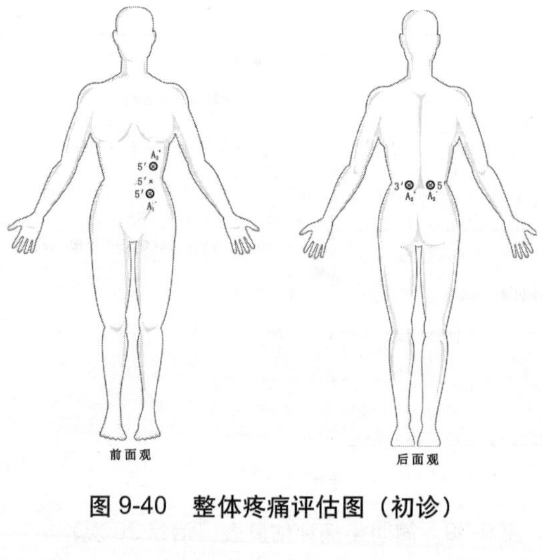

图 9-40 整体疼痛评估图（初诊）

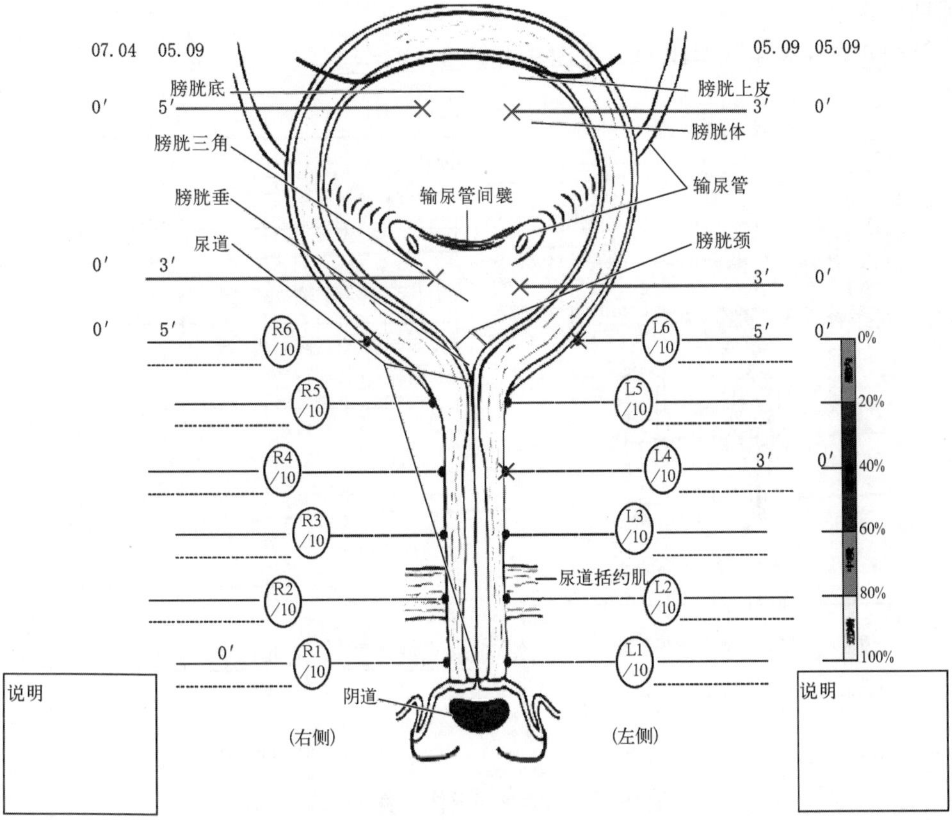

图 9-41　尿道膀胱疼痛评估图（所有）

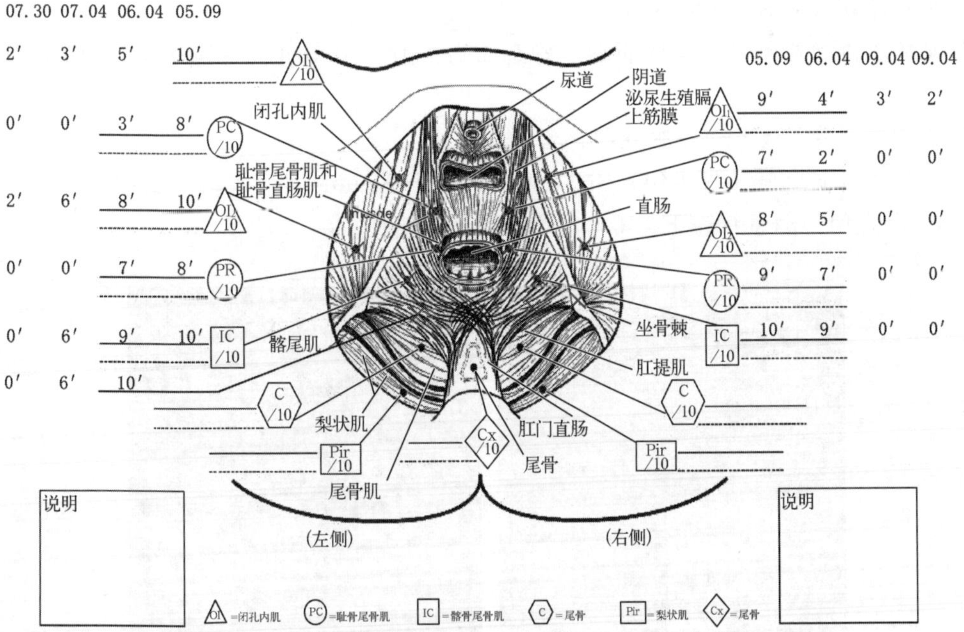

图 9-42　盆底肌肉疼痛评估图（所有）

辅助检查：

1. 简明疼痛评估量表（BPI） 见图 9-43。

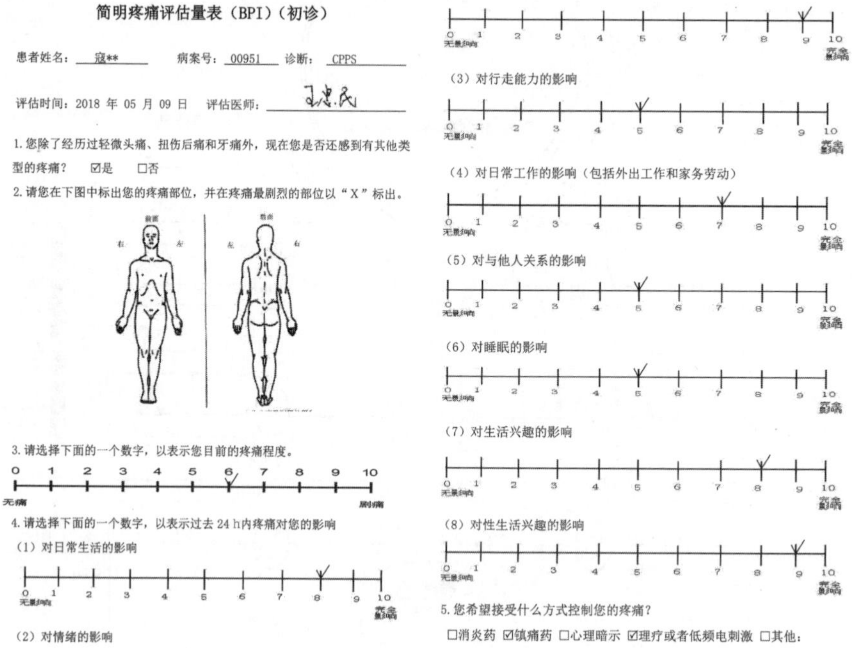
简明疼痛评估量表（BPI）（初诊）

患者姓名：寇**　病案号：00951　诊断：CPPS

评估时间：2018 年 05 月 09 日　评估医师：

1. 您除了经历过轻微头痛、扭伤后痛和牙痛外，现在您是否还感到有其他类型的疼痛？ ☑是 □否

2. 请您在下图中标出您的疼痛部位，并在疼痛最剧烈的部位以“X”标出。

3. 请选择下面的一个数字，以表示您目前的疼痛程度。

0 1 2 3 4 5 6 7 8 9 10

无痛　剧痛

4. 请选择下面的一个数字，以表示过去 24 h内疼痛对您的影响

（1）对日常生活的影响

0 1 2 3 4 5 6 7 8 9 10 无影响 完全影响

（2）对情绪的影响

0 1 2 3 4 5 6 7 8 9 10 无影响 完全影响

（3）对行走能力的影响

0 1 2 3 4 5 6 7 8 9 10 无影响 完全影响

（4）对日常工作的影响（包括外出工作和家务劳动）

0 1 2 3 4 5 6 7 8 9 10 无影响 完全影响

（5）对与他人关系的影响

0 1 2 3 4 5 6 7 8 9 10 无影响 完全影响

（6）对睡眠的影响

0 1 2 3 4 5 6 7 8 9 10 无影响 完全影响

（7）对生活兴趣的影响

0 1 2 3 4 5 6 7 8 9 10 无影响 完全影响

（8）对性生活兴趣的影响

0 1 2 3 4 5 6 7 8 9 10 无影响 完全影响

5. 您希望接受什么方式控制您的疼痛？

□消炎药 ☑镇痛药 □心理暗示 ☑理疗或者低频电刺激 □其他：

图 9-43 简明疼痛评估量表（初诊）

2. 焦虑评分（SAS） 57.5 分。

3. 抑郁评分（SDS） 68.75 分。

4. 盆底压力功能测定 盆底肌动、静态压力一般，Ⅰ类肌肌力为 0 级，Ⅱ类肌肌力为 5 级。

5. 盆底、妇科、浅表组织肿块超声检查

（1）盆底二维超声（图 9-44）：BND 17mm，BSD 16mm；尿道倾斜角度 49°；尿道漏斗：Valsalva，肛直角：静息状态下 136°，Valsalva 状态下 126°。

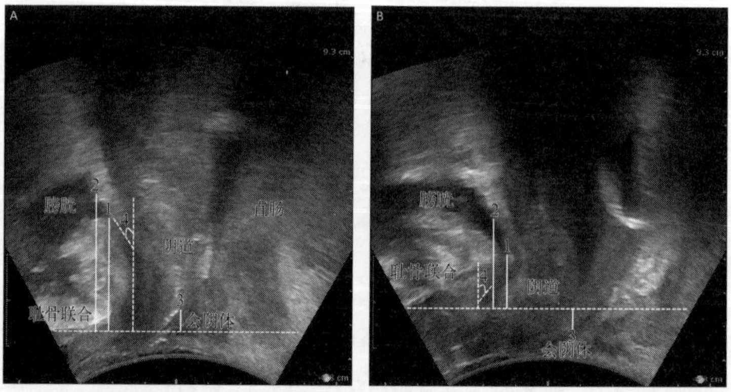

图 9-44 盆底二维超声（A. 静息状态，B. Valsalva 状态，1. 膀胱颈距离，2. 膀胱底距离，3. 会阴体高度，4. 尿道倾斜角）

（2）盆底三维超声：生殖道裂孔面积：13cm^2，横向径：35mm，前后径：49mm。肛提肌面积：6.55cm^2，肛提肌完整性：完整；盆底器官对称性：不对称，尿道右偏 4.7mm，阴道左偏 5mm。

（3）经阴道妇科超声（2018-04-21，南关岭地区医院）：子宫内膜增厚（17mm），盆腔少量积液。

（4）经阴道妇科超声（2018-05-07，大连大学附属中山医院）：宫内回声异常（宫内见略强回声光团大小：7 cm × 6cm）。

（5）腹式超声（2018-05-07，大连大学附属中山医院）：排尿后残余尿量 11ml。

（6）泌尿系超声（2018-05-02，大连市中心医院）：双肾上段输尿管膀胱未见明显异常。

（7）浅表组织肿块超声（2018-05-07，大连大学附属中山医院）：腹壁切口左侧皮下多发低回声结节（符合淋巴结回声）

诊断：

1. 盆腔痛（以泌尿系为症状）。

2. SUI。

治疗计划：

1. 针对慢性盆腔痛进行镇痛治疗。

2. 生活方式干预。

治疗记录：

1. 给予神经肌肉电刺激 10 次（阴道探头 + 皮肤表面电极，位置如图 9-40，每日 1 次）：第 1 ～ 2 次：TENS 电流（80Hz/120μs）治疗 15min，内啡肽电流（1Hz/270μs）治疗 15min。第 2 ～ 5 次：TENS 电流治疗 10min，内啡肽电流治疗 20min。第 6 ～ 10 次：TENS 电流治疗 5min，内啡肽电流治疗 25min。

2. 指导患者腹式呼吸训练及婴儿趴等放松训练。

治疗 10 次后复诊：10 次止痛治疗后评估 BPI 评分及疼痛评估分值，总体较前略有减低。自述症状较前缓解近半（图 9-45 和图 9-46）。

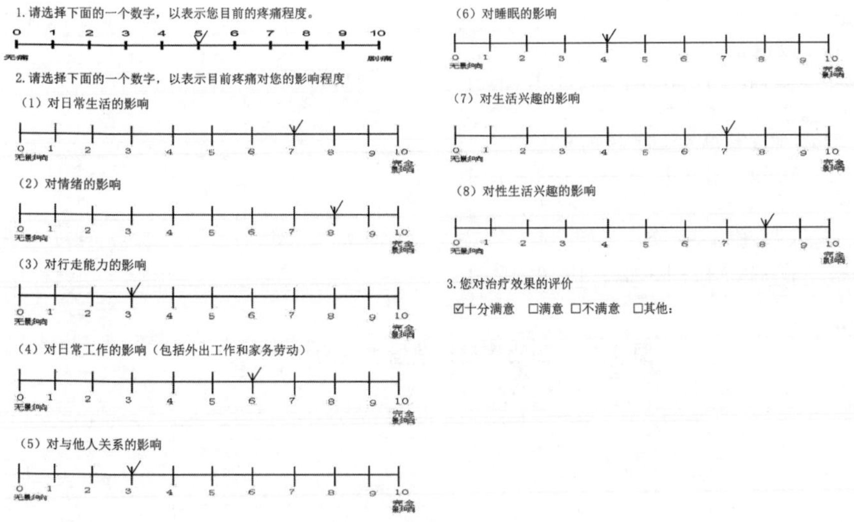

图 9-45　简明疼痛评估量表（治疗 10 次）

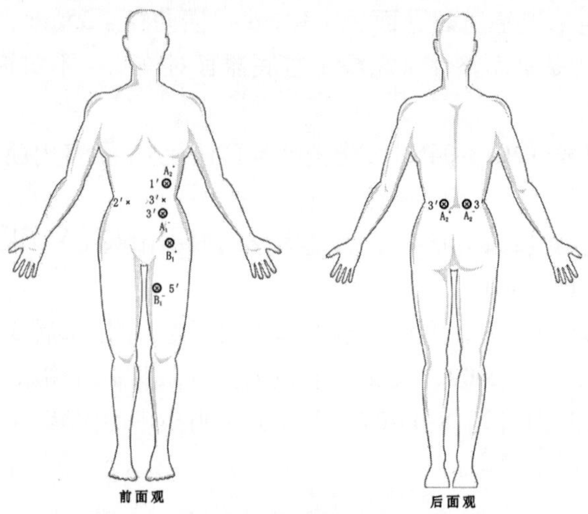

图 9-46　整体疼痛评估量表（治疗 10 次）

调整治疗方案：在原有治疗基础上辅以循环治疗。

1. 给予神经肌肉电刺激 10 次（内啡肽电流 1Hz/270μs，治疗 30min），隔日 1 次。

2. 脉管平滑肌刺激 10 次（血流动力激活 20min，血流动力加速 20min）隔日 1 次，与神经肌肉电刺激交替进行。

治疗 30 次复诊：患者现总体疼痛评分减低（图 9-47），原有痛点几乎消失，剩余痛点（图 9-48），无尿频、尿痛及夜尿，尤以夜尿改善最为显著，精神状况好。

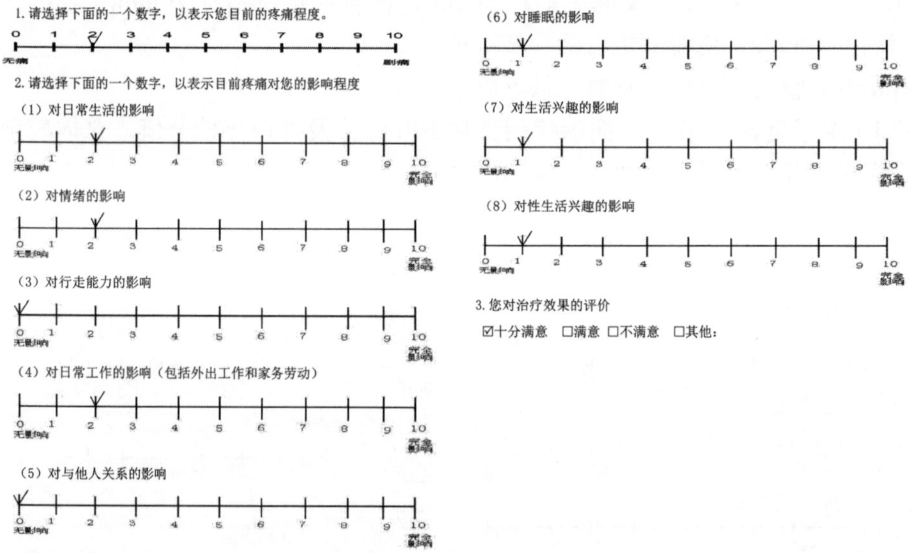

图 9-47　简明疼痛评估量表（治疗 30 次）

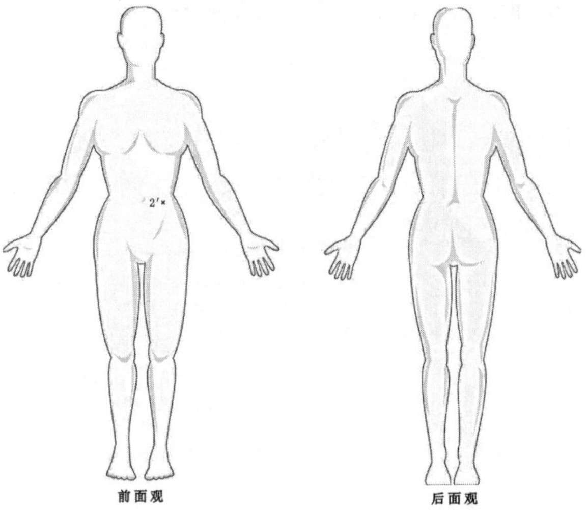

图 9-48　剩余痛点（治疗 30 次）

调整治疗方案：建议患者再行 1 疗程止痛联合循环治疗巩固疗效。

1. 给予神经肌肉电刺激 5 次（内啡肽电流 1Hz/270μs，治疗 30min），隔日 1 次。

2. 脉管平滑肌刺激 5 次（血流动力激活 20min，血流动力加速 20min）隔日 1 次，与神经肌肉电刺激交替进行。

3.1 个月后复诊。

治疗 40 次复诊：患者现已进行镇痛治疗 25 次，循环治疗 15 次，合计 40 次治疗，现无夜尿增多症状，无疼痛感，SDS、SAS 得分均小于 30 分。疼痛评估均小于 2 分。患者现治疗结束，嘱患者定期随诊。

经验总结：该患者仍以泌尿系症状为主诉，但无尿痛，问诊过程中诉会阴部及腰部疼痛影响日常生活，为典型泌尿系症状为主的盆腔痛病例，因本次治疗前曾于多家医院泌尿科就诊，并给予口服药物治疗无效，故于本院治疗过程中，医护人员给予患者充分表达自我感受的空间，因此虽治疗时间较长，但依从性好，可配合按时完成治疗，将不适症状彻底改善。

病例 7　某女，31 岁，就诊日期：2018 年 08 月 22 日

职业：销售　身高：168cm　体重：70kg　文化程度：本科

主诉：尿频、尿急、尿痛伴下腹部疼痛 7 个月。

现病史：妊娠 3 个月始出现尿频、尿急、尿痛症状，每日排尿 20 ～ 30 次，量少，憋尿后站立时左下腹疼痛，伴排尿困难，疼痛与饮水量有关，饮水少排尿时烧灼痛，饮水量增多疼痛感减轻。现产后 50d，排尿等待及排尿不净感极强烈，1 年前患者频发尿路感染，每 1 ～ 2 个月发生 1 次，间断口服三金片及左氧氟沙星 1 年，自诉症状与本次疾病症状性质不同。

既往史：2016 年间歇性尿路感染。

月经史：月经规律，末次月经 2017 年 10 月 10 日，痛经（+）。

孕产史：孕 2 产 0 剖 2，2012 年剖宫产 1 次，2018 年 7 月 3 日剖宫产记录：盆腔内子宫前壁与膀胱轻度粘连。

全身检查：神清，精神萎靡、紧张敏感，问答合理，自主体位。生理反射存在，病理反射未引出。

专科检查：

1. *妇科内诊* 外阴已婚未产型，阴道畅，血性分泌物，量中等，无异味。宫颈光滑，无触痛，见少量暗血流出，子宫前位，常大，界清，无压痛，双附件未及异常。

2. *疼痛评估* 见图 9-49 ～图 9-51：

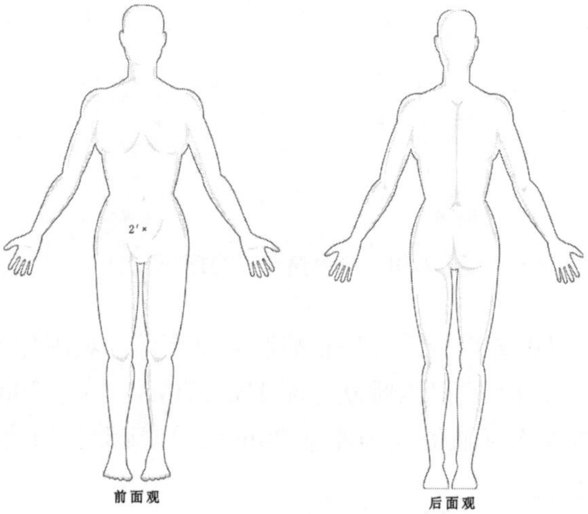

图 9-49 整体疼痛评估图

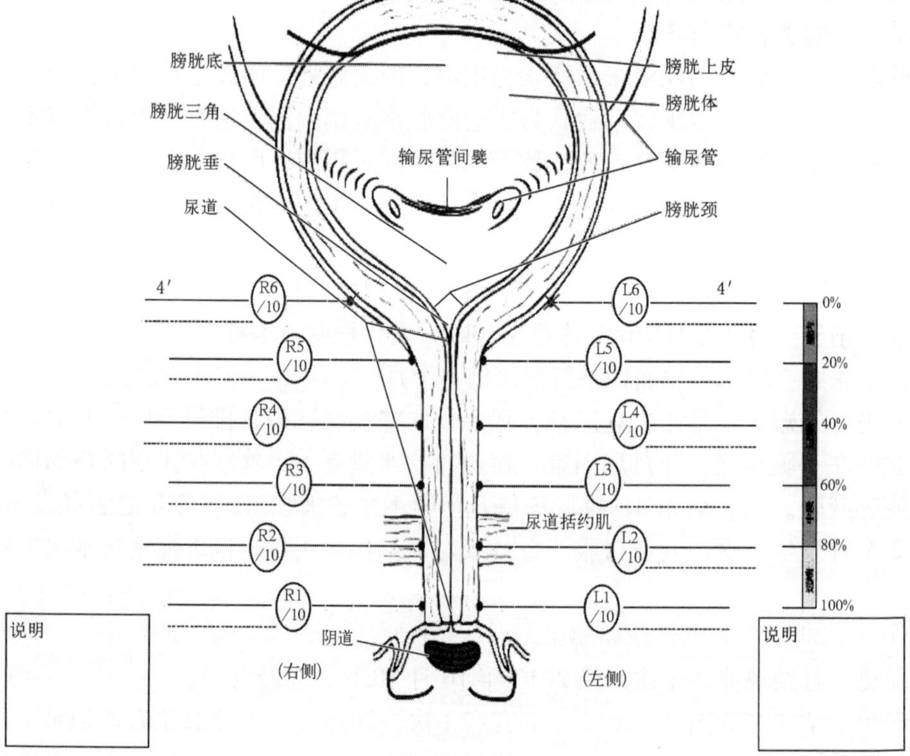

图 9-50 尿道膀胱疼痛评估图

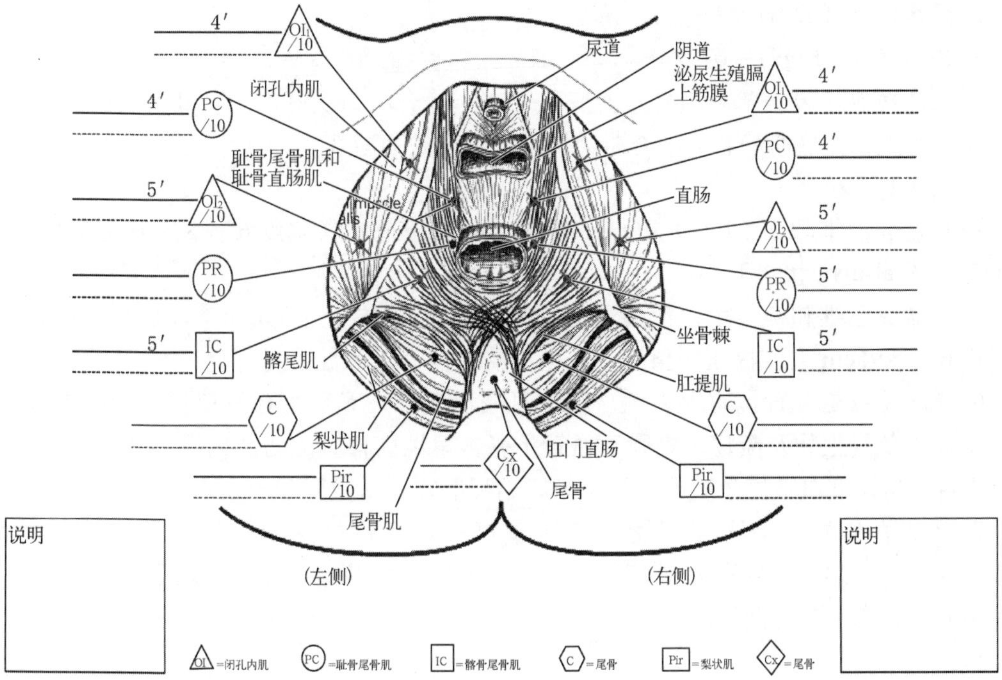

图 9-51　盆底肌肉疼痛评估图

辅助检查：

1. 简明疼痛评估量表（BPI）　见图 9-52。

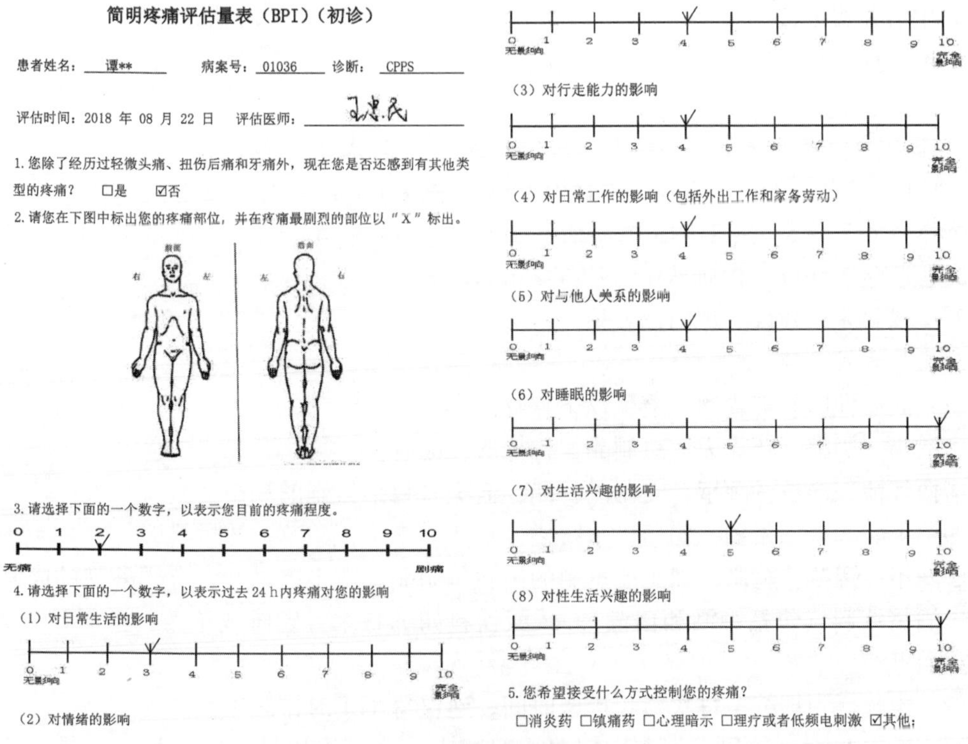

简明疼痛评估量表（BPI）（初诊）

患者姓名：谭**　病案号：01036　诊断：CPPS

评估时间：2018 年 08 月 22 日　评估医师：

1. 您除了经历过轻微头痛、扭伤后痛和牙痛外，现在您是否还感到有其他类型的疼痛？　□是　☑否

2. 请您在下图中标出您的疼痛部位，并在疼痛最剧烈的部位以“X”标出。

3. 请选择下面的一个数字，以表示您目前的疼痛程度。

0　1　2　3　4　5　6　7　8　9　10

无痛　剧痛

4. 请选择下面的一个数字，以表示过去 24 h 内疼痛对您的影响

（1）对日常生活的影响

0　1　2　3　4　5　6　7　8　9　10

无影响　完全影响

（2）对情绪的影响

0　1　2　3　4　5　6　7　8　9　10

无影响　完全影响

（3）对行走能力的影响

0　1　2　3　4　5　6　7　8　9　10

无影响　完全影响

（4）对日常工作的影响（包括外出工作和家务劳动）

0　1　2　3　4　5　6　7　8　9　10

无影响　完全影响

（5）对与他人关系的影响

0　1　2　3　4　5　6　7　8　9　10

无影响　完全影响

（6）对睡眠的影响

0　1　2　3　4　5　6　7　8　9　10

无影响　完全影响

（7）对生活兴趣的影响

0　1　2　3　4　5　6　7　8　9　10

无影响　完全影响

（8）对性生活兴趣的影响

0　1　2　3　4　5　6　7　8　9　10

无影响　完全影响

5. 您希望接受什么方式控制您的疼痛？

□消炎药 □镇痛药 □心理暗示 □理疗或者低频电刺激 ☑其他：

图 9-52　简明疼痛评估量表（初诊）

2. 焦虑评分（SAS） 45分。

3. 抑郁评分（SDS） 67.5分。

4. 盆底功能压力、张力测定 盆底肌动态、静态压力良好，Ⅰ、Ⅱ类肌肌力均5级；牵张反射延迟，盆底肌静态、动态张力均增加，收缩力减弱。

5. 盆底超声检查

（1）盆底二维超声：BND 4mm，BSD 3mm；尿道倾斜角度6°，肛直角：静息状态下117°，Valsalva状态下116°。

（2）盆底三维超声：生殖道裂孔面积：10cm^2，横向径：30mm，前后径：46mm。肛提肌面积：5.96cm^2，肛提肌完整性：完整；盆底器官对称性：对称。

6. 膀胱镜检查 置镜有阻力感，镜下见尿道光滑，无赘生物及溃疡。膀胱内壁光滑，未见出血点及赘生物及溃疡，黏膜下血管扩张，呈地图样。向膀胱内继续注入生理盐水约200ml后，黏膜下血管扩张明显，膀胱黏膜出现散在点状及筛状出血点。

7. 尿动力检测 ①充盈期膀胱感觉良好，顺应性好。未见逼尿肌过度活动，测压容积正常。②排尿期最大尿流率约为39.5ml/s。③患者自由排尿后残余尿＜50ml。④ Valsalva状态下未见漏尿。

诊断：

1. 膀胱疼痛综合征（间质性膀胱炎）。

2. 抑郁状态。

治疗计划：

1. 针对慢性盆腔痛进行止痛治疗。

2. 心理辅导。

3. 生活方式干预。

4. 记录排尿日记。

治疗记录：

1. 给予神经肌肉电刺激10次（阴道探头＋皮肤表面电极，位置如图9-50，每日1次） 第1～2次：TENS电流（80Hz/120μs）治疗15min，内啡肽电流（1Hz/270μs）治疗15min。第2～5次：TENS电流治疗10min，内啡肽电流治疗20min。第6～10次：TENS电流治疗5min，内啡肽电流治疗25min。

2. 心理辅导 建议心理门诊就诊。

3. 生活方式干预

（1）间质性膀胱炎食谱：避免以下食物。

①酸奶、奶酪、巧克力、豆制品、柠檬酸、咖啡。

②西红柿、洋葱、辣椒、姜制品、醋、酱类（包括自制的豆瓣酱）。

③苹果酸、杏、柑橘、葡萄、水蜜桃、菠萝、李子、酸草、酸樱桃。

④陈年、罐装、腌制、加工或熏制的肉和鱼制品，咸牛肉以及含有硝酸盐的肉制品。

⑤酒精饮料（包括啤酒和白酒）、碳酸饮料如苏打水、咖啡或浓茶、酸果汁，尤其是柑橘或酸枣汁。

（2）膀胱行为训练：每次延长排尿时间，建议每1小时排尿1次。

治疗6次复诊：憋尿感消失，排尿次数减半。复习排尿日记，可见：①排尿次数36

次 / 日→ 16 ～ 17 次 / 日；②膀胱容积提升 1 倍；③排尿后有饮水习惯，尤以午后饮水多。建议口渴时饮水，每日 4 ～ 5 次，每次＞ 200ml。

治疗 10 次复诊：尿痛症状明显改善，现偶有尿痛，排尿 16 ～ 17 次 / 日，复习排尿日记，仅有 1 次凌晨饮水。建议每 2 小时排尿 1 次，碱化尿液，继续给予内啡肽+OAB 方案电刺激治疗。

经验总结：间质性膀胱炎 / 膀胱疼痛综合征（interstitial cystitis/bladder pain syndrome，IC/BPS）是一种慢性症状的综合，表现为膀胱急迫性、尿频、疼痛等症状，严重损害患者的生活质量，导致其工作时间过长、抑郁和性功能障碍。该患者妊娠期即出现尿频、尿急、尿痛症状，既往频发尿路感染，治疗后，现有症状仍未改善，且伴有抑郁状态，患者尿痛较明显，对于此类患者，我们可采用止痛 + 饮食指导 + 膀胱行为训练 + 心理辅导相结合的方式进行治疗，治疗同时嘱患者进行排尿日记观察，动态观察患者病情变化，及时修改方案。

病例 8 某女，30 岁，就诊日期：2019 年 1 月 2 日

职业：护士 身高：168cm 体重：53kg 文化程度：本科

主诉：腰背部疼痛伴会阴下坠感 3 个月，排便不畅及不净感 2 个月。

现病史：妊娠 7 个月始出现增加腹压漏尿症状，4 ～ 5 次 /10 次，量少，产后症状消失。现产后 4 个月，3 个月前患者出现腰背部疼痛伴会阴下坠感，每日 4 ～ 5 次，疼痛评分 6 分，产后于外院行产后 42d 检查，接受盆底电刺激 + 生物反馈治疗 15 次，治疗后出现排便不畅伴排便不净感，严重时需使用开塞露。

既往史：无特殊。

月经史：月经规律，产后月经未复潮。

孕产史：孕 1 产 1，2018.08.28 产钳、手转胎头助娩一 3600g 婴儿，分娩后因排尿困难行膀胱电刺激治疗 15 次。

全身检查：神清，精神萎靡、紧张敏感，问答合理，自主体位。生理反射存在，病理反射未引出。

专科检查：

1. *妇科内诊* 外阴已婚已产型，阴道畅，分泌物色白，量中等，无异味。宫颈光滑，无触痛，子宫前位，常大，界清，无压痛，双附件未及异常。POP-Q 评分如下：

Aa：-1	Ba：-1	C：-6
gh：6	pb：3	TVL：10
Ap：-2	Bp：-2	D：-8

2. 疼痛评估　图 9-53。

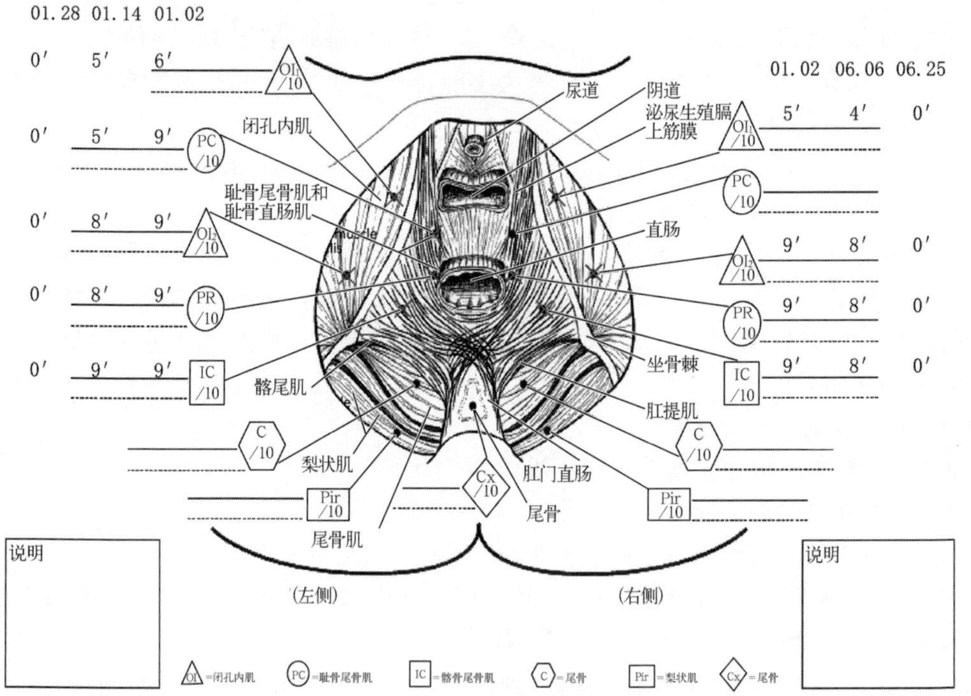

图 9-53　盆底肌肉疼痛评估图

辅助检查：

1. 简明疼痛评估量表（BPI）　见图 9-54。

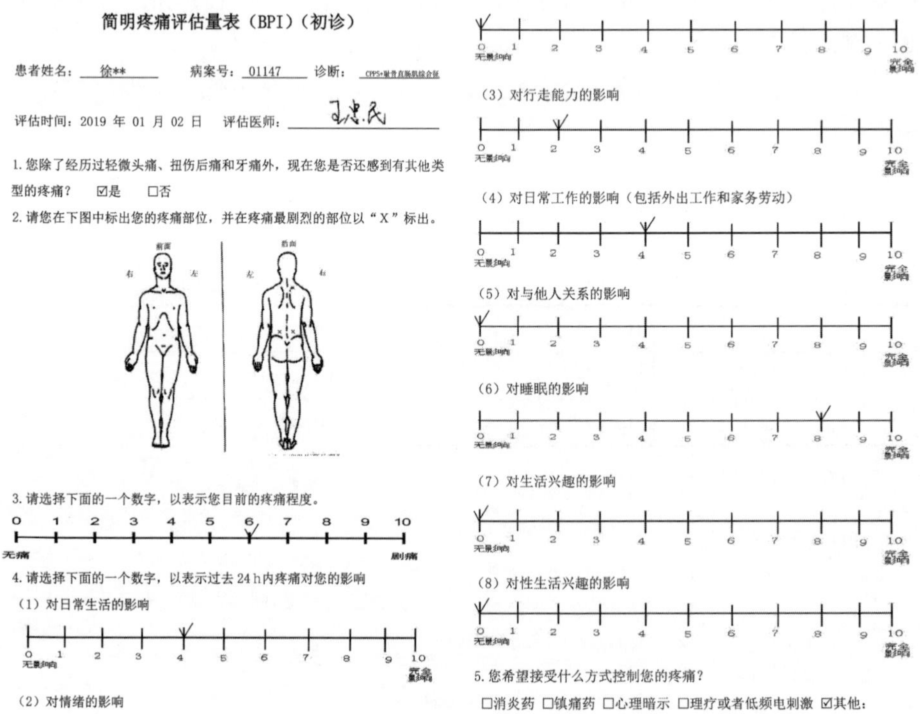
简明疼痛评估量表（BPI）（初诊）

患者姓名：徐**　病案号：01147　诊断：CPPS+耻骨直肠肌综合征

评估时间：2019 年 01 月 02 日　评估医师：王忠民

1. 您除了经历过轻微头痛、扭伤后痛和牙痛外，现在您是否还感到有其他类型的疼痛？ ☑是 □否

2. 请您在下图中标出您的疼痛部位，并在疼痛最剧烈的部位以“X”标出。

前面　右　左　　背面　左　右

3. 请选择下面的一个数字，以表示您目前的疼痛程度。

0 1 2 3 4 5 6 7 8 9 10
无痛　剧痛

4. 请选择下面的一个数字，以表示过去 24 h 内疼痛对您的影响

（1）对日常生活的影响

0 1 2 3 4 5 6 7 8 9 10
无影响　完全影响

（2）对情绪的影响

0 1 2 3 4 5 6 7 8 9 10
无影响　完全影响

（3）对行走能力的影响

0 1 2 3 4 5 6 7 8 9 10
无影响　完全影响

（4）对日常工作的影响（包括外出工作和家务劳动）

0 1 2 3 4 5 6 7 8 9 10
无影响　完全影响

（5）对与他人关系的影响

0 1 2 3 4 5 6 7 8 9 10
无影响　完全影响

（6）对睡眠的影响

0 1 2 3 4 5 6 7 8 9 10
无影响　完全影响

（7）对生活兴趣的影响

0 1 2 3 4 5 6 7 8 9 10
无影响　完全影响

（8）对性生活兴趣的影响

0 1 2 3 4 5 6 7 8 9 10
无影响　完全影响

5. 您希望接受什么方式控制您的疼痛？

□消炎药 □镇痛药 □心理暗示 □理疗或者低频电刺激 ☑其他：

图 9-54　简明疼痛评估量表（初诊）

2. 焦虑评分（SAS）　42.5 分。

3. 抑郁评分（SDS）　31.25 分。

4. 盆底功能压力检测　Ⅰ类肌纤维肌力 3 级、Ⅱ类肌纤维肌力 5 级，阴道最大动态压力 65cmH_2O；盆底肌张力测定：盆底肌高张状态，牵张反射未引出。

5. 盆底超声检查

（1）盆底二维超声：BND 15mm，BSD 23mm；尿道倾斜角度 28°；肛直角：静息状态下 124°，Valsalva 状态下 112°。

（2）盆底三维超声：生殖道裂孔面积：10cm^2，横向径：30mm，前后径：43mm。肛提肌面积：6.66cm^2，肛提肌完整性：双侧肛提肌均部分断裂；盆底器官对称性：对称。

诊断：

1. 慢性盆腔疼痛综合征。

2. 耻骨直肠肌综合征。

治疗计划：

1. 针对慢性盆腔痛进行止痛解痉治疗。

2. 止痛后行生物反馈治疗。

3. 生活方式干预。

治疗记录：

1. 给予神经肌肉电刺激 10 次（阴道探头，每日 1 次）　第 1 ～ 2 次：TENS 电流（80Hz/120μs）治疗 15min，内啡肽电流（1Hz/270μs）治疗 15min。第 2 ～ 5 次：TENS 电流治疗 10min，内啡肽电流治疗 20min。第 6 ～ 10 次：TENS 电流治疗 5min，内啡肽电流治疗 25min。

2. 生活方式干预

（1）饮食调节：给予间质性膀胱炎食谱，嘱患者多喝水，勤排尿；多食高纤蔬果，忌辛辣等刺激性食物；禁饮咖啡、茶等刺激性饮料。

（2）建立规律排便习惯。

治疗 10 次复诊：排便顺畅，无须开塞露，自诉偶有骶尾部不适，疼痛评分 3 分（图 9-55）。

治疗意见：增加循环治疗，增加右侧坐骨结节治疗点，10 次治疗后随诊。

治疗 19 次复诊：症状明显改善，疼痛评分 1 分，仍有排便不畅，建议继续生物反馈治疗。

结果：患者自主排便畅，可自主控制排便动作。治疗结束，嘱患者定期随诊。

经验总结：该患曾于外院行产后康复治疗 1 个疗程，治疗后出现排便障碍，来诊进行盆底压力筛查及盆底张力检测，提示盆底肌高张状态，对于此类患者应：① TENS、内啡肽解决盆腔疼痛；②通过生物反馈技术改善盆底高张状态；③再给予盆底肌康复治疗，强调盆底康复规范治疗的必要性。

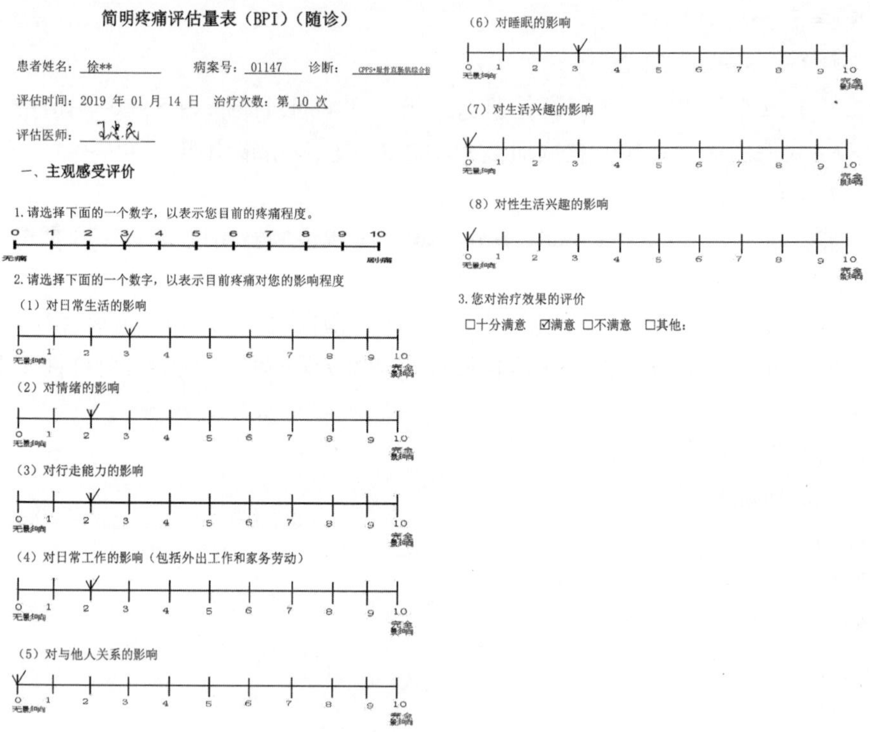

简明疼痛评估量表（BPI）（随诊）

患者姓名：徐**　　病案号：01147　　诊断：CPPS+耻骨直肠肌综合征

评估时间：2019 年 01 月 14 日　治疗次数：第 10 次

评估医师：

一、主观感受评价

1. 请选择下面的一个数字，以表示您目前的疼痛程度。

0 1 2 3 4 5 6 7 8 9 10

无痛　　剧痛

2. 请选择下面的一个数字，以表示目前疼痛对您的影响程度

（1）对日常生活的影响

0 1 2 3 4 5 6 7 8 9 10

无影响　　完全影响

（2）对情绪的影响

0 1 2 3 4 5 6 7 8 9 10

无影响　　完全影响

（3）对行走能力的影响

0 1 2 3 4 5 6 7 8 9 10

无影响　　完全影响

（4）对日常工作的影响（包括外出工作和家务劳动）

0 1 2 3 4 5 6 7 8 9 10

无影响　　完全影响

（5）对与他人关系的影响

0 1 2 3 4 5 6 7 8 9 10

无影响　　完全影响

（6）对睡眠的影响

0 1 2 3 4 5 6 7 8 9 10

无影响　　完全影响

（7）对生活兴趣的影响

0 1 2 3 4 5 6 7 8 9 10

无影响　　完全影响

（8）对性生活兴趣的影响

0 1 2 3 4 5 6 7 8 9 10

无影响　　完全影响

3. 您对治疗效果的评价

□十分满意　☑满意　□不满意　□其他：

图 9-55　简明疼痛评估量表（治疗 10 次）

病例 9　王某，女，23 岁，就诊日期：2018 年 6 月 27 日。

职业：数据员　身高：165cm　体重：60kg　文化程度：本科

主诉：下腹部坠胀痛 15 个月。

现病史：15 个月前行人工流产术后出现持续性下腹部坠胀痛，疼痛为牵拉痛、隐痛，主要集中于左侧下腹部、下腹中部及双侧腰骶部，患者辗转于多家医院诊疗，口服妇科炎症抗炎药无效，未接受其他治疗，为求进一步诊治来我院。

既往史：排便习惯改变近 3 年，多呈稀便，每日 3 ～ 4 次，口服中药及针灸治疗无效。

月经史：月经规律，末次月经 2018.06.13。

孕产史：孕 1 流 1，否认其他孕娩史。

全身检查：神清，精神萎靡、紧张敏感，问答合理，自主体位。生理反射存在，病理反射未引出。

专科检查：

1. *妇科内诊*　外阴已婚未产型，阴道畅，分泌物色白，量中等，无异味。宫颈光滑，无触痛，子宫前位，常大，界清，无压痛，双附件未及异常。

2. 疼痛评估 见图 9-56 ～图 9-58。

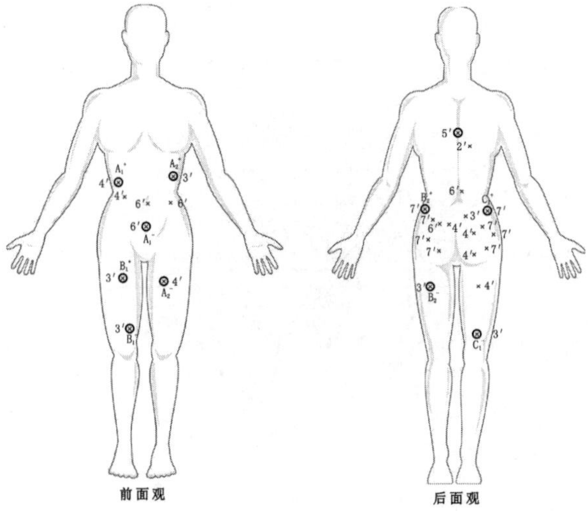

图 9-56 整体疼痛评估图（初诊）

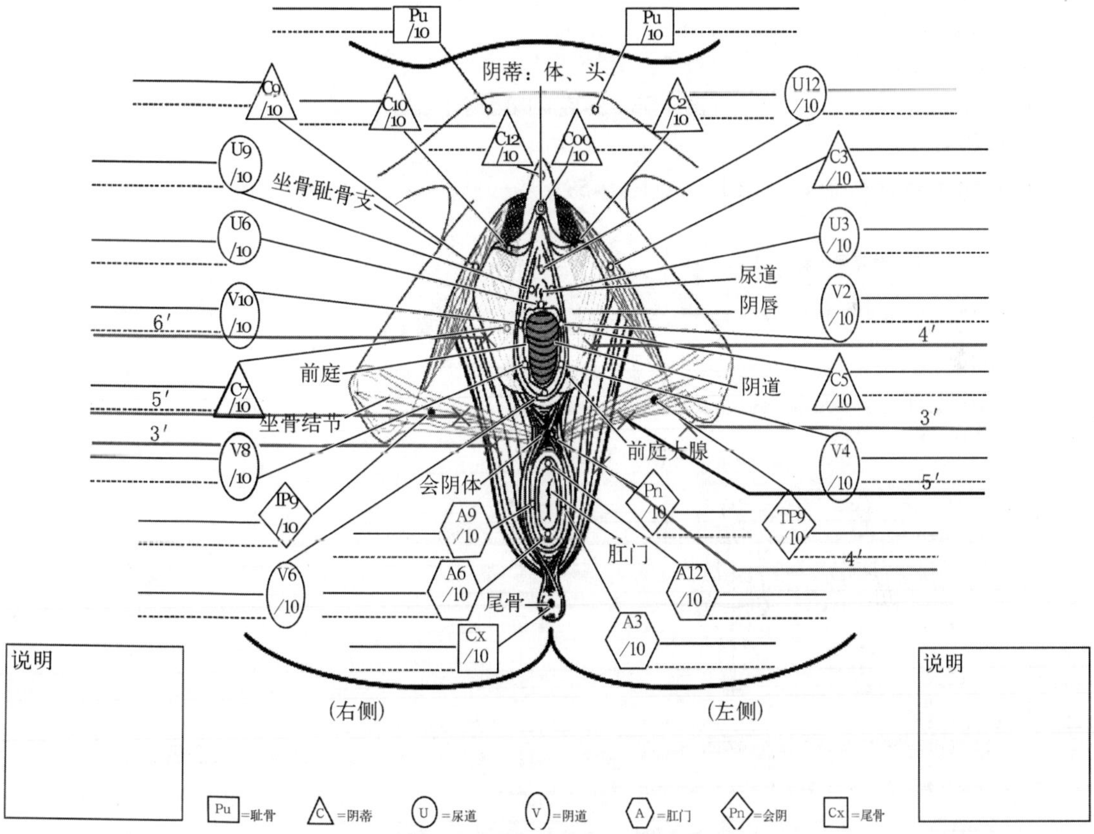

图 9-57 外阴阴道疼痛评估图（初诊）

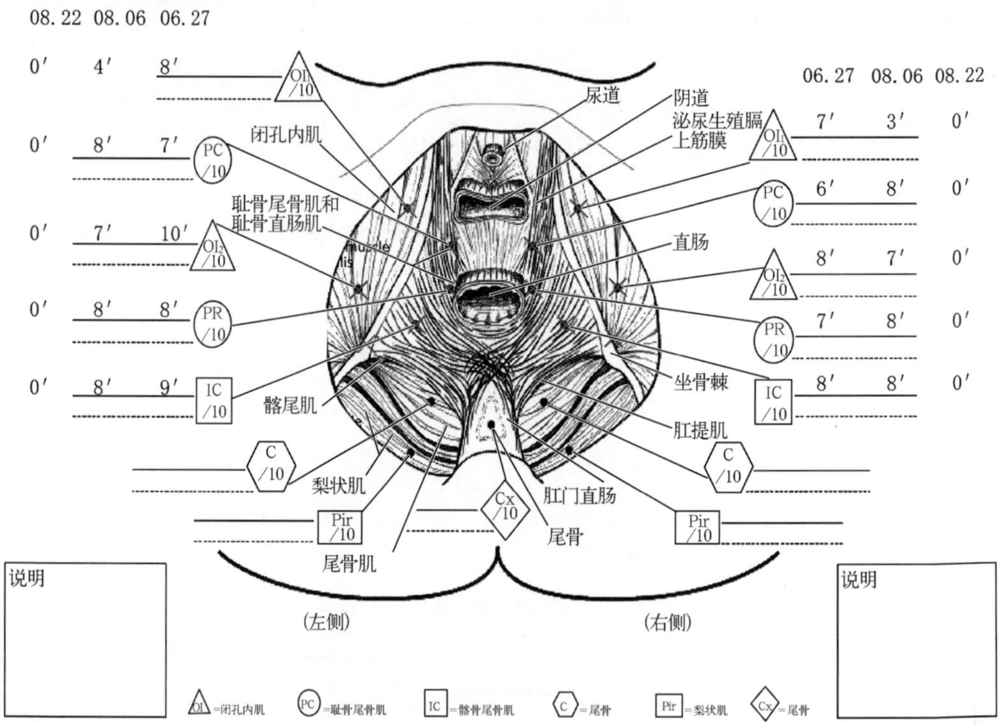

图 9-58　盆底肌肉疼痛评估图

辅助检查：

1. 简明疼痛评估量表（BPI）　见图 9-59：

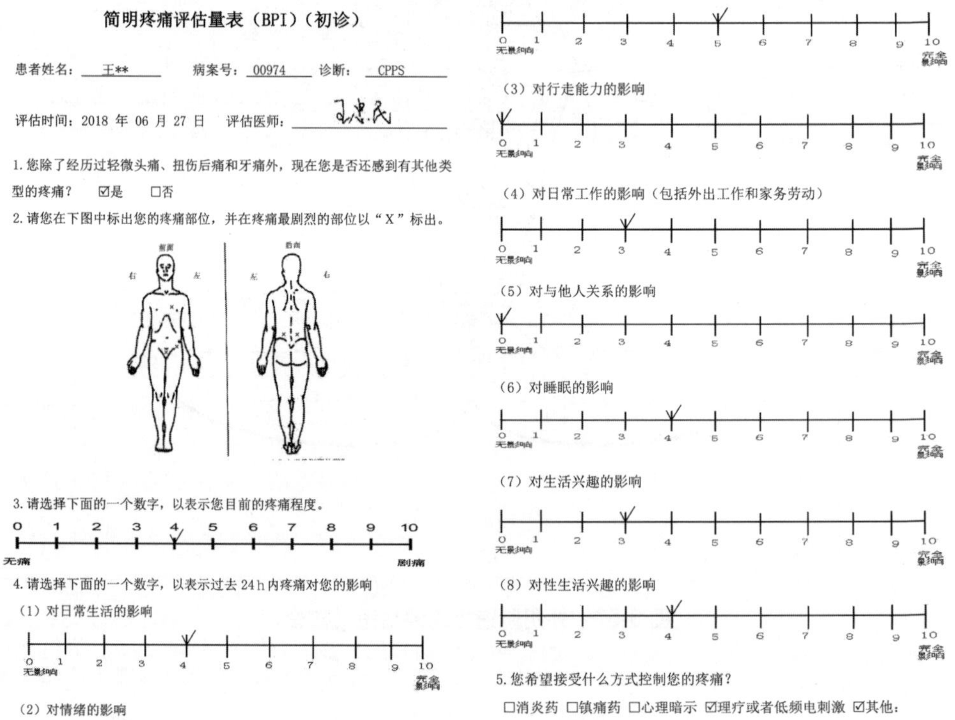

简明疼痛评估量表（BPI）（初诊）

患者姓名：王**　病案号：00974　诊断：CPPS

评估时间：2018 年 06 月 27 日　评估医师：（签名）

1. 您除了经历过轻微头痛、扭伤后痛和牙痛外，现在您是否还感到有其他类型的疼痛？ ☑是 □否

2. 请您在下图中标出您的疼痛部位，并在疼痛最剧烈的部位以“X”标出。

3. 请选择下面的一个数字，以表示您目前的疼痛程度。

0 1 2 3 4 5 6 7 8 9 10（无痛……剧痛）

4. 请选择下面的一个数字，以表示过去 24 h 内疼痛对您的影响

（1）对日常生活的影响

0 1 2 3 4 5 6 7 8 9 10（无影响……完全影响）

（2）对情绪的影响

0 1 2 3 4 5 6 7 8 9 10（无影响……完全影响）

（3）对行走能力的影响

0 1 2 3 4 5 6 7 8 9 10（无影响……完全影响）

（4）对日常工作的影响（包括外出工作和家务劳动）

0 1 2 3 4 5 6 7 8 9 10（无影响……完全影响）

（5）对与他人关系的影响

0 1 2 3 4 5 6 7 8 9 10（无影响……完全影响）

（6）对睡眠的影响

0 1 2 3 4 5 6 7 8 9 10（无影响……完全影响）

（7）对生活兴趣的影响

0 1 2 3 4 5 6 7 8 9 10（无影响……完全影响）

（8）对性生活兴趣的影响

0 1 2 3 4 5 6 7 8 9 10（无影响……完全影响）

5. 您希望接受什么方式控制您的疼痛？

□消炎药 □镇痛药 □心理暗示 ☑理疗或者低频电刺激 ☑其他：

图 9-59　简明疼痛评估量表（初诊）

2. 焦虑评分（SAS）　62.5 分。

3. 抑郁评分（SDS）　55 分。

4. 盆底功能压力测定　盆底肌动、静态压力良好，Ⅰ、Ⅱ类肌肌力均 5 级。

5. 盆底张力测定　盆底肌静态张力 877g/cm^2，因肌肉痉挛无法完成检测。

6. 盆底、妇科超声检查（图 9-60）

（1）盆底二维超声：BND 15mm，BSD 23mm；尿道倾斜角度 28°；肛直角：静息状态下 124°，Valsalva 状态下 112°。

（2）盆底三维超声：生殖道裂孔面积：10cm^2，横向径：30mm，前后径：43mm。肛提肌面积：6.66cm^2，肛提肌完整性：双侧肛提肌均部分断裂；盆底器官对称性：对称。

（3）经阴道超声（2018-03-14，大连医科大学附属妇产医院）：盆腔积液（子宫直肠窝液暗区 19mm）。

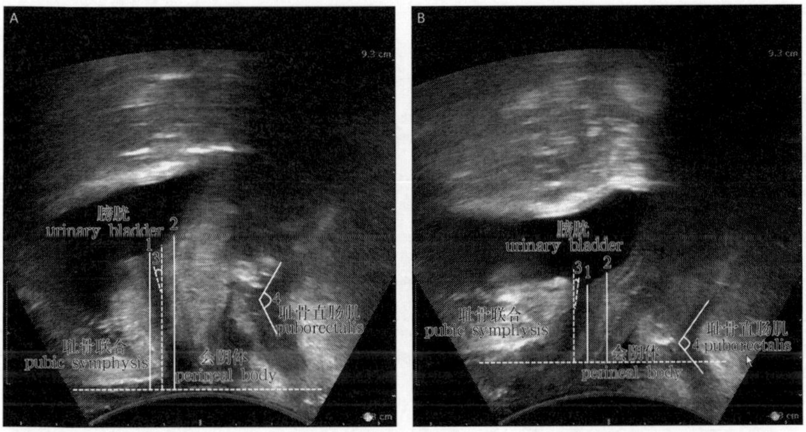

图 9-60　盆底二维超声（A. 静息状态，B. Valsalva 状态，1. 膀胱颈距离，2. 膀胱底距离，3. 尿道倾斜角，4. 肛直角）

7. 结肠镜检查（2018-01-03，大连市中心医院）　慢性结肠炎。

8. 胃镜检查（2018-01-13，大连市中心医院）　浅表性胃炎伴糜烂。

诊断：

1. 慢性盆腔疼痛综合征。

2. 会阴疼痛综合征。

治疗计划：

1. 针对慢性盆腔痛进行镇痛治疗。

2. 生活方式干预。

治疗记录：

1. 给予神经肌肉电刺激 10 次（阴道探头＋膀胱前后区皮肤表面电极，每日 1 次）　第 1 ～ 2 次：TENS 电流（80Hz/120μs）治疗 15min，内啡肽电流（1Hz/270μs）治疗 15min。第 2 ～ 5 次：TENS 电流治疗 10min，内啡肽电流治疗 20min。第 6 ～ 10 次：TENS 电流治疗 5min，内啡肽电流治疗 25min。

2. 饮食调整　多食高纤蔬果，忌辛辣等刺激性食物；禁饮咖啡、茶等刺激性饮料。

治疗 10 次复诊：排便 1 ～ 2 次 / 日，大便性状同前，性生活疼痛，自诉疼痛未改善，自觉焦虑，影响生活。评估表见图 9-61 ～图 9-63。查体：单指阴道紧缩、痉挛，手法放松后可缓解。焦虑评分：58.75 分。

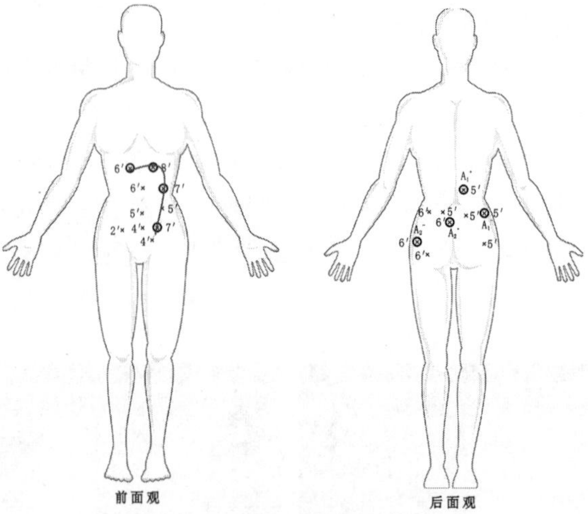

图 9-61　整体疼痛评估图（治疗 10 次）

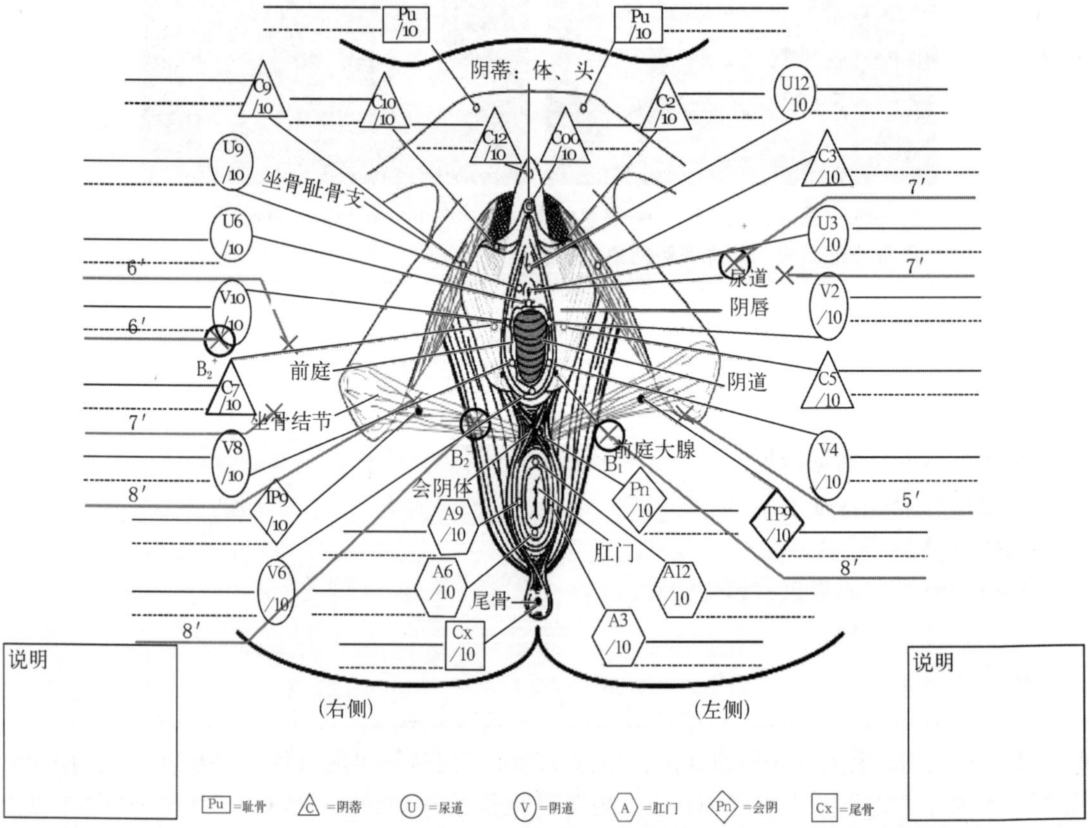

图 9-62　外阴阴道疼痛评估图（治疗 10 次）

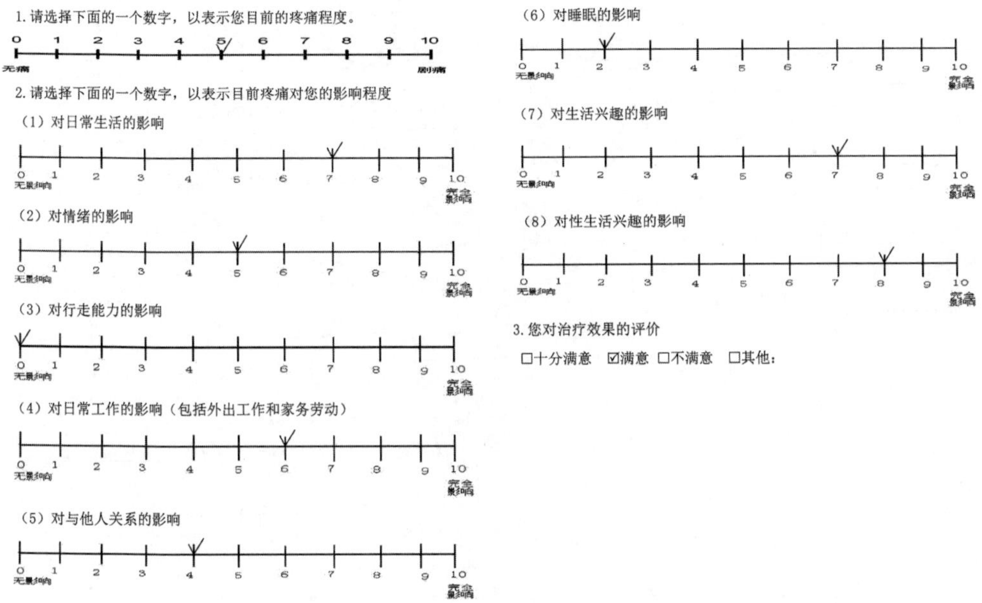
1. 请选择下面的一个数字，以表示您目前的疼痛程度。
0 1 2 3 4 5 6 7 8 9 10
无痛　剧痛
2. 请选择下面的一个数字，以表示目前疼痛对您的影响程度
（1）对日常生活的影响
0 1 2 3 4 5 6 7 8 9 10
无影响　完全影响
（2）对情绪的影响
0 1 2 3 4 5 6 7 8 9 10
无影响　完全影响
（3）对行走能力的影响
0 1 2 3 4 5 6 7 8 9 10
无影响　完全影响
（4）对日常工作的影响（包括外出工作和家务劳动）
0 1 2 3 4 5 6 7 8 9 10
无影响　完全影响
（5）对与他人关系的影响
0 1 2 3 4 5 6 7 8 9 10
无影响　完全影响
（6）对睡眠的影响
0 1 2 3 4 5 6 7 8 9 10
无影响　完全影响
（7）对生活兴趣的影响
0 1 2 3 4 5 6 7 8 9 10
无影响　完全影响
（8）对性生活兴趣的影响
0 1 2 3 4 5 6 7 8 9 10
无影响　完全影响
3. 您对治疗效果的评价
☐十分满意　☑满意　☐不满意　☐其他：

图 9-63　简明疼痛评估量表（治疗 10 次）

治疗意见：在原有治疗基础上给予以下治疗。

1. 抗焦虑治疗（帕罗西汀）。
2. 慢性肠炎治疗（药品 + 电刺激）：马来酸曲美布汀 + 地衣芽孢杆菌活菌胶囊。
3. 手法解除痉挛治疗。
4. 治疗 10 次后随诊。

治疗 20 次复诊：每日排便 1 次，自诉后背部疼痛消失，现以下腹部坠胀痛为主，不影响日常生活。评估表见图 9-64 ～图 9-66。查体：阴道痉挛。建议继续治疗。因工作忙无时间来治疗，现场指导借助阴道探头放松盆底肌，嘱自行采用探头放松治疗。考虑人工流产不良事件及性交痛构成不良心理，建议继续抗焦虑治疗。

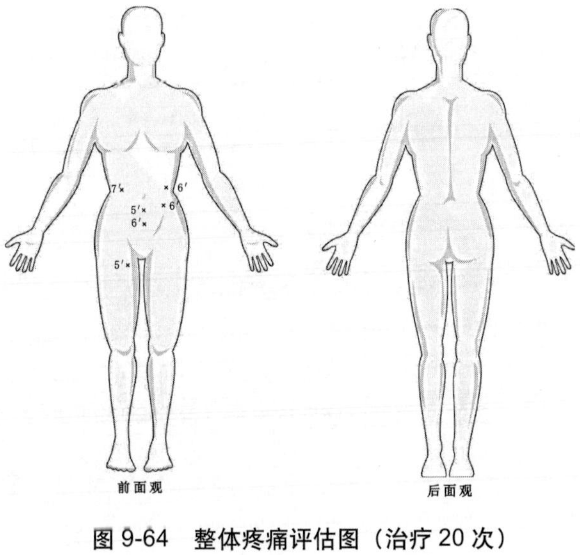

图 9-64　整体疼痛评估图（治疗 20 次）

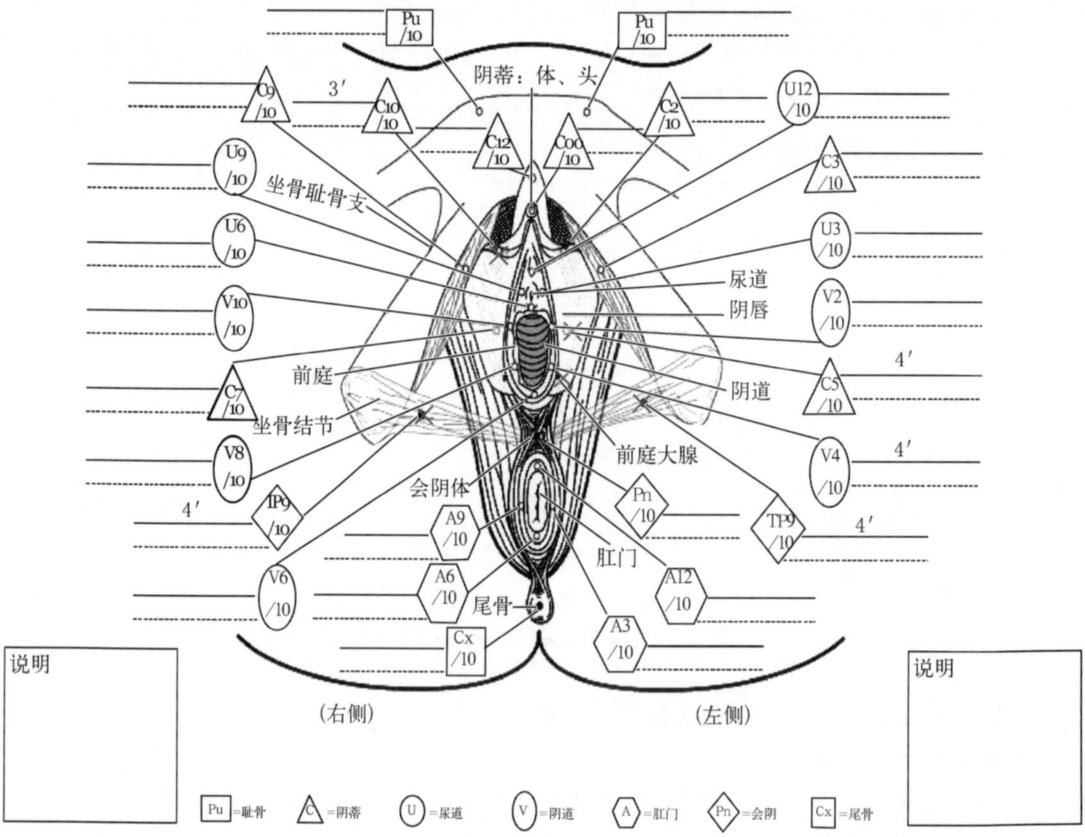

图 9-65　外阴阴道疼痛评估图（治疗 20 次）

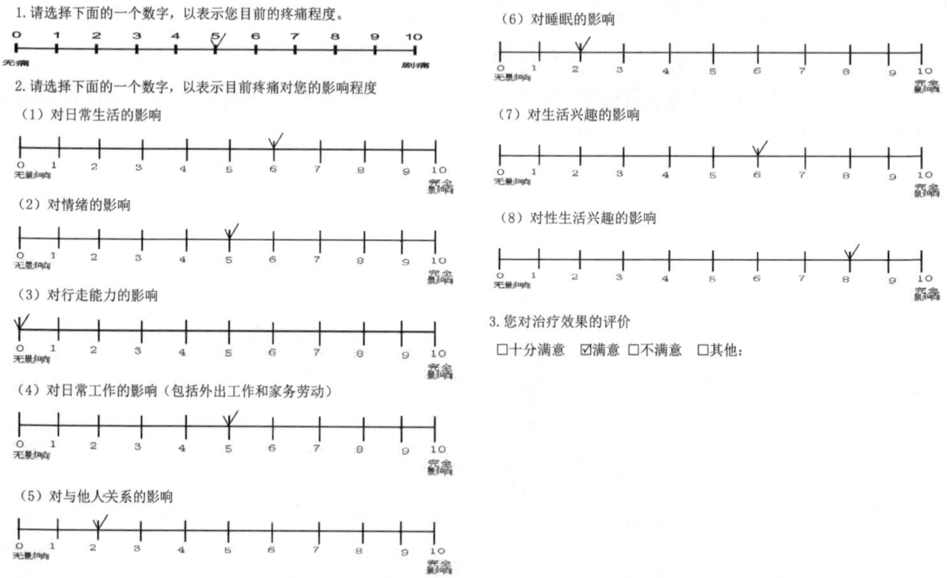

图 9-66　简明疼痛评估量表（治疗 20 次）

经验总结：慢性盆腔炎是引起 CPP 的一个最为常见的原因，常发生于性生活活跃的妇女。慢性盆腔炎一般均有急性盆腔炎史，炎症导致局部白细胞聚集，发生炎症反应，炎症反复发作或迁延不愈，腹腔内形成组织粘连或瘢痕，可有神经支配，从而产生慢性疼痛。研究显示流产会增加盆腔炎发生率，首次流产导致 CPP 的风险更高。因流产、宫腔手术及不洁性生活等诱因使得病原体经阴道口上行感染蔓延到盆腔，加之盆腔血液供应丰富，使盆腔炎成为久治不愈的疾病。盆腔炎反复发作使得两侧宫旁组织及附件区增厚、粘连、瘢痕形成，甚至包裹形成包块，继发慢性盆腔痛、月经失调、不孕及异位妊娠等。该患者同时伴有排便习惯改变及焦虑，治疗时可进行多学科综合治疗，另外结合患者自身情况可进行家庭化延续治疗，提高患者生活质量，强化治疗效果。

病例 10　齐某，女，63 岁，绝经 20 年，就诊日期：2019 年 1 月 14 日。

职业：加油站加油员（退休）　身高：153cm　体重：60kg　文化程度：初中

主诉：增加腹压漏尿 10 年，慢性腹痛 6 ～ 7 年，加重 4 ～ 5 年。

现病史：患者 10 年前初次出现增加腹压漏尿现象，伴尿频、尿急、夜尿增多，每天排尿次数＞ 10 次，夜尿 2 ～ 3 次 / 日。患者 6 ～ 7 年无明显诱因出现腹痛，辗转于多家医院诊疗，行胃、肠镜检查均未见明显异常，口服安必仙多年，均未见明显好转，近 4 ～ 5 年自觉上述症状加重。今为求进一步治疗就诊于我院。

既往史：20 年前因“阑尾炎”行阑尾切除术；20 年前行痔疮手术；10 余年前患脑梗死；10 年前行心脏射频消融术；10 余年前行保胆取石术；9 年前确诊青光眼。

孕产史：孕 2 产 1，人流 1 次。

全身检查：神清，精神可，问答合理，自主体位。生理反射存在，病理反射未引出。

专科检查：

1. *妇科内诊*　外阴正常，阴道通畅，宫颈光滑，子宫略小，双侧附件区未触及明显异常。Valsalva：阴性，POP - Q 评分如下：

Aa：-3	Ba：-3	C：-6
gh：6	pb：3	TVL：10
Ap：-3	Bp：-3	D：-8

2. 疼痛评估　见图 9-67 和图 9-68。

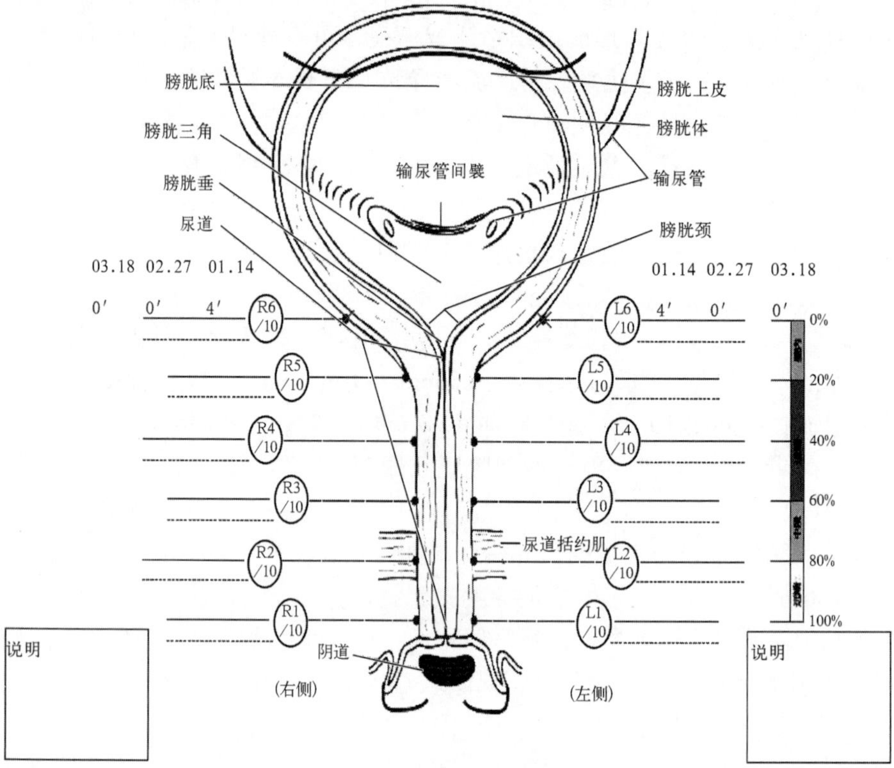

图 9-67　尿道膀胱疼痛评估图

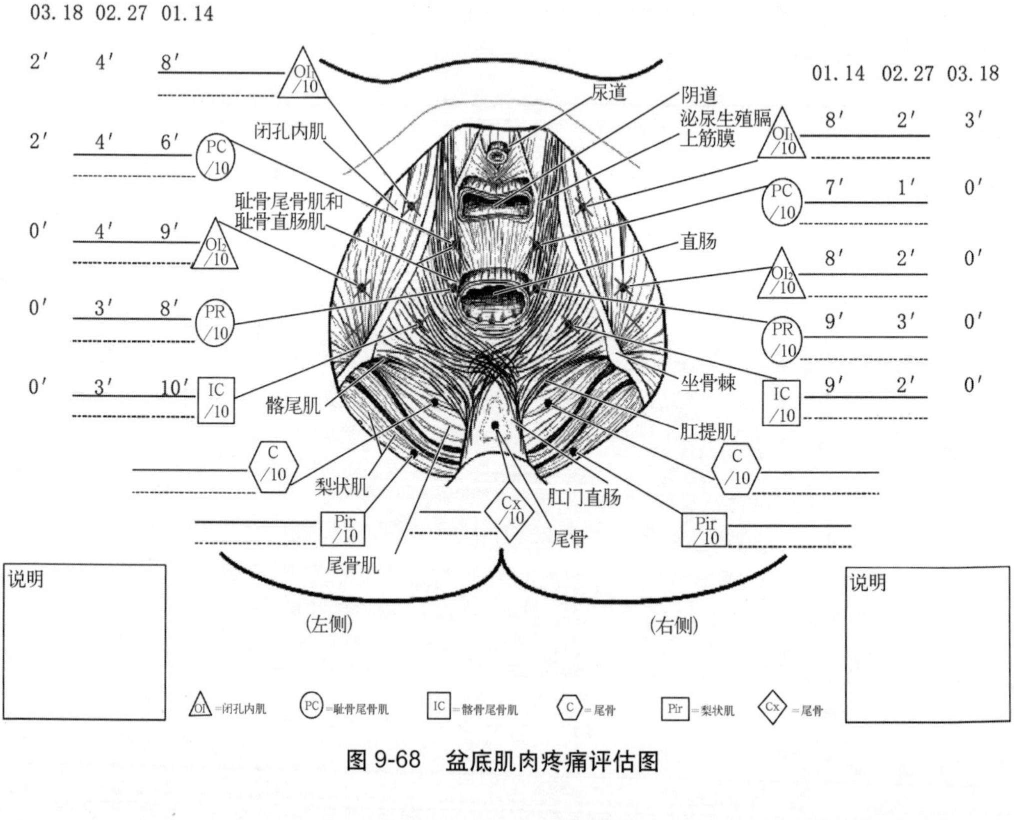

图 9-68　盆底肌肉疼痛评估图

辅助检查：

1. 简明疼痛评估量表（BPI）见图 9-69。

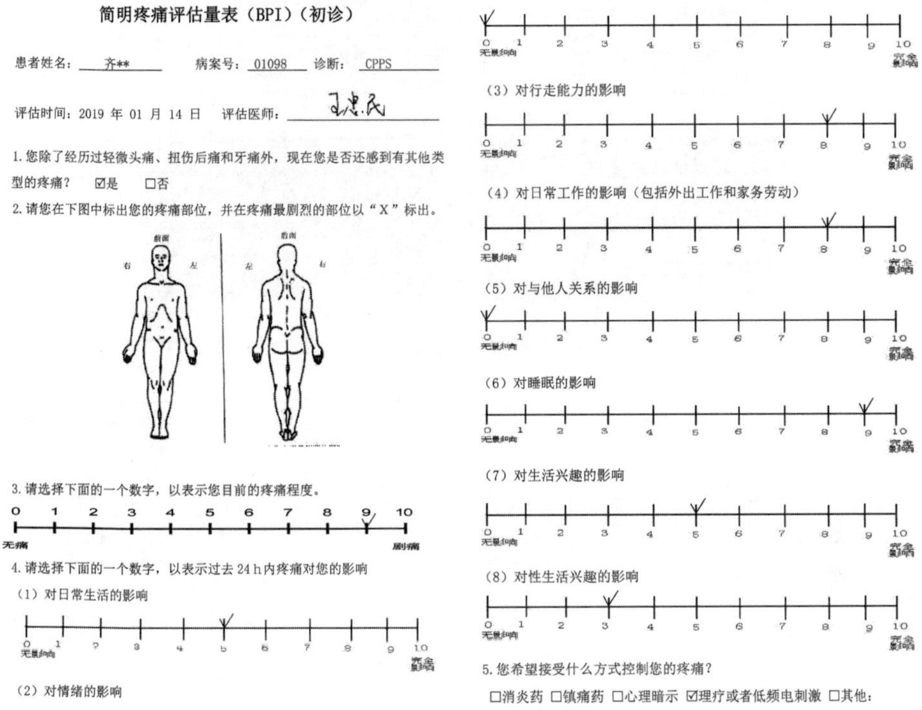

图 9-69　简明疼痛评估量表（初诊）

2. 盆底压力、肌电、张力功能测定（图 9-70 ～图 9-72）　盆底肌动、静态压力一般，Ⅰ类肌肌力为 1 级，Ⅱ类肌肌力为 5 级；静态张力和动态张力均增高，盆底弹性接近正常，牵张反射延迟至 6°，其后曲线略呈下降趋势，表明Ⅱ类肌肉损伤。因患者不能耐受，未完成 8° 以上的检查，无法评估筋膜韧带组织情况。

3. 盆底超声检查

（1）盆底二维超声：BND 8mm，BSD 10mm；尿道倾斜角度 11°；尿道漏斗：Valsalva；肛直角：静息状态下 132°，Valsalva 状态下 110°。

（2）盆底三维超声：生殖道裂孔面积：13cm^2，横向径：31mm，前后径：52mm。肛提肌完整性：双侧耻骨尾骨肌部分断裂。

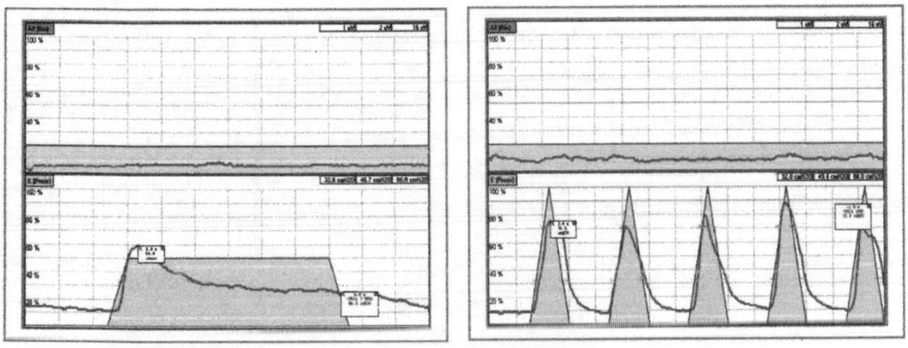

图 9-70　盆底功能压力检测报告

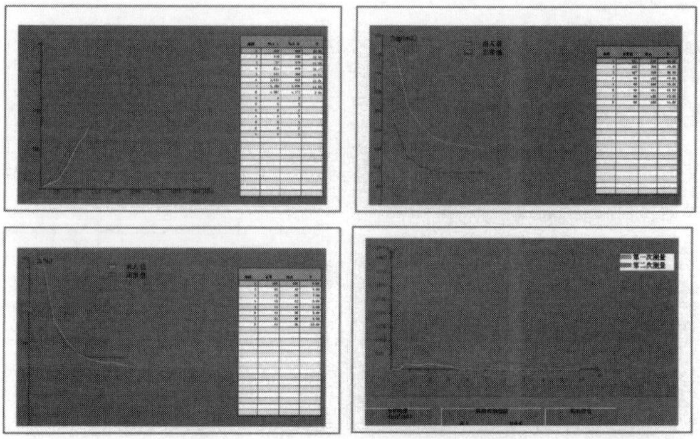

图 9-71　盆底功能张力检测报告

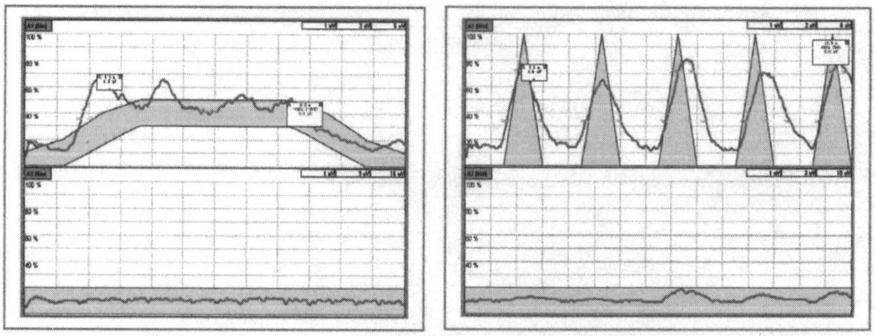

图 9-72　盆底功能肌电检测报告

4. 肠镜检查（2018-04-19，大连大学附属中山医院）　乙状结肠炎性改变。

5. 排尿日记（图 9-73 ～图 9-75）

大连市妇女儿童医疗中心

排 尿 日 记

姓名：齐**　年龄：63岁　登记日期：2019-01-15　24 h 总排尿量：930 ml；24 h 总饮水量：860 ml　ID：01098

排尿次数	时间	排尿量（ml）	排尿前症状	排尿后症状	漏尿发生次数	时间	漏尿发生前伴随症状	饮水时间	饮水量（ml）	饮品种类
1	16:40	50	膀胱感觉增强	正常	1	12:30	尿意	16:50	50	白开水
2	18:30	100	急迫感	正常	2	19:20	尿意	17:00	60	白开水
3	19:20	20	膀胱感觉增强	正常	3			19:20	40	白开水
4	21:00	20	急迫感	正常	4			21:00	80	白开水
5	21:25	100	膀胱疼痛	未完全排空感	5			3:25	90	白开水
6	6:10	180	不能排出	正常	6			6:15	70	白开水
7	7:00	110	感觉减退	正常	7			7:00	90	白开水
8	8:00	100	感觉缺失	正常	8			9:00	50	白开水
9	8:25	30	感觉减退	正常	9			11:00	150	白开水
10	9:00	10	膀胱感觉增强	正常	10			13:00	40	白开水
11	12:30	100	急迫感	正常	11			14:30	60	白开水
12	13:20	50	正常	正常	12			16:30	80	白开水
13	16:10	60	正常	正常	13					
14					14					
15					15					
16					16					
17					17					
18					18					
19					19					
20					20					
21					21					

图 9-73　排尿日记（一）

大连市妇女儿童医疗中心

排 尿 日 记

姓名：齐** 年龄：63岁 登记日期：2019-01-16 24 h总排尿量：1340 ml；24h总饮水量：680 ml ID：01098

排尿次数	时间	排尿量（ml）	排尿前症状	排尿后症状	漏尿发生次数	时间	漏尿发生前伴随症状	饮水时间	饮水量（ml）	饮品种类
1	17:50	80	急迫感	膀胱疼痛	1	11:00	尿意	8:20	50	白开水
2	20:00	100	急迫感	膀胱疼痛	2	5:20	尿意	9:10	100	白开水
3	20:30	20	正常	正常	3			10:00	120	白开水
4	21:00	10	急迫感	急迫感	4			11:20	60	白开水
5	22:05	50	正常	正常	5			13:00	100	白开水
6	11:20	180	正常	正常	6			13:30	50	白开水
7	1:00	200	正常	膀胱疼痛	7			14:00	50	白开水
8	5:30	170	正常	正常	8			16:10	100	白开水
9	6:00	210	正常	未完全排空感	9			17:00	50	白开水
10	6:20	50	急迫感	正常	10					
11	8:00	60	急迫感	正常	11					
12	11:00	50	担心漏尿	正常	12					
13	13:30	50	膀胱疼痛	正常	13					
14	16:00	50	正常	膀胱疼痛	14					
15	17:00	40	膀胱疼痛	正常	15					
16	17:20	20	急迫感	尿失禁	16					
17					17					
18					18					
19					19					
20					20					
21					21					

图 9-74　排尿日记（二）

大连市妇女儿童医疗中心

排 尿 日 记

姓名：齐** 年龄：63岁 登记日期：2019-01-17 24h总排尿量：950 ml；24h总饮水量：370 ml ID：01098

排尿次数	时间	排尿量（ml）	排尿前症状	排尿后症状	漏尿发生次数	时间	漏尿发生前伴随症状	饮水时间	饮水量（ml）	饮品种类
1	7:30	10	急迫感	正常	1			8:10	120	白开水
2	8:00	20	急迫感	正常	2			11:30	50	白开水
3	9:05	100	正常	正常	3			15:00	30	白开水
4	9:40	70	正常	正常	4			18:00	60	白开水
5	11:30	200	急迫感	正常	5			1:15	50	白开水
6	15:00	200	急迫感	正常	6			4:00	60	白开水
7	18:00	160	膀胱疼痛	膀胱疼痛	7					
8	21:00	50	急迫感	正常	8					
9	23:00	10	急迫感	正常	9					
10	1:00	20	急迫感	正常	10					
11	2:30	10	急迫感	正常	11					
12	3:40	30	正常	正常	12					
13	4:40	50	膀胱疼痛	正常	13					
14	6:50	20	正常	正常	14					
15					15					
16					16					
17					17					
18					18					
19					19					
20					20					
21					21					

图 9-75　排尿日记（三）

诊断：

1. 慢性盆腔疼痛综合征。
2. OAB。

治疗计划：

1. 针对慢性盆腔疼痛进行止痛治疗（① TENS+ 内啡肽，②触痛点按摩）。
2. OAB 治疗（电极片）。
3. 卫喜康 20mg，每天 1 次口服，（因青光眼无法使用）。
4. 膀胱行为训练（增加 1h 间隔）。
5. 调节饮食和生活方式，保持大便通畅，腹部减压操。
6. 记录排尿日记。

7. 10 次治疗后复诊。

治疗记录：

1. 阴道内触发点按摩（每日 1 次，每次 5min）。

2. 给予神经肌肉电刺激 10 次（阴道探头 + 骶尾部电极片每日 1 次）：第 1 ～ 2 次：TENS 电流（80Hz/120μs）治疗 15min，内啡肽电流（1Hz/270μs）治疗 15min。第 2 ～ 5 次：TENS 电流治疗 10min，内啡肽电流治疗 20min。第 6 ～ 10 次：TENS 电流治疗 5min，内啡肽电流治疗 25min。

3. OAB 治疗：膀胱前后区电极片 2 组，给予电刺激（10Hz/200μs）隔日 1 次，每次 20min。

4. 排尿日记：膀胱容积小，尿频（> 10 次 / 日）、尿失禁为主。

5. 生活方式干预

（1）饮食调整（参照病例 8 间质性膀胱炎食谱）；

（2）指导患者腹式呼吸，A3 反射等。

治疗 9 次后门诊复诊：疼痛综合评分由 9 分降至 4 分（图 9-76），腹部检查出现新压痛点（图 9-77），泌尿系检查痛点消失。盆底肌肉压痛点仍右侧明显，患者自诉尿频症状仍存在。患者对治疗效果满意，依从性好，有继续治疗的意愿。

调整治疗方案：

1. 在原有方案基础上增加皮肤表面电极通路。

2. OAB 治疗增加双侧昆仑穴电极。

3. 坐骨神经痛治疗。

4. 10 次治疗后复诊。

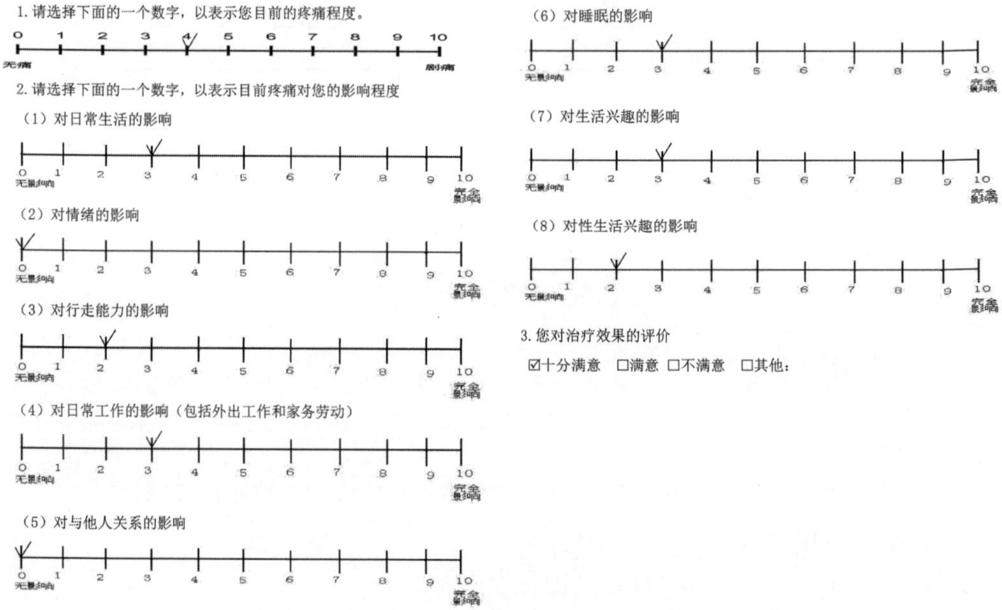

图 9-76 简明疼痛评估量表（治疗 9 次）

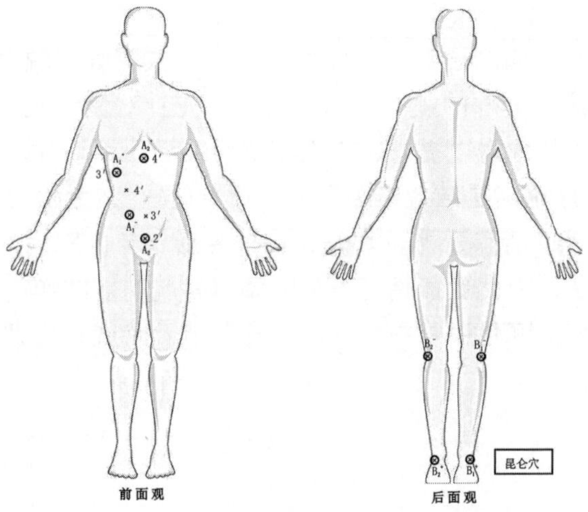

图 9-77　整体疼痛评估图（治疗 9 次）

治疗记录：

1. 阴道内触发点按摩（每日 1 次 5min）。

2. 给予神经肌肉电刺激 10 次（阴道探头 + 腹部皮肤表面电极）：内啡肽电流治疗 30min。

3. OAB 治疗：膀胱前后区电极片 2 组，双侧昆仑穴电极片 2 组，给予电刺激（20Hz/250μs、5Hz/200μs）隔日 1 次，每次 20min。

4.TENS 治疗 5 次，140Hz/60μs，治疗坐骨神经痛电极片位置见彩图 24。

5. 继续记录排尿日记，延长排尿间隔时间达 1h。

6. 治疗同时做腹式呼吸运动。

治疗 20 次后复诊：疼痛综合评分 2 分（图 9-78），夜尿间隔增至 1.5h，腹部、泌尿系检查无痛点。盆底肌肉疼痛评分 3 分。患者对治疗效果满意，疼痛治疗结束，指导患者腹式呼吸、A3 反射等，调节饮食习惯。建议进一步盆底康复治疗。门诊随诊。

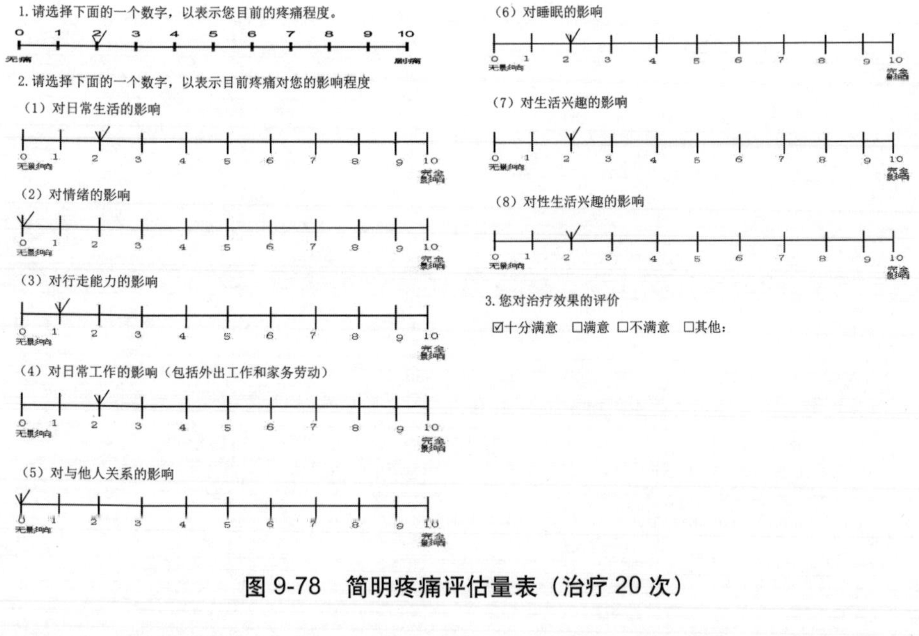

图 9-78　简明疼痛评估量表（治疗 20 次）

经验总结：

1. 临床上，慢性盆腔疼痛的患者常常伴发尿失禁、盆腔脏器脱垂等。长期遭受慢性盆腔痛困扰的患者多存在焦虑抑郁的倾向，因此我们优先针对慢性盆腔痛进行治疗，尽快结束患者的痛苦，使患者依从性得以提升，进而有意愿接受后续治疗。

2. OAB 的非手术治疗尤其是结合中医穴位治疗。（昆仑穴为膀胱经之经穴，五行属火，除具有通经止痛作用还可以清热安神。其位置在外踝后，与内踝后的足少阴肾经的原穴太溪穴阴阳相合、表里相通，因此更加具有很强的调节膀胱功能的作用。）

3. 此类疾病患者后期家庭化康复中，强调饮食调节及膀胱行为训练的重要性。

（李金燕　王忠民）

第 10 章 慢性盆腔痛的指南和专家共识解读

美国妇产科医师关于慢性盆腔痛的临床管理指南（2020）

目前慢性盆腔痛是一种常见的、治疗困难且花费昂贵的疾病，对妇女的影响尤为严重。欧洲泌尿外科学会（European Association of Urology, EAU）于 2017 年发表了《EAU 慢性盆腔疼痛指南（2017 版）》，在慢性盆腔痛的定义、发病机制、流行病学、诊断标准、安全有效的治疗等方面做了论述。2020 年，美国妇产科医师学会（American College of Obstetricians and Gynecologists, ACOG）发布了“慢性盆腔痛临床管理指南(2020)”，其修订目的是基于新的研究数据，评估现有的管理证据，为女性慢性盆腔痛患者提供合理的治疗方法。分别将 2 个指南进行解读，共同学习。

本实践指南是由美国妇产科学院妇产科医师委员会与里尔曼博士和凯瑟琳·W·麦克休博士合作发表的。

慢性盆腔疼痛是一种常见的、治疗困难且花费昂贵的疾病，对妇女的影响尤为严重。女性慢性盆腔痛的诊断和初步治疗属于妇产科专家的临床工作范围。慢性盆腔疼痛护理的复杂性使其治疗具有挑战性，可以通过使用适当的编码修饰词，增加就诊时间，以及临床工作中由多学科团队成员诊断或便利的转诊来解决这一问题。对于不能完全应用妇科、泌尿外科或胃肠道系统的病理改变来解释的慢性盆腔疼痛，本实践指南提出了诊断和管理方法。当有关慢性盆腔疼痛治疗的证据有限时，可以从其他慢性疼痛的治疗中推断，以帮助诊断，指导治疗。美国妇产科学院的其他出版物讨论了盆腔疼痛的潜在妇科病因（即子宫内膜异位症、子宫腺肌病、子宫平滑肌瘤、附件病变、外阴病变）的评估和处理[1-4]。

背景

定义

由于对慢性盆腔痛的定义缺乏共识，人们对其流行程度及治疗方法的了解受到阻碍[5]。美国妇产科学院和 ReVITALize 数据定义倡议将慢性盆腔痛定义为“疼痛症状通常被认为源自盆腔器官或者结构，持续时间超过 6 个月。它通常与消极的认知、行为、性和情感意识，以及提示下尿路、性功能、肠道、盆底、肌筋膜或其他妇科疾病的症状有关”[6]。如果周期性盆腔痛具有明显的认知、行为、性和情感问题，则被认为是一种慢性盆腔痛[6]。本共识未涉及周期性疼痛综合征（如痛经、经间痛），但是纳入性交痛作为慢性盆腔痛的一个讨论点。

慢性盆腔痛在几个重要方面不同于急性盆腔痛。急性疼痛通常由炎症、感染、急性缺氧或外伤引起，经治疗和修复后会逐渐消失。当疼痛持续存在时，可能会出现慢性应激的表现，并以在生理和心理上形成恶性循环为特征。长时间的活动受限可能导致身体不适。持续的恐惧、焦虑和困扰会进一步导致长期的情绪低落和社会孤立。虽然在慢性疼痛综合征中普遍存在情绪低落的症状，但是在患有或正在接受治疗的慢性盆腔痛女性中，有12% ～ 33% 的女性符合重度抑郁症的标准 [7-9]。

流行病学

世界卫生组织在 2006 年对高质量研究进行的系统回顾发现，非周期性疼痛的患病率为 2.1% ～ 24%，性交困难的患病率为 8% ～ 21.1%，而痛经的患病率为 16.8% ～ 81%[10]。2014 年发布的最新的回顾性研究使用了更严格的定义（持续至少 6 个月的非周期性疼痛），发现患病率为 5.7% ～ 26.6%[11]。熟悉慢性盆腔痛的非女性生殖系统病因非常重要，最常见的包括肠易激综合征、膀胱疼痛综合征、盆底肌痉挛和抑郁症。这些情况估计占慢性盆腔痛女性的 20% ～ 60%[7, 12-14]。在一项系统回顾中，对 9 项针对 1，016 例慢性盆腔疼痛妇女进行了其他合并症的研究，膀胱疼痛综合征的平均患病率为 61%（范围 11% ～ 97%；CI 为 58% ～ 64%）；子宫内膜异位症的比例为 70%（范围 28% ～ 93%；CI 为 67% ～ 73%）；同时存在膀胱疼痛综合征和子宫内膜异位症者占 48%（范围 16% ～ 78%，CI 为 44% ～ 51%）[15]。

病理生理学

最近的研究表明，中枢敏化在慢性疼痛综合征持续存在中的重要性。当外周疼痛引起中间神经元的过度反应时，疼痛感觉会被放大。由此产生的病理改变包括中枢神经系统对有害刺激的反应，大脑特定区域、下丘脑 - 垂体 - 肾上腺轴和自主神经系统的激活，这些均会增加心理上的困扰 [16]。中枢敏化解释了慢性盆腔疼痛患者因无害刺激而感到疼痛（触诱发痛），和对疼痛刺激反应增强（痛觉过敏）的原因。中枢对痛觉信息的异常处理可以解释为什么尽管施以有效的治疗，子宫内膜异位症患者的疼痛仍会存在 [17]。

鉴别诊断

慢性盆腔疼痛的鉴别诊断涉及广泛。可以分为内脏和神经肌肉骨骼疾病，以及社会心理因素，保持对慢性盆腔痛多因素病因学的理念有助于其诊断与治疗（表 10-1）。

慢性盆腔疼痛的多因素致病特点使其适用于多学科的诊治模式，它旨在诊断及治疗患者的身体疼痛点以及合并症，如抑郁症和焦虑症，这些合并症和疼痛能共同引起症状，并加重疾病的总体负担 [9]。例如，一名慢性盆腔痛患者，除非治疗了其子宫内膜异位症，解决了其反应性盆底肌痛，通过神经调节剂治疗来控制中枢敏化，并且缓解了其抑郁症，否则患者的疼痛可能无法得到改善。

内脏病因包括妇科、胃肠道和泌尿系统疾病。内脏疼痛是内脏器官痛觉感受器受到刺激引起的，内脏感受器对扩张、局部缺血和炎症特别敏感。由于内脏感觉神经支配的密度不同以及中枢神经系统中输入的分散，这种疼痛通常是弥散性的，并且定位不清。自主神经症状包括多汗、生命体征异常和胃肠道症状，通常伴有内脏痛，可能会使诊断不清。患者通常将内脏痛作为疼痛的原因，因此应尽早解决内脏疼痛的病因，并应确保不漏诊。

神经肌肉骨骼疾病非常常见，经常被忽视，这会给患者带来长期的不适感并延误得当的治疗。目前关于神经肌肉骨骼疼痛的诊断标准尚未达成普遍共识，但症状通常可能是由于手术损伤、肌腱或韧带发炎引起的肌筋膜触发点或神经血管卡压。触诊受累肌肉群时疼痛可重现，但通常不会触发自主神经反应。对神经肌肉骨骼疼痛的病理生理学了解甚少，但可能与反复的微创伤，急性创伤或异常姿势有关，这些会导致高张性和肌筋膜疼痛综合征[18]。

社会心理因素在所有类型的疼痛中均起重要作用，并可能影响症状的严重程度和预后。在受虐待、精神疾病、缺乏支持、社会压力和关系不和谐的女性中，盆腔疼痛和性交困难更为普遍。这些合并症不会改变内脏或神经肌肉骨骼疼痛的发生，但可能会加重相关的症状和心理影响。将社会心理因素视为独立且同等重要的疼痛因素，可以提高女性对自己的疼痛意识，并促进其康复。

表 10-1　与慢性盆腔痛相关的常见情况

内脏	● 姿势综合征
● 妇科	● 腹壁综合征
○ 子宫腺肌病	○ 肌肉损伤
○ 肾上腺肿物	○ 触发点
○ 慢性盆腔炎 / 慢性子宫内膜炎	● 神经系统
○ 子宫内膜异位症	○ 腹型癫痫
○ 子宫平滑肌瘤	○ 腹型偏头痛
○ 卵巢残余综合征	○ 神经痛
○ 盆腔粘连	○ 神经源性疼痛
○ 前庭炎	社会心理因素
○ 外阴痛	● 滥用
● 胃肠道	○ 身体、情感、性
○ 乳糜泻	● 抑郁症
○ 结直肠癌与肿瘤治疗	○ 严重抑郁症
○ 憩室性结肠炎	○ 持续性抑郁症（心境障碍）
○ 炎性肠病	○ 物质诱导或药物诱导的抑郁症
○ 肠易激综合征	● 焦虑症
● 泌尿系统	○ 广泛性焦虑症
○ 膀胱癌与肿瘤治疗	○ 躁狂症
○ 慢性或复杂尿路感染	○ 社交焦虑症
○ 间质性膀胱炎	○ 物质诱发或药物诱发的焦虑症
○ 膀胱疼痛综合征	● 躯体症状疾病
○ 尿道憩室	○ 伴有疼痛特征的躯体症状疾病
神经肌肉骨骼	○ 伴有躯体症状特征的躯体症状疾病
● 神经肌痛症	● 药物应用的疾病
● 肌筋膜疼痛症候群	○ 药物滥用
○ 尾骨疼痛	○ 药物依赖
○ 肛提肌综合征	

盆腔静脉淤血综合征是一种与盆腔静脉功能不全相关的慢性盆腔疼痛。尽管静脉淤血似乎与慢性盆腔痛有关，但没有足够的证据证明二者的关系[19]。此外，对于这种疾病的定义尚无共识，诊断标准也存在差异[19]。需要进一步的研究来建立统一的诊断标准及治疗方案。

临床注意事项和建议

对于出现慢性盆腔疼痛的患者，初始评估方式是什么？

建议进行详细的病史和体格检查，尤其是腹部和盆腔神经肌肉骨骼检查，以评估慢性盆腔疼痛。体格检查发现增加了神经肌肉骨骼导致慢性盆腔痛的可能性，包括患者盆底肌肉压痛和腹壁压痛。

慢性盆腔疼痛评估中最重要的部分可能是详细的内科、外科和妇科病史以及彻底的体格检查[20，21]。患者提前填写自我管理的筛查表，增加就诊次数，使用适当的编码修饰词，可以优化慢性盆腔痛诊疗的实践效果。就诊前需对患者进行系统的病史回顾，详细地记录症状发生发展史以及既往治疗方案，并形成报告。与性活动和月经相关的疼痛加重或缓解因素是一个良好的起点，但这一信息需要辅以对与身体活动、泌尿和胃肠功能相关的疼痛和其他症状的了解。国际盆腔疼痛学会出版的盆腔疼痛评估表包括许多此类评估，且有四种语言可免费获取供给临床使用[22]。

病史应包括对疼痛发生的具体时间顺序、诱发因素和既往治疗方案，以及所有医学诊断，手术方法和术中所见，整个孕产史，药物使用和过敏反应的回顾。社会心理因素也很重要，可能会影响治疗方案的选择。之前的试验性治疗过程，无论成功与否都可能具有指导意义。

关注腹部和盆腔的神经肌肉骨骼系统的检查，包括内脏检查，可找到大多数慢性盆腔痛的病因。除了脏器外，注意肌筋膜结构的异常亦有助于获得精确的诊断[20，21]。评估应包括对下背部、骶髂关节、耻骨联合以及腹部和生殖器官的触诊。腹部或盆底的压痛可通过指诊或用棉签检查来发现[23]。

体格检查的一些发现可提示慢性盆腔疼痛神经肌肉骨骼源性的病因，其中两项发现表明了物理治疗的潜在益处。在一项美国小型研究中有 85% 的患者，存在盆底肌压痛或在被动屈曲、外展和外旋（FABER）测试中阳性结果，称为神经肌肉骨骼疼痛[24]。丹麦的一项研究还表明，肌筋膜源性慢性盆腔痛与盆底肌肉压痛和高张性之间存在密切相关性[25]。两项研究均由训练有素的检查者实施检查，并且在临床实践中具有较高的关联。

Carnett 测试可证明腹部查体与慢性盆腔痛有较强的相关性[26]。Carnett 测试阳性结果为在腹壁肌肉收缩过程中有持续性的压痛或压痛加剧。Carnett 测试阴性结果提示内脏性疼痛，因为当腹肌收缩将内脏与检查者的手指隔离开时，疼痛会缓解。Carnett 测试结果阳性与盆底肌压痛相似，提示与慢性盆腔痛的严重程度具有独立相关性[27]。

慢性盆腔痛的实验室检查和影像学检查作用有限，应根据患者的症状和体格检查结果而定。例如，具有慢性性传播感染危险因素的患者应进行淋病、衣原体、支原体和滴虫感染的检测。子宫或附件压痛或怀疑有盆腔肿块的患者，应使用经阴道超声检查，必要时通过腹腔镜检查，进一步评估慢性盆腔痛的妇科源性的病因[3，28]。慢性盆腔炎的患者可以通过子宫内膜活检和经阴道超声检查进一步评估。

当怀疑有非妇科源性病因时，应该进行哪些检查？

对导致慢性盆腔痛的常见非生殖系统疾病的评估应包括筛查间质性膀胱炎或膀胱疼痛综合征、肠易激综合征、憩室炎和合并性心理障碍（抑郁症、焦虑症）。对于筛查上述任何一种疾病呈阳性的患者，可能需要进行额外的检查或转诊，以排除具有危险因素的患者是否存在泌尿、胃肠道或原发性症状等其他原因。

症状问卷可在就诊之前或期间完成，以帮助筛查抑郁症 [29]、间质性膀胱炎 [30] 和肠易激综合征的患者 [31]。对于无法解释的尿路症状（如尿频、尿急）和膀胱区疼痛的患者可进一步完善检查进行评估。具有肠易激综合征症状和危险因素的患者可能需要进行其他的评估，通过适当的转诊至初级保健或胃肠专科或两者兼而有之，以排除炎性肠病或结肠癌。有复杂情绪症状、自杀倾向或其他危险因素的患者可以求助于心理健康专家的评估。

盆底物理疗法、认知行为疗法和性疗法在治疗慢性盆腔痛中起什么作用？

慢性盆腔疼痛和相关的性交困难通常源于肌筋膜和社会心理原因的综合作用，治疗计划中需将两者考虑在内。建议转诊以获得单独或联合进行盆底物理疗法、性疗法以及认知行为疗法，以管理肌筋膜源性和社会心理因素所导致的慢性盆腔疼痛和相关性交困难。

一项包括 202 项针对慢性紧张性头痛，纤维肌痛和慢性肌肉骨骼疼痛（下背部、颈部、膝盖、臀部）治疗的随机试验的系统回顾，发现运动、多学科康复、针灸、认知行为疗法和身心实践后，疼痛和功能有轻至中度改善。尽管这些治疗不会产生严重的不良后果，但很少有研究监测患者在治疗期之后的结果 [32]。

盆底物理疗法

盆底肌肉压痛通常与慢性盆腔疼痛有关。物理治疗师针对每个患者的特定症状和临床表现定制了方法和工具。主要包括：外部和内部组织的动员和肌筋膜的放松、操纵疗法，以调动内脏、泌尿生殖系统和关节结构；电刺激；盆底功能激活；生物反馈；膀胱和肠道功能锻炼；盆底肌肉拉伸 [33-35]。在一项随机试验中，盆底物理治疗和肛提肌疼痛触发点封闭注射均有效地缓解了阴道疼痛和性交痛 [36]。盆底物理疗法无效的患者可能合并肌肉骨骼疾病，将由专门从事物理医学和康复的医师进一步处理 [37]。

认知行为疗法

尽管盆腔疼痛可能是由于某一事件引起的，但长期的疼痛易使患者陷入抑郁、焦虑和孤僻等状态。并且，抑郁状态会使患有慢性盆腔痛的女性的生活质量雪上加霜 [38]。与其试图确定二者谁是因，谁是果，不如尽早对二者展开治疗。

认知行为疗法是一种目标的疗法，与药物和物理疗法结合使用时，在人际关系及其他方面，具有解决抑郁症和疼痛的优势。在一些研究中，多学科护理将咨询作为重要项目 [39, 40]，这些证据支持用于治疗慢性盆腔痛的认知行为疗法和其他咨询方法的益处。对患有其他慢性疼痛综合征的患者的研究表明，与不进行治疗相比，认知行为疗法可收获小到中等的获益 [41]。患者学会调节自己的思想并操纵自己的环境，以减轻疼痛感并提高应对技巧。

每次就诊时应评估情绪健康状况，并应考虑向每位慢性盆腔痛的患者提供专业咨询。至关重要的是，让患者了解转诊并不意味着疼痛是心身疾病或不真实的疼痛；相反，咨询使患者能够获得支持与其他治疗建议，以从根本上解决慢性盆腔疼痛的产生。

性治疗

尽管肌筋膜源性疼痛可能是生殖器官 - 盆腔痛的一部分，但这种情况可能需要个体咨询，夫妻疗法或性疗法的额外专业知识，以克服特定心理社会障碍 [4, 42]。性疗法可以作为物理疗法的有用辅助疗法，以帮助夫妻恢复正常的无痛苦的性交；证据显示有女性性高潮障碍和生殖器官源性盆腔疼痛已通过性疗法得到改善 [43, 44]。

➢ 神经性药物在治疗慢性盆腔痛中起什么作用？

基于它们对其他神经性疼痛综合征的有效性，推荐将 5- 羟色胺 - 去甲肾上腺素再摄取抑制剂(SNRIs)用于患有神经性慢性盆腔痛的患者。这些药物可以由妇产科医师开出处方。

对于中、重度抑郁症的治疗，最常用的方法是单独使用抗抑郁药或结合心理疗法。抗抑郁药物也已在患有慢性疼痛综合征的非抑郁患者中进行了评估。尽管尚无研究明确表明使用抗抑郁药可改善慢性盆腔痛，但一项涉及37个双盲随机试验的系统回顾发现SNRIs和三环类抗抑郁药在改善抑郁症状、疼痛和生活质量方面优于安慰剂。其中的一项研究中，患有肌痛性疼痛综合征（如纤维肌痛和糖尿病性神经病）的24名需要进行临床治疗的患者得到了临床改善。未进行亚组分析以单独评估SNRIs和三环类抗抑郁药的镇痛效果[45]。

Cochrane对个别抗抑郁药的评论显示，度洛西汀（一种SNRI）在治疗糖尿病性神经病和纤维肌痛引起的神经性疼痛方面优于安慰剂[46]，而文拉法辛（具有弱SNRI特性的选择性5-羟色胺再摄取抑制剂）治疗神经性疼痛的试验表明其具有强大的安慰剂作用和较高的选择偏倚[47]。暂没有试验确定度洛西汀或文拉法辛在治疗女性慢性盆腔痛中的功效。

三环抗抑郁药（如阿米替林、去甲替林和地昔帕明）通常用于治疗神经性疼痛。但是，只有很少的证据证明其有效性[48-50]。2009年的一项双盲随机对照试验（RCT）发现，加巴喷丁联合去甲替林比单独使用这两种药物治疗慢性神经性疼痛的效果更好[51]。

加巴喷丁和普瑞巴林治疗其他神经性疼痛综合征有效，因此推荐用于治疗神经性慢性盆腔痛。这些药物可以由妇产科医师开出。一旦解决了潜在的内脏病因并已诊断出疼痛综合征的神经病变，神经病药物便会在慢性盆腔痛的医学管理中发挥作用[52]。但是，许多研究实际上规模很小或为回顾性，并非专门针对慢性盆腔痛[53]。由于神经性疼痛通常与组织损伤有关，因此评估和治疗合并肌筋膜功能障碍至关重要。用神经性药物治疗可以通过提高刺激的感觉神经耐受性来改善物理治疗的有效性和肌筋膜功能障碍。

钙通道α2-δ配体药物（加巴喷丁或普瑞巴林）是治疗慢性盆腔痛的常用方法。虽然缺乏针对慢性盆腔痛女性的具体证据，2016年的一项随机对照试验研究表明在慢性盆腔痛女性中的潜在疗效中，加巴喷丁是一种有益、耐受性良好且具有成本效益的疗法[54]。一项关于加巴喷丁对成人的一般神经性疼痛疗效的Cochrane综述显示，用这种药物可以全面改善，特别是对于带状疱疹后神经痛或周围型糖尿病性神经病变的患者。在每10名研究参与者中，服用加巴喷丁的人有3～4名疼痛至少减少了50%，接受安慰剂的人中，约有2名疼痛减少了50%[53]。

一项Cochrane综述没有发现足够的证据来推荐肌肉松弛药治疗肌筋膜疼痛[55]；然而，只有两项研究被评估。应根据病人的疼痛和并发症以及对不良反应的耐受性进行个体化治疗。

➢ 阿片类镇痛药在治疗慢性盆腔痛中起什么作用？

不建议使用阿片类药物治疗慢性盆腔痛。已经使用阿片类药物的患者应缓慢戒断。尽管阿片类药物在急性疼痛的治疗中有作用，但对于慢性盆腔痛，首选非药物和非阿片类药物治疗。阿片类药物忽略了病因，增加了药物不良反应、耐受性以及药物过量的风险；并可能导致阿片类药物过度依赖[56]。

美国疾病控制与预防中心（CDC）关于使用阿片类药物治疗慢性疼痛的指南建议，除了癌症活跃期或临终姑息治疗外，阿片类药物不应视为一线或常规疗法[57]。CDC指南强调了同时使用非阿片类镇痛药，测量疼痛和功能，避免同时使用阿片类药物和苯二氮䓬类药物等问题。长期使用阿片类药物会引起严重的不良反应，如呼吸抑制和长期依赖，以及一些更常见的影响，如便秘、口干、恶心、呕吐、嗜睡、精神错乱、耐药、身体依赖性以及停止阿片类药物时出现戒断症状[57]。

已经服用了阿片类药物的患者应缓慢地戒断并转为针对慢性盆腔痛的病因和症状的治疗[57]，这可能需要转诊至疼痛或成瘾专家。在戒断过程中，鼓励以回顾治疗为目的，回顾国家处方药监测项目数据，进行尿液筛查和可靠的成瘾咨询，最大程度地提高成功戒断的机会。逐渐减小剂量（如每月减少 10%）可能比快速停药效果更好[57]。当由于患者对戒断症状或替代的镇痛药的耐受性不佳而无法戒断时，应根据 CDC 处方指南开具阿片类药物[57]。有关更多信息，请参见美国妇产科学院的阿片类药物资源网页，网址为 https://www.acog.org/About-ACOG/ACOG-Departments/Tobacco-Alcohol-and-Substance-Abuse / Opioids.

➢ 什么时候让患者接受疼痛专科医师治疗或将患者转诊进行慢性盆腔疼痛的多学科诊治合适？

转诊至疼痛医学专家是女性慢性盆腔痛多学科治疗的一部分。应根据患者病情的复杂程度，主治医师的专业知识和可获得的资源，进行个体化咨询或转诊至多学科。不同的专家可能会将他们的工作重点放在疼痛管理的特定要素上，例如药物管理或介入手术。但是，需要一种多模式方法来管理慢性盆腔痛。经过美国疼痛医学委员会认证的专家经过培训，可以制订综合的疼痛治疗计划。当可能需要多种药物来解决中央和周围的疼痛源时，镇痛药专家还可提供药物治疗建议。因为他们没有经过培训来识别和治疗盆腔痛的主要根源，因此疼痛医学专家应成为多学科诊治计划的一部分，该计划至少应包括妇科医师、心理学家和理疗师[9, 39]。

➢ 操作性治疗在治疗慢性盆腔痛中起什么作用？

对于肌筋膜源性的慢性盆腔痛的病因，如触发点和神经卡压，操作性治疗可与其他方式结合使用。

触发点注射

建议将触发点注射盐水、麻醉剂、类固醇或阿片类药物单独或与其他治疗方式结合使用，可以改善肌筋膜慢性盆腔痛患者的疼痛与功能。触发点注射可以由经过培训的妇产科医师进行。触发点注射是安全有效的，可以立即缓解痛觉过敏性肌皮神经卡压或筋膜触发点所致的疼痛[58]，但可能需要重复剂量才能完全受益[18, 59]。无论使用何种注射剂，触发点注射都是有益的，这一证据增加了针刺本身可能产生强烈安慰剂效应或其本身有效的可能性[60]。触发点注射对盆底物理疗法和药物难治的盆底肌肉痉挛有益[61]，对于慢性盆腔疼痛患者的腹壁触发点治疗，可能比单独使用缺血性加压物理疗法更有益[59]。开始注射之前，应先咨询患者的期望值和预期的联合治疗方法。

肉毒杆菌毒素注射

肉毒杆菌毒素注射对所有来源的肌筋膜疼痛综合征的价值尚无定论[62]。因此，对于物理治疗难治性的肌筋膜性盆腔疼痛，应保留它们的使用[63]。

其他操作性治疗方法

在治疗慢性盆腔痛方面，仅有有限的证据支持腹腔镜下宫骶神经消融术和骶前神经切除术。大型随机对照试验发现，慢性盆腔痛在腹腔镜下宫骶神经消融术和骶前神经切除术后疼痛评分或生活质量没有改善[64]。大多数评估骶前神经切除术的研究都包括痛经患者，并且没有足够的证据支持神经切断在慢性盆腔痛中的作用[65]。

➢ 在慢性盆腔疼痛的治疗中，补充、替代和综合医学疗法的作用是什么？

随机试验的数据需要评估针对其他慢性疼痛疾病研究的补充和综合疗法对慢性盆腔痛是否有效。但是，基于有益于非妇科慢性疼痛治疗的证据，可以考虑采用针灸和瑜伽来治疗肌肉骨骼源性的慢性盆腔痛。

已经存在补充和综合疗法在患有头部、颈部、背部和四肢的慢性肌肉骨骼和神经性疼痛综合征以及纤维肌痛的患者的相关研究。这些疗法可以是基于生物学的（天然化合物）、身心（如放松、瑜伽和太极拳）、手法（如按摩和整骨疗法）和生物能（针灸）[32, 66]。在对 32 项慢性疼痛治疗研究的系统回顾中包括 6 项针灸随机试验，这些试验证明针灸能够缓解慢性肌肉骨骼疼痛患者的疼痛以及减少阿片类药物的使用。其中一项试验表明耳穴针灸对治疗妊娠期腰背及后盆腔疼痛有短期益处。瑜伽、放松、太极拳、按摩和推拿的相关研究显示收效甚微。这些研究都没有针对慢性盆腔疼痛的女性[66]。一项单项临床试验，评估慢性盆腔疼痛的女性的基于团体的瑜伽治疗计划的成功，表明经过 6 周的瑜伽练习，在基础疼痛、情绪健康和性功能方面具有临床意义和统计学差异[67]。

针对慢性神经性疼痛的选择性大麻酚类药物 [即仅含有四氢大麻酚（THC）的合成大麻酚类和含有 THC 和大麻二醇（CBD）结合的大麻提取物] 已成为近期一些系统回顾的重点项目[68, 69]。一篇包括 1219 例患者的 11 项随机试验的系统回顾研究表明，虽具有统计学意义，但在临床上，所有患者的 0 ～ 10 分疼痛量表的平均分提高不足 1 分[68]。另一篇系统回顾，对 24 项随机试验（包含 1334 例患者）的 Meta 分析发现，各试验之间疼痛的改善程度不一致，且大多数无效[69]。这些试验的参与者具有不同的诊断，包括多发性硬化症、糖尿病性神经病、臂丛神经损伤和化疗引起的疼痛。任何一项研究都没有针对慢性盆腔疼痛的女性[68, 69]。

➢ 腹腔镜下粘连松解术在慢性盆腔痛的治疗中起什么作用？

不推荐常规使用腹腔镜粘连松解术治疗慢性盆腔疼痛。腹腔镜下粘连松解术对子宫内膜异位症、子宫腺肌病、附件疾病等妇科脏器原因排除后的慢性盆腔疼痛治疗无效。然而，术中发现在肠狭窄和子宫紧密粘连等特殊情况下，粘连松解可能是有效的。

粘连常见于腹部手术患者和盆腔炎、子宫内膜异位症等炎症性疾病患者。盆腔粘连松解曾是腹腔镜手术治疗慢性盆腔疼痛的常见方法[70]。早期的非对照研究显示粘连松解后改善幅度大、时间短，而后期的随机试验显示与诊断性腹腔镜相比无任何益处[71]，这对腹腔镜下粘连松解于慢性盆腔疼痛的价值以及粘连导致慢性盆腔疼痛的假设提出了挑战。

一篇关于腹腔镜粘连松解术的 2 项随机对照试验和 11 项队列研究的系统回顾发现，缺乏证据表明这种手术有效，而且增加了肠管损伤的风险，并且腹腔镜检查阴性的比率很高（回顾中定义为除了粘连外没有诊断结果）[71]。一项包括系统回顾的随机对照试验的长期随访研究中，腹腔镜粘连松解术后 12 年的疼痛结果比单纯诊断腹腔镜术后更差[72]。在 12 年报告结果的研究参与者中，诊断性腹腔镜组的 42% 和粘连松解组的 19% 报告腹痛完全缓解（相对风险，1.3; P=0.033）[72]。

建议摘要：

以下建议基于良好且一致的科学证据（A 级）：

不建议常规使用腹腔镜下粘连松解术治疗慢性盆腔疼痛。

以下建议基于有限或不一致的科学证据（B 级）：

1. 对于肌筋膜源性和社会心理因素造成的慢性盆腔疼痛和性交困难，建议单独或联合盆底物理疗法、性疗法或认知行为疗法。

2. 基于 5- 羟色胺 - 去甲肾上腺素再摄取抑制剂对其他神经性疼痛综合征的有效性，建议对患有神经性慢性盆腔痛的患者使用 5- 羟色胺 - 去甲肾上腺素再摄取抑制剂。

3. 基于加巴喷丁和普瑞巴林对其他神经性疼痛综合征的有效性，建议应用加巴喷丁和普瑞巴林治疗神经性慢性盆腔痛。

4. 不建议使用阿片类药物治疗慢性盆腔痛。已经使用阿片类药物的患者应缓慢戒断。

5. 建议将触发点注射盐水、麻醉剂、类固醇或阿片类药物单独或与其他治疗方式结合使用，以改善肌筋膜源性慢性盆腔痛患者的疼痛和功能。

以下建议主要基于共识和专家意见（C 级）：

1. 建议询问详细的病史和体格检查，尤其是腹部和盆腔神经肌肉骨骼检查，以全面评估慢性盆腔疼痛。

2. 对导致慢性盆腔疼痛的常见非生殖疾病的评估应包括筛查间质性膀胱炎或膀胱疼痛综合征，肠易激综合征，憩室炎和合并性情绪障碍（如抑郁或焦虑）。对于筛查上述任何一种情况呈阳性的患者，可能需要进行额外的检查或转诊，以排除患者是否具有泌尿、胃肠道、睾丸或体质症状等其他相关危险因素。

3. 将患者转诊至疼痛医学专家是慢性盆腔痛女性多学科治疗的一部分。应根据患者病情的复杂程度、主治医师的专业知识和资源的可用性进行个体化设置，决定咨询或转诊到多学科诊治的时机。

4. 基于对非妇科慢性疼痛，针灸和瑜伽治疗有益的证据，可以将其用于治疗肌肉骨骼病因的慢性盆腔痛。

（杨晓丹　王忠民）

参考文献

[1] Management of endometriosis. Practice Bulletin No. 114. American College of Obstetricians and Gynecologists [J]. Obstet Gynecol, 2010, 116: 223-236.(Level Ⅲ)

[2] Alternatives to hysterectomy in the management of leiomyomas. ACOG Practice Bulletin No. 96. American College of Obstetricians and Gynecologists [J]. Obstet Gynecol, 2008, 112: 387-400. (Level Ⅲ)

[3] Evaluation and management of adnexal masses. Practice Bulletin No. 174. American College of Obstetricians and Gynecologists [J]. Obstet Gynecol, 2016, 128: e210-226.(Level Ⅲ)

[4] Persistent vulvar pain. Committee Opinion No. 673. American College of Obstetricians and Gynecologists [J]. Obstet Gynecol, 2016, 128: e78-84.(Level Ⅲ)

[5] Williams RE, Hartmann KE, Steege JF. Documenting the current definitions of chronic pelvic pain: implications for research [J]. Obstet Gynecol, 2004, 103: 686-691.(Level Ⅲ)

[6] American College of Obstetricians and Gynecologists. reVitalize. Gynecology data definitions (version 1. 0). Washington, DC: American College of Obstetricians and Gynecologists, 2018. Available at: https: //www. acog. org/-/ media/Departments/Patient-Safety-and-Quality-Improve-ment/reVITALize-Gynecology-Definitons-V2. pdf. Retrieved September 23, 2019.(Level Ⅲ)

[7] Learman LA, Gregorich SE, Schembri M, et al. Symptom resolution after hysterectomy and alternative treatments for chronic pelvic pain: does depression make a difference?[J]. Am J Obstet Gynecol, 2011,

204: 269. e1-9.(Level Ⅱ -2)
[8] Ayorinde AA, Bhattacharya S, Druce KL, et al. Chronic pelvic pain in women of reproductive and post-reproductive age: a population-based study [J]. Eur J Pain, 2017, 21: 445-455.(Level Ⅱ -3)
[9] Allaire C, Williams C, Bodmer-Roy S, et al. Chronic pelvic pain in an interdisciplinary setting: 1-year prospective cohort [J]. Am J Obstet Gynecol, 2018, 218: 114. e1-12.(Level Ⅱ -2)
[10] Latthe P, Latthe M, Say L, et al. WHO systematic review of prevalence of chronic pelvic pain: a neglected reproductive health morbidity[J]. BMC Public Health, 2006, 6: 177.(Systematic Review and Meta Analysis)
[11] Ahangari A. Prevalence of chronic pelvic pain among women: an updated review [J]. Pain Physician, 2014, 17: E141-147.(Systematic Review)
[12] Williams RE, Hartmann KE, Sandler RS, et al. Recognition and treatment of irritable bowel syndrome among women with chronic pelvic pain [J]. Am J Obstet Gynecol, 2005, 192: 761-767.(Level Ⅱ -3)
[13] Cheng C, Rosamilia A, Healey M. Diagnosis of interstitial cystitis/bladder pain syndrome in women with chronic pelvic pain: a prospective observational study [J]. Int Urogynecol J, 2012, 23: 1361-1366.(Level Ⅱ -3)
[14] Montenegro ML, Mateus-Vasconcelos EC, Rosa e Silva JC, et al. Importance of pelvic muscle tenderness evaluation in women with chronic pelvic pain [J]. Pain Med, 2010, 11: 224-228.(Level Ⅱ -3)
[15] Tirlapur SA, Kuhrt K, Chaliha C, et al. The ' evil twin syndrome' in chronic pelvic pain: a systematic review of prevalence studies of bladder pain syndrome and endometriosis [J]. Int J Surg, 2013, 11: 233-237.(Systematic Review)
[16] Brawn J, Morotti M, Zondervan KT, et al. Central changes associated with chronic pelvic pain and endometriosis [J]. Hum Reprod Update, 2014, 20: 737-747.(Level Ⅲ)
[17] Aredo JV, Heyrana KJ, Karp BI, et al. Relating chronic pelvic pain and endometriosis to signs of sensitization and myofascial pain and dysfunction [J]. Semin Reprod Med, 2017, 35: 88-97.(Level Ⅲ)
[18] Sharp HT. Myofascial pain syndrome of the abdominal wall for the busy clinician [J]. Clin Obstet Gynecol, 2003, 46: 783-788.(Level Ⅲ)
[19] Champaneria R, Shah L, Moss J, et al. The relationship between pelvic vein incompetence and chronic pelvic pain in women: systematic reviews of diagnosis and treatment effectiveness [J]. Health Technol Assess, 2016, 20: 1-108. (Systematic Review and Meta-Analysis)
[20] Gunter J. Chronic pelvic pain: an integrated approach to diagnosis and treatment [J]. Obstet Gynecol Surv, 2003, 58: 615-623.(Level Ⅲ)
[21] Steege JF, Siedhoff MT. Chronic pelvic pain [J]. Obstet Gynecol, 2014, 124: 616-629.(Level Ⅲ)
[22] International Pelvic Pain Society. Documents and forms: history and physical. Available at: https: //www. pelvic pain. org/IPPS/Professional/Documents-Forms/IPPS/Content/ Professional/D-ocuments_and_Forms. aspx. Retrieved September, 23, 2019.(Level Ⅲ)
[23] Speer LM, Mushkbar S, Erbele T. Chronic pelvic pain in women [J]. Am Fam Physician, 2016, 93: 380-387.(Level Ⅲ)
[24] Neville CE, Fitzgerald CM, Mallinson T, et al. A preliminary report of musculoskeletal dysfunction in female chronic pelvic pain: a blinded study of examination findings [J]. J Bodyw Mov Ther, 2012, 16: 50-56.(Level Ⅱ -3)
[25] Loving S, Thomsen T, Jaszczak P, et al. Pelvic floor muscle dysfunctions are prevalent in female chronic pelvic pain: a cross-sectional population-based study [J]. Eur J Pain, 2014, 18: 1259-1270.(Level Ⅱ -3)
[26] Carnett JB. The simulation of gall-bladder disease by intercostal neuralgia of the abdominal wall [J]. Ann Surg, 1927, 86: 747-757.(Level Ⅲ)
[27] Yosef A, Allaire C, Williams C, et al. Multifactorial contributors to the severity of chronic pelvic pain in

women [J]. Am J Obstet Gynecol, 2016, 215: 760. e1-14.(Level Ⅱ -3)
[28] Juhan V. Chronic pelvic pain: an imaging approach [J]. Diagn Interv Imaging, 2015, 96: 997-1007.(Level Ⅲ)
[29] Hirschtritt ME, Kroenke K. Screening for depression [J]. JAMA, 2017, 318: 745-746.(Level Ⅲ)
[30] Humphrey L, Arbuckle R, Moldwin R, et al. The bladder pain/interstitial cystitis symptom score: development, validation, and identification of a cut score [J]. Eur Urol, 2012, 61: 271-279. (Level Ⅱ -3)
[31] Engsbro AL, Begtrup LM, Kjeldsen J, et al. Patients suspected of irritable bowel syndrome—cross-sectional study exploring the sensitivity of Rome Ⅲ criteria in primary care [J]. Am J Gastroenterol, 2013, 108: 972-980.(Level Ⅱ -3)
[32] Skelly AC, Chou R, Dettori JR, et al. Noninvasive nonpharmacological treatment for chronic pain: a systematic review. Comparative Effectiveness Review Number 209. AHRQ Publication No 18-EHC013-EF. Rockville, MD: Agency for Healthcare Research and Quality, 2018. Retrieved September 23, 2019. (Systematic Review and Meta-Analysis)
[33] Anderson RU, Wise D, Sawyer T, et al. Equal improvement in men and women in the treatment of urologic chronic pelvic pain syndrome using a multi-modal protocol with an internal myofascial trigger point wand [J]. Appl Psychophysiol Biofeedback, 2016, 41: 215-224.(Level Ⅱ -1)
[34] Polpeta NC, Giraldo PC, Teatin Juliato CR, et al. Clinical and therapeutic aspects of vulvodynia: the importance of physical therapy [J]. Minerva Ginecol, 2012, 64: 437-445.(Level Ⅲ)
[35] Sharma N, Rekha K, Srinivasan JK. Efficacy of transcutaneous electrical nerve stimulation in the treatment of chronic pelvic pain [J]. J Midlife Health, 2017, 8: 36-39.(Level Ⅱ -2)
[36] Zoorob D, South M, Karram M, et al. A pilot randomized trial of levator injections versus physical therapy for treatment of pelvic floor myalgia and sexual pain [J]. Int Urogynecol J, 2015, 26: 845-852. (Level I)
[37] Lillemon JN, Nardos R, Kaul MP, et al. Complex female pelvic pain: a case series from a multidisciplinary clinic in urogynecology and physiatry [J]. Female Pelvic Med Reconstr Surg, 2019, 25: e34-39.(Level Ⅲ)
[38] Romao AP, Gorayeb R, Romao GS, et al. High levels of anxiety and depression have a negative effect on quality of life of women with chronic pelvic pain [J]. Int J Clin Pract, 2009, 63: 07-11. (Level Ⅱ -3)
[39] Twiddy H, Lane N, Chawla R, et al. The development and delivery of a female chronic pelvic pain management programme: a specialised interdisciplinary approach [J]. Br J Pain, 2015, 9: 233-240.(Level Ⅱ -3)
[40] Miller-Matero LR, Saulino C, Clark S, et al. When treating the pain is not enough: a multidisciplinary approach for chronic pelvic pain [J]. Arch Womens Ment Health, 2016, 19: 349-354. (Level Ⅱ -3)
[41] Williams AC, Eccleston C, Morley S. Psychological therapies for the management of chronic pain (excluding headache)in adults. Cochrane Database of Systematic Reviews 2012, Issue 11. Art. No: CD007407. DOI: 10. 1002/14651858. CD007407. pub3.(Systematic Review and Meta-Analysis)
[42] Bergeron S, Likes WM, Steben M. Psychosexual aspects of vulvovaginal pain [J]. Best Pract Res Clin Obstet Gynaecol, 2014, 28: 991-999.(Level Ⅲ)
[43] Female sexual dysfunction. ACOG Practice Bulletin No. 213. American College of Obstetricians and Gynecologists [J]. Obstet Gynecol, 2019, 134: e1-18.(Level Ⅲ)
[44] Pereira VM, Arias-Carrion O, Machado S, et al. Sex therapy for female sexual dysfunction [J]. Int Arch Med, 2013, 6: 37.(Level Ⅲ)
[45] Caruso R, Ostuzzi G, Turrini G, et al. Beyond pain: can antidepressants improve depressive symptoms and quality of life in patients with neuropathic pain? A systematic review and meta-analysis [J]. Pain, 2019, 160: 2186-2198.(Systematic Review and MetaAnalysis)
[46] Lunn MP, Hughes RA, Wiffen PJ. Duloxetine for treating painful neuropathy, chronic pain or fibromyalgia

[J]. Cochrane Database of Systematic Reviews, 2014, Issue 1. Art. No: CD007115. (Systematic Review and Meta-Analysis)

[47] Gallagher HC, Gallagher RM, Butler M, et al. Venlafaxine for neuropathic pain in adults. Cochrane Database of Systematic Reviews, 2015, Issue 8. Art. No: CD011091. DOI: 10. 1002/14651858. CD011091. pub2.(Systematic Review and Meta-Analysis)

[48] Moore RA, Derry S, Aldington D, et al. Amitriptyline for neuropathic pain in adults. Cochrane Database Syst Rev, 2015, Issue 7. Art. No: CD008242. DOI: 10. 1002/14651858. CD008242. pub3. (Systematic Review and Meta-Analysis)

[49] Derry S, Wiffen PJ, Aldington D, et al. Nortriptyline for neuropathic pain in adults. Cochrane Database of Systematic Reviews 2015, Issue 1. Art. No: CD011209. DOI: 10. 1002/14651858. CD011209. pub2. (Systematic Review)

[50] Hearn L, Moore RA, Derry S, et al. Desipramine for neuropathic pain in adults. Cochrane Database of Systematic Reviews 2014, Issue 2. Art. No: CD011003. DOI: 10. 1002/14651858. CD011003. (Systematic Review and Meta-Analysis)

[51] Gilron I, Bailey JM, Tu D, et al. Nortriptyline and gabapentin, alone and in combination for neuropathic pain: a double-blind, randomised controlled crossover trial [J]. Lancet, 2009, 374: 1252-1261.(Level I)

[52] Carey ET, As-Sanie S. New developments in the pharmacotherapy of neuropathic chronic pelvic pain [J]. Future Sci OA, 2016, 2: FSO148.(Level Ⅲ)

[53] Wiffen PJ, Derry S, Bell RF, et al. Gabapentin for chronic neuropathic pain in adults [J]. Cochrane Database of Systematic Reviews, 2017, Issue 6. Art. No: CD007938. DOI: 10. 1002/14651858. CD007938. pub4.(Systematic Review and Meta-Analysis)

[54] Lewis SC, Bhattacharya S, Wu O, et al. Gabapentin for the management of chronic pelvic pain in women (GaPP1): a pilot randomised controlled trial [J]. PLoS One, 2016, 11: e0153037.(Level I)

[55] Leite FM, Atallah ÁN, El Dib R, et al. Cyclobenzaprine for the treatment of myofascial pain in adults [J]. Cochrane Database of Systematic Reviews, 2009, Issue 3. Art. No: CD006830. DOI: 10. 1002/14651858. CD006830. pub3.(Systematic Review)

[56] Valentine LN, Deimling TA. Opioids and alternatives in female chronic pelvic pain [J]. Semin Reprod Med, 2018, 36: 164-172.(Level Ⅲ)

[57] Dowell D, Haegerich TM, Chou R. CDC guideline for prescribing opioids for chronic pain-United States, 2016[J]. JAMA, 2016, 315: 1624-1645.(Level Ⅲ)

[58] Oor JE, Unlu C, Hazebroek EJ. A systematic review of the treatment for abdominal cutaneous nerve entrapment syndrome [J]. Am J Surg, 2016, 212: 165-174.(Systematic Review)

[59] Montenegro ML, Braz CA, Rosa-e-Silva JC, et al. Anaesthetic injection versus ischemic compression for the pain relief of abdominal wall trigger points in women with chronic pelvic pain[J]. BMC Anesthesiol, 2015, 15: 175.(Level I)

[60] Scott NA, Guo B, Barton PM, et al. Trigger point injections for chronic non-malignant musculoskeletal pain: a systematic review [J]. Pain Med, 2009, 10: 54-69.(Systematic Review)

[61] Fouad LS, Pettit PD, Threadcraft M, et al. Trigger point injections for pelvic floor myofascial spasm refractive to primary therapy [J]. J Endometr Pelvic Pain Disord, 2017, 9: 125-130. (Level Ⅱ -3)

[62] Soares A, Andriolo RB, Atallah ÁN, et al. Botulinum toxin for myofascial pain syndromes in adults [J]. Cochrane Database of Systematic Reviews, 2014, Issue 7. Art. No: CD007533. DOI: 10. 1002/14651858. CD007533. pub3.(Systematic Review)

[63] Abbott J. Gynecological indications for the use of botulinum toxin in women with chronic pelvic pain [J]. Toxicon, 2009, 54: 647-653.(Level Ⅲ)

[64] Daniels J, Gray R, Hills RK, et al. Laparoscopic uterosacral nerve ablation for alleviating chronic pelvic

pain: a randomized controlled trial. LUNA Trial Collaboration [J]. JAMA, 2009, 302: 955-961.(Level I)
[65] Proctor M, Latthe P, Farquhar C, et al. Surgical interruption of pelvic nerve pathways for primary and secondary dysmenorrhea [J]. Cochrane Database of Systematic Reviews, 2005, Issue 4. Art. No: CD001896. DOI: 10. 1002/14651858. CD001896. pub2.(Systematic Review and Meta-Analysis)
[66] Lin YC, Wan L, Jamison RN. Using integrative medicine in pain management: an evaluation of current evidence [J]. Anesth Analg, 2017, 125: 2081-2093.(Level Ⅲ)
[67] Huang AJ, Rowen TS, Abercrombie P, et al. Development and feasibility of a group based therapeutic yoga program for women with chronic pelvic pain [J]. Pain Med, 2017, 18: 1864-1872. (Level Ⅱ -3)
[68] Meng H, Johnston B, Englesakis M, et al. Selective cannabinoids for chronic neuropathic pain: a systematic review and meta-analysis [J]. Anesth Analg, 2017, 125: 1638-1652.(Systematic Review and Meta-Analysis)
[69] Aviram J, Samuelly-Leichtag G. Efficacy of cannabis based medicines for pain management: a systematic review and meta-analysis of randomized controlled trials [J]. Pain Physician, 2017, 20: E755-796.(Systematic Review and Meta-Analysis)
[70] Tu FF, Beaumont JL. Outpatient laparoscopy for abdominal and pelvic pain in the United States 1994 through 1996 [J]. Am J Obstet Gynecol, 2006, 194: 699-703.(Level Ⅱ -3)
[71] van den Beukel BA, de Ree R, van Leuven S, et al. Surgical treatment of adhesionrelated chronic abdominal and pelvic pain after gynaecological and general surgery: a systematic review and metaanalysis [J]. Hum Reprod Update, 2017, 23: 276-288.(Systematic Review and Meta-Analysis)
[72] Molegraaf MJ, Torensma B, Lange CP, et al. Twelve-year outcomes of laparoscopic adhesiolysis in patients with chronic abdominal pain: a randomized clinical trial [J]. Surgery, 2017, 161: 415-421.(Level I)

2017 EAU 指南：慢性盆腔疼痛

发布日期：2017 年 3 月

制定者：D. Engeler (Chair)，A. P. Baranowski，B. Berghmans，et al.
发布机构：欧洲泌尿外科学会（European Association of Urology，EAU）

1. 引言

1.1　目的

该指南在巩固和改善腹部和盆腔疼痛患者的诊治过程中发挥着重要作用。从文献和日常实践中可知腹部和盆腔疼痛仍呈上升趋势。该指南被认为是过去 10 年中发展的重要基石。

该指南旨在加强医护人员在腹部和盆腔疼痛领域的意识，且有助于日常生活及临床工作中治疗患有腹部和盆腔疼痛的患者。该指南不仅适用于泌尿外科医师，也适用于妇科医师、外科医师、康复治疗师、心理学家和疼痛科医师。

必须强调的是，临床指南提供了专家可获得的最佳证据。但遵循指南建议不一定会得到最佳效果。在为患者制订治疗方案时，指南有助于提供诊治方案，但不能取代临床专业知识，因此治疗过程中应同时考虑患者的个人价值观和偏好/个人情况。指南不是强制性的，也不是一种法律标准。

结构和范围

该专家组希望利用现代方法为诊治这些患者的临床医师提供指南信息。2016年，我们采用阶梯式信息结构，与阶梯式诊治保持一致，使用新的数字信息源（如网站和应用程序）来帮助完成此过程。此外，该指南根据EAU所有其他非肿瘤学指南中使用的模板进行了更改。专家们发现，构建慢性疼痛指南与构建另一个主题的指南完全不同。多学科方法至关重要，需要广泛的视野。在2016年，指南被改写为以疼痛为中心而不是以器官为中心。从部分理论上可以看出使用这种以疼痛为中心的方法的重要性。然而，最核心的部分是关于腹部和盆腔疼痛患者的诊断、治疗和管理的实用方法。

1.2 出版历史

EAU慢性盆腔疼痛指南于2003年首次发表[1]，该指南成为2004年欧洲泌尿外科科学出版物的基础[2]。此外，在2003年版中引入了慢性盆腔疼痛综合征（CPPS）的概念，现在将其称为“疼痛作为疾病过程”。CPP指南的部分更新于2008年发布，并成为2010年欧洲泌尿外科另一篇科学出版物的基础[3, 4]。当时增加了两章：第5章“慢性盆腔疼痛的胃肠道方面”和第7章“慢性盆腔疼痛的性学方面”。在2014年版中，对第5章“慢性盆腔疼痛的胃肠道方面”和“慢性盆腔疼痛的8个心理方面”进行了微小的修订。

对于2015年版本，专家组严格审查了关于膀胱疼痛综合征的分章，该章现在是该指南的一个综合部分[5]。

2016年，该指南被重新修订，以疼痛为中心，而不是以器官为中心，并根据EAU所有其他非肿瘤学指南中使用的模板进一步重组。

1.3 现有出版物

除全文版本外，还提供快速参考文件（袖珍指南），并且做成了软件支持iOS和安卓终端。这些是删减版，可能需要查询完整版。介绍慢性盆腔疼痛指南的主要发现。该参考文档遵循以大文本的更新周期为基础。可以在EAU网站上查看和下载所有可用资料以供个人使用。EAU网站还包括一系列EAU指南文章以及国家泌尿学协会制作的翻译：uroweb.org/guideline/chronic pelvic pain。

1.4 专家组结构

负责该指南的专家小组包括4位泌尿科医师（其中一位是神经泌尿科专科分支的专家，一位是性学家），2位疼痛医学顾问，一位妇科泌尿医师，一位心理学家，一位胃肠科专家，健康学家和临床流行病学家。

J. Birch女士通过其专业的知识，且从患者的角度对该指南进行了审查，专家小组为其付出的时间以及精力表示由衷的感谢。

1.5 专业术语

1.5.1 CPP术语的定义

分类

无论在过去、现在及将来，关于CPP分类的争论一直存在。分类涉及三个方面：表型，术语和分类。

表型

表型描述的是这种情况。例如，慢性膀胱疼痛可能与膀胱镜下见 Hunner’s 溃疡和肾小球化有关，而其他膀胱疼痛症状在膀胱镜检查中可能具有正常外观。这是两种不同的表型。肠易激综合征(IBS)也是如此,可以将其细分为主要与腹泻或便秘相关的肠易激综合征。表型分析基于已知的机制（如感染、缺血、自身免疫或神经病变）。在没有明确定义的机制的情况下，通过其症状、体征和可能的情况，通过调查来描述病症，已经证明在许多情况下具有临床和研究有效性。当疼痛是主要症状时，疼痛作为一种疾病过程被认为是原因，这种情况通常被称为疼痛综合征——一个明确的症状、体征和以疼痛机制及疼痛感觉的集合为主诉。

术语

术语是在分类中使用的词，用于命名表型和表型的定义。与膀胱相关的表型名称的实例包括间质性膀胱炎，疼痛膀胱综合征或膀胱疼痛综合征（BPS）。EAU、国际 BPS 研究协会（ESSIC）、国际疼痛研究协会（IASP）和其他几个小组现在更喜欢术语膀胱疼痛综合征（bladder pain syndrome）。在疼痛综合征中,神经系统在感觉的产生方面有着十分重要的作用,但术语综合征也需全面考虑到慢性疼痛的情绪、认知、行为、性和功能方面的影响。

在定义表型时，定义中使用的术语也必须清楚，并在必要时给出定义。最重要的指导原则之一是应避免使用虚假术语。除非感染和（或）炎症被证实是疼痛的原因，否则应避免以“炎”结束的术语[6]。必须认识到终末器官的炎症可能继发性于神经源性病变，而不是疼痛的主要原因。

分类

分类法将表型放入关系层次结构中。EAU 方法将 CPP 细分为疼痛综合征和非疼痛综合征。后者是具有公认的病理学改变（如感染、神经病或炎症）的病症，而前者的综合征没有，并且其机制是以疼痛作为疾病过程。非疼痛综合征的其他术语包括“经典病症”、“明确定义的病症”和“混淆性疾病”。虽然 EAU 方法主要涉及泌尿系统疾病，但这种分类方法亦可应用于与盆腔疼痛感知相关的所有病症；该分类已被开发至包括非泌尿系统疼痛，并被 IASP 接受，于 2012 年 1 月出版。

1.5.2 CPP 综合征的分类

分类的重要性

所有人都应该明白，除非明确定义，否则不能对其进行处理。但是，对 CPP 进行分类的原因远不止于此。

机制的线索

由于系统的表型和分类学分类，各种情况之间的相似性和差异变得清晰。在不同疾病的表型之间进行比较，可以比较膀胱和肠道疼痛综合征等疾病，从而促进研究和治疗。

最佳治疗方案指南

随着对不同情况更好的定义，可以采用更具体的治疗方法。特别是避免一些基于虚假术语的治疗（如针对“炎症”的抗生素和非甾体抗炎药）。针对不同人群的一组病症的一般性治疗，将基于研究证据，且更加普遍的应用。

研究平台

只有明确研究的表型，研究才能有价值或应用于临床。

患者需求

对一组症状的诊断或命名可以使患者在感受上得到理解，以及有缓解病痛的希望。因此，它有助于使患者接受疾病的长期性，减轻其对影响（如果不是危及生命）的过度担忧，并参与治疗工作以及自我管理。然而，这也可能导致患者获得与诊断或名称相关的可变的信息，进而产生关于远期疗效或治疗适当性的新问题。

1.5.3 IASP 定义

疼痛综合征的细分

关于疼痛综合征的分类在分级分类法中有许多争论。EAU 在这方面起了带头作用，其指导原则如下[2]：

(1) 疼痛综合征的定义是一个排除的过程。特别是没有感染或炎症的证据。因此，终末器官专家的调查应旨在获得鉴别诊断；重复的、不必要的调查对慢性疼痛综合征的管理是不利的。

(2) 只有在有足够证据支持细分表型的使用时，才应使用该表型。例如，在无明显病理的非特异性，定位不明确的盆腔疼痛中，应该使用术语慢性盆腔疼痛综合征（CPPS）。如果疼痛可以定位于器官，则可以使用更具体的术语，例如直肠疼痛综合征。如果疼痛涉及多个器官，则该综合征是区域性疼痛综合征，应再次考虑使用术语 CPPS。除了通过特定的终末器官表型定义患者外，还需要考虑其他几个更一般的描述符。这些主要是心理上的（例如认知或情感）、性、行为和功能。心理和行为因素是公认的与生活质量（QoL）问题和预后相关的因素。在北美，一项 MAPP 研究计划（慢性盆腔疼痛的多学科研究方法）已被设计用于研究这些因素的重要性，并研究所有类型的盆腔疼痛，不论其感到疼痛的最终器官是什么。它还研究了与系统性疾病的关联，例如同时发生纤维肌痛、面部疼痛或自身免疫疾病。

(3) 2004 年这个专家小组介绍了管理 CPP 的多症状的概念，因为其他人已经开发了自己的方案，例如由 Magri[8] 等根据这些和其他出版物修改的 Nickel 的 UPOINT，更新了症状分类表（表 10-2）。

关于细分疼痛综合征的争论仍在继续。随着收集到更多的信息表明中枢神经系统（CNS）受累，并且实际上可能是许多 CPP 病症（如膀胱、生殖器、结肠直肠或肌筋膜）的主要病因，人们普遍倾向于弃用终末器官命名法。随着时间的推移和更好的研究才能确定这是否合适。为了实现此类研究，必须建立一个分类框架，以便在其中发挥作用。任何分层分类都必须灵活，以允许更改。

在表 10-2 中，根据 IASP 使用的轴系统设置了分类（见下页）。

1.5.4 疼痛综合征

最初的 EAU 分类[2] 受到了 IASP 分类[9] 的启发，并围绕着“疼痛作为一种疾病”及其相关的心理、行为、性和功能进行了大量工作。经过 10 年的工作开发初步想法，IASP 委员会接受更新的版本，于 2012 年 1 月出版。

表 10-2　慢性盆腔疼痛综合征的EAU分类

轴Ⅰ 区域		轴Ⅱ 系统	轴Ⅲ 通过病史，体格检查和调查确定疼痛综合征的终末器官	轴Ⅳ 转诊特点	轴Ⅴ 时间特点	轴Ⅵ 疼痛特征	轴Ⅶ 相关症状	轴Ⅷ 心理症状
慢性盆腔痛	与盆腔疼痛相关的具体疾病或盆腔疼痛综合征	泌尿系	前列腺	耻骨上/腹股沟/尿道/阴茎/阴蒂/会阴/直肠/背部/臀部/大腿	病程长短： 急性、慢性 发病频率： 不定时、周期性、连续性 时间： 充盈时、排空时、排空后即刻、排空后迟发 触发： 刺激、自发	疼痛感 烧灼感 刺痛感 电击感	泌尿系： 尿频、夜尿、排尿延迟、尿流缓慢、尿急、尿失禁 妇科： 月经、绝经 胃肠道： 便秘、腹泻、消肿、急迫、失禁 神经： 感觉迟钝、感觉过敏、异常性疼痛、痛觉过敏 性功能： 满足、女性性交困难、避免性行为、勃起功能障碍、药物治疗 肌肉： 功能受损、肌束颤动 皮肤： 营养变化、感觉变化	焦虑： 关于疼痛或者是假定的疼痛的原因 对于疼痛的灾难性思考 抑郁： 源于疼痛或受疼痛影响 其他原因 未归属 创伤后应激障碍（PTSD）症状逃避再次经历
			膀胱					
			阴囊/睾丸/附睾					
			阴茎/尿道					
			输精管切除术后（绝育）					
		妇科	外阴/前庭/阴蒂					
			与子宫内膜异位症相关					
			CPPS伴有周期性加重					
			痛经					
		胃肠道	肠易激综合征					
			慢性肛门疼痛					
			间歇性慢性肛门疼痛					
		周围神经	阴部疼痛综合征					
		性学	性交疼痛					
			盆腔疼痛伴性功能障碍					
		心理	任何盆腔器官					
		肌肉骨骼	盆底肌肉，腹肌，脊柱					
			尾骨					

1.5.5　慢性盆腔疼痛（CPP）的定义

慢性盆腔疼痛是与男性或女性盆腔相关的结构中感知的慢性或持续性疼痛。它通常与消极的认知、行为、性和情感相关，并且提示泌尿系、性、肛直肠、盆底或妇科功能障碍的症状 *。[* 提示，患者和临床医师，应尽其所能从病史、检查和调查中（在适当的情况下），将疼痛定位为在一个特定的盆腔解剖区域内。]

如果刺激性疼痛随着时间的推移变成慢性 / 持续性疼痛，则疼痛一定持续或复发至少6 个月。也就是说，它可以存在 6 个月的周期，例如痛经的周期性疼痛。虽然是任意的，但选择 6 个月作为时间点，因为如果包括周期性疼痛这一情况，3 个月的周期不足够长。如果非急性和中枢致敏疼痛机制得到充分认知，则无论疼痛存在时间长短，均可视为慢性疼痛。分类中包括周期性疼痛，因此如果痛经持续存在并且与消极的认知、行为、性或情感相关，则认为是慢性疼痛综合征。

慢性盆腔疼痛可以细分为具有明确定义的病理学改变（如感染或癌症）的病症和无明显病理学改变的病症。出于这种分类的目的，对于前者提出了术语“具体疾病相关的盆腔疼痛”，对于后者提出了“慢性盆腔疼痛综合征”。以下分类仅涉及慢性盆腔疼痛综合征。

1.5.6 慢性盆腔疼痛综合征（CPPS）的定义

慢性盆腔疼痛综合征是没有感染证据或其他明显的可能导致疼痛的局部病理改变的CPP。它通常与消极的认知、行为、性或情感相关，并且提示泌尿系、性、肛直肠或妇科及盆底功能障碍的症状。CPPS 是 CPP 的一个分支。

1.5.7 CPPS 的精细分类

CPPS 中的疼痛感知可能集中在单个器官，多个盆腔器官，甚至与全身症状相关，如慢性疲劳综合征（CFS）、纤维肌痛（FM）或 Sjögren 综合征（干燥综合征）。当疼痛局限于单个器官时，一些专家可能会考虑使用末端器官术语命名，如 BPS（表 10-3）。使用具有术语“综合征”的这种短语表明，尽管可能存在外周机制，但 CNS 神经调节可能更重要，并且可能发生全身性关联。当疼痛局限于多个器官部位时，应使用术语 CPPS。许多专家，包括本专家组的一些成员，从未通过解剖学细分，而更倾向于指盆腔内感觉疼痛且没有特定的疾病过程的患者，患有 CPPS 的患者通常有心理和功能症状之分。

1.5.8 分类的心理因素

许多 CPPS 与一系列并发的负面心理、行为和性变化有关，必须加以描述和评估。需要考虑的例子包括抑郁、焦虑，对疼痛或其影响的恐惧，无益的应对策略以及关系中的痛苦。焦虑和抑郁都可能是与疼痛、残疾和 QoL（生活质量）降低相关的重要伴随症状。疼痛的灾难性解释已被证明是一个特别显著的变量，预测患者的疼痛、残疾和低 QoL 的报告，超过心理社会变量，如抑郁症或行为因素，如自我报告的性功能障碍。有人认为，CPPS 有时会产生一种无助感，这种无助感有时被认为是压倒性的，并且可能与患者症状的难治性有关。值得注意的是，许多这些社会心理因素所导致的后果对于持续性疼痛问题是常见的，但对于患有 CPPS 的任何一个人可能表现出不同程度的重要性。在所有 CPPS 患者中，必须将这些后果清楚地描述为表型的一部分（其中术语表型用于指示综合征的可观察特征）。

1.5.9 分类的功能因素

就本文而言，功能障碍是继发于器官或系统的控制机制的改变而出现的病症。也就是说，它们是以功能紊乱为特征的疾病。例如，结肠运输缓慢是肠道的一种功能障碍——正常的产生排便机制未发生变化，但是肠道的功能是异常的。这个术语并不是指精神疾病。许多 CPPS 与局部甚至全身的功能异常有关。这些也需要被定义为表型的一部分。

功能性疼痛综合征可能不表现为显著的病理改变，但他们与大量的神经生物学、生理学，甚至一部分中枢神经系统的解剖变化相关。

1.5.10　多系统精细分类

人们认识到，感知疼痛的终末器官可能不是疼痛产生的中心。根据表现部位不同，该分类基于最有效和公认的分类和识别不同疼痛综合征的方法。有学者认为，将末端器官名称保留在分类中是不合适的，因为在大多数情况下，存在多系统的原因和影响，结果是在多个区域中感知到症状。这仍处于讨论中，尽管在保留和废除终末器官分类方面存在激烈的争论，但作者并没有采用总括性的方法来描述 CPPS 盆腔内的所有疼痛。

1.5.11　性交痛

性交痛定义为与插入性性交相关的盆腔痛。现机制不明，可能适用于女性和男性。它通常由阴茎插入引起，但疼痛通常可由插入的任何物体引起。它可能适用于肛门和阴道性交。它又细分为浅层和深层。

1.5.12　外阴疼痛综合征

外阴疼痛综合征是在阴部神经的分布区域中感知的神经性疼痛，并且可能与直肠，尿道或性功能障碍的症状和体征相关。无证据证实有明确的病理学改变。它通常与消极的认知、行为、性和情感后果相关，同时提示泌尿系、性、肛直肠或妇科的功能障碍的症状有关。外阴疼痛综合征应区别于阴部神经痛，阴部神经痛是一种由神经损伤引起的特异性盆腔疼痛（表 10-3）。

表 10-3　慢性盆腔疼痛综合征

泌尿外科疼痛综合征	
前列腺疼痛综合征	前列腺疼痛综合征（PPS）是一种持续性或反复发作的阵发性疼痛疾病（通过前列腺触诊可再现）。除外感染和其他明显的局部病理改变。PPS 通常与消极的认知,行为,性或情感影响相关,以及提示下尿路和性功能障碍的症状。术语“慢性前列腺炎”等同于 PPS。尽管它被认为具有悠久的历史，但作者与其他人的意见一致，这是一个不恰当的术语。美国国立卫生研究院（NIH）的共识[10]包括感染（I 型和 II 型），认为不应该考虑在 PPS 下，而是作为特定疾病相关的盆腔疼痛。术语 prostadynia（前列腺痛）过去也曾被使用，但专家小组不再推荐。需要注意的是，IASP 文件的一些作者不同意这一术语，并建议男性使用 CPPS 代替 PPS，并已得到多数人的支持
膀胱疼痛综合征	膀胱疼痛综合征（BPS）是在膀胱区域中感知到的持续性或复发性疼痛，伴随有至少一种其他症状，例如伴随膀胱充盈的疼痛恶化和白天和（或）夜间尿频。除外感染和其他明显的局部病理改变。BPS 通常与消极的认知、行为、性或情感改变以及提示下尿路和性功能障碍的症状相关。BPS 被认为代表了异质性的疾病谱。可能存在特定类型的炎症作为患者亚群中的特征。通过检查可能难以定位疼痛，因此需要另一种定位性症状。膀胱镜检查水扩张和活检可以用来确定表型。最近，ESSIC 提出了一种标准化的子分类方案[11]，以确认差异并更容易比较各种研究。以前使用的其他术语包括“间质性膀胱炎”，“疼痛性膀胱综合征（painful bladder syndrome）”和“PBS/IC”或“BPS/IC”，这些术语不再推荐使用
阴囊疼痛综合征	阴囊疼痛综合征是局限于阴囊器官内的持续性或反复发作的阵发性疼痛，并且提示可能与下尿路或性功能障碍有关。除外感染和其他明显的局部病理改变。阴囊疼痛综合征通常与消极的认知、行为、性或情感改变相关。阴囊疼痛综合征是一个通用术语，当疼痛部位不明确是睾丸或附睾时使用。疼痛不是在阴囊的皮肤，而是在其内容物中以与特发性胸痛相似的方式感知

续表

泌尿外科疼痛综合征	
睾丸疼痛综合征	睾丸疼痛综合征是睾丸中感知的持续性或反复发作的阵发性疼痛，并且可能与提示下尿路或性功能障碍的症状相关。睾丸疼痛综合征通常与消极的认知、行为、性或情感后果相关。除外感染和其他明显的局部病理改变。以前的术语包括睾丸炎（orchitis），睾丸痛（orchialgia，orchiodynia），不再推荐这些术语
附睾疼痛综合征	附睾疼痛综合征是在附睾中感知到持续性或反复发作的阵发性疼痛，并且可能与提示下尿路或性功能障碍的症状相关。除外感染和其他明显的局部病理改变。附睾疼痛综合征通常与消极的认知、行为、性或情感改变相关
阴茎疼痛综合征	阴茎疼痛综合征是在没有经证实的感染或其他明显的局部病理的情况下阴茎内而主要不在尿道中发生的疼痛。阴茎疼痛综合征通常与消极的认知、行为、性或情感改变相关，以及提示下尿路和性功能障碍的症状
尿道疼痛综合征	尿道疼痛综合征是在没有经证实的感染或其他明显的局部病理学的情况下在尿道中发现的慢性或反复发作的阵发性疼痛。尿道疼痛综合征通常与消极的认知、行为、性或情感改变相关，以及提示下尿路、性、肠道或妇科功能障碍的症状。尿道疼痛综合征可能发生在男性和女性身上
输精管结扎术后阴囊疼痛综合征	输精管结扎术后阴囊疼痛综合征是继发于输精管结扎术后的阴囊疼痛综合征。输精管结扎术后阴囊疼痛综合征通常与消极的认知、行为、性或情感改变以及提示下尿路和性功能障碍的症状相关。输精管切除术后疼痛可能在输精管切除术后发生率为 1%，甚至可能更常见。对这些机制知之甚少，因此它被认为是一种特殊形式的阴囊疼痛综合征
妇科疼痛综合征：外生殖器	
外阴疼痛综合征	外阴疼痛综合征是发生持续性或反复发作的阵发性外阴疼痛。无证实的感染或其他局部明显的病理学改变。它通常与消极的认知、行为、性或情感后果相关，以及提示下尿路、性、肠道或妇科功能障碍的症状。尽管在 DSM-IV-R 手册中对于精神疾病进行分类时，外阴的疼痛被列入性功能障碍，但这种分类没有科学依据，外阴感觉疼痛最好被理解为通常具有心理障碍的疼痛问题。没有证据表明其被归类为精神疾病。国际外阴阴道疾病研究学会（ISSVD）使用术语外阴痛，我们使用术语外阴疼痛综合征。根据 ISSVD，外阴痛是外阴疼痛，任何体格检查都不能证实。ISSVD 将外阴痛定义为“外阴不适，最常被描述为灼痛，在没有相关的可见发现或特定的，临床可识别的神经系统疾病发生”。如果存在客观检查结果，则可表明患者由于特定原因而患有外阴痛。ISSVD 基于疼痛位置和疼痛的时间特征（如有诱因或无诱因）而具有细分的外阴痛。以下定义基于该方法
广泛的外阴痛综合征	广泛的外阴痛是指外阴疼痛综合征，其中通过用棉签或类似器械，通过按压点检查不能一致且精确地定位疼痛 / 灼烧感。相反，疼痛是广泛性的并且影响外阴的所有部分。可能涉及外阴前庭（位于尿道口和阴道口内的小阴唇之间的部分）但不适感不仅限于前庭。这种疼痛综合征通常与消极的认知、行为、性或情感改变相关。以前的术语包括“感觉异常性外阴痛”和“必需的外阴痛”，但不再推荐

续表

妇科疼痛综合征：外生殖器	
局部的外阴痛综合征	局部的外阴疼痛综合征是指通过对外阴的一个或多个部分进行按压点检查可以一致且精确地定位的疼痛。临床上，疼痛通常是由于刺激（触摸，按压或摩擦）引起的。定位的外阴疼痛综合征可分为前庭疼痛综合征和阴蒂疼痛综合征
前庭疼痛综合征	前庭疼痛综合征是指可以通过按压点检查在前庭或前庭区域中充分感知的疼痛
阴蒂疼痛综合征	阴蒂疼痛综合征是指可以通过按压点检查在阴蒂或阴蒂区域中充分感知的疼痛
妇科系统：盆腔内疼痛综合征	
子宫内膜异位症相关疼痛综合征	子宫内膜异位症相关疼痛综合征是腹腔镜确诊的子宫内膜异位症患者的慢性或复发性盆腔疼痛，该术语用于尽管有足够的子宫内膜异位症治疗但症状持续存在的情况。它通常与消极的认知、行为、性或情感改变相关，以及提示下尿路、性、肠道或妇科功能障碍的症状。许多患者在子宫内膜异位病灶处和之外都有疼痛；该术语包含这类患者。子宫内膜异位症可能是偶然的发现，并不总是疼痛，腹腔镜检查的疾病程度与症状的严重程度无关。与其他患者一样，他们通常会涉及多个终末器官。有学者建议应该从分类中删除这种表型，因为子宫内膜异位症可能与疼痛无关
慢性盆腔疼痛综合征伴有周期性恶化	伴有周期性恶化的慢性盆腔疼痛综合征包括经常表现出周期性恶化（如 IBS 或 BPS）的非神经生物器官疼痛以及与子宫内膜异位症 / 子宫腺肌病相关的疼痛，但未发现病理学改变。这种情况不同于仅存在于月经期的痛经的疼痛
痛经	痛经是一种与月经相关的没有明确病理变化的疼痛。如果痛经持续存在并伴有负面的认知、行为、性或情感改变，则被认为是一种慢性疼痛综合征
胃肠道相关盆腔疼痛综合征	
肠易激综合征（IBS）	IBS 是经证实无感染或其他明显的局部病理改变的发生在肠道内慢性或反复发作的阵发性疼痛。多可见肠道功能障碍。IBS 通常与对肠功能的担忧、关注有关，以及负面的认知、行为、性或情感改变，以及提示下尿路或妇科功能障碍的症状相关。上述分类基于罗马Ⅲ标准[12]：在过去的 3 个月中，持续或反复出现腹部疼痛或激惹，可通过排便有所减轻，或者可能出现排便频率或者大便性状的改变。至少有 25% 的时间存在以下情况中的两种或两种以上：大便频率变化（排便次数 > 3 次 / 天或 <3 次 / 周）；粪便形态明显不同（坚硬，松散，水样或不成形的粪便）；粪便中有黏液；腹胀或腹胀感；或排便状态的改变（如不完全排空，紧张或急迫感）。肠外症状包括恶心、疲劳，甚至小餐后的饱胀感以及呕吐
慢性肛门疼痛综合征	慢性肛门疼痛综合征是在没有经证实的感染或其他明显的局部病理改变的情况下在肛门中感知的慢性或反复发作的阵发性疼痛。慢性肛门疼痛综合征通常与消极的认知、行为、性或情感改变相关，以及提示下尿路、性、肠道或妇科功能障碍的症状
间歇性慢性肛门疼痛综合征	间歇性慢性肛门疼痛综合征是指在直肠或肛管中出现的严重，短暂，阵发性疼痛，并且非周期性。这与是否想排便或排便过程无关。它可以被认为是慢性肛门疼痛综合征的亚组。以前被称为“痉挛性肛门疼痛（proctalgia fugax）”，现不再推荐这个术语

续表

骨骼肌肉系统疾病	
盆底肌疼痛综合征	盆底肌疼痛综合征是发生持续性或反复发作的阵发性盆底疼痛。没有经过证实的明确的局部病理改变。它通常与消极的认知、行为、性或情感改变相关，以及提示下尿路、性、肠道或妇科功能障碍的症状。该综合征可能与盆底肌肉内的过度活动或疼痛扳机点有关。扳机点也可以在几个肌肉中找到，例如腹部、大腿和椎旁肌，甚至是与骨盆没有直接关系的肌肉
尾骨疼痛综合征	尾骨疼痛综合征是在尾骨区域感知的慢性或复发性阵发性疼痛，无经证实的感染或其他明显的局部病理学的改变。尾骨疼痛综合征通常与消极的认知、行为、性或情感改变相关，以及提示下尿路、性、肠道或妇科功能障碍的症状。既往使用的“尾骨痛（coccydynia）”一词，现不再推荐使用

2 方法学

2.1 方法

本指南中的每一条推荐均附上了根据改良版分级方法界定的推荐等级[13, 14]。每一个等级均对应一些关键元素如下：

（1）推荐的证据的总体质量为，在本文中引用的参考文献等级是根据牛津循证医学中心证据等级修改后的等级分类系统划分的[15]；

（2）影响的程度（个别或综合影响）；

（3）结果的确定性（精确性、一致性、异质性以及其他的统计学或研究相关因素）；

（4）对可取和不可取的结果的衡量；

（5）患者的价值标准和个人偏好对干预措施的影响；

（6）存在患者价值标准和个人偏好的确定性。

这些关键元素是专家组界定每条推荐等级的基础。每一条推荐的等级强度用词语“强”、“弱”来体现[16]。每一条推荐的等级强度是衡量可供选择的管理策略、证据的质量（包括评估的确定性）以及患者的价值标准和偏好的性质及可变性诸多因素之后决定其可取或不可取。强度评定表将在网上公布以供咨询。

其他方法学信息可以在本刊的一般方法论部分找到，也可以在 EAU 网站上找到：http://www.uroweb.org/guideline/。EAU 指南的协会认可批文名单也可以在上述地址在线查看。

2012 年全文更新基于使用 Embase 和 Medline 数据库，Cochrane 对照试验中心登记册以及 PsycINFO 和 Bandolier 数据库对文献进行系统回顾，以确定随机对照试验（RCT）的最佳证据（证据水平 1）（LE：1）根据牛津证据医学中心证据水平改良的评级表[13]。如果没有 LE：1 文献可以识别，则搜索在评级量表上下移到下一个较低级别。广泛使用自由文本确保了搜索的灵敏度，纳入了大量文献。可搜索 1995 年 1 月至 2011 年 7 月期间的英文出版物。2017 年，我们对过去 5 年进行了范围搜索，并相应地更新了指南。

对于 2019 年的出版物，我们进行了范围搜索，从 2017 年 5 月的最后截止日期到 2018 年 5 月的最后截止日期，涵盖了所有领域的指南。Embase，Medline，Cochrane 对照试验中央登记册和 CINAHL 数据库的搜索仅限于英语出版物。可在线获取详细的搜索策略：https://uroweb.org/guideline/chronic-pelvic-pain/。该指南也更新了妇科学方面，内容涵盖了

2016、2017、2018 三年。

2.2　审查

本文件在 2015 年发布之前需要经过同行评审。

2.3　未来目标

正在进行的和新的系统评价的结果将包含在 2020 年的慢性盆腔疼痛指南中。正在进行的系统评估是：

• 与 CPP 的最佳临床实践或不加干预相比，电神经调节有何益处和危害？[17]

• 与 CPP 的最佳临床实践或不加干预或假手术或安慰剂相比，肉毒杆菌毒素 A 有何益处和危害？

3　流行病学、病因学和病理生理学

3.1　慢性内脏痛

疼痛的定义

疼痛被定义为一种与实际或潜在的组织损伤相关的不愉快的感觉和情感体验，或以这种损伤来加以描述（IASP 分类）。

慢性盆腔疼痛综合征的介绍

多年来，CPP 的研究重点都集中在外周 - 终末器官的机制上，比如炎症或感染。然而，动物和临床研究都表明，CPPS 的发病机制多基于中枢神经系统。虽然像感染这样的外周刺激可能会导致 CPP 的发生，但由于中枢神经系统的调节，这种情况可能会自我延续。除了疼痛之外，这些中枢机制还与其他一些感觉、功能、行为和心理有关。正是这些现象的集合构成了疼痛综合征诊断的基础，对每个个案情况都需要强调其具有可通过多专业、多学科的诊治来解决的权利。虽然外周器官的持续异常状态可以产生持续的慢性疼痛，这些指南的主要关注点是外周器官无病理变化（如感染或肿瘤性疾病）的 CPPS。唯一例外的是由周围神经损伤引起的疼痛。

3.1.1　发病率

没有发现关于发病率的充分数据。

3.1.2　流行率

2004 年在欧洲进行的一项大型研究中 [18] 发现，19% 的欧洲成年人出现中度至重度慢性疼痛，严重影响其社会和工作生活质量。各国之间有一些差异，但差异不大。英国最近的一项研究发现，25 岁以上的女性 CPP 患病率为 14.8%[19]。

3.1.3　对生活质量的影响

由于症状的多样性和不同盆腔疼痛综合征之间的重叠，评估盆腔疼痛患者的生活质量具有一定的挑战性 [20]。由于疼痛本身的病理情况复杂，对 QoL 的评估更加复杂 [21]。

盆腔疼痛综合征确实对 QoL 有影响 [22-24]。这可能会导致抑郁、焦虑、情绪低落、失眠以及疲劳 [22，25]。如果这些方面在诊断的早期被识别和定位，相关的疼痛症状也会改善 [26]。对合并症的处理将有助于进一步改进 QoL[24，27]。因此，生活质量评估对盆腔疼痛患者非常重要，应包括使用标准化和有效的方法进行生理、社会心理和情感方面的评估 [23]。

欧洲的一项普遍性调查研究评估了疼痛对 QoL 的影响 [18]。对 4839 名慢性疼痛受访者进行（每个国家约 300 人）深入访谈显示：其中 66% 的受访者有中度疼痛 [数字评分等级

(NRS) =5 ～ 7]，34% 有重度疼痛（NRS=8 ～ 10），46% 有持续性疼痛，54% 有间歇性疼痛。59% 的人痛苦了 2 ～ 15 年，21% 的人因疼痛而被诊断为抑郁症，61% 的人没有能力或不能离家工作，19% 的人因疼痛而失业，13% 的人因疼痛而更换了工作。60% 的人在过去 6 个月里因疼痛就诊 2 ～ 9 次。目前只有 2% 的患者由疼痛管理专家进行治疗。

3.1.4 花费

未找到关于费用的充分数据。

3.1.5 危险因素和潜在病因

3.1.5.1 危险因素

危险因素包括来自不同领域的多种因素，包括遗传、心理状态、复发性身体创伤和内分泌因素。

内分泌系统与内脏功能有关。人生中重要事件，特别是发生于人生早期者，可能会改变下丘脑 - 垂体 - 肾上腺轴的发育和化学物质的释放。人们认为，压力易感性增加的部分原因是促肾上腺皮质激素释放激素（CRH）基因表达增加。CRH 的上调与某些疼痛有关，如直肠对扩张的超敏性导致的疼痛。这一模型提示了 CRH 对肥大细胞的作用。已经提出了一系列与压力有关的疾病，如 IBS 和 BPS。越来越多的证据表明，性激素也能同样地影响痛觉和伤害感受。长期的压力也会导致生物学变化，而这些变化可能与慢性疼痛综合征、人生早期阶段的重大事件以及不良生活事件有关 [28]。询问患者这些事件是很重要的，因为它们对患者的心理健康有影响 [29-31]。

遗传学在评估慢性疼痛的风险方面也发挥了作用。患有一种慢性疼痛综合征的人更有可能患有另一种慢性综合征。还可以观察到家族性的疼痛状况，并且可以培育出更容易出现明显的慢性疼痛状态的动物。一系列的遗传变异可以用来解释某些情况下的疼痛；其中许多都与递质和它们的受体有微妙的关系。然而，在疼痛的发展过程中，情况更为复杂，因为环境和社会因素也会对其有所影响。已在几例同卵双胞胎的研究中提出 BPS 可能有基因的证据，但因遗传学因素导致 BPS 易感性占总体的比例不到 1/3[32，33]。

关于综合的心理因素的研究较少，但质量较高。目前对疼痛的神经生物学解释中，心理因素经常被认为与盆腔和泌尿生殖系统持续疼痛相关。对疼痛的信念促进了疼痛的体验 [34] 并且可能与症状相关的焦虑和中枢疼痛放大有着可测量的联系，如 IBS[35]，对疼痛的灾难性思考和感知的压力预示着泌尿系统慢性疼痛在一年内的恶化 [36]。已证实在有症状的子宫内膜异位症中存在中枢敏化机制 [37]。中枢的变化被证明与痛经相关，并逐渐被认为是女性盆腔疼痛的一个危险因素 [38]。中枢神经系统的易化、放大和抑制失效的各种机制，意味着躯体症状、疼痛感受以及由此产生的痛苦和活动的限制之间并不是简单的联系。由于对疼痛的真实性和严重性的怀疑 [40]，在初级保健机构中多将女性的疼痛诊断为心理原因 [37]，这破坏了医患治疗关系 [41]。将病因学划分为器质性和心理性是不科学的。在男性和女性患者中，盆腔的生理疼痛均可能和心理痛苦相关 [42-44]。膀胱疼痛亦是如此 [36，45]。在一项针对男性的大规模人群研究中，CPPS 与先前的焦虑症有关 [46]。唯一的关于女性慢性非周期性盆腔疼痛的危险因素以及医疗变量的系统回顾 [47] 包括：性虐待或身体虐待（OR：1.51 ～ 3.49）；心理问题，如焦虑（OR：2.28，95%CI：1.41 ～ 3.70）和抑郁（OR：2.69，95%CI：1.86 ～ 3.88）；多种躯体疾病（OR：4.83，95%CI：2.50 ～ 9.33）；以及心身症状（OR：8.01，95%CI：5.16 ～ 12.44）。

许多研究报告显示，患有持续性疼痛的成人，尤其是盆腔疼痛的女性，儿童期性虐待的发生率很高[48, 49]。在这些研究中表明，患有 CPP 的女性中性虐待或创伤史、焦虑和抑郁的发生率增加[50-54]。对儿童性虐待、身体虐待或忽视与"医学上不明原因的疼痛"（包括盆腔疼痛）的关系进行的唯一前瞻性调查，利用法庭记录将有明确病史的女性与同班同学进行比较[31]，结论是，身体和性虐待的人不会增加疼痛风险，尽管有疼痛问题的成年女性更有可能有早年的性虐待、身体虐待或忽视的经历。童年时受到伤害和疼痛之间的相关性可能与疼痛的回顾性解释有关；对抑郁症的控制明显削弱了儿童期受虐待和成人期发生疼痛之间的关系[55]。要证明这些影响和推论需要进一步的前瞻性研究或详细比较[28]。有证据表明强奸和 CPP（以及纤维肌痛和功能性胃肠疾病）之间有明确的关系[56]；而且，近期的性侵害可能会引起盆腔疼痛[48, 57]。很少有研究关于儿童时期的性虐待或身体虐待和男性盆腔疼痛的关系，尽管它会对健康产生不利影响[56, 58]。在 BACH 的研究中，那些报告经历过性虐待、身体虐待或情感虐待的男性出现 CPP 症状的概率增加了（3.3 vs 1.7）。作者建议，临床医师希望对出现提示 CPP 症状的男性进行虐待史筛查。另一方面，临床医师希望询问遭受过虐待的患者的盆腔疼痛情况[59]。

3.1.5.2　潜在病因

慢性盆腔疼痛的潜在病因的几个机制

①持续的急性疼痛机制[60]（如那些与炎症或感染相关者）可能涉及躯体或内脏组织；

②慢性疼痛机制，尤其是涉及中枢神经系统[6]；

③情感、认知、行为和性反应及机制[61-63]。

神经性疼痛的症状和体征在 CPP 患者中很常见，因此需考虑对这类患者进行相关的神经性疼痛的评估。子宫内膜异位症的存在与否似乎并没有改变这一点[64]。

慢性疼痛的机制可能包括改变静息态神经运动连接，例如在男性中的慢性前列腺炎 / CPPS[65]。

表 10-4 说明了躯体疼痛和内脏痛机制之间的一些区别。这些是一些机制的基础，可能产生典型的特征内脏痛；特别是牵涉痛和痛觉过敏。

（1）内脏痛中持续的外周疼痛机制：在大多数 CPP 病例中，不存在持续的组织创伤、炎症或感染[66-69]。然而，在少数病例中重复性创伤，感染或持续炎症可能会导致 CPP。例如，在患有急性细菌性前列腺炎的一大人群中，10.5% 的人最终患上 CPPS[70]。正是出于这个原因，早期的评估需寻找这些病理变化[11]。一旦排除这些病理变化，继续调查这些原因就不会有所帮助，甚至可能是有害的。

当急性疼痛机制被伤害性事件激活，以及外周伤害感受器传感器直接激活时，这些传感器的敏感性会发生变化，从而放大传入信号。通常不活跃的传入信号也可能会因变化而被激活，也就是说，可能有所谓的沉默传入神经的激活。虽然这些都是急性疼痛的机制，但增加的传入信号往往是慢性疼痛机制的诱发因素，这种机制在缺乏持续的外周病理改变的情况下保持对疼痛的感知[71, 72]。

（2）外周传感器可通过多种机制提高敏感性

①外周组织的改变可能导致传感器更容易受到外界的刺激；

②刺激传感器受体的化学物质可能会增加[73]；

③受体中的许多修饰导致它们更加敏感。

一般来说，①和②的效果是降低阈值，而③的效果是增强对外部刺激的反应能力。引起上述变化的一些化学物质可能会从与炎症有关的细胞中释放出来，但周围神经系统也会在促进循环和抑制循环中释放出这类化学物质[74-76]。

表 10-4 内脏痛和躯体痛的比较

	内脏痛	躯体疼痛
有效的疼痛刺激	拉伸和扩张，产生定位不清的疼痛	机械、热、化学和电刺激，产生可定位的疼痛
总体情况	广泛的刺激会产生显著放大的疼痛	广泛的刺激会使疼痛加剧，程度轻微
自主神经系统的参与情况	自主神经系统特征（如恶心和出汗）经常发生	自主神经系统特征不太常见
牵涉痛	远离引起疼痛的部位感到疼痛是常见的	疼痛相对来说是局限性的，但却是明显感知的
牵涉的痛觉过敏	牵涉的皮肤和肌肉的痛觉过敏是很常见的，因为它与其他内脏器官有关	痛觉过敏倾向于局部化
神经支配	低密度、无髓鞘 C 纤维和薄髓鞘 A∂ 纤维	由高密度的各种神经纤维支配
初级传入生理学	强度编码。随着刺激的增加，传入神经的激活随之增加，感觉和最终的痛觉也随之增加	双纤维编码。感知疼痛和正常感觉的纤维相区分
沉默传入神经	50% ～ 90% 的内脏传入物在开启之前是沉默的	这些纤维在中枢敏化过程中非常重要。存在沉默传入神经，但占比较低
中枢机制	在痛觉过敏、不同内脏之间的痛觉过敏、内脏 - 肌肉痛觉过敏和肌肉 - 内脏痛觉过敏中发挥重要作用	通常感觉不到的感觉会被感知到，无害的感觉会产生痛感。是慢性躯体疼痛中的异常疼痛和痛觉过敏的原因
功能异常	与内脏疼痛相关的中枢机制可能是器官功能障碍的原因	与身体机能障碍相关的躯体疼痛，如肌肉痉挛
中枢通路和代表	除了经典的通路，还有证据表明分单独的背角通路和中枢呈现	经典疼痛通路

（3）内脏痛的中枢敏化机制：重要的是要认识到，痛觉是将信息传递给相关中枢的过程，它对可能引起组织损伤的刺激有所感知。疼痛要复杂得多，它不仅涉及伤害性通路的激活，也涉及情绪反应。大脑可能会影响脊髓水平上痛觉通路的调节。

中枢敏化[77]导致阈值的降低和后角神经元反应持续时间和强度的增加。它与扩大感受域（receptive field）有关。因此，致敏性增加了对中枢神经系统的信号传递，并放大了我们从外周刺激中所感知到的信息。例如，对于皮肤刺激，轻触通常不会产生疼痛，但是，当存在中枢敏化后，轻触也可能感到疼痛（异常疼痛）。在内脏痛觉过敏（之所以这样称呼，是因为传入神经主要是小纤维）中，低于阈值的内脏刺激或者平时不被感知的刺激，可能会被感知。例如，在中枢敏化的情况下，阈下刺激会导致憋胀感，需要排尿或排便。非伤害性刺激可被感知为疼痛，一般的伤害性刺激可能会随着疼痛感知的增加而被放大（真正的痛觉过敏）。因此，我们可以看到 BPS 和 IBS 的许多症状可能是由中枢敏化引起的。FM 的肌肉疼痛也可以用此解释。

下行疼痛抑制通路和下行疼痛促进通路都是目前公认的发自大脑的神经通路[78]。一些神经递质和神经调质（neuromodulators）参与了疼痛的下行抑制通路。主要的对抗因素是阿片类物质、5- 羟色胺和去甲肾上腺素。

自主神经系统也在敏化中发挥重要作用。有充分证据表明，受损的传入纤维可能使交感神经对刺激更加敏感,无论是在损伤部位还是在更近中枢部位,特别是在后角。内脏痛时，中枢神经系统的传出纤维可能受到中枢神经系统变化的影响（同样，这些变化可能贯穿于神经轴突），并且传出信息的这种变化可能造成显著的终末器官功能障碍。这些功能异常可能会对 QoL 产生重大影响，必须对其进行适当的干预。

（4）内脏痛的心理机制：情绪、思维和行为的心理过程涉及的是相互交织的网络，而不是各自不同的中心。这些过程中，有一些是富于经验的，而另一些是疼痛发展的基础，并且它们与疼痛的交互作用是复杂的。

各种心理过程在更高水平上影响疼痛的神经调节。抑制或促进伤害性信号形成意识以及对该信号的评估和解释，也将调节对伤害感受性信息的反应，从而调节疼痛程度。此外，下行通路代表脊髓和外周层面的认知、情绪和行为状态。功能磁共振成像（fMRI）显示内脏痛的心理调节可能涉及多个途径。例如，情绪和注意力的集中可能通过大脑的不同区域参与减轻疼痛[79]。

这种心理调节可能会在短时间内起到减少伤害性感受的作用，但也可能通过长期的强化，导致长期的慢性内脏疼痛。高级中枢学习的这种参与可能在意识和潜意识两个层面上，这在对伤害性感受和痛觉的幕上神经处理中非常明显。增强效应[80]可能发生在任何级别的神经系统中，因此可能通过建立特定的或组合的刺激途径，导致个体容易感受到不易感受到的感觉。

一篇关于女性 CPP 的重要综述[28]确定了这样的一个观点，即无身体上异常发现的女性和存在异常发现的女性之间的差异可能归因于心理特征的不同。该综述主张采用更好的、更多的、更具体的方法。总之，盆腔疼痛的女性通常伴有其他非疼痛的躯体症状，以及当前或长期的焦虑和抑郁[19]；她们在童年时可能有身体虐待或性虐待的病史，其意义尚不清楚。研究将这些非疼痛的躯体症状描述为“医学上无法解释”“心身”或“躯体”疾病，这是无益的，将这些主诉误解为缺乏躯体上的异常发现而归因于心理原因[81, 82]。疼痛研究描述了疼痛可能从一个部位扩散到另一个部位或及时扩散的多个过程，包括中枢敏化（见前一节）、内脏 - 内脏交叉敏化与多个疼痛部位的关系[83]，下丘脑 - 垂体轴的激活和 5 - 羟色胺能通路的失调[84]可以使疼痛水平对压力敏感。当疼痛是核心问题而不单单与性活动有关时[76]，一些影响性活动的疼痛问题被诊断为性问题（如“性交困难”）。对于男性和女性的骨盆疼痛，性学和主流心理学需要更好的结合[86]，这应建立在生物 - 心理 - 社会模式的基础上[87, 88]。

身心症状这一术语可以被最好地理解为多种躯体症状，与任何严重的疾病过程都没有关联，也没有暗示任何严重的疾病过程。内科和外科病史也很重要[89]。已有一些关于维持或恢复盆腔疼痛与在疼痛中重要心理因素的关系的研究。由于未发现躯体病变，那些将盆腔疼痛描述为医学上无法解释的或心身方面的观点已被废弃，因为这样的区分与已知的疼痛机制不一致[81]。

（5）理解疼痛的心理因素：情绪、思想和行为的心理过程涉及相互交织的网络，而不是各自不同的中心，它们与疼痛处理的相互作用是复杂的，产生对信号的处理、评估和反应的抑制和促进作用。将持续性的盆腔和泌尿生殖系统疼痛的心理因素与目前对疼痛的神经生物学理解相结合的模型很少，但质量较高（见 3.1.5.1）。

无证据表明，没有身体上异常发现的 CPP 女性主要表现为心理问题[28]。焦虑和创伤后应激综合征在一些 CPP[39，90]和外阴疼痛[91]的女性中很常见，这可能是导致健康状况和治疗方法、治疗效果上存在很大差异的原因。例如外阴痛的女性对改善预测性插入痛、性功能、性满意度的预期[92]。消极的调查结果并不能解决女性对疼痛原因的焦虑[93，94]，焦虑往往集中在可能是"错误"的问题上[95]。如前所述，抑郁症可能以各种方式与疼痛有关。在对患有疼痛，焦虑和痛苦的患者采取充分标准化的措施之前，焦虑和痛苦最好的评估方式是关于疼痛原因的追溯，对诊断能够证实疼痛的期望、对疾病的不可预测性的困扰，以及疼痛对日常生活的影响[96，97]。建议参考 IMMPACT 组[98]的研究，以获得适用于疼痛试验的结果测量指南。

压力可以使神经系统产生长期的生物变化。这些结构性的改变可能与慢性疼痛综合征相关的早期生活的重大和不良生活事件的发生存在相关性[31]。应该询问患者可能产生这些生物反应并影响患者一般心理健康的不良生活事件[30，31，99]。

3.1.5.3 内脏疼痛的临床表现

（1）牵涉痛：是临床常见的疼痛，其鉴别对临床诊断和治疗具有重要意义。牵涉通常是由躯体到躯体，或由内脏到躯体。然而，当痛觉信号来自躯体区域时，疼痛在相应的内脏器官区域内无感知。牵涉痛可能是几种机制的结果，但主要的理论是汇聚 - 投射理论（convergence-projection theory）。在汇聚 - 投射理论中，来自内脏和牵涉痛的体位点的传入纤维，汇聚到同一个二阶投射神经元上。从这些投射神经元接收信息的高级中心不能将这两个可能的位置与伤害性信号的来源分开[67，71，100]。

痛觉过敏是指对正常疼痛刺激的敏感性增强。在肾结石已排出的患者中，常出现躯体肌肉痛觉过敏，甚至在结石排出一年后也是如此。某些个体也可出现非疼痛性刺激引发的疼痛（触诱发痛）。躯体组织痛觉过敏与泌尿系绞痛、胆绞痛、IBS、子宫内膜异位症、痛经和复发性膀胱感染有关。外阴疼痛综合征是皮肤触诱发痛的实例，在某些情况下，其可能与内脏疼痛综合征（如 BPS）相关。伴有痛觉过敏的牵涉痛被认为是由于汇聚的内脏躯体神经元的中枢敏化。中枢敏化也会刺激传出纤维活动，这可以解释体细胞组织中经常存在的营养变化。

（2）肌肉和盆腔疼痛：在泌尿生殖系统疼痛综合征中，肌肉压痛和触发点被认为可能是疼痛的来源。中枢机制在这种肌肉痛觉过敏的发病机制中非常重要。所涉及的肌肉可能是脊柱、腹部或骨盆肌群的一部分。但不确定与之相邻的下肢和胸部的肌肉是否也参与其中。疼痛可能局限于触发点，但更常见的是与经典的牵涉痛模式相关联。除触发点外，还可发现骨骼附着物（附着点炎）和滑膜囊（滑囊炎）的炎症[101]。不同的姿势可能对肌肉产生不同的影响，可能加剧或减轻疼痛。压力已被认为是盆腔疼痛的诱发和维持因素。因此，消极的性接触也可能对疼痛有诱发和促进作用[28]。

（3）内脏痛觉过敏：内脏中对刺激的感知敏感性增加被称为内脏痛觉过敏，并且认为其潜在机制是 IBS、BPS 和痛经的原因。所涉及的机制通常是急性的传入神经的信息输入（如由于感染），随之是长期中枢敏化。内脏之间的交叉痛觉过敏被认为是由于两个或多个器官具有感觉的汇聚投射和中枢敏化。例如，膀胱和子宫传入神经或子宫和结肠传入神经的重叠。

3.2 盆腔痛

3.2.1 发生率

未找到充分的数据。

3.2.2 流行病学

3.2.2.1 前列腺疼痛综合征（PPS）

对于前列腺疼痛综合征的实际发病率的信息非常有限。因其症状与其他情况（如良性前列腺增生和膀胱疼痛综合征）有很大的重叠，单纯根据症状确诊的病例可能并不能反映前列腺疼痛综合征的流行程度[102，103]。在文献中，基于人群的前列腺炎症状的发病率在 1% ～ 14.2%[104，105]。患前列腺炎的风险随着年龄的增长而增加（50 ～ 59 岁男性患前列腺炎的风险是 20 ～ 39 岁男性的 3.1 倍）。

3.2.2.2 膀胱疼痛综合征（BPS）

随着诊断标准和研究人群的不同，BPS 的患病率差异很大。最近的报道为 0.06% ～ 30%[106-115]。女性为该病的主要患者群，男女比例约为 1:10[112，116-118]，但是在人种和种族之间可能无差异[102，119，120]。典型病损和无病灶型病例所占比例尚不确定。研究中的发病率为 5% ～ 50%[121-125]。越来越多的证据表明，尽管发病率很低，18 岁以下的儿童也可能受到影响；因此，不能根据年龄将 BPS 排除在外[126]。

3.2.2.3 性疼痛综合征

在 20 世纪 80 年代就已经有关于 CPP 与性功能障碍之间联系的假设。在两项回顾性研究中，讨论了 PPS 与健康状况之间的关系，以及对性行为的影响[127，128]。在中国的一项研究中，对 1768 名 CPP 男性完成了问卷调查。性功能障碍的患病率为 49%。勃起功能障碍（ED）是 PPS 患者中最常见的性功能障碍。所报告的 ED 患病率为 15.1% ～ 48%，随评估工具和人群的不同而不同[129，130]。患有 PPS 的男性中患有勃起功能障碍所占比例，在意大利 25 ～ 50 岁的男性中占 27.4%[131]，土耳其占 15.2%（显著高于对照组）[132]，芬兰占 43%[133]。在患有 PPS 的年轻男性中，ED 的患病率高于普通人群。根据其他研究，患有盆腔疼痛的男性患 ED 的概率更高[134，135]。最近，一项研究表表明“慢性前列腺炎”、CPP 症状（用 NIH-CPSI 测评）和 ED（用 IIEF 测评）之间存在显著的相关性[136]，而其他研究使用相同的问卷，无法证实这种相关性[89，137]。一些研究也报道了射精功能障碍，主要是早泄[129，130，138，139]。

在英国[140]、新西兰[141]和澳大利亚[142]的社区研究中，性交困难的发生与未患 CPP 的女性（11% ～ 14%）相比，在患有 CPP 的女性中占相当大的比例（29% ～ 42%）。只有少数研究对临床人群中的性问题进行了调查[143]。另一项研究表明，所有性功能阶段（性欲、性觉醒、润滑、性高潮、满足感和疼痛）CPP 女性均明显差于无 CPP 女性[143]。基于社区的研究结果，CPP 患者报告的性问题如性交困难、性欲或性兴奋和润滑问题比无 CPP 的女性更多[143-145]。仅一项英国对慢性疼痛治疗项目患者的研究，报告显示，73% 的患者患有与疼痛有关的性问题[146]。

3.2.2.4 肌筋膜疼痛综合征

多项研究表明肌肉功能障碍（尤其是过度活动）与盆腔疼痛之间的存在一定的关系[147]。直肠疼痛患者进行盆底肌肉治疗，只有当患者学会放松盆底肌肉时才能缓解疼痛[148, 149]。绝大多数（92.2%）男性因盆腔疼痛而进入三级中心就诊时，都发现有盆底肌肉功能障碍，无论是否发现炎症（前列腺炎或膀胱炎），这一发现都是真实存在[150]。这种关系在慢性前列腺炎[151]、BPS[152]和外阴疼痛[153]中均有发现。盆底功能障碍直接影响盆腔脏器功能，反之亦然。这两个系统都可以作为脊髓的初级信号，并由此产生一系列的反应传到中枢神经系统。最终结果是肌肉本身的长度变短，即使在放松的状态下也会受到限制。

3.2.3 对生活质量的影响

有关对生活质量的影响的数据将列入下一版本的指南。

3.2.4 费用

没有找到关于费用的充分数据。

3.2.5 风险因素和潜在原因

大多数盆腔区域的疼痛综合征的危险因素是不明确的。在3.1.5.1中对此做了说明。本文描述了不同临床疼痛综合征的潜在原因，包括机制。

3.2.5.1 前列腺疼痛综合征

疼痛是PPS的主要症状。作为慢性疼痛综合征的一个共同特征，目前还没有发现单一的病原学解释。一种解释[154]是，这种情况可能发生在暴露于一个或多个诱发因素的易感人群中，这些因素可能是单一的、重复的或持续性的。其中的几个潜在的诱发因素已经被提出，包括感染、遗传、解剖学、神经肌肉、内分泌、免疫（包括自身免疫）或心理机制。这些因素可能导致外周系统自我永久性免疫，炎症状态和（或）神经源性损伤，造成急性疼痛，之后形成慢性疼痛。最近一项研究表明，前列腺的慢性而非急性组织炎症与症状进展显著相关[155]。基于外周和中枢神经系统，涉及神经重塑的中枢敏化可能导致中枢神经病理性疼痛状态[154]。这也解释为什么PPS患者中通常不会发现组织损伤。有越来越多的证据表明PPS的疼痛有神经病理的起源，并与中枢神经系统的变化有关，而焦虑很可能成为导致疼痛的危险因素[46]。

3.2.5.2 膀胱疼痛综合征

最初不明原因的膀胱损伤，从而导致尿路上皮损伤，神经源性炎症和疼痛被认为是BPS的原因。然而，BPS可能是全身疾病的局部表现。到目前为止，还未发现其与感染有关。然而，在患BPS的成年患者中，儿童和青少年时期曾患泌尿系统感染明显增多[156]。O抗原缺陷菌诱导CPP的实验再现了细菌假说[157]。全膀胱炎与外周神经炎性浸润相关，肥大细胞计数的增加是BPS 3C型[158]的重要部分，但在非病变BPS中很少见[31, 79, 159, 160]。膀胱镜和活检发现的病变和非病变BPS均发现尿路上皮糖胺聚糖（GAG）层的缺陷，这些缺陷可能使黏膜下结构暴露于有毒的尿液成分中[161-168]及由此产生的细胞毒性效应[169, 170]。基础和临床研究表明，以交感神经为主的自主神经功能障碍可能与BPS有关[171, 172]。

据报道，BPS与非膀胱综合征如FM、慢性疲劳综合征（CFS）、IBS、外阴痛、抑郁、惊恐障碍、偏头痛、Sicca综合征、颞下颌关节紊乱、变态反应、哮喘和系统性红斑狼疮等有关[173-179]。

BPS的风险与患者的许多非膀胱综合征相关[180]。最近的研究显示，无病理改变型BPS比3C型BPS患者更易出现FM、偏头痛、颞下颌关节紊乱和抑郁的症状，强调了区分亚型的必要性[181]。

3.2.5.3　阴囊疼痛综合征

阴囊疼痛通常与任何具体的病理改变无关。疼痛出现在睾丸、附睾或输精管。髂腹股沟神经、生殖股神经以及阴部神经支配阴囊[182]。任何在神经起源处或沿神经走行过程中的病理或刺激均可导致阴囊疼痛[183]。

阴囊疼痛综合征有两种特殊的表现形式。第一种是输精管切除术后出现的输精管切除术后阴囊疼痛综合征。其机制尚不清楚，因此被认为是阴囊疼痛综合征的一种特殊形式。输精管切除术后疼痛的发生率在所有接受输精管切除术的男性中占 2% ～ 20%[184]。在输精管切除术后疼痛的男性中，2% ～ 6% 的患者 VAS 评分＞ 5[185]。在一项对 625 名男性进行的大型队列研究中，阴囊疼痛在术后 6 个月发生的可能性为 14.7%。疼痛程度 VAS 评分平均为 3.4/10 分。疼痛组中有 0.9% 的人有相当严重的疼痛，严重影响了他们的日常生活。在此队列研究中，使用了不同的方法施行输精管切除术。非手术刀输精管切除组发生输精管切除术后疼痛的风险（11.7%）明显低于手术刀组（18.8%）[186]。

阴囊疼痛的第二种特殊形式是腹股沟疝修补后疼痛。它被视为疝修补术的并发症，但在试验中很少有报道，或将其置于慢性疼痛一词下（未具体说明）。在明确提到阴囊疼痛的研究中，腹腔镜和开放疝修补术的发生率存在差异。在几乎所有的研究中，腹腔镜组阴囊疼痛的发生率均明显高于开腹组[183, 187]。在一项研究中，术后一年内无差别，但 5 年后，开腹手术组患阴囊疼痛的患者要少得多[188]。

3.2.5.4　尿道疼痛综合征

目前已经提出了有关尿道疼痛综合征发生的机制。尿道与膀胱的密切关系（均覆盖有尿路上皮）提示尿道疼痛综合征可能是 BPS 的一种形式。因此 BPS 基础的机制也可能适用于尿道。这意味着钾的特异性检测已经被用来支持上皮渗漏的理论[189, 190]。另一个可能的机制是尿路感染后神经性超敏反应[191]。其与妇产科的关系尚不清楚。在一小部分尿道疼痛患者中，采用单因素分析发现，多次分娩和未行会阴切开术的分娩患者更为常见[192]。

3.2.5.5　阴道和外阴疼痛综合征

阴道或女性外生殖器疼痛通常是由于分娩或手术造成的感染或创伤。疼痛通常导致性交困难。当疼痛持续超过 6 个月时，可以被诊断为外阴疼痛综合征，以前将原因不明的这种疼痛称为“外阴疼痛”或“慢性阴道疼痛”。目前仍然病因不明，因此很难治疗。

外阴疼痛综合征有两种主要的亚型：广泛的外阴痛，在不同时间发生在外阴不同部位的疼痛；外阴前庭痛，疼痛发生在阴道入口处。在广泛的外阴疼痛中，疼痛常常持续或阵发性发作，接触或压迫并非疼痛诱因，但能使疼痛加重。局部的外阴痛是接触或压迫引起的灼烧样疼痛，例如在性交过程中。

外阴疼痛综合征的可能原因很多，包括：

①性虐待史；

②长期使用抗生素史；

③对酵母菌感染过敏，对化学品或其他物质过敏；

④对感染和创伤的异常炎症反应（遗传和非遗传）；

⑤神经或肌肉损伤或刺激；

⑥激素变化。

3.2.5.6 盆腔痛和脱垂 / 尿失禁网片

尿失禁和脱垂的网片植入物是以简单的柔性聚丙烯塑料作为支架，分别用于治疗压力性尿失禁（SUI）和子宫阴道脱垂。它们被认为是很容易插入的，但是对其安全性、如果它们引起并发症是否可以移除，以及如果无效应采取的处理方法的资料有限[193-195]。大多数的网片植入手术不到 1 小时，大多数病人被当作日间病例处理，这使得患者可以迅速离开医院，继续她们的生活。因此，女性不用接受复杂的传统手术，而是接受了永久性的网片植入，尤其是在 SUI 的治疗中，被认为是黄金标准[196, 197]。然而，在过去的几年中，对网片的应用给出了严重的“健康及安全警告”[198]。

对于许多人来说，起初，网片不仅被视为一种有效的治疗方法，而且被视为一种永久性的治疗方法。并发症被认为不是一个重要的问题，常给出的发生率为 1% ～ 3%。然而，现在我们发现并发症发生率接近 10%[199]。可能引发慢性疼痛[200, 201]、慢性感染[202]、周围器官的侵蚀，包括阴道、尿道和膀胱，以及影响活动能力的神经和肌肉骨骼损伤[200, 203-205]。均对患者的生活质量有显著影响。

正是由于植入网片后严重的并发症[200, 206]，产生了网片去除医学和外科领域。

早期发现可能的网片并发症非常重要。在任何手术之后，醒来时伴随某种程度的不适是正常的。然而，如果手术后的疼痛非常严重，而且比这种类型的手术后预期的要严重得多，这可能是手术过程中对周围器官造成了创伤的迹象。大多数疼痛通常通过镇痛缓解，但有些女性可能对镇痛治疗反应欠佳。如果疼痛难以治愈，而且没有随着时间的推移而改善，可能需要移除网片[206]。在盆底留下一个疼痛的网片，会导致 CPP。确切的机制尚不清楚，但它被认为是一种“神经炎症”过程[207]，正如在疝补片神经痛中提出的那样[208]。无论在什么位置，网片的影响似乎都是相似的。

3.2.5.7 疼痛综合征的相关情况

（1）神经损伤：脊髓病理学改变和所涉及的神经过程中的任何病理学的改变均可导致神经分布处的神经病理性疼痛。肿瘤性疾病、感染、创伤、手术切口和术后瘢痕形成也可能导致神经损伤[209]。

阴部神经痛是文献中最常提到的神经损伤形式。解剖上的变化可能会使患者容易在一段时间内或反复的小创伤（如长时间坐着或骑自行车）时出现阴部神经痛[210, 211]。

阴部神经损伤可能发生在以下水平：

①梨状肌。例如，作为梨状肌综合征的一部分：在某些情况下，神经由于通过肌肉而被卡压；或者在其他情况下，与肌肉肥大或痉挛密切相关。

②骶棘韧带 / 骶结节韧带，约占 42%。

③在 Alcock’s 管内（闭孔内肌内侧，肌筋膜内），约占 26%。

④ 17% 的病例中存在多重因素。

损伤部位决定了感知疼痛的部位和相关症状的性质（例如，损伤部位越靠近末梢，肛门区域受累的可能性越小）。

临床表现取决于不同的因素。患者的年龄范围广泛，正如人们所预期的情况，有很多的潜在原因。有一个观点是，越年轻的患者预后越好。从本质上讲，就像任何压迫性神经损伤一样，诊断越早，预后越好，老年患者可能神经卡压时间长，预后较差[212-214]。60% 的女性可能出现这种情况。特殊情况如下：

①在骨科髋部手术中，患者会阴部紧贴支架，由于体位的压力，可能导致阴部神经损伤[215, 216]。手术本身也会直接损伤神经。盆腔手术，如阴道骶棘固定术，在一些病例中与阴部神经损伤呈显著相关性[217, 218]。在许多类型的手术中，包括结直肠、泌尿、妇科手术均可能损伤到阴部神经。

②骶骨或骨盆的骨折可能导致阴部神经 / 神经根损伤和疼痛。臀部区域的跌落和创伤，如果造成严重的组织损伤或长期压迫，也可能造成阴部神经损伤。

③骶前间隙的肿瘤必须考虑在内。有侵袭阴部神经的肿瘤可能，盆腔癌的手术也可能会造成损害[219]。

④分娩创伤的阴部神经痛在大多数情况下被认为能在几个月内得到解决。然而，似乎很少发展为疼痛的神经病变。多胎妊娠和分娩会加重神经病变。这一点较难确定[220]。

⑤分娩及与慢性便秘有关的反复腹部压力增加[221]被认为是导致老年女性绝经后盆底脱垂和阴部神经拉伸性疼痛的诱因。激素水平的改变也可能是一个因素。在泌尿生殖疼痛管理中心，阴部神经痛最常见的危险因素包括：盆腔手术，长时间坐姿（尤其是使用计算机技术的年轻男性），以及绝经后的老年女性。

（2）性功能障碍：慢性盆腔疼痛是生理和心理因素复杂相互作用的结果，直接影响着男女的社会关系、婚姻和职业生涯。

男性

慢性疼痛及其治疗会影响性行为的能力。在英国的一项研究中，73% 的慢性疼痛患者由于疼痛而有一定程度的性问题[146]。这些问题可能是由几个因素造成的。自尊心受挫、抑郁和焦虑等心理因素会导致性欲的丧失。生理因素，如疲劳、恶心和疼痛本身会导致性功能障碍。镇痛药（阿片类和选择性 5- 羟色胺再摄取抑制剂 [SSRIs]）也可以降低性欲[222]和延迟射精。关于 CPP 对性功能影响的研究是有限的。因为缺乏衡量标准，性功能障碍往往被忽视。目前，最常用的工具是国际勃起功能指数问卷（IIEF）[137]。

盆腔疼痛可增加 ED 的风险，而与年龄无关[223-225]。另一方面，横断面资料显示增加射精频率，泌尿系症状（LUTS）并无明显改善[128]。虽然精神上的困扰和与疾病相关的生活质量下降可能导致 PPS 患者的性功能障碍，但勃起和射精障碍的存在与症状的相关性更为密切，可能暗示更严重的炎症状态[139]。这些论点对于理解 CPP 症状与性功能障碍、对生活质量的影响，以及包括抑郁在内的心理影响以及更多失败的预期想法之间的密切关系是很重要的[127-130, 226, 227]。性功能障碍会加重愤怒、沮丧和抑郁这些不良情绪，所有这些都会给患者的人际关系造成困扰。患有性功能障碍和抑郁的男性的女性伴侣通常有类似的症状，包括性交时疼痛和抑郁。患有 CPP 的男性报告性关系破裂和心理症状的频率很高，例如抑郁和自杀倾向[127, 224]。PPS 患者有更多的性和关系问题[127, 224, 228]。另一方面，研究发现，与对照组相比，患有 PPS 的男性并没有明显降低性满意度[229]。人们一直认为，减少盆腔疼痛症状的治疗与性功能的改善有关。此外，亲密关系和性行为也能产生积极的体验，从而减少疼痛。中枢神经系统在这一机制中起着重要作用。

女性

慢性盆腔疼痛导致生活质量严重下降，并导致多项性功能障碍[141, 230-232]。疼痛、极度疲劳、抑郁情绪和镇痛药可能会影响女性的性活动。CPP 患者与对照组相比有更为明显的疼痛、抑郁和焦虑症状以及身体上的影响。与对照组相比，患有 CPP 的女性性回避行为、缺乏性需求和“阴道痉挛”的主诉明显增多[233]。在一项关于 CPP 患者对疼痛或疾病的感觉和信念的研究中，64 名参与者中有 40 人认为性功能障碍是该疾病引起的主要问题之一，使其成为最常见的主诉[234]。与任何其他类型的慢性疼痛的女性相比，CPP 患者报告的性问题更多[235]。两性关系的亲密程度与性功能密切相关[236]。满意的性关系与良好的婚姻状态有关[237]。此外，性不满与性功能障碍有关。当一方患有慢性疼痛时，其对疼痛的管理以及对方对疼痛伴侣的理解和支持是性功能的预测因素[237]。

在另一项研究中，大约三分之二的患者由于 CPP 导致他们的性关系频率降低[238]。一项研究表明，与无 CPP 的女性相比，CPP 患者在性欲、觉醒、润滑、性高潮、满足感等方面的性功能较差，以及会有更频繁、严重的阴道插入性疼痛[239]。在对 50 名慢性疼痛患者及其配偶的采访中，78% 的疼痛患者和 84% 的伴侣描述了性生活不满意，甚至停止性生活[223]。在一项针对背痛患者的研究中，有一半的人报告说，自慢性疼痛发作以来，性生活频率降低了[146]。女性性功能量表（FSFI）是一种简单、多维的自我报告工具，用于评估女性性功能的主要维度，包括欲望、主观唤醒、润滑、性高潮、满意度和疼痛。使用 FSFI，患有 CPP 的女性在所有分量表和总分上都比没有 CPP 的女性低。CPP 组与无 CPP 组间最大的差异表现为性交痛和性唤醒。FSFI 总分和分量表在 CPP 女性样本中具有较高的内部一致性和重测信度。FSFI 还可以更好的区分女性是否存在 CPP[239]。

肌筋膜疼痛

慢性盆腔疼痛可能是由于盆底肌肉被不正常牵拉而形成的一种肌痛。慢性前列腺炎领域的研究支持这样的观点，即 CPP 患者存在肌肉痉挛和肌张力增加，并且触诊盆底肌肉时有明显的压痛[240]。放松肌肉可以减少痉挛和疼痛[241]。反复或慢性肌肉超负荷可以激活肌肉中的触发点。一份来自慢性前列腺炎队列研究的报告显示，51% 的前列腺炎患者和 7% 的对照组存在肌肉压痛。盆底肌压痛仅见于 CPP 组[151]。

有关盆底肌肉与 CPP 相关的神经学方面观点首次于 1999 年出版问世。调节盆底功能的中枢神经系统的异常被认为是 CPP 发生的机制之一。在盆腔疼痛患者中，88% 的患者盆底功能欠佳甚至缺失[150]。关于神经源性炎症作用的基础研究也阐明了一些重要的现象。前列腺、膀胱和盆底肌肉的刺激导致 c-fos 阳性细胞在中枢神经系统中的表达。传入信息在中枢通路上汇聚。一旦中枢发生变化，这些引发疼痛的信息将独立存在，而不再与外周神经系统传入的信息相关[242]。

反复或慢性肌肉超负荷可以激活肌肉中的触发点。触发点（疼痛扳机点）是位于一束紧张的骨骼肌或其筋膜之内的一个超敏区域。触发点的其他标准包括：疼痛是“熟悉的”，肌肉伸展时也存在肌肉疼痛。除了疼痛，触发点阻止了肌肉的充分伸展，从而限制了运动的范围。这些触发点引起的疼痛可因特定的运动而加剧，而某些体位可减轻。拉长肌肉的姿势和动作会引起疼痛。患者知道是哪种活动和姿势会影响疼痛。触发点可以位于盆底肌肉和邻近的肌肉，如腹部肌、臀肌和髂腰肌。疼痛因触发点的受压而加重（例如，与性交有关的疼痛）。疼痛在持续或反复肌肉收缩后也会加重（例如，与排尿或排便有关的疼痛）。

3.3 盆腔疼痛的腹部方面

3.3.1 发生率

有关 IBS 和 CPP 的流行病学数据很少[243]。CPP 是育龄女性最常见的功能障碍之一。Zondervan 等人公布的 CPP 月发病率为 1.58/1000[244]。

3.3.2　流行情况

一项研究报告说，CPP 是英国初级保健单位最常见的诊断之一，其定义较为模糊，为：发生于脐下的 6 个月的持续性或阵发性疼痛[244]。该研究中 CPP 的月患病率为 21.5/1000，年患病率为 38.3/1000。在英国，随着年龄的增长患病率显著增加，且存在显著的地域差异性。在一份美国家庭调查研究中，肛门直肠疼痛的总患病率为 6.6%，且更常见于女性[245]。IBS 与常见的妇科疾病（如子宫内膜异位症，性交痛，痛经）有关[246]。有腹痛的女性到妇科诊所或因 CPP 行腹腔镜检查的女性中 50% 有 IBS 症状[247]。来自 Olmsted 县的一项调查提示有 20% 的女性患有 CPP，40% 的女性符合 IBS 的标准[20]。CPP 和 IBS 的这种重叠与躯体化的发生率增加有关。在一项前瞻性的对照研究中，是社会心理变化而非妇科手术可以预测疼痛的发展，而 IBS 发生率无差异[248]。IBS 患者的盆底功能障碍的临床症状、妇科及心理特征与肛门直肠功能紊乱有关，但无法通过肛门直肠的体格检查发现。

3.3.3　对生活质量的影响

人们对 CPP 患者的健康相关生活质量（HRQoL）知之甚少，除了对生活质量全面的评估内容外，还需要为 CPP 开发经过验证的疾病具体的 HRQoL 工具。在转诊中心接受 IBS 治疗的患者可获得更多数据，这些患者的 HRQoL 评分与其他常见疾病（如糖尿病，终末期肾病和炎性肠病）相当[249]。主要表现为腹泻或便秘的 IBS 亚组在 HRQoL 方面无差异。多因素分析显示 IBS 患者的 HRQoL 受性别和心理状况的影响。

3.3.4　费用

费用包括直接医疗成本和社会成本（生产力损失），比如绩效不佳和旷工。社会的年成本可以用平均人口收入来计算。在德国，直接护理费用估计为 791 欧元，每年每名 IBS 患者的社会成本为 995 欧元，这可能与 CPP 患者相当[250]。

3.3.5　危险因素和根本原因

危险因素于第 3.1.5 节阐述。

3.4　慢性盆腔疼痛（CPP）证据和建议总结（表 10-5）

表 10-5　慢性盆腔疼痛（CPP）证据和建议总结

证据总结	等级
慢性盆腔疼痛（CPP）机制是明确的，涉及神经重塑和神经病理性疼痛的机制	2
神经重塑和神经病理性疼痛的机制导致对传入刺激的感知增加，从而产生异常的感觉和疼痛	1
终末器官功能也可以因神经重塑机制而改变，因此会随之出现功能异常的症状	1
CPPS 作为一种疼痛综合征，其诊断至关重要，建议采取一种综合的管理方法，结合多专业和多学科的诊疗	2

建　议	等级
所有参与 CPP 诊疗人员都应该了解周围和中枢疼痛的机制	强
对 CPP 患者的早期评估应包括针对特定疾病相关盆腔疼痛的调查	强
对 CPP 患者的早期评估应包括评估功能、情感、行为、性和其他生活质量问题，比如对工作和社交的影响	强
CPPS 患者应在一个多专业、多学科的医疗环境中进行评估，同时考虑到他们的所有症状	强

4 诊断性评估

4.1 总体评估

4.1.1 病史

病史对 CPP 患者的评估非常重要。疼痛综合征是症状性诊断，在过去 6 个月中有持续至少 3 个月的盆腔疼痛病史，且未发现病理学改变。这意味着细菌感染、癌症、药物诱导的病理学改变（例如氯胺酮的使用）[251]，盆腔器官的原发性解剖学或功能性疾病以及神经源性疾病引起的特定疾病相关的盆腔疼痛须排除在外。

4.1.1.1 焦虑，抑郁和整体功能

在疼痛的基础上及疼痛对个体的意义层面能最好地理解患者的痛苦，并且最好采用个体化而非标准化的理念进行评估。几乎所有的诊断措施和标准化的焦虑、抑郁评估方法都是针对无生理疾病的人设计的，因此 CPP 很难加以解释[252-254]。

对疼痛的焦虑通常是指害怕对产生这种疼痛的疾病的漏诊（特别是癌症）[34]，或对治疗和预后的不确定性。这些都可以促使人们去医院寻求帮助[24]。建议的问题是："你认为或担心什么是造成疼痛的原因？"[255]。焦虑也可能与社交场合下尿急和尿频有关。

抑郁或情绪低落在慢性疼痛中很常见[256]，通常与慢性疼痛引起的损失有关（例如，工作、休闲活动、社交关系等）。由于缺乏合适的评估工具，最好问一个简单的问题，如"疼痛如何影响你的情绪？"如果答案给出了引起患者情绪状态的原因，应该由相应的医师进一步评估。

大多数限制功能的评估最初主要是针对骨骼肌疼痛而设计的，并且可能强调运动功能相关问题，而不是患有盆腔或泌尿生殖系统疼痛的个体的困扰。UPOINT 是一项有前景的评估方法，并在后来的版本中添加了性学方面内容[257]。然而，它可能会弱化相关的心理因素的影响[44]。通用的生活质量评估很有帮助。如果这种评估尚未在临床中使用，则可用全面且经济的疼痛简表（Brief Pain Inventory）[258]评估疼痛对生活的各个方面的影响，该简表已被翻译为多种语言版本（进一步的评估方式见[259]）。在一项研究中，疼痛，疼痛缓解期（为避免疼痛而减少活动的疼痛管理方式）和泌尿系统症状均与功能低下相关[63]。

4.1.1.2 泌尿学方面

疼痛可能与泌尿系统症状有关。应采集有关下尿路功能的详细病史。下尿路功能障碍可能会加剧症状，同时，疼痛又可能会影响下尿路的功能。应该解决所有方面的排尿问题。应特别注意排尿对疼痛的影响。

（1）前列腺疼痛综合征（PPS）：是在过去 6 个月中持续至少 3 个月的前列腺区域疼痛病史（前列腺触诊可重现疼痛），并排除其他下尿路病变而确诊的。如上所述，必须排除特定疾病相关的盆腔痛。

完整的病史是评估 PPS 的重要的第一步。它应该包括疼痛的性质、部位。报道指出疼痛可出现在前列腺以外的其他盆底区域，如会阴、直肠、阴茎、睾丸和腹部[55]。此外，对相关的泌尿系症状，性功能障碍，心理，社会和经济因素均应予以评估。疾病严重程度，疾病进展和治疗效果只能通过经过验证的症状评分工具进行评估（参见第 4.2.3 节）。这些主观结果测量建议用于泌尿外科实践中患者的基本评估和疗效的评估。

（2）膀胱疼痛综合征：诊断包括与尿道膀胱相关的疼痛、压力或不适感，伴有至少一种其他症状，如白天和（或）夜间排尿次数增加，排除引起这些症状的混淆性疾病，必要时行水扩张下膀胱镜检查和活检（表 10-4）[11]。

疼痛的性质是疾病定义的关键：

①与膀胱有关的疼痛，压力或不适感，随着膀胱内尿量的增加而增强；

②位于耻骨上，有时向腹股沟、阴道、直肠或骶骨放射；

③因排尿而缓解但很快就会恢复之前的状态[260-264]；

④因某些饮食而恶化[264]。

3 型膀胱疼痛综合征可导致伴有或不伴有上尿路流出道梗阻的小容量纤维化膀胱。

4.1.1.3　妇科方面

详细的病史概述疼痛的性质，频率和部位；它与诱发因素和月经周期的关系，可能有助于确定病因。月经史和性生活史，包括性传播疾病史，阴道分泌物、性创伤史以及最近的宫颈癌筛查结果是必须完善的病史内容。产科和（或）妇科手术史也需了解，特别是使用合成网片等材料的情况。

4.1.1.4　胃肠道方面

受访患者的主要症状是与排便习惯，日常活动和饮食有关的不适或疼痛。应该详细询问排尿或排便功能障碍的确切病史，最好能提供泌尿和肛门直肠症状相关的症状问卷（例如罗马Ⅲ肛门直肠疼痛标准）。在慢性肛门疼痛患者中，可能会存在大多数排便时过度用力，排便时协同性异常，肛门指状突起以及肛门阻塞感症状。有一部分肛肠功能障碍的患者生活质量评估中有焦虑和抑郁史，应进行评估。

根据罗马Ⅲ标准，慢性肛门疼痛综合征（慢性肛门痛）的诊断标准如下，包括：慢性或复发性直肠疼痛；发作持续时间超过 20min 并排除其他造成直肠疼痛原因，如缺血、炎症性肠病、隐窝炎、肛周脓肿、肛裂、痔疮、前列腺炎和尾骨痛。以上症状至少开始于 6 个月以前，并持续时间超过 3 个月[265]。

慢性肛门痛综合征包括上述诊断标准，查体时向后压迫耻骨直肠肌可及压痛（以前称为“肛提肌综合征”）。疼痛在病理生理学被认为是由于盆底肌肉过度活动引起的。

间歇性慢性肛门疼痛综合征（痉挛性肛部疼痛）由以下所有诊断标准组成，应该至少持续 3 个月：局限于肛门或直肠下部的反复发作疼痛，发作持续数秒至数分钟，并且 2 次发作之间没有肛门直肠疼痛。高压的生活或焦虑可能诱发间歇性慢性肛门疼痛综合征。发作可能持续几秒至 30min 不等。疼痛可能是绞痛、酸痛或刺痛，可能会变得无法忍受。然而，大多数患者并未向其医师报告，51% 的患者每年疼痛发作次数少于 5 次。

4.1.1.5　周围神经方面

一部分患者的疼痛发作与手术，败血症或创伤等急性事件有关，有时，也可由长时间骑车造成。慢性损伤更常见，例如久坐。许多疼痛是特发性的。

从肛门到阴蒂 / 阴茎的会阴区经常感觉到疼痛。然而，疼痛分布缺乏特异性，这可能是由于解剖学变异，参与疼痛形成的是神经分支的而不是主神经，发生于中枢神经系统的中枢致敏导致其他器官和系统参与局部疼痛综合征。附近的其他神经也可能涉及，例如股下神经和股后皮神经的会阴分支。骨骼肌系统可能会参与其中，使疼痛更加复杂，这是因为随着肌肉的运动功能障碍的恶化，疼痛可能会被发生改变的 CNS 放大。

烧灼感是用于描述疼痛的最主要的形容词。也可以使用挤压感和电击感，描述了两种疼痛—持续疼痛通常与急性阵发性的锐痛相关。许多患者可能在直肠或会阴处感到肿胀或异物感，通常被描述为类似于高尔夫球或网球。“疼痛”一词对不同患者有不同的含义，有些人更倾向使用“不适”或“麻木”来描述其感受。

加重因素包括引起阴部神经受牵拉的压力，这种压力可能直接作用于神经或施加到其他临近组织而间接引发。触诱发痛是指由于 CNS 受累引起的在轻微接触时即产生的疼痛，并且可能使性接触和穿衣服变得困难。这些患者经常保持站立，因此会产生各种其他疼痛。软座椅的耐受性通常较差，而坐在马桶座上据说可以更好地耐受。如果疼痛只累及单侧，患者通常习惯于单侧臀部就座。排尿或排便时可能加剧疼痛。

阴部神经损伤可能与一系列感觉异常现象有关。在神经支配的区域，有些不明原因的疼痛；患者可能有感觉异常（针刺感）；感觉迟钝（不愉快的感觉体验，但不一定是继发于较强烈的刺激，例如浇冷水的感觉）；触诱发痛（轻微触碰即导致疼痛）；或痛觉过敏（疼痛刺激后疼痛感增强，包括冷热刺激）。在受损神经支配的区域外可以发现类似的感觉异常，特别是对于内脏和肌肉痛觉过敏。

皮肤感觉功能异常不仅与浅表性性交困难有关，也与穿衣时摩擦相关的刺激和疼痛有关。在麻木的情况下也可能缺乏感觉和疼痛。内脏超敏反应可能导致排便或排尿的冲动。这通常与排尿频率增加有关，然而仅有少量尿液排出。内脏充盈时可能发生疼痛。肛门疼痛和运动功能控制障碍可能会导致肠道活动不良，伴有便秘和（或）失禁。射精和性高潮也可能疼痛或减少。

许多患有阴部神经痛的人抱怨疲劳和全身肌肉痉挛，无力和疼痛。无法坐下是一种严重的残疾，久而久之，患者甚至难以站立而经常卧床不起。运动功能丧失导致全身肌肉萎缩，即使很小的活动也会疼痛。由于全身性的疼痛和残疾，患者经常有情绪问题，特别是抑郁。CPP 患者经常焦虑，且经常有灾难性思维倾向。抑郁，灾难性思维等不良情绪和残疾都提示预后不良的结局。皮肤颜色可能由于神经支配的改变而改变，但也可能因神经源性水肿而改变。由于水肿，患者可能描述该区域肿胀，但也可能是由于传入感觉缺乏导致。

4.1.1.6 肌筋膜方面

当采集盆腔疼痛患者的病史时，重要的是了解盆腔所有器官的功能。当然应该关注以下问题：下尿路功能、肛门直肠功能、性功能、妇科、疼痛和社会心理方面。人们不能仅根据病史说明存在盆底功能障碍。若存在两个或更多盆腔器官功能障碍时，可怀疑盆底功能障碍，例如排尿和排便异常的组合。

4.1.2 体格检查

临床检查通常可用于检验从良好病史中获得的初始印象是否正确。检查应有针对性地进行，检查结果可能会指导改变治疗方式。在检查之前，医师最好向患者解释将要进行的检查以及检查目的。在沟通时应该获取患者同意，并且应该适当时保持谦逊的态度，必要时解释为什么需要进行直肠和（或）阴道检查。最后，加剧疼痛的风险因素应作为解释内容的一部分。记录讨论内容。询问患者是否有性伴侣在场。除一般体格检查外，骨骼肌和神经系统检查应被视为整体评估的一个组成部分，并适时进行。检查后，最好询问患者是否对检查存在任何疑虑，并应加以讨论。

对于 CPPS 没有特定的诊断方式，因此，体格检查一方面可识别和排除与盆腔疼痛相关的特定疾病，另一方面可以用于类型描述。腹部和盆腔检查对排除盆腔病变以及明确压痛部位至关重要。还应检测肌肉功能异常。外生殖器的检查是评估的一部分。阴囊疼痛的患者，进行阴囊每个部位的轻触诊以寻找肿块和疼痛部位。阴茎和尿道可用类似的方式触诊。许多作者建议应该沿着腹部皮肤（$T_{11} \sim L_1$）和会阴（S_3）的皮肤评估异常性疼痛（触诱发痛），并记录压痛程度。男性的球海绵体肌反射也可提供关于阴部神经完整性的有用信息。如果可能，临床盆腔检查应该是单个手指检查。通常的双合诊会产生严重的疼痛，因此检查者必须谨慎行事。肛门指诊可判断男性患者的前列腺是否异常，包括有无触痛，并检查直肠和盆底肌肉的压痛点和触发点。

在临床检查中，可发现肛周皮炎是大便失禁或腹泻的征兆。肛裂易被忽视，应该在患有肛门疼痛的患者中进行彻底检查。直肠指检结果可能显示肛门括约肌静息压高或低，肛提肌综合征患者的耻骨直肠肌疼痛，偶尔会加重会阴的下降。耻骨直肠肌的压痛可区分肛提肌综合征和非特异性疾病。

功能性肛门直肠疼痛在大多数研究中被用作主要入选标准。盆腔痛患者排便时通常可发现盆底肌的反常收缩。应注意腹压增加使盆底紧张时肛门或直肠脱垂的情况，理想情况下应在双合诊时判断盆腔器官脱垂情况。

脊柱、肌肉、神经和泌尿生殖系统的全面临床检查对于帮助诊断阴部神经痛是必要的，尤其是检查可能提示其他病理改变。典型的阴部神经痛通常很少见，而常见的是非特异性的临床表现。主要的病理特征性改变是沿神经分布的神经损伤的迹象，例如触诱发痛或麻木。阴部神经压痛可能有助于临床诊断。可通过每次的直肠或阴道检查以及坐骨棘和（或）Alcock 管的区域的触诊引发阴部神经压痛。肌肉的压痛点和疼痛触发点二者易混淆。触发点可以存在于盆底（肛提肌和闭孔内肌）内部或外部（例如梨状肌、内收肌、腹直肌或椎旁肌）的一系列肌肉中。

4.2　补充评估

如果病史提示下尿路，妇科，肛门直肠或其他已知的病因疾病，诊断检查应遵循各自的指南。

4.2.1　评估疼痛和相关症状

可以仅通过可靠的症状评分方法评估疾病的严重程度，有无进展及治疗效果。建议将这些主观结果测量用于患者的基本评估和疗效监测。应经常评估疼痛程度（见下文），以确定疾病进展和治疗效果。除了在医院里做疼痛评估，患者还可以每天记录（疼痛日记）。这可能需要记录其他相关情况，如排尿、性活动、活动水平或镇痛药的使用情况。

对患者疼痛日记的结果回报给予更多的关注，有助于提高患者对其疾病及疼痛日记的认识，从而提高数据质量。

应衡量生活质量，因为与其他慢性病相比，慢性盆腔痛患者的生活质量可能非常差[266, 267]。在一项研究中，更多的疼痛、更长的疼痛缓解时间（为缓解疼痛而减少活动）和更重的泌尿系统症状与更严重的残疾相关（也通过自评报告进行评估），疼痛通过抑郁和灾难性思维（无助量表）进行预测[63]。

如果治疗的主要结果是缓解疼痛，那么有必要在开始治疗之前先达成临床有用的缓解水平[268]。最可靠的方法是：

（1）五点语言量表：没有疼痛，轻度疼痛，中度疼痛，重度疼痛，非常剧烈的疼痛；

（2）视觉模拟量表（VAS）评分从 1 到 10；

（3）十一点数字刻度表。

0	1	2	3	4	5	6	7	8	9	10
无痛感										极度疼痛

疼痛评估评分受认知和情绪因素影响[62]。疼痛严重程度、痛苦和残疾的情况并不完全关联，一方的改善并不一定意味着其他方面的改善。当主要治疗目的是疼痛时，其意义应在讨论临床重要差异时加以确定[268]。

前列腺疼痛综合征

可靠、有效的症状和生活质量量表是美国国立卫生研究院慢性前列腺炎症状指数（NIH-CPSI）[269]和国际前列腺症状评分（I-PSS）[270]。

膀胱疼痛综合征

症状评分可能有助于评估患者情况并作为疗效的评估。O'Leary-Sant 症状量表，也称为间质性膀胱炎症状量表（ICSI），在一项大型研究中得到验证[271]。

胃肠道问卷

功能性肛门直肠疼痛疾病（肛门直肠骨盆疼痛）的定义和特点是疼痛的持续时间、频率和性质。在诊断 IBS 中使用了更复杂的问卷。经验证的 IBS 症状严重程度量表(IBS-SSS)包括对最广泛的疼痛相关方面的测量[272，273]。然而，由于不同研究使用的不同的工具衡量 IBS 慢性腹痛的终点不同，往往难以对已发表的研究进行比较。

性功能评估

在男性中，对性功能的最常见影响是勃起功能障碍和早泄。这些可以通过适当的问卷来评估，即 IIEF（勃起功能的国际量表）和 PEDT（早泄诊断工具）。与对照组相比，患有 CPP 的女性中性逃避行为，性快感缺失和“阴道痉挛”的情况更多见[233]。女性性功能指数（FSFI）已经发展成为一种简短的多维度的自我评估量表，用于评估女性性功能的关键问题，包括欲望、主观唤醒、润滑、性高潮、满意度和疼痛。在男性身上则缺乏相应的证据。

4.2.2 肌筋膜评估

盆底肌肉检测可以由医师进行，但物理治疗师最好可以对盆底组织情况进行一定的咨询。根据国际尿控协会（ICS）报告，通过阴道或直肠检查可以评估盆底肌肉的功能。该评估已经过测试，并显示出令人满意的有效性和观察者内部的可靠性。因此可以认为它适用于临床实践[274]。直肠检查是评估男性盆底功能的良好方法[275]。关于使用超声（US）评估盆底肌肉功能的报道越来越多。未来需要确定其在诊断中的确切地位[276]。在对 72 名患有 CPP 的男性进行的队列研究中，检查了触发点的位置与牵涉痛之间的关系。90% 的患者耻骨直肠肌有压痛。55% 的患者腹壁肌有压痛。在耻骨直肠肌中发现触发点的患者中，93%有阴茎疼痛，57%有耻骨上区域疼痛。腹部肌肉存在触发点的患者报告阴茎疼痛(74%)，会阴疼痛（65%）和直肠疼痛（46%）[277]。此外，评估了更宽范围的肌肉骨骼（压痛点），包括骨盆外的肌肉，有助于诊断肌筋膜疼痛方面的盆腔痛分型[278，279]。

4.2.3 神经系统方面

神经阻滞

局部注射麻醉剂和类固醇对神经损伤情况可能具有诊断性。对阴部神经的不同位点的阻滞可能有助于确定神经损伤或卡压位点[280-290]。坐骨棘的浸润需要使用神经刺激器 / 定位器。可同时记录运动终点（肛门收缩）和感觉终点。可以通过 X 线透视检查，计算机断层扫描（CT）引导或超声来定位解剖学终点。超声波无辐射，而 CT 涉及大量的辐射。目前，X 线透视检查可能是最常使用的成像技术，因为大多数麻醉师均可以使用。目前，Alcock 管内阴部神经的浸润主要是通过 CT 进行的。除了在阴部神经周围注射外，还可以进行骨盆其他神经的特异性阻滞。

电生理研究

这些可能揭示会阴去神经支配，阴部神经延迟增加或球海绵体肌反射受损[291-295]。然而，显著的神经损伤才可能通过检测提示异常。疼痛可能与局部神经损伤有关，因此，这些检测通常是正常的。

4.2.4　影像学检查

为了鉴别与 CPP 症状相同的具有已知病因的疾病，应根据适当的指南适当选择合适的辅助检查。一旦确定 CPP 的诊断，应用相应的辅助检查方法来评估不同的功能异常和表型情况，如 BPS 和慢性肛门疼痛综合征。

超声

价值有限但可以让患者安心。但是，过度检查可能是有害的。

MRI

磁共振神经造影术在专科中越来越多的应用于周围神经系统中神经损伤的定位（近端与周围）和程度（完全损伤与部分损伤），比传导研究更早且具有更高的特异性。

MR 排粪造影成像

磁共振排粪造影已成为动态评估肛直肠功能最有价值的成像技术。MRI 技术不仅能显示出盆底的解剖结构，而且通过使用黏性造影剂（如超声凝胶）填充直肠后应用动态序列可以显示不同的结构和功能异常。可以看到以下病理改变：盆底脱垂，用力排便时肛门直肠角异常，直肠套叠，直肠前突，肠膨出和膀胱膨出。然而，磁共振排粪造影的局限性在于患者需左侧卧位和有限的空间，这可能会降低向下排便的用力程度，从而降低方法的敏感性，低估了肠和直肠膨出以及肠套叠的程度。

功能性神经成像

功能性神经成像，功能性磁共振成像（fMRI）目前正被重新评估为一种研究工具，一些研究小组提出了这种方法并对相关问题做出了解释[296]。关于疼痛，fMRI 可能显示疼痛网络，也可能显示非特异性威胁的处理进程[297]。目前，本专家组暂不推荐 fMRI 作为临床工具。

4.2.5　实验室检查

微生物学检查

前列腺疼痛综合征

实验室检查是经典的用于细菌定位的四杯试验[298]。除了无菌的按摩前的尿液（排空膀胱尿 -2），PPS 显示前列腺分泌物中的致病菌小于 10^3cfu/ml，而在射出的精液中的无显著白细胞或细菌。然而，这项检查由专业的泌尿科医师完成，但用于临床过于繁琐。一个简单的筛查方法，即两杯试验或按摩前 - 后分泌物检查（PPMT），可以有效地提高诊断效率[299, 300]。总的来说，这些测试对 PPS 的诊断意义有限，因为 8% 的 PPS 患者的前列腺定位病原菌培养阳性，与无症状男性的比例相似[301]。

膀胱疼痛综合征

对于怀疑患有 BPS 的所有患者，建议使用尿液试纸和尿液培养（包括无菌性脓尿时的结核杆菌培养）。高危人群也建议进行尿液细胞学检查。

慢性盆腔疼痛的妇科方面

建议使用阴道和子宫颈拭子以排除感染。在特定的病例中，可能需要影像学检查来除外一些明确的病变，如子宫内膜异位症的骶神经病变 [302]。

4.2.6 侵入性检查

肛肠疼痛

具有感觉测试的肛门直肠测压（压力容积测量：恒压器）可用于诊断排便运动不协调和直肠过度敏感，这是 CPP 和 IBS 患者的典型症状。对于肛门直肠疼痛患者，应考虑进行直肠乙状结肠镜检查或结肠镜检查，以排除结肠直肠病变。

女性腹腔镜检查

腹腔镜检查可能是排除妇科病变最有用的侵入性检查方法 [303, 304]，有助于女性 CPP 的鉴别诊断 [305]。通常，它与膀胱镜检查 [306, 307] 和（或）直肠镜检查相结合，以帮助识别多腔室疼痛的部位。

腹腔镜检查的心理学考虑

三项非常不同的腹腔镜检查研究表明，它可以通过解除对严重疾病的担忧而在一定程度上改善疼痛 [308]，尽管向患者展示其骨盆内容的照片及讲解本身并不能减轻患者的疼痛 [309]。从一开始就需要进行身体和心理的综合性评估，而不是在排除盆腔疼痛的身体问题后才处理心理问题 [310]。

膀胱镜检查和膀胱活检见表 10-6。

表 10-6 根据水扩张下的膀胱镜检查和活组织检查结果的 BPS 类型的 ESSIC 分类 [11]

水扩张下膀胱镜检查 / 活检	未做	正常	红斑征 [a]	Hunner's 病变 [b]
未做	XX	1X	2X	3X
正常	XA	1A	2A	3A
尚无定论	XB	1B	2B	3B
阳性 [c]	XC	1C	2C	3C

[a] 膀胱镜检查：2 ～ 3 级的红斑征。

[b] 伴 / 不伴红斑征。

[c] 组织活检提示炎性浸润和（或）逼尿肌肥大细胞增多和（或）肉芽组织和（或）膀胱壁深层纤维化。

尽管对膀胱镜检查在 BPS 中的诊断和随访价值存在争议 [311-315]，但该专家组认为这一客观的发现对于诊断、预后和排除其他可治疗的疾病有重要作用（诊断标准的标准化方案也将有助于不同研究的一致性和可比性 [316]。内镜下，BPS 3 型显示红色黏膜区域，通常与向中央瘢痕放射的小血管有关，有时被小凝块或纤维蛋白沉积物覆盖—Hunner 病变 [63]。随着膀胱扩张，瘢痕破裂，形成典型的瀑布型出血。BPS 3 型与麻醉下膀胱容量降低有很强的相关性[317]。非病灶性疾病在膀胱镜检查时显示膀胱黏膜正常。水扩张后观察到红斑征被认为是一个阳性诊断标志，尽管该现象也可以出现在无 BPS 的情况下[318]。活检有助于建立或支持该疾病典型和非病灶型的临床诊断[162, 189, 316, 319, 320]。组织学检查用于与原位癌和结核性膀胱炎的鉴别诊断（图 10-1）。

4.3 诊断流程（图 10-1 和表 10-7）

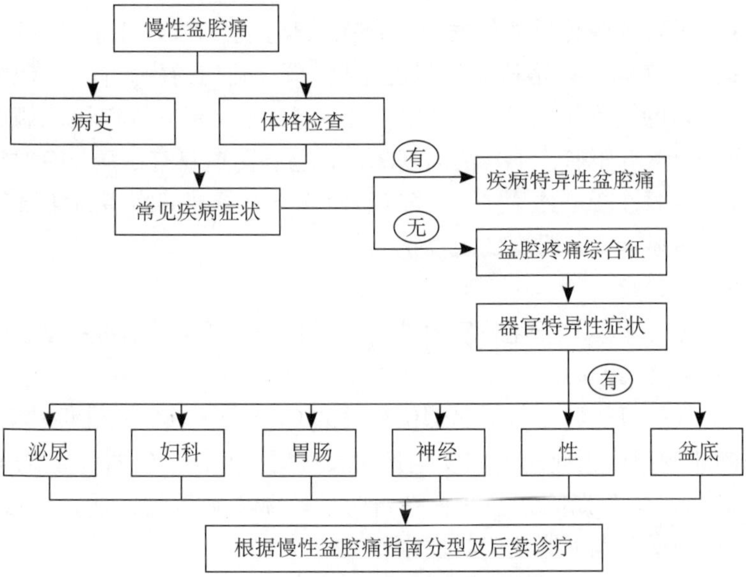

图 10-1 慢性盆腔疼痛诊断流程图

表 10-7 盆腔疼痛的表型—UPOINT 分类

表型	评 估
泌尿科学	尿流量，排尿日记，膀胱镜检查，超声检查，尿流率测定
心理学	关于疼痛，抑郁和功能丧失的焦虑，负面性经历
器官特异性	询问妇科、胃肠、直肠、性相关疾病的主诉。妇科检查，直肠检查
感染	精液培养和尿培养，阴道拭子，粪便培养
神经系统	询问神经系统相关主诉（感觉丧失，感觉迟钝）。体格检查期间的神经学检查：感觉问题，骶反射和肌肉功能
肌肉压痛	触诊盆底肌肉，腹肌和臀肌
性学	勃起功能，射精功能，高潮后疼痛

4.4 无泌尿系原因的其他疼痛情况

4.4.1 痛经

月经疼痛或“痛经”可能是原发性或继发性疼痛。原发性痛经通常在月经周期的排卵期开始，并且在分娩后趋于减轻[305]。继发性痛经表明有病理学改变，如子宫内膜异位症[304]，子宫腺肌病[321]或盆腔感染，以上情况需要排除。

4.4.2 感染

在绝经前女性中，必须排除盆腔炎性疾病（PID）病史。应给予拭子采集，以排除衣原体和淋病感染。还应排除细菌和病毒等生殖道病原体[322]，因为它们可引起严重的盆腔/阴道/外阴痛[323]，并且与溃疡性病变和炎症有关，这可能会导致尿潴留[324]。如果对诊断有任何疑问，腹腔镜检查可能会有所帮助，其可用于子宫内膜异位症的鉴别诊断。

4.4.3 子宫内膜异位症和子宫腺肌病

在发达国家，子宫内膜异位症的发病率正在上升。它对女性生活产生广泛的影响[325]，在评估生活质量时，疼痛比体格检查结果更重要[326]。确切的病因尚不清楚，但可确定的是其与不孕存在一定的关系[327]。通常在有继发性痛经和（或）性交困难病史时进行诊断。检查时，阴道侧穹隆常有压痛，子宫活动度降低，直肠阴道隔有压痛，有时还有附件肿块。腹腔镜检查是最有用的诊断工具[328-331]。子宫腺肌病与月经期间疼痛的增强有关[332a]。它是通过超声诊断，通常显示子宫肌层的囊性扩张[332b]。

4.4.4 妇科恶性肿瘤

子宫颈，子宫体或卵巢的恶性肿瘤的扩散可引起侵袭部位的盆腔疼痛。

4.4.5 与分娩有关的损伤

分娩时发生的损伤可能导致与损伤部位相关的CPP[331]。其中女性性功能障碍是最常见的问题[333]，虽然不同原因引起的产妇发生骨盆束带痛和其他生殖器-骨盆痛的情况也在增加[334]。在产后和母乳喂养期间，往往存在暂时性雌激素缺乏的问题，这可能会加剧这种情况。盆底的去神经支配也可能使症状加剧[335]。

4.4.6 与盆腔器官脱垂和脱垂手术相关的疼痛

盆腔器官脱垂通常是无症状的，但严重者可伴有腰背部牵拉痛，阴道疼痛和皮肤黏膜破溃[336]。脱垂通常是老年女性的一种疾病，常与绝经后雌激素缺乏有关，这可能导致性交疼痛。脱垂修补手术可能需要使用不可吸收的网片材料（通常使用市售的“网片套装盒”）[337-339]。尽管它们可能在支持阴道方面发挥作用，但存在一些并发症，包括膀胱、肠道和阴道损伤[338]和神经病变[340]。为明确引起患者疼痛的原因，应对患者进行全面的临床评估，可能需要特殊的成像技术，必要时使用造影剂协助诊断[341-344]。

4.4.7 痔疮

严重的痔疮可以通过内镜或外科手术等方式得到有效治疗，因而盆腔疼痛在痔疮患者中很少见。最常见的无明显出血的疼痛病因是血栓形成的外痔或肛裂。与出血相关的排便时的痔疮疼痛通常是由于内部痔疮的脱垂或溃疡。痔疮出血引起的贫血很少见，但可能发生于抗凝治疗患者或凝血功能障碍患者。

4.4.8 肛裂

肛裂是肛管末段的撕裂，在排便期间和排便后出现疼痛。疼痛可以持续数分钟到数小时。慢性肛裂的定义为症状持续超过6周或横向的肛门括约肌纤维暴露。位于中线附近的肛裂通常与特定疾病有关，如克罗恩病或肛门癌。肛门内括约肌痉挛和缺血与慢性肛裂有关。

4.4.9 直肠炎

炎性肠病和直肠炎患者的腹部和盆腔疼痛往往难以解释。粪便钙卫蛋白可能有助于区分炎症和功能性疼痛，以避免使用类固醇。

4.4.10　肠易激综合征

尽管 IBS 可能与盆腔疼痛有关，但该专家组考虑在这些指南的范围之外对这一专题已有全面讨论。许多高质量的临床指南都讨论了这个问题[345，346]。

4.5　证据和推荐摘要：诊断性评估

4.5.1　前列腺痛综合征（PPS）的诊断评价（表 10-8）

表 10-8　前列腺痛综合征（PPS）的诊断证据和推荐

证据总结	等级
前列腺疼痛综合征与消极的认知、行为、性或情绪影响有关，也与下尿道症状和性功能障碍有关	2b
前列腺疼痛综合征没有已知的单一病因	3
PPS 疼痛的机制包括神经重塑和神经性疼痛	2a
前列腺疼痛综合征对生活质量影响较大	2b
抑郁和灾难性思考与更多的痛苦和较差的适应能力有关	3
在基于人口的研究中，PPS 样症状的患病率很高（> 2%）	2b
已有可靠的工具用于评估 PPS 症状的严重程度以及表型的差异	2b

推　荐	等级
根据患者的需要调整诊断方式。必须排除具有类似症状的特定疾病	强
使用经过验证的症状和生活质量评分工具，如 NIH 慢性前列腺炎症状量表，进行初步评估和随访	强
评估与前列腺疼痛综合征相关的消极的认知、行为、性或情绪影响及泌尿系症状和性功能障碍	强

4.5.2　膀胱疼痛综合征（BPS）的诊断评价（表 10-9）

表 10-9　膀胱疼痛综合征（BPS）的诊断证据和推荐

证据总结	等级
BPS 没有已知的单一病因	3
BPS 疼痛与膀胱镜或组织学检查结果无关	2a
3 型 BPS 只能经膀胱镜和组织学证实	2a
病变或非病变引起的 BPS 发病率在不同研究中有显著差异性	2a
在基于人口的研究中，BPS 样症状的患病率很高	2a
BPS 的发生率高于其他疼痛综合征	2a
BPS 对生活质量有不利影响	2a
已有可靠的工具用于评估 BPS 症状的严重程度以及表型的差异	2a

推　　荐	等级
对膀胱疼痛患者行全身麻醉下硬性膀胱镜检查以区分亚型以及排除可能混淆的疾病	强
根据欧洲协会的定义，在排除原发性特定疾病后，有 BPS 症状的患者，应区分亚型和表型	强
系统评估 BPS 相关的非膀胱疾病	强
评估 BPS 相关的消极的认知、行为、性或情绪影响	强
使用经过验证的症状和生活质量评分工具，进行初步评估和随访	强

4.5.3　阴囊疼痛综合征的诊断评价（表 10-10）

表 10-10　阴囊疼痛综合征的诊断证据

证据总结	等级
精索神经在阴囊疼痛中起重要作用	2b
阴囊内容物的超声检查并不能帮助诊断或治疗阴囊疼痛	2b
输精管切除术后疼痛多见于男性输精管切除术后	2b
阴囊疼痛在腹腔镜手术后比开腹腹股沟疝修补术后更常见	1b

4.5.4　尿道疼痛综合征的诊断评价（表 10-11）

表 10-11　尿道疼痛综合征的诊断证据

证据总结	等级
尿道疼痛综合征可能是 BPS 的一部分	2a
尿道疼痛的机制包括神经重塑和神经性疼痛	2b

4.5.5　妇科方面慢性盆腔疼痛的诊断评价（表 10-12）

表 10-12　妇科方面慢性盆腔疼痛的诊断证据和推荐

证据总结	等级
临床病史和检查对于诊断该病是必备的	2a
腹腔镜耐受性好，暂未见到负面的心理影响	1b

推　　荐	等级
所有盆腔疼痛的女性都应该有完整的妇科病史和评估，包括腹腔镜检查，以排除可治疗的原因（例如子宫内膜异位症）	强
对那些有尿失禁或脱垂的病人进行完整的泌尿妇科病史检查，植入不可吸收的网片，并考虑对网片进行专门的影像学检查	强
如果临床怀疑有妇科原因引起的疼痛，请咨询妇科医师。应根据妇科指南进行腹腔镜检查	强

4.5.6　肛门直肠疼痛综合征的诊断评价（表 10-13）

表 10-13　肛门直肠疼痛综合征的诊断证据和推荐

证据总结	等级
牵引时的压痛是慢性肛门疼痛综合征的主要诊断标准	1a
推　荐	**等级**
肛门直肠疼痛患者推荐进行肛直肠功能检查	强

4.5.7　阴部神经痛的诊断评价（表 10-14）

表 10-14　肛门直肠疼痛综合征的诊断证据和推荐

证据总结	等级
骨盆或泌尿生殖系统区域内的多种感觉和功能紊乱，可能是由于一条或多条神经的损伤而引起的。其解剖很复杂	2
神经损伤没有单一病因，症状和体征可能很少或很多	1
检查结果通常是正常的	2
周围神经疼痛综合征通常与消极的认知、行为、性或情绪影响有关	1
推　荐	**等级**
排除易混淆的疾病，如肿瘤、感染、创伤或脊髓病变	强
如果怀疑存在周围神经疼痛综合征，应尽早转诊到该领域的专家，多学科合作的团队中	弱
影像学和神经生理学有助于诊断，但影像学和神经定位器引导局部麻醉注射更可取	弱

4.5.8　CPP 性方面的诊断评价（表 10-15）

表 10-15　CPP 性方面的诊断证据和推荐

证据总结	等级
慢性疼痛会导致性生活和性满意度下降，并可能会降低夫妻关系满意度	2a
报告称遭受性虐待、身体虐待或精神虐待的患者出现 PPS 症状的比例较高	2b
PPS 患者中普遍存在性功能障碍	2b
在患有 PPS 的男性中，最常见的性功能障碍是勃起功能障碍和射精功能障碍	3
在患有 CPPS 的女性中，所有的性功能域（sexual function domains）都较低。据报道，最常见的功能障碍是性回避、性交痛和“阴道痉挛”	2a
外阴疼痛综合征与 BPS 有关	3
患有 BPS 的女性更多的是因为害怕疼痛、性交痛和性欲减退	2a
盆底肌肉功能与性反应的兴奋和高潮阶段有关	3
慢性疼痛可在性反应周期的每个阶段造成干扰	2b
推　荐	**等级**
如果患者出现提示慢性盆腔疼痛综合征的相关症状时，在不暗示与疼痛的因果关系的情况下，筛查是否存在受虐待史	弱

4.5.9 CPP 心理方面的诊断评价（表 10-16）

表 10-16 CPP 心理方面的诊断证据和推荐

证据总结	等级
没有证据表明痛苦可引起盆腔疼痛，或者多种症状提示疼痛的不真实性	2b
目前或最近的性虐待可能是盆腔疼痛的诱因	2a

推　　荐	等级
评估患者与疼痛相关的心理困扰	强
询问患者他们认为他们疼痛的原因是什么，以便适时告知和安慰他们	强

4.5.10 盆底功能的诊断评价（表 10-17）

表 10-17 盆底功能的诊断证据和推荐

证据总结	等级
ICS 分类适用于临床实践	2a
盆底肌的过度活动与慢性盆腔疼痛、前列腺、膀胱和外阴疼痛有关	2a
盆底肌的过度活动是中枢神经系统的信息传入引起中枢敏化	2b
目前还没有公认的肌筋膜触发点的诊断标准	2a
触发点的位置与感知疼痛的区域之间存在着一定的关系	3

推　　荐	等级
应用 ICS 分类标准对盆底肌功能及功能障碍进行分类	强
慢性盆腔疼痛综合征患者建议积极寻找肌筋膜触发点	弱

5 管理

慢性盆腔疼痛的管理理念是基于生物社会心理模型建立的。这是一个需要患者积极参与的整体方法。单一干预措施很少孤立地发挥作用，需要在更广泛的个性化管理战略中加以考虑。

管理策略中很可能包括自我管理的因素。在进行药物和非药物干预时，应明确了解潜在的结果和预后。这些可能包括心理学、物理疗法、药物和侵入性干预。

治疗理念

提供个体化的信息，对患者的问题进行反馈，传达信任和关心，是减轻焦虑的有效方法[347]。提供额外的书面信息和可靠的指导信息的资源也会有帮助；医师往往依赖于使用本地生产的不同质量的材料或药品，同时认可患者对独立性材料的需求[348]。

5.1 非手术疗法

5.1.1 疼痛宣教

进行关于疼痛病因的宣教总是有价值的，包括疼痛的病因，引发患者对未发现的病症的担心，并解除疑惑。宣教的知识提高了患者治疗的依从性，加强自我管理，正如许多其他疼痛和非疼痛性疾病中所表现的一样，而不仅仅是表现在盆腔痛和腹痛，后者在一个小的定性研究中得到验证[24]。

5.1.2　物理疗法

理疗师与疼痛医师和心理学家一样，是疼痛管理团队的一部分。在不同国家理疗师的治疗方案可能不尽相同。理疗师既可以专门治疗盆底肌肉的病理改变，也可以治疗 PPS 中的肌筋膜疼痛。在大多数关于盆腔疼痛物理治疗效果的研究中，盆底的治疗只是疼痛管理的一部分。在对盆腔疼痛患者进行物理治疗的一篇综述中，我们得出结论，应慎重建议理疗[349]。他们发现了 6 个 RCT，其中 3 个显示 1b 级证据，偏倚风险较低。其中一项研究发现，在一年的随访后，门森迪克躯体认知疗法（Mensendieck somatocognitive therapy）显示疼痛减轻了 64%。该方法包括肌筋膜松弛和收缩，且结合认知行为疗法（CBT）改善姿势和运动[350]。

盆底肌疼痛

在 CPP 的管理中应考虑治疗盆底过度活动和肌筋膜触发点。治疗应由专业物理治疗师进行，他们不仅要接受疼痛的肌肉骨骼方面的训练，还要接受慢性疼痛的心理机制和中枢神经系统的作用方面的训练。

对于 CPP 和盆底肌功能障碍的患者，当疼痛开始时，学习如何放松肌肉是非常有帮助的。通过这样做，疼痛 - 痉挛 - 疼痛的循环就会被打断。在肌肉变短的情况下，仅仅放松是不够的。肌肉的伸展是恢复长度和功能的必由之路。关于盆底疼痛综合征的物理治疗研究较少。对前列腺或膀胱疼痛患者进行单盲 RCT 联合肌筋膜物理治疗和全身按摩。前列腺按摩治疗的整体有效率明显优于膀胱疼痛组（57% vs 21%）。在前列腺疼痛组中，两组治疗组之间没有差异。膀胱疼痛组肌筋膜治疗明显优于推拿治疗。按摩只能改善前列腺疼痛组的症状。前列腺疼痛组仅由男性组成这一事实被认为是一个可能的混淆因素[351]。

肌筋膜触发点释放

肌筋膜触发点的治疗可采用手法治疗、干针疗法和湿针疗法。所有不同治疗方法的证据等级都很低，大多数研究表明这些方法之间没有显著性的差异，其中大多数研究患者数量较少，方法也是各种各样的。没有证据表明手法按摩比不治疗更有效[352]。研究中多讲干针疗法与湿针疗法相比较。不同的系统综述得出的结论是，针刺虽然对疼痛有一定的作用，但并无研究支持或反对这种作用优于安慰剂[353]。其他综述认为干针疗法和湿针疗法的区别也是如此[354，355]。

BPS 的物理疗法

一般的肌肉锻炼对某些 BPS 患者可能是有益的[356]。经阴道手法按摩盆底肌群（Thiele 按摩）对高张性盆底功能障碍的 BPS 患者的多项评定量表[357]有明显改善。研究了在触发点进行局部神经阻滞对女性 CPP 患者的作用[358]。每个触发点经阴道内触诊确定，并注射布比卡因、利多卡因和曲安奈德。72% 的女性在第一次触发点注射后得到改善，33% 的女性完全没有疼痛。将盆底肌筋膜理疗与全身推拿治疗的疗效和安全性进行了比较，总体反应有效率评估（GAR）分别为 59% 和 26%。两组患者在随访过程中疼痛、急迫性和频数、O'Leary Sant IC 症状和问题指数下降，两组间差异无显著性差异。这表明肌筋膜物理治疗对患有 BPS 的女性是有益的[359]。

肛门疼痛综合征

在一项 RCT 中，生物反馈疗法治疗慢性肛门疼痛综合征比电刺激和按摩更有效[148]。对 157 例每周至少有直肠疼痛的患者进行了调查，但仅仅存在盆底牵拉疼痛的患者有明显的治疗效果。在耻骨直肠肌压痛患者（Rome II：极有可能是肛提肌综合征）中，87%的患者在经一个月的生物反馈治疗后能较大程度地缓解，而电刺激的缓解率为45%，按摩的缓解率为22%。在12个月内，经过9次生物反馈治疗后，58%的患者（Rome II：极有可能或可能为肛提肌综合征）疼痛得到充分缓解，在电刺激后27%的患者获得了充分的缓解，按摩后21%的患者获得了充分的缓解。正如以前在排便运动失调中所描述的，生物反馈治疗后排出装满50ml水的球囊和放松盆底肌肉的能力可以预测一个良好的治疗结果[148]。因此，慢性肛门疼痛综合征的病理生理学与排便运动失调相似，这支持盆底肌肉在两种情况下的病理生理中的作用。其他治疗方式则不太成功。

性功能障碍与CPP的治疗

夫妻在治疗过程中往往受益于及早转诊夫妻关系和性学咨询[360]。对有泌尿生殖系统问题和性功能障碍的女性而言，具体的行为策略往往包括探索性交的替代方法（手淫或口交）、不同的性交姿势（女性仰卧或侧卧），以及“踱步”（pacing），例如限制插入，使疼痛减少。计划性交的时间是很重要的，并且在性交后安排一次临床咨询可能有助于确定特定的条件和引起性交后烦躁的原因。男性身上缺乏相应的证据。

其他行为改变包括性交前后排尿，在生殖器或耻骨上区域应用冰袋[360, 361]，以及在阴茎插入前使用阴道扩张器。另一种选择是使用天然扩张器，如不同的手指或情趣用品。低致敏的非刺激性润滑剂可用于减少外阴、尿道和阴道摩擦，有外阴阴道萎缩迹象的女性可通过局部应用最小吸收剂量的雌激素乳膏缓解[362]。对于盆底肌过度活跃的患者，推荐物理治疗、肌筋膜松解术和盆底肌按摩[363]。

其他物理治疗干预

电刺激治疗

一项为期四周的小样本的双盲安慰剂对照研究显示，CPPS在一年的时间内具有显著的持续效应[364]。

微波热疗法

据报道，在非对照研究中，热疗法可明显改善症状，例如经直肠和经尿道热疗[365, 366]。

体外冲击波疗法

一项小样本的安慰剂对照双盲研究显示，对慢性盆腔疼痛综合征患者每周4次会阴外冲击波治疗（n=30），与对照组（n=30）相比，12周内疼痛、生活质量和排尿情况均有明显改善[367]。最近发表了另外两项随机对照研究，一项比较了两周内的10次治疗（n=40 vs n=40）[368]，另一次每周进行四次治疗（n=20 vs n=20）[369]。两个研究得出的结论是，在12周时，NIH-CPSI评分和疼痛有显著性改变。不幸的是，后续研究没有显示24周的长期优势效应[370]。

针灸

在一项对男性CPPS进行的小型三臂随机试验中，电针优于单独使用安慰剂治疗、建议和锻炼[371]。另一项最近的随机研究比较了针灸（n=50）和安慰剂对照（n=50），每周一次治疗6周，结果显示，在24周的有效率和总体症状评分方面，有显著的长期改善[372]。另一项随机对照试验显示32周的长期有效性[373]。2016年发表了两项系统回顾和荟萃分析，7项随机对照研究，总共471名参与者，将针灸与安慰剂对照或口服药物治疗进行比较[374, 375]。两者均得出结论：与对照组或口服药物治疗相比，针灸是安全有效的，明显降低了 NIH-CPSI 总分，应被视为一种治疗方案。这与近期的一项 Cochrane 系统回顾所得出的结果相一致[376]。然而，这种影响的远期疗效尚不清楚。

胫后神经刺激

一项中等规模的安慰剂对照研究（*n*=89）显示，在Ⅲ B 慢性前列腺炎 /CPP 患者中，NIH-CPSI 总分和疼痛视觉模拟评分均有明显改善[377]。

经皮神经电刺激

尽管经皮神经电刺激（TENS）很受欢迎，并且进行了大量的试验，但一项系统综述未能提供良好的证据证明或反对将其用于慢性疼痛的治疗[378]。此外，应进行严格的试验，为常用的干预措施提供一定明确性。

5.1.3 心理治疗

心理干预可以针对疼痛本身，也可以通过改善功能和情绪改善疼痛程度，以及无论是否减轻疼痛，均能减少医疗保健费用的投入。理想情况下，治疗遵循慢性疼痛领域的一般原则和实践[379, 380]，但这些原则在盆腔疼痛中往往被忽视。关于盆腔疼痛心理治疗的两项系统回顾和荟萃分析[339, 340]发现，疼痛的短期疗效约为 50%，可与药物治疗效果相媲美，但这种效果在随访中没有持久效应。令人惊讶的是，慢性盆腔疼痛的单成分治疗（咨询美国的结果[293]）和情绪宣泄[383]，有助于疼痛改善。更多的标准的基于心理的多元素研究项目很少，但仍处于试点阶段[384]。一种结合心理疗法和针灸治疗子宫内膜异位症相关疼痛的研究，报告在两年的随访中有显著的疼痛减轻[385]。而另外三种标准的多元素（包括心理）疼痛治疗[310, 350, 386]并未缓解疼痛或改善症状。另一项多法联合治疗的 RCT 也显示出对疼痛没有任何影响，但对减轻困扰有帮助[387]，这与对膀胱疼痛女性正念冥想的 RCT[388]结果一致。一些综述强调了多学科治疗的重要性[44, 389, 390]，并强调了高质量的心理治疗评估的必要性[389]。对于残疾和痛苦较轻的患者，这部分可以通过互联网[391]提供。其他一些综述对心理参与提出了积极的评价[392]，并建议从一开始就解决心理问题，针对疼痛本身，其预期结果是减少对生活的影响[35]，或在适应痛苦的过程中，无论是否减轻疼痛，在改善情绪和功能，减少医疗保健费用的投入方面均有帮助[37]。

5.1.4 饮食治疗

科学数据是有限的，饮食限制本身并不能明显缓解症状，但仍需要考虑让营养师的一起参与。

5.2 药物治疗

5.2.1 慢性盆腔疼痛综合征药物治疗

在本节中，将介绍可用于具体 CPPS 的证据。在没有证据的情况下，读者可参考下文（5.2.3）中关于镇痛药的章节，其中讨论了更多的通用用法。病例对照试验中报告的治疗效果存在很大差异，因为安慰剂效应或发表偏倚导致已发表的治疗效果存在很大差异。由于 CPPS 的病因较多，以 PPS 为例，在一些大型随机安慰剂对照试验中治疗失败的一个原因可能是患者群体的异质性。改善治疗效果的一个方法是对患者表型进行分层。一系列前瞻性的以表型为指导的 PPS 治疗效果已经在症状和生活质量上表现出的显著改善[393]。治疗 PPS 的单一治疗策略可能失败[294]，因此对大多数患者的治疗应将其并发症考虑在内，针对主要症状进行多模式联合治疗。在过去的十年里，多项 RCT 的结果已经显示了标准的和新的治疗方案选择的进展。

5.2.1.1 作用机制

将在下列药物标题下讨论作用机制。

5.2.1.2 盆腔疼痛综合征药物的比较

（1）前列腺疼痛综合征（PPS）

抗炎药

对于非甾体抗炎药（NSAIDs），关于塞来昔布的一项试验报道，疼痛评分、生活质量评分和 NIH-CPSI 总评分治疗组优于安慰剂组，但在疗效持久性方面有限[295]。在一项荟萃分析中，汇集了两项关于 NSAIDs 的研究[295，301]和一项关于泼尼松龙的研究[291]。80% 炎药比安慰剂更有可能产生抗炎作用。一项更新的荟萃分析对测量的结果进行了更严格的纳入标准，显示有更广泛的药物谱的药物 [包括黏多糖、植物疗法和他尼珠（tanezumab）] 可能对 NIH-CPSI 总分和治疗有效率产生显著影响。总的来说，抗炎药物已经显示出了中等的治疗效果，但还需要更大规模的研究来证实，而且还必须考虑长期的副作用。

α 受体阻滞剂

来自关于 α 受体阻滞剂（即特拉唑嗪[394，395]，阿夫唑嗪[396]，多沙唑嗪[397，398]，坦索罗辛[399，400]和西洛多辛[401]）的 RCT 的阳性结果已使得近年来 α 受体拮抗剂在 PPS 治疗中应用。但是一项系统回顾和荟萃分析报告，由于研究异质性，α 受体阻滞剂未显示显著疗效[402]，但 α 受体阻滞剂的另一项网络荟萃分析[403]显示临床症状、疼痛、排尿情况和 QoL 分数均有显著改善。此外，与安慰剂相比，它们效果更佳 [相对风险（RR）1.4，95% 置信区间（CI）1.1 ～ 1.8，P=0.013]。然而，治疗反应性，即临床感知或显著改善，可能低于平均症状评分变化的预期。总体而言，α 受体阻滞剂似乎具有中度但显著的有效性。但对于病情存在已久的 PPS 患者可能效果并不明显[404]。以后的研究应该涉及疗效的持久性或针对某种表型（例如：有 PPS 和排尿功能障碍的患者）指导治疗策略，这些研究结果将有助于提高治疗结局。

抗生素治疗

因为一些患者通过抗菌治疗症状得到了改善，经验性抗生素治疗被广泛应用。对抗生素敏感的患者应该持续用药 4 ～ 6 周甚至更长时间。遗憾的是，对于患有 PPS 的患者，其前列腺特异性标本的培养、白细胞和抗体状态，不能预测 PPS 患者的抗生素反应[405]，前列腺活检培养结果与健康对照组间无差异[406]。唯一高质量的随机安慰剂对照试验是使用环丙沙星（6 周）[154]、左氧氟沙星（6 周）[407]和盐酸四环素（12 周）[408]进行口服抗生素治疗。已发表的荟萃分析中对这些研究进行了分析[403，409]。虽然直接荟萃分析在结果测量方面没有显示出显著差异，但网络荟萃分析表明，与安慰剂相比，实验组在减轻总体症状、疼痛、排尿和生活质量评分方面有显著效果。抗生素联合 α 受体阻滞剂治疗在荟萃分析中显示出更大的优势。尽管症状评分有显著改善，但抗生素治疗并没有显著提高反应率[409]。此外，研究的样本量相对较小，治疗效果一般，多数时间低于临床意义。可以推测，从治疗中获益的患者存在一些未被识别的泌尿病原体。如果使用抗生素，在服用喹诺酮类或四环素类抗生素 6 周后，应提供其他治疗选择。

5α - 还原酶抑制剂

虽然一些关于 5α - 还原酶抑制剂小规模的试点研究，支持非那雄胺可以改善排尿和疼痛症状的观点，在同行评审的杂志上发表的首个随机对照试验不支持这个观点，但是这项研究缺乏信服力[410]。在另一项 RCT 中，与锯棕榈相比，非那雄胺在一年内更好的改善了症状，但缺乏安慰剂对照组[411]。一项为期 6 个月的安慰剂对照研究表明，由于缺乏统计学效力，未显示出非那雄胺的显著优势[412]。在一项前列腺癌风险降低研究中，与安慰剂相比，使用度他雄胺治疗的一组男性亚组的 NIH-CPSI 评分显著下降[413]。如果患者（n=427，年龄：50 ～ 75 岁，前列腺特异性抗原升高）在基线有明显的"前列腺样"症状，则纳入研究。基于以上证据，5α-还原酶抑制剂不能被推荐用于 PPS，但是在 PSA 升高的老年男性组中症状评分可能会减少[413]。

植物疗法

植物疗法将科学研究应用于草药的实践。对花粉提取物（舍尼通）进行的安慰剂对照 RCT 试验显示，炎性 PPS（NIH Cat. Ⅲ A）患者在 12 周的时间内临床症状得到明显改善[414]。这种效果主要是基于对疼痛的显著影响。与布洛芬相比，另一种花粉提取物（DEPROX 500）已被证明能显著改善总症状、疼痛和生活质量[415]。最近的一项花粉提取物治疗 PPS 的系统综述和荟萃分析显示，总体生活质量显著改善[416]。槲皮素是一种多酚类生物黄酮类化合物，具有一定的抗氧化和抗炎作用，一个小样本 RCT 显示其可改善 NIH-CPSI 总评分[417]。相比之下，使用锯棕榈（最常用于良性前列腺增生）治疗一年后症状没有改善[411]。在一项系统回顾和荟萃分析中发现，接受植物疗法的患者的疼痛评分明显低于接受安慰剂疗法的患者[403]。此外，荟萃分析的总缓解率也支持植物疗法（RR：1.6；95%CI：1.1 ～ 1.6）。

普瑞巴林是一种抗癫痫药物，已被批准用于神经性疼痛。在一篇最近发表的 Cochrane 综述中，仅有的一项证据等级高的随机安慰剂对照研究表明[418]，6 周的普瑞巴林疗程（n=218）与安慰剂疗程（n=106）相比，NIH-CPSI 总分并没有显著降低[419]。

戊糖多硫酸酯是以山毛榉木半纤维素为原料制备的半合成药物。一项使用口服大剂量（3×300mg/d）的研究表明，与安慰剂相比，PPS 患者的临床总体评估和生活质量有显著改善，提示一个可能的常见病因[420]。

肌肉松弛剂（地西泮、巴氯芬）有助于缓解括约肌功能障碍或盆底 / 会阴肌痉挛，但缺乏前瞻性临床试验来支持这些说法。在一项 RCT 中，肌肉松弛剂（硫代秋水仙碱苷），抗炎药物（布洛芬）和 α 受体阻滞剂（多沙唑嗪）的三重组合在治疗初治患者中有效，但不优于单独的 α 受体阻滞剂[398]。

A 型肉毒毒素（BTX-A）在会阴骨骼肌注射（100U）A 型肉毒毒素（BTX-A）的小样本随机安慰剂对照研究中，在整体反应评估和 NIH-CPSI 疼痛评分中显示出一些效果。然而，患者人数较少（BTX-A 组 13 例，安慰剂组 16 例），随访时间太短，无法得出明确结论。副作用尚不清楚[421]。在另一项前列腺内注射 BTX-A（100 或 200U，取决于前列腺体积）与安慰剂（两组各 n=30）的随机对照研究中，显示 6 个月的时间内 NIH-CPSI 和疼痛评分有显著改善[422]。然而，并没有证明真正的安慰剂效应，这表明试验是非盲的。目前还不能得出明确的结论。

扎鲁司特（一种白三烯拮抗剂）在两项证据等级低的安慰剂对照研究中，扎鲁司特和强的松均未显示出疗效[291，423]。

他尼珠（tanezumab）是一种人源化单克隆抗体，它专门抑制神经生长因子（NGF），目前只在临床试验阶段。最近，一项针对他尼珠（tanezumab）的安慰剂对照组Ⅱ a 期研究未能证明其显著效果[424]。

别嘌呤醇

在 PPS 中使用别嘌呤醇的证据不足[425, 426]。

(2) 膀胱疼痛综合征

BPS 的主流治疗方法

抗组胺药

肥大细胞可能在 BPS 中起作用。组胺是肥大细胞释放的物质之一。组胺受体拮抗剂已被用于阻断 H_1[427] 和 H_2[428] 受体亚型，其结果不一。对羟嗪或口服戊糖多硫酸酯进行的前瞻性安慰剂对照 RCT 未显示出显著效果[429]。

阿米替林

阿米替林是一种三环抗抑郁药。一些报告显示口服阿米替林后 BPS 症状有所改善[117, 430, 431]。阿米替林已被证明与安慰剂联合行为改变相比是有益的[432]。嗜睡是阿米替林的一个相对禁忌，有时会考虑用去甲替林替代治疗。

戊糖多硫酸酯

是以山毛榉木半纤维素为原料制备的半合成药物。被报道可主观改善疼痛，急迫性，频率，但不改善夜尿[433, 434]。戊糖多硫酸酯对 3C 型 BPS 的疗效优于无病变疾病[435]。效果与剂量无关，但与治疗时间有关。32 周时，大约 50% 的患者有效果。联合治疗的有效率为 40%，而安慰剂组为 13%。对于最初对戊糖多硫酸酯有轻微反应的患者，进行皮下肝素注射是有帮助的[436, 437]。

免疫抑制剂

咪唑巯嘌呤治疗可使疼痛和尿频症状消失[438]。环孢素 A（CyA）[439] 和甲氨蝶呤[440] 初评显示镇痛效果良好，但对急迫性和频率影响是有限的。由于缺乏证据，糖皮质激素不推荐用于 BPS 患者的治疗。

膀胱内治疗

由于口服生物利用度低导致膀胱内药物浓度高，且几乎没有全身副作用，所以应用膀胱内给药。缺点包括需要间歇导尿（对 BPS 患者可能是痛苦的）、成本和感染风险[441]。

• 局麻药

有少数报道膀胱内注射利多卡因成功治疗 BPS[442, 443]。利多卡因的碱性可改善其药代动力学[444]。联合使用肝素、利多卡因和碳酸氢钠，94% 的患者症状立即缓解，80% 的患者 2 周后症状持续缓解[445]。连续 5d 在膀胱内注入碱化利多卡因或安慰剂，可使症状持续明显缓解长达一个月[446]。

• 透明质酸和硫酸软骨素

可以修复糖胺聚糖层（GAG）层的缺陷。尽管膀胱内 GAG 补充已经用于治疗 BPS/IC 约 20 年，但大多数研究是非对照的，并且患者样本数较少。根据现有的研究，无论是天然的 GAG 层成分、剂型还是浓度，其在物质类别上存在差异。最近的 RCT 似乎加强了 GAG 层补充的情况，但它缺乏安慰剂组[447]。最近的一项荟萃分析证实了 GAG 层补充的有效性。然而，大多数检索到的研究是非随机的，而且数量很少[448]。

膀胱内肝素

膀胱疼痛综合征患者使用肝素治疗 3 个月，50% 以上患者症状得到控制，治疗 1 年后症状持续改善[449]。郭报道了另一项为期 3 个月的膀胱内肝素试验，试验对象是患有尿频 -

尿急综合征且钾测试呈阳性的女性。80%BPS 患者出现症状改善[450]。研究难治性 BPS 患者应用膀胱内肝素联合胫骨神经刺激治疗，2 ~ 12 个月后其排尿频率、疼痛评分及最大膀胱容积得到明显改善[451]。

• 高压氧（HBO）对一小部分 BPS 患者有中等疗效。缺点是成本高，治疗场地局限，治疗时间长[436]。

对 BPS 有限的治疗

西咪替丁

有限的数据表明西咪替丁能在短期内改善 BPS 症状[452]。与安慰剂比较，治疗 3 个月，西咪替丁明显改善症状评分、疼痛和夜尿，但两组膀胱黏膜均无组织学改变[453]。

前列腺素

米索前列醇是一种调节多种免疫级联反应的前列腺素。应用米索前列醇治疗 3 个月后，14/25 例患者症状明显改善，12 例患者在 6 个月后出现持续效应[454]。药物不良反应发生率为 64%。

L- 精氨酸

口服一氧化氮（NO）合酶底物 L- 精氨酸可减轻 BPS 相关症状[455-457]。BPS 患者一氧化氮升高[458]。然而，其他患者在治疗后没有出现症状缓解或 NO 产生变化[459，460]。

奥昔布宁

奥昔布宁是一种抗胆碱能药物，用于逼尿肌功能亢进。膀胱内奥昔布宁联合膀胱训练可提高功能性膀胱容量、初感容量和膀胱容量[461]。然而，对疼痛的影响还没有被报道过。

度洛西汀

度洛西汀（一种 5- 羟色胺去甲肾上腺素再摄取抑制剂，是一种抗抑郁药，可用于治疗神经性疼痛）不能明显改善 BPS 症状[462]。给药安全，但因为恶心，耐受性差。根据这些初步数据，不能推荐度洛西汀治疗 BPS。

氧氯苯磺酸是从前用于治疗 BPS 的次氯酸的衍生物[463-467]。由于并发症发生率高，不再推荐氧氯苯磺酸灌注[463，464，466，468，469]。

二甲基亚砜（DMSO）和卡介苗芽孢杆菌（BCG）在过去已经被使用过。没有足够的证据推荐使用这两种方法。

（3）阴囊疼痛综合征

慢性阴囊疼痛的治疗是基于慢性疼痛综合征的治疗原则，如本指南所述[470]。

（4）慢性妇科疼痛

从疗效和安全性的角度来比较药物的广泛差异是很困难的，因为它们有如此多的用途/适应证。

在那些没有明确病因的 CPP 妇科患者中，通常很难确定除了多学科慢性盆腹腔疼痛管理计划之外的治疗途径。Cochrane 综述表明，可能有一些证据（中度）支持使用孕激素。虽然有效，但内科医师需要熟悉孕激素的副作用（例如，体重增加，发胖 - 最常见的副作用），这可能使一些患者无法接受这种药物。戈舍瑞林（促性腺激素）也被认为有助于缓解这种疼痛。然而，与孕激素相比，其疗效仍然有限，就像加巴喷丁与阿米替林相比一样[471]。证据的质量一般较低，且来自单一研究[381]。

目前激素避孕药（如口服避孕药联合单孕激素片）和宫内节育器（曼月乐宫内节育系

统™）有多重生物效应，包括初级和二级避孕作用，如抑制排卵、改变宫颈黏液、阻止精子进入、改变内膜状态干扰着床。它们作为避孕药的有效性为 92% ～ 99.9%[292，472]。

促性腺激素释放激素（GnRH）与垂体促性腺激素的特异性受体结合。GnRH 对 GnRH 受体的长期激活导致脱敏，进而抑制促性腺激素分泌。而 GnRH 拮抗剂与 GnRH 竞争促性腺激素细胞膜上的受体，抑制 GnRH 诱导的信号转导，进而抑制促性腺激素分泌。这些化合物不具有拮抗作用，在某些临床应用中可能是有益的，如减少肌瘤大小、子宫内膜出血和子宫内膜异位症 [427]。

盆底、腹部和慢性肛门疼痛

A 型肉毒毒素（BTX-A）（盆底）

A 型肉毒毒素已经用于触发点注射治疗。它比利多卡因更昂贵，也没有被证明更有效 [474]。综述不支持将 BTX-A 注入触发点 [475]。盆底肌肉过度活动对 CPP 的发生有一定作用。BTX-A 是一种肌松剂，可用于降低盆底肌肉的静息压力。在骨盆底肌肉静息压力高的女性中，BTX-A 可以显著降低这种压力。降低的幅度明显高于安慰剂组。在疼痛评分（VAS）方面，在这个相对小样本的随机研究中没有发现组间差异 [476]。还可以在括约肌水平注射 BTX-A，以改善排尿或排便。尿道括约肌放松可以缓解膀胱问题，以及肌肉痉挛。在 13 例 CPP 患者的队列研究中，BTX-A 被注射入尿道外括约肌。11 例患者主观感觉疼痛症状发生了实质性变化，VAS 评分从 7.2 降到 1.6[477]。

A 型肉毒毒素（BTX-A）（慢性肛门痛综合征）

一项初步研究（n=12）表明，与提肛肌痉挛相关的 CPP 中，BTX-A 治疗耻骨直肠肌和耻骨尾骨肌在一些女性中似乎很有研究价值。纳入标准仅依赖阴道测压和盆底肌肉过度活动，定义为阴道静息压力＞ 40cmH_2O。虽然性交痛和痛经症状有所改善，但非月经期盆腔疼痛评分没有明显变化 [432]。在随后的双盲、随机、安慰剂对照试验中，同一组根据收缩性压痛和高张性压痛（＞ 40cmH_2O）两个标准定义盆底肌肉痛，共纳入 60 名女性。在这项更大的研究中，与应用安慰剂的患者相比，非经期盆腔疼痛得到了显著改善（VAS 评分 51 vs 22 ；P=0.009）。因此，BTX-A 可以有效地减轻盆底肌肉相关疼痛，并伴有可接受的副作用，如偶尔出现压力性尿、粪失禁 [478]。然而，最近，一个小型 RCT 并没有显示出 BTX-A 的任何好处 [479]。

间歇性慢性肛门疼痛综合征

由于发作时间短，医疗和预防往往不可行。在一个随机对照试验中，症状频繁出现且疼痛持续时间短暂的患者在吸入 β_2 肾上腺素能受体激动剂沙丁胺醇后明显改善 [480]。其他的治疗选择是地尔硫䓬和 BTX-A[481]。然而，对于间歇性慢性肛门疼痛和慢性肛门疼痛综合征的持续时间仍存在一些争议。RCT 通常使用不同的定义，扩展疼痛持续时间范围（转移到慢性疼痛），以包括更多的患者，并更好地评估研究药物的作用。

腹痛伴肠易激综合征

利那洛肽是一种最低限度吸收的肽鸟苷酸环化酶 -C 激动剂，剂量 290μg，每天一次，在 26 周的治疗中可显著改善腹痛（48.9% vs 34.5% 安慰剂组）和与便秘型肠易激综合征（IBS-C）相关的肠道症状 [436]。腹泻是使用利那洛肽治疗的患者最常见的不良事件（4.5%）。然而，虽然已知与 IBS 盆腔疼痛重叠，但本研究并未评估其对 IBS 盆腔疼痛的影响。

Δ -9- 四氢大麻酚（THC）在慢性腹痛中的镇痛作用仅显示出模棱两可的证据。在最近发表的一项Ⅱ期试验中，THC 片和安慰剂片在减少慢性腹痛患者的疼痛结果方面没有发现差异[483]。

5.2.2　镇痛药

如果使用简单的镇痛药不能明显缓解疼痛，则考虑使用神经性毒剂，如果没有改善，考虑让一个研究盆腔疼痛的疼痛管理中心参与。CPP 被很好地定义，其涉及前面章节描述的多种机制。这种管理需要一种具有生物学、心理学和社会成分的整体方法。很少有研究专门研究 CPP 中使用的药物[484]，因此，对文献进行了更广泛的研究，还需要进一步的具体研究。为了便于描述，有关的药物被划分了。联合用药通常比独立用药提供更大的好处。它们还可以降低个体剂量，从而将副作用降至最低。使用这些药物的目的是为了提高患者的生活质量。这最好通过评估他们的功能以及疼痛的严重程度来衡量。如果这些药物的使用不能起到这样的作用，那么它们应该被撤销。不幸的是，一种药物的失败并不能排除替代方案的潜在好处。如果副作用限制了疗效，那么应该确定最低有效剂量（通过剂量滴定）。有时，患者会倾向于更高程度的疼痛和更少的副作用。

5.2.2.1　作用机制

作用机制将酌情在下文药物标题下讨论。

5.2.2.2　比较组内和组间的疗效和安全性

扑热息痛（对乙酰氨基酚）

扑热息痛是一种耐受良好的镇痛药。这是一种具有中枢作用机制的解热镇痛药[485]。它是通常可以在药店买到的非处方药。最近的一篇综述对其作为一线镇痛药的常规使用提出了质疑，因为没有足够的证据表明其在包括痛经在内的许多疼痛条件下有效[486]。它不会对所有患者有效，在决定长期使用时，应评估个人效果。

非甾体抗炎药（NSAIDs）

这些药物是抗炎、解热镇痛药，通过抑制环氧化酶（COX）起作用。它们具有外周作用，因此在涉及外周或炎症机制的情况下使用。它们通常用于盆腔疼痛，许多可以在药店买到，通常耐受性很好。没有很好的证据表明在治疗盆腔疼痛方面一个非甾体抗炎药优于另一个非甾体抗炎药。非甾体抗炎药和 COX-2 选择性药物应用指导已经发表。与扑热息痛相比，它们有更多的副作用，包括消化不良、头痛和嗜睡。

它们对 CPP 有益的证据不足或根本不存在，而且常常受到副作用的限制。对于主要是由炎症引起的盆腔疼痛，如痛经[487]，非甾体抗炎药比安慰剂和扑热息痛更有效，但副作用发生率更高。对于可能与中枢机制有关的盆腔疼痛，如子宫内膜异位症[488]，尽管非甾体抗炎药被广泛应用，但缺乏证据。

在实践层面，如果考虑使用非甾体抗炎药，应尝试（考虑到注意事项和禁忌证），并检查患者的功能改善和镇痛效果。如果这一目标没有实现，或者受副作用限制，那么就应该撤销这些药物应用。

神经调节剂

这些药物不是简单的镇痛药，而是用来调节神经性疼痛或中枢性疼痛。在镇痛药中有几种常用的公认有疗效的药物。它们是需要定期服用的，都有副作用，可能会限制某些患者的使用。在英国，国家健康和临床卓越研究所（NICE）回顾了神经性疼痛的药理学管理[489]。并不是所有的药物都被许可用于疼痛管理，除非有历史和证据证明它们的好处。

治疗 CPP 的证据尚缺乏，但对于其他疼痛的治疗是有效的。在这一章中，大部分证据来源于非盆腔疼痛。使用这些制剂的一般方法是通过滴定剂量来评估利与弊。其目的是为了提高患者的生活质量，而生活质量的最佳评价往往是通过患者的功能改变来评估的。联合使用这些药物是常见的，但缺乏不同药物相互比较或联合使用的研究。其中一些药物也可用于特定的条件。用简单的调查问卷早期识别神经性疼痛可以促进神经调节剂的靶向治疗[64]。

抗抑郁药

三环类抗抑郁药

三环类抗抑郁药（TCAs）具有阻断乙酰胆碱受体、抑制 5- 羟色胺和去甲肾上腺素再摄取、阻断组胺 H_1 受体等多种作用机制。它们也有抗焦虑作用[490]，而且常常受到副作用的限制。三环类抗抑郁药在疼痛治疗方面有着悠久的历史，Cochrane 综述[491]表明三环类抗抑郁药对神经性疼痛有效。阿米替林是最常用的药物，剂量 10 ～ 75mg/d（有时上升到 150mg/d）。这是针对疗效或副作用进行滴定的，可以在夜间服用[489]。去甲替林和丙米嗪可作为替代药物。

其他抗抑郁药

度洛西汀是一种 5- 羟色胺 - 去甲肾上腺素再摄取抑制剂（SNRI）抗抑郁药，经批准用于治疗抑郁症、压力性尿失禁和神经性疼痛。有中等强度的证据表明，60mg/d 的剂量对糖尿病神经病变和纤维肌痛症是有益的[492]。副作用是常见的，并可能导致其停药。

选择性 5- 羟色胺再摄取抑制剂是一种副作用较小的抗抑郁药。它们对治疗抑郁症有效，但是还没有足够的研究证明它们对盆腔或神经性疼痛有好处[491-493]。

抗惊厥药

抗惊厥药常用于神经性疼痛的治疗。有一些研究是关于盆腔疼痛的。对个别药物进行了系统综述。NICE 神经病指南[489]建议使用它们。

卡马西平用于治疗神经性疼痛已有很长的历史。有证据证明它的有效性[494]。试验往往是短期的，只显示出中等的效益。会有一些副作用；其中一些可能很严重。它不再是首选药物。其他抗惊厥药物的副作用较小。

加巴喷丁是神经性疼痛的常用药物，目前已有系统综述[495]。它提供了良好的缓解效果，NNT 约为 6。副作用很常见，尤其是嗜睡、头晕和外周水肿。对于更高的剂量水平，应参考当地的处方，许多临床医师通常不超过 2.4g/d 的分剂量（最常见的是每天 3 次）。一项针对 CPP 女性的研究表明，加巴喷丁单独或与阿米替林联合使用比单独使用阿米替林具有更好的镇痛作用[496]。最近的一项初步研究表明加巴喷丁是有益的，也是可以耐受的；需要一项更大的研究来提供一个确定的结果[497]。

普瑞巴林是一种常用的神经调节剂，在某些神经病理条件下具有良好的疗效，但 NNT 因情况而异[498]。有效剂量为 300 ～ 600μg/d。同一项系统综述发现，每日剂量低于 150μg 不太可能起效。对慢性盆腔痛综合征（前列腺）的一项综述只发现了一项可回顾的研究，该研究没有显示整体症状的改善，但表明个别症状可能改善（如疼痛、生活质量），副作用也很常见，这说明仍需要进一步的可靠研究[418]。与加巴喷丁一样，副作用很常见，患者可能无法耐受。为了确定较长期的治疗，需要对患者进行针对副作用的疗效的正式评估。其他抗惊厥药物临床也会应用，但不常用来治疗疼痛。其他药物可用于神经性疼痛的治疗，但只有疼痛治疗方面的专家才能使用，并且他们需要熟悉这些药物的应用。它们往往会在其他镇痛药物治疗无效后才会被考虑使用。与所有良好的疼痛管理一样，它们被用作全面多维管理计划的一部分。

阿片类

阿片类药物用于慢性非恶性疼痛，可能对少数患者有益。由于副作用或镇痛作用不足，患者往往会停止口服阿片类药物[499]。它们应与管理计划一起使用，并与丰富使用经验的临床医师之间进行协商。建议疼痛管理单位应与患者和他们的初级保健医师一起参与。

在疼痛管理中使用阿片类药物以及考虑潜在风险方面，已有很好的用药指南[500]。网上也有关于患者的信息[500]。阿片类药物意识是一个基于网络的为患者和医疗保健专业人员提供资源的网站，是由英国皇家麻醉师学院疼痛医学学院和英国公共卫生部门共同创建，以支持疼痛相关的阿片类处方药物的开具。http://www.rcoa.ac.uk/faculty-of-pain-medicine/opioids-aware/。这个团体中有几个药物可用。它们可分为弱类（如可待因、双氢可待因和曲马多）或强类阿片类（如吗啡、羟考酮、芬太尼和氢吗啡酮）。口服治疗较好，但如果耐受性差，经皮（贴片）治疗可能更有优势。侵入性更强的方法不太常用，而且只在专业单位中使用。副作用很常见，包括便秘、恶心、生活质量下降、阿片类药物耐受、激素和免疫效应以及心理变化，需要积极应对。

人们对阿片类药物引起的痛觉过敏有了越来越多的认识；矛盾的是，服用阿片类药物的患者对疼痛刺激更加敏感[500]。这是控制这些药物用于长期治疗非恶性疼痛的另一个原因。

吗啡是许多医师熟悉的标准阿片类药物。目的是使用一种缓释制剂或缓慢持续释放制剂，针对功能和疼痛的改善情况，从低剂量开始，每 3 天至一周调整一次剂量。副作用也应得到监测和相应的管理。应特别注意便秘的管理。

有各种各样的其他药物，其中一些如下：

当口服制剂受限时（如回肠造口术），可以考虑经皮芬太尼。当其他阿片类药物有难以承受的副作用时，它也可能是有益的。

美沙酮作为阿片类药物有很长的使用记录。它的 N- 甲基 -D- 天冬氨酸受体（NMDA）拮抗活性有一个理论上的优势。这可能与神经性疼痛有关[501]。

羟考酮在某些情况下可能比吗啡更有效，例如包括内脏疼痛在内的痛觉过敏状态[502]。

曲马多是一种具有作用于阿片受体和释放 5- 羟色胺双重作用的镇痛药。最近，他喷他多被证实具有阿片类作用和去甲肾上腺素再摄取抑制作用。现在评估它在疼痛治疗中的真正价值还为时过早。

5.3 手术治疗

5.3.1 手术

膀胱疼痛综合征（BPS）

膀胱镜水扩张疗法

尽管膀胱水扩张术是 BPS 的常见治疗方法，但缺乏科学依据。它可以作为诊断评估的一部分，但治疗作用有限。

肉毒毒素 A 膀胱逼尿肌注射疗法（BTX-A）

肉毒毒素 A 可能对膀胱传入通路有镇痛作用，从而改善症状和尿动力学[125]。单独使用水扩张与水扩张联合 BTX-A 治疗比较[503]，所有患者症状均有改善。然而，在单独使用水扩张组中，70% 患者在 1 个月后恢复其先前的症状，而在 BTX-A 治疗的患者中，VAS 评分、膀胱功能和膀胱容量在治疗 3 个月时仍有改善。BTX-A 的注射疗法有效且持久的，因为 3 个月后随访时 87% 的患者症状有改善 [504]。超过 50% 的患者在第一次治疗 9 个月后仍有效。当需要再治疗时，获得了类似的结果。作者得出结论，这种治疗方法是安全有效且可重复进行。BTX-A 治疗 IC/BPS 的不良反应明显低于膀胱过度活动症，即术后残余尿增加和排尿效率降低 [505]。最近的随机对照试验证实了 BTX-A 的益处和长期疗效 [506-510]。AUA 指南小组最近将 BTX-A 治疗从五线治疗方案升级到四线治疗 [511]。

经尿道切除术（TUR），凝固和激光

膀胱组织的腔内破坏旨在消除尿路上皮，主要是 Hunner 病变。据报道，自 20 世纪 70 年代以来，切除术和电灼术可以缓解症状，通常可维持超过 3 年 [512，513]。经尿道激光消融对长期的疼痛和尿急也有改善 [514]。

BPS 的开放性手术

膀胱疼痛综合征是良性疾病，不会缩短寿命，因此手术治疗在治疗方法中排在最后。没有证据表明它可以缓解疼痛。难治性 BPS 手术仅适用于难治性终末期患者的最后治疗手段。手术之前，应进行彻底的术前评估，重点是确定相关的疾病位置和亚型。如果考虑手术，专家组的建议是将患者转诊到具有多学科知识，且有诊治 CPP 经验的专业团队。

四种常见的技术：

①无膀胱切除的尿路改道术。早在 1967 年，就有报道称，不去除病变组织的膀胱扩大术是不合适的 [515]。关于未切除的 BPS 膀胱在与尿液失去接触后停止诱发症状的报道很少 [122，516]。

②前三角膀胱切除术与随后的膀胱扩张术是目前最受欢迎的控尿手术方式。各种肠段被用于膀胱三角的扩增 [517-519]。

③后三角膀胱切除术。后三角切除术具有去除可能患病的三角区的潜力，但代价是需要输尿管再植入。据报道，50% 的患者出现三角区疾病，并且手术失败归咎于三角区的保留 [520]。相比之下，另一项研究报道了 17 例患者中有 6 例通过前三角切除术完全治愈 [521]。最近一项关于膀胱切除术和原位回肠新膀胱术后女性性生活的研究表明，所有患者的疼痛缓解，但只有一例恢复了正常的性生活 [522]。

④在目前的美国 BPS 手术治疗趋势中，膀胱切除术与回肠导管切除术仍然排名第一 [523]。出于美观原因，可控尿流改道是首选，特别是在年轻患者。在原位膀胱扩张术后，特别是当去除三角区时，排尿可能是不完全的且需间歇性自行导尿。考虑这一情况，患者必须能够执行、接受和容忍自行导尿。对于膀胱扩张、大肠代膀胱成型术或可控性尿流改道术后 BPS 复发的患者，建议将先前使用的肠段再成管术形成尿管 [524]。值得注意的是，有报道称回肠膀胱成形术后发生下段剖宫产处的妊娠 [524，525]

前列腺疼痛综合征（PPS）

目前尚无手术治疗的证据，包括经尿道膀胱颈切口，经尿道前列腺根治术，特别是根治性前列腺切除术治疗 PPS 患者的慢性疼痛。最近，针对中国 PPS 患者（总 N=774）进行一项大规模的随机对照试验：包皮环切术联合三联口服治疗（环丙沙星、布洛芬、坦索罗辛）与单独口服治疗的疗效对比 [526]。假设通过包皮中的致病性抗原呈递细胞可能存在一些免疫相互作用，其中 $CD4^+$ T 细胞引起前列腺的自身免疫。报道称 12 周时 NIH-CPSI 总分和单项评分的有改善。然而，尽管有大量队列研究，研究结果仍然值得怀疑，因为理论背景较弱，并且潜在安慰剂效应缺乏安慰剂对照。此外，无远期疗效的报道。在给出相关建议之前，本研究结果必须得到独立确认，并且治疗效果必须持续存在。

睾丸疼痛综合征

精索的显微外科去神经术可用于睾丸疼痛患者。在一项长期随访研究中，发现精索神经阻滞结果阳性的患者在去神经支配后有良好的效果[527]。

慢性肛门疼痛综合征

痔疮固定术（PPH）或经肛门直肠切除吻合术（STARR）等吻合术后的慢性肛门疼痛综合征可通过瘢痕切除改善症状，如 21 例患者中，85.7% 的瘢痕切除术患者疼痛得到全面改善[528]。在疼痛发作后 3 ～ 6 个月进行早期瘢痕切除可使疼痛较好缓解。粘连松解术用于因不同手术指征施行的开腹或腹腔镜下的盆腹腔手术术后疼痛的处理，仍在讨论中。最近的一项研究表明，与单纯进行腹腔镜手术相比，粘连松解与手术并发症风险增加、附加手术和医疗成本增加相关[529]。

尿道疼痛综合征

目前还没有具体的治疗方法。治疗应该是多学科和多模式的[530]。激光治疗三角区域可能是一种特殊的治疗方法。一项比较两种激光形式的试验报告了良好的结果，但没有与虚假治疗组相比[531]。关于尿道疼痛综合征治疗的文献大多来自心理学家[191]。

疑似腹腔内粘连

对于 CPP 和疑似粘连的妇科患者，是否应该进行粘连松解以改善疼痛尚未达成共识[532]。

子宫内膜异位症的广泛手术具有挑战性，并且仍然被认为是有争议的，因为与虚假治疗组相比，至少有一项 RCT 显示，早期的广泛子宫内膜异位症切除后无利于疼痛缓解[304, 533]。对于子宫腺肌病患者，唯一的治愈性手术是子宫切除术，但患者可以从激素治疗和镇痛药中获益（见 5.2.1）。

阴部神经痛和手术

解除阴部神经卡压和损伤是阴部神经痛的常规手术方式，其可适用于其他所有神经。治疗方式的选择取决于病症的性质。最传统的方法是经臀肌分离阴部神经，但若神经损伤与先前的盆腔手术相关，则选择经会阴分离阴部神经[214, 282, 534-538]。目前，只有一项前瞻性随机研究（经臀肌法）[536]。该研究表明，若患者疼痛时间少于 6 年，66% 的患者可通过手术获得改善（若疼痛超过 6 年，则为 40%）。手术并非对所有患者均能达到理想效果。与已明确诊断的患者交谈发现，大多术后患者症状改善，但许多患者仍有疼痛症状。

慢性盆腔痛和脱垂 / 失禁网片

移除网片是一项复杂手术[539]。根据网片的类型和并发症的程度，每个病人都有自己的治疗方法[540]。手术的复杂性通常包括去除致密的瘢痕组织，对发炎的阴道皮肤进行改造，以及手术重建尿道和膀胱[541]。这种手术需要专业技能，通常提供多学科的三级医疗环境。手术切除后可能出现的并发症包括出血、感染、周围器官受损以及下尿路症状、慢性疼痛和网片切除后出现的复发性 SUI[542]。

去除补片虽然复杂，但总的来说是有益的，尤其是在慢性疼痛中也是持久的[543]。然而，网片移除后的长期后果仍可能包括慢性持续性疼痛，以及自身免疫反应和影响盆腔和下肢的复杂神经病变[544, 545]。其中一些可以用多学科的疼痛医学方法有效治疗[546]。在其他情况下，残留症状可能需要免疫专家、风湿病专家或其他症状确定专家的参与。

失禁或脱垂网片手术的选择取决于当时的临床结果。其中包括行为改变、物理治疗（适用于 SUI 和Ⅰ～Ⅱ级子宫阴道脱垂）或传统手术技术。研究表明，超过 70% 的人对压力性尿失禁进行物理治疗，往往不需要任何进一步的干预[547]。因此，许多临床医师在重新考虑手术前，首先恢复到保守的措施。临床医师现在也重新培训传统的失禁手术技术，这存在于前网片时代，如 Burch 膀胱颈悬吊术和自体筋膜吊索；以及传统的子宫 - 阴道脱垂技术，如阴道子宫切除术、骶棘固定和筋膜修补阴道壁脱垂。

5.3.2 神经调节

盆腔疼痛的专家应考虑通过神经调节治疗盆腔疼痛。这些技术仅为治疗的一部分，且需要定期随访。研究者正在发展此技术 [例如，脊髓电刺激（SCS），骶神经根刺激，背根神经节刺激或周围神经刺激]。对于其他治疗无效者，可选用此技术。故而本刊不对此技术做详细评论。英国已发表关于神经性疼痛的 SCS 指南[548]。这强调了上述评论。该指南建议在正式实施神经调节之前进行预刺激试验。神经调节在盆腔疼痛中仍然发挥作用。关于神经调节的小案例研究与试点研究越来越多，但仍需要更详细的研究[549]。神经调节在膀胱过度活动和大便失禁中的更有效，在治疗疼痛方面有限。

膀胱疼痛综合征

骶神经调节（SNM）与阴部神经刺激（PNS）比较，PNS 患者有 59% 症状改善，而 SNM 则为 44%。同时尝试骶神经调节和阴部神经刺激的患者大多数选择 PNS 作为更好部位。随访问卷评估显示排尿情况和 BPS 症状明显改善。超过 90% 通过神经调节治疗的患者表示他们愿意再次治疗[550]。1994 ～ 2008 年对患者进行的回顾性研究证实了植入效果的长效性[551]。临时周围神经评估显示症状改善至少 50% 的患者选择了持久性 SNM 治疗[551]。随访时间中位数为 61.5 个月。SNM 的长期有效性成功率为 72%，移出率为 28%。移出的最常见原因是预后不良（54% 的治疗失败患者）。修正率为 50%。2002 ～ 2004 年接受永久性植入装置的女性研究中[495]，平均术前 / 术后盆腔疼痛和尿急 / 尿频评分为（21.61 ± 8.6）/（9.22 ± 6.6），平均术前 / 术后视觉模拟疼痛量表（VAS）评分为（6.5 ± 2.9）/（2.4 ± 1.1）。平均随访时间为（86 ± 9.8）个月。骶神经调节显示难治性 BPS 症状的得到充分改善。再次手术率为 25%。

阴部神经痛

阴部神经痛代表周围神经损伤，因此应该通过植入式脉冲发生器影响神经调节。重点在于刺激部位应与感知疼痛部位相同。脊髓刺激（SCS）可能对胸腰传入神经有效。而无法对阴部的骶神经产生适当的刺激。关于骶神经根刺激的经验有限，因此阴部神经痛的刺激应该在专科和可以提供多学科诊治的地方进行[552-555]。

慢性肛门疼痛综合征

来自圣马克医院（Harrow，Middlesex，英国）有功能性肛门直肠疼痛的 170 名患者中，3 名患者使用骶神经刺激（2 人改善），而生物反馈是患有排便功能障碍患者使用最多且疗效最佳的方式（29 例患者，17 例改善）[481]。据报道，骶神经调节在两组非对照研究中有效，约 50% 的患者有所改善[556,557]。Martellucci 等评估了通过骶神经调节治疗的 27 例患者，其中 18 例有盆腔手术史。16 名患者（59%）植入神经调节装置后，对其随访 37 个月示长期有效，而吻合器术后患者对神经调节无效[557]。骶神经调节可用于生物反馈和药物治疗无效的 CPP 患者。对 12 名至少持续 6 个月的 CPP 女性患者实施侵入性较小的 PTNS，结果显示这些患者的疼痛，生活质量和性生活均得以改善[558]。在任何引用的研究中都没有使用“假”SNM 或 PTNS 对照组，这限制了它们的价值，因为不能排除重要的安慰剂效应。

5.3.3 神经阻滞

神经阻滞作为慢性盆腔痛疗法之一，通常由疼痛学专家实施[67]。其可能具有诊断或治疗作用。关于这一主题已编写了教科书，使用人员应在患者选择、适应证、风险和益处方面接受适当培训。许多神经阻滞需使用成像技术定位后实施阻滞。由于疼痛的机制复杂，诊断阻滞可能有困难。持续但有限的疗效可能导致需要长期治疗（例如射频程序）。缺乏关于这些干预治疗慢性非恶性疼痛的有力证据[559]。

阴部神经痛

注射有两种作用。首先，在神经损伤的情况下注射局麻药和类固醇可以产生治疗作用。可能与类固醇可以减少神经刺激部位的炎症和肿胀有关，也可能因为类固醇可能阻断钠通道并减少神经刺激[560]。然而，Labat 等最近的一篇论文对此存在异议[561]。另一种作用是诊断。已有证据表明，当阴部神经受损时，阻滞阴部神经有助于诊断损伤部位。阴部神经的不同位点阻滞有助于确定神经可能被卡压的部位[280-290]。

通过坐骨棘进入需要使用神经刺激器 / 定位器，从而注意到运动（肛门收缩）和感觉终末器官。可以通过 X 线透视，CT 引导或使用超声来定位解剖学终点。超声无任何辐射，而 CT 引导涉及大量辐射。目前，X 线透视可能是最常使用的成像技术，因为大多数该领域麻醉师都可使用。目前，Alcock 管内阴部神经的穿刺主要是通过 CT 进行的。除在阴部神经周围穿刺外，还可以进行盆腔内其他神经的阻滞。脉冲射频也被推荐为治疗方式之一[562]。

5.4 证据和建议摘要：治疗

5.4.1 前列腺疼痛综合征（PPS）的治疗（表 10-18）

表 10-18 前列腺疼痛综合征（PPS）的治疗证据与推荐

证据总结	等级
表型定向治疗可以改善治疗成功率	3
α 受体阻滞剂对 PPS 患者的总体疼痛，排尿和 QoL 评分具有一定治疗效果	1a
抗菌药物治疗对 PPS 患者的总体疼痛，排尿和 QoL 评分有一定影响	1a
NSAID 对 PPS 具有一定的整体治疗效果	1a
植物疗法对 PPS 的疼痛和整体治疗有益	1a
戊聚糖多硫酸盐改善了 PPS 的整体评价和 QoL 评分	1b
肌肉松弛剂能有效治疗 PPS 的证据不足	2b
普瑞巴林对 PPS 的治疗无效	1b
BTX-A 注入盆底（或前列腺）对 PPS 有一定作用	2b
针灸在改善症状和生活质量方面优于非针灸	1a
胫后神经刺激可能对 PPS 的治疗有效	1b
体外冲击波治疗可能在短期内有效	1b
对其他手术疗法的使用（例如经尿道切除膀胱颈，经尿道前列腺切除术或根治性前列腺切除术）在 PPS 患者中的应用缺乏足够数据	3
针对 PPS 患者的认知行为治疗可以改善疼痛和生活质量	3

推　　荐	等级
为前列腺疼痛综合征（PPS）提供多模式和表型定向治疗	弱
病史少于1年的初诊患者，推荐单次使用抗生素治疗（喹诺酮类或四环素类）至少6周	强
病史少于1年的患者，建议使用 α 受体阻滞剂	强
对于PPS患者，推荐口服大剂量戊聚糖多硫酸盐	弱
建议在PPS中使用针灸	强
推荐非甾体抗炎药（NSAIDs）应用于PPS，但需关注长期应用NSAIDs的副作用	弱

5.4.2　BPS的治疗（表10-19）

表10-19　BPS的治疗证据与推荐

证据总结	等级
长期使用皮质类固醇的证据不足	3
关于西咪替丁在BPS中的有效性的数据有限	2b
阿米替林对BPS的疼痛及其相关症状有效	1b
口服戊聚糖多硫酸盐对BPS的疼痛及其相关症状有效	1a
口服戊聚糖多硫酸盐加皮下注射肝素对疼痛及其相关症状有效，尤其对初次单独使用戊聚糖多硫酸盐效果不佳者	1b
膀胱内使用利多卡因加碳酸氢钠在短期内有效	1b
膀胱内使用戊聚糖多硫酸盐有效，且可以增强口服治疗，但证据有限	1b
关于膀胱内使用肝素有效性的证据有限	3
膀胱内使用硫酸软骨素可能是有效的	2b
使用膀胱扩张作为干预治疗的证据不足	3
膀胱水扩张加BTX-A优于单独使用膀胱水扩张	1b
膀胱内使用卡介苗（BCG）在BPS中无效	1b
经尿道切除术（电凝和激光）可能在BPS 3C类型中有效	3
骶神经调节可能在BPS中有效	3
阴部神经刺激（PNS）治疗BPS效果优于SNM	1b
限制一些食物和饮料摄入可能会减轻BPS症状	3
BPS膀胱切除术的结果是不确定的	3

推　　荐	等级
为BPS提供亚型和表型导向治疗	强
应综合考虑行为、身体、心理、口服药物及侵入性治疗等多模式治疗BPS	强
阿米替林用于治疗BPS	强
推荐口服戊聚糖多硫酸盐治疗BPS	强
推荐口服戊聚糖多硫酸盐加皮下注射肝素，尤其对单独使用戊糖聚硫酸盐效果不佳者	弱

续表

推　　荐	等级
在应用介入治疗方法之前，应在膀胱内使用利多卡因加碳酸氢钠	弱
在单独或联合使用介入治疗之前，应在膀胱内使用戊聚糖多硫酸盐或口服戊聚糖多硫酸盐	强
如果膀胱内灌注失败，应使用膀胱逼尿肌注射 A 型肉毒杆菌毒素（BTX-A）加膀胱水扩张	强
所有切除器官手术都应是最后手段，并由经验丰富的 BPS 专科医师施行	强
在介入治疗之前膀胱内使用透明质酸	弱
在介入治疗之前膀胱内使用硫酸软骨素	弱
膀胱缺损时，推荐经尿道切除术（或电凝或激光），但仅限 BPS 3 C 型	强
推荐在介入治疗之前使用神经调节	弱
提供饮食建议	弱
推荐在单独或联合介入治疗之前在膀胱内使用肝素	弱
如果膀胱灌注失败，推荐在膀胱壁和三角区注射 BTX-A	强
皮质类固醇不建议用于长期治疗	强
不推荐膀胱扩张术治疗 BPS	弱

5.4.3　阴囊疼痛综合征的治疗（表 10-20）

表 10-20　阴囊疼痛综合征的治疗证据与推荐

证据总结	等级
精索显微去神经术是治疗阴囊疼痛综合征的有效疗法	2b
输精管吻合术能有效治疗输精管切除术后疼痛	2b
推　　荐	**等级**
患者咨询输精管切除术时，告知输精管切除术后疼痛的风险	强
为减少阴囊疼痛的风险，建议行开放手术而不是腹腔镜下腹股沟疝修补术	强
对精索阻滞后睾丸疼痛改善的患者，行精索显微手术去神经支配术	弱

5.4.4　尿道疼痛综合征的治疗（表 10-21）

表 10-21　尿道疼痛综合征的治疗证据

证据总结	等级
尿道疼痛综合征无特殊治疗法	4

5.4.5　妇科相关慢性盆腔痛的治疗（表 10-22）

表 10-22　妇科相关慢性盆腔痛的治疗证据和建议

证据总结	等级
选择可以有效治疗子宫内膜异位症的药物或手术疗法	1b
在阴道和外阴疼痛综合征中，心理治疗（CBT 或支持性心理治疗）可以改善疼痛和性功能及情绪	1b

续表

证据总结	等级
所有其他妇科疾病（包括痛经、产伤、盆腔器官脱垂、不可吸收网片的植入、妇科恶性肿瘤）可以使用药物疗法有效地治疗	3
所有其他妇科疾病（包括痛经、产伤、盆腔器官脱垂、不可吸收网片的植入、妇科恶性肿瘤）可以使用手术方法有效地治疗	2

建　议	等级
提供多种治疗选择，如激素治疗或明确疾病状态的手术疗法	强
对于持久的疾病状态疼痛治疗应提供多学科疗法	强
所有在植入网片后出现并发症的患者应转诊到多学科服务机构（结合镇痛药物和外科手术）	强

5.4.6 肛门疼痛综合征的治疗（表 10-23）

表 10-23 肛门疼痛综合征的治疗与建议

证据总结	等级
生物反馈是慢性肛门疼痛综合征的首选治疗方法	1a
电生理刺激不如生物反馈有效	1b
A 型肉毒杆菌毒素治疗是有效的	1b
经皮胫神经刺激在肛门疼痛治疗中是有效的	3
骶神经调节在肛门疼痛中有效	3
吸入沙丁胺醇可有效治疗间歇性慢性肛门疼痛综合征	3

建　议	等级
对于盆腔疼痛及便秘患者，建议进行生物反馈治疗	强
慢性肛门疼痛综合征可行 A 型肉毒杆菌毒素和电刺激治疗	弱
可行经皮胫神经刺激治疗慢性肛门疼痛综合征	弱
可行骶神经调节治疗慢性肛门疼痛综合征	弱
可吸入沙丁胺醇治疗间歇性慢性肛门疼痛综合征	弱

5.4.7 阴部神经痛的治疗（表 10-24）

表 10-24 阴部神经痛的治疗证据与推荐

证据总结	等级
有多种不同程度证据的治疗选择	3

推　荐	等级
神经性疼痛指南已经发布。应根据指南治疗神经性疼痛	强

5.4.8　CPP 中性方面的治疗（表 10-25）

表 10-25　CPP 中性方面的治疗证据与推荐

证据总结	等级
盆底肌物理治疗可以减轻疼痛，减少性方面的不适主诉	2b

推　　荐	等级
指导患者及其伴侣行为方式以应对性功能障碍	弱
建议训练盆底肌肉，以改善生活质量和性功能	弱

5.4.9　CPP 心理方面的管理（表 10-26）

表 10-26　CPP 心理方面的管理推荐

推　　荐	等级
对于有明显心理压力的 CPP，转介患者进行 CPP 为主的心理治疗	强

5.4.10　盆底功能障碍的治疗（表 10-27）

表 10-27　盆底功能障碍的治疗证据和建议

证据总结	等级
肌筋膜治疗是有效的	1b
生物反馈可改善肌筋膜治疗的效果	1a

建　　议	等级
应用肌筋膜治疗作为一线治疗	弱
对于因盆底过度活跃所致肛门疼痛的患者，建议将生物反馈作为治疗辅助锻炼肌肉	强

5.4.11　阿片类药物治疗慢性 / 非急性泌尿生殖系统疼痛（表 10-28）

表 10-28　阿片类药物治疗慢性 / 非急性泌尿生殖系统疼痛的建议

建　　议	等级
所有其他合理的治疗方法失败，经多学科评估之后才考虑阿片类药物治疗	强
若要长期使用阿片类药物治疗需由一位经过培训的专科医师和患者及其家庭医师共同决定	强
存在或怀疑存在药物滥用史的患者，应邀请精神科医师或心理学家共同治疗疼痛并防止或管理药物成瘾问题	强

6　评估治疗效果

6.1　评估治疗

对于患有慢性内脏疼痛的患者，咨询临床医师十分重要，因为临床医师可以提出问题，询问疾病如何进展，并与了解疼痛性质的护理人员沟通。治疗 6 周后进行第一次评估，以确定治疗是否成功。并对下一步治疗计划及评估进行调整。

6.1.1 治疗效果不佳

6.1.1.1 替代治疗

如果初始治疗未取得满意效果，建议采用替代疗法。首先要彻底评估患者或护理人员对初始治疗的依从性。询问患者是否按照处方服用药物，有无副作用，疼痛及功能有无变化。调整药物或剂量方案可能有效。其次询问理疗师和心理学家等其他护理人员患者，治疗是否被坚持进行到底，治疗师对患者的变化有何看法。如果患者未坚持，询问患者为何做出该决定，并询问患者是否理解终止治疗的后果。

6.1.1.2 转诊到上级医院诊治

若患者和医师共同认为已行诊治效果不满意，则建议转诊到上级医院诊治。但由于描述内脏疼痛专业护理中心性质和专业水平的术语未标准化和国际化，使此方案难以实施。建议将患者转诊至与具有多学科协作的国内认可的盆腔疼痛治疗中心。此中心将重新评估患者情况，并提供专业的治疗方案。

6.1.1.3 自我管理和共享护理

CPP 患者无特异疗法时，将不得不忍受疼痛。他们需要管理疼痛，即其必须找到一种方法以应对疼痛对日常生活的影响。建议患者自我管理。患者也受益于共享护理，这意味着护理人员支持自我管理策略。患者与护理人员一起，共同优化和使用管理策略。

6.1.2 治疗有效

治疗有效的情况下，护理人员应注意随访。如果患者再次感受到相同的疼痛，可在早期阶段使用他（她）在前一治疗期间所应用的有效的治疗方案，从而预防盆腔疼痛综合征的发展。

（杨晓丹 王忠民）

参考文献

[1] Fall, M. et al. EAU Guidelines on Chronic Pelvic Pain, in EAU Guidelines on Chronic Pelvic Pain. Presented at the 18th EAU Annual Congress Madrid 2003. European Association of Urology: Arnhem.

[2] Fall M, Baranowski AP, Fowler CJ, et al. EAU Guidelines on Chronic Pelvic Pain[J]. Eur Urol, 2004, 46(6): 681-689.

[3] Fall, M, et al. EAU Guidelines on Chronic Pelvic Pain, in EAU Guidelines on Chronic Pelvic Pain. Presented at the 18th EAU Annual Congress Barcelona 2010. European Association of Urology: Arnhem.

[4] Fall M, Baranowski AP, Elneil S, et al. EAU Guidelines on Chronic Pelvic Pain[J]. Eur Urol, 2010, 57(1): 35.

[5] Engeler DS, Ba Ranowski AP, Dinis-Oliveira P, et al. The 2013 EAU Guidelines on Chronic Pelvic Pain: Is Management of Chronic Pelvic Pain a Habit, a Philosophy, or a Science? 10 Years of Development[J]. Eur Urol, 2013, 64(3): 431-439.

[6] McMahon SB, Dmitrieva N, Koltzenburg M. Visceral pain[J]. Br J Anaesth, 1995, 75(2): 132-144.

[7] Shoskes DA, Nickel JC, Dolinga R, et al. Clinical Phenotyping of Patients With Chronic Prostatitis/Chronic Pelvic Pain Syndrome and Correlation With Symptom Severity[J]. Urology, 2009, 181(4): 121-121.

[8] Magri V, Wagenlehner F, Perletti G, et al. Use of the UPOINT Chronic Prostatitis/Chronic Pelvic Pain Syndrome Classification in European Patient Cohorts: Sexual Function Domain Improves Correlations[J]. Journal of Urology, 2010, 184(6): 2339-2345.

[9] Authors N. Classification of chronic pain. Descriptions of chronic pain syndromes and definitions of pain terms. Prepared by the International Association for the Study of Pain, Subcommittee on Taxonomy[J].

Pain Suppl, 1994, 3(2): S1.

[10] Krieger JN, Nyberg LJr, Nickel JC, et al. NIH consensus definition and classification of prostatitis[J]. JAMA, 1999, 282(3): 236-237.

[11] van de Merwe JP, Nordling J, Bouchelouche P, et al. Diagnostic criteria, classification, and nomenclature for painful bladder syndrome/interstitial cystitis: an ESSIC proposal[J]. Eur Urol, 2008, 53(1): 60-67.

[12] Longstreth GF, Thompson WG, Chey WD, et al. Functional bowel disorders[J]. Gastroenterology, 2006, 130(5): 1480-1491.

[13] Guyatt GH, Oxman AD, Vist GE, et al. GRADE: an emerging consensus on rating quality of evidence and strength of recommendations[J]. BMJ, 2008, 336(7650): 924-926.

[14] Guyatt GH, Oxman AD, Kunz R, et al. What is "quality of evidence" and why is it important to clinicians?[J]. Chinese Journal of Evidence-Based Medicine, 2008, 336(7651): 995-998.

[15] Phillips B, et al. Oxford Centre for Evidence-based Medicine Levels of Evidence. Updated by Jeremy Howick March 2009. 1998.

[16] Guyatt GH, Oxman AD, Kunz R, et al. Going from evidence to recommendations[J]. BMJ, 2008, 336(7652): 1049-1051.

[17] Schneider MP, Elneil S, Baranowski A, et al. What are the benefits and harms of electrical neuromodulation vs best clinical practice or no treatment in chronic pelvic pain (CPP)?, PROSPERO: International prospective register of systematic reviews, 2017: CRD42017054893.

[18] Breivik H, Collett B, Ventafridda V, et al. Survey of chronic pain in Europe: prevalence, impact on daily life, and treatment[J]. Eur J Pain, 2006, 10(4): 287-333.

[19] Ayorinde AA, Bhattacharya S, Druce KL, et al. Chronic pelvic pain in women of reproductive and post reproductive age: a population based study[J]. European Journal of Pain, 2016, 21(3): 445-455.

[20] Choung RS, Herrick LM, Locke GR 3rd, et al. Irritable bowel syndrome and chronic pelvic pain: a population-based study[J]. J Clin Gastroenterol, 2010, 44(10): 696-701.

[21] Fenton BW. Measuring quality of life in chronic pelvic pain syndrome[J], Exp Rev Obstet Gynecol, 2010, 5: 115-124.

[22] Baranowski AP. Chronic pelvic pain[J]. Best Pract Res Clin Gastroenterol, 2009, 23(4): 593-610.

[23] Krieger J, Stephens A, Landis JR, et al. Non-urological syndromes and severity of urological pain symptoms: Baseline evaluation of the national institutes of health multidisciplinary approach to pelvic pain study[J]. The Journal of Urology, 2013, 189(4): e181.

[24] Kanter G, Volpe KA, Dunivan GC, et al. Important role of physicians in addressing psychological aspects of interstitial cystitis/bladder pain syndrome (IC/BPS): a qualitative analysis[J]. Int Urogynecol J, 2017, 28(2): 249-256.

[25] Chuang YC, Weng SF, Hsu YW, et al. Increased risks of healthcare-seeking behaviors of anxiety, depression and insomnia among patients with bladder pain syndrome/interstitial cystitis: a nationwide populationbased study[J]. Int Urol Nephrol, 2015, 47(2): 275-281.

[26] Mulak A, Waszczuk E, Paradowski L, et al. Irritable bowel syndrome as an interdisciplinary clinical problem[J]. Adv Clin Exp Med, 2008, 17(6): 667-675.

[27] Riedl A, Schmidtmann M, Stengel A, et al. Somatic comorbidities of irritable bowel syndrome: A systematic analysis[J]. J Psychosom Res, 2008, 64(6): 573-582.

[28] Savidge CJ, Slade P. Psychological aspects of chronic pelvic pain[J]. J Psychosom Res, 1997, 42(5): 433-444.

[29] Anda RF, Felitti VJ, Bremner JD, et al. The enduring effects of abuse and related adverse experiences in childhood. A convergence of evidence from neurobiology and epidemiology[J]. Eur Arch Psychiatry Clin Neurosci, 2006, 256(3): 174-186.

[30] Raphael KG. Childhood abuse and pain in adulthood: more than a modest relationship?[J]. Clin J Pain,

2005, 21(5): 371-373.
[31] Raphael KG, Widom CS, Lange G. Childhood victimization and pain in adulthood: a prospective investigation[J]. Pain, 2001, 92(1-2): 283-293.
[32] Tunitsky E. Bladder pain syndrome/interstitial cystitis in twin sisters[J]. J Urol, 187(1): 148-152.
[33] Vehof J, Zavos H, Lachance G, et al. Shared genetic factors underlie chronic pain syndromes - ScienceDirect[J]. Pain, 2014, 155(8): 1562-1568.
[34] Roth RS, Punch MR, Bachman JE. Patient beliefs about pain diagnosis in chronic pelvic pain: relation to pain experience, mood and disability[J]. J Reprod Med, 2011, 56(3-4): 123-129.
[35] Berman SM, Naliboff BD, Suyenobu B, et al. Reduced brainstem inhibition during anticipated pelvic visceral pain correlates with enhanced brain response to the visceral stimulus in women with irritable bowel syndrome[J]. J Neurosci, 2008, 28(2): 349-359.
[36] Naliboff BD, Stephens AJ, Lai HH, et al. Clinical and Psychosocial Predictors of Urological Chronic Pelvic Pain Symptom Change in 1 Year: A Prospective Study from the MAPP Research Network[J]. J Urol, 2017, 198(4): 848-857.
[37] Bajaj P, Bajaj P, Madsen H, et al. Endometriosis is associated with central sensitization: a psychophysical controlled study[J]. J Pain, 2003, 4(7): 372-380.
[38] Berkley KJ, McAllister SL. Don' t dismiss dysmenorrhea![J]. Pain, 2011, 152(9): 1940-1941.
[39] Zondervan KT, Yudkin PL, Vessey MP, et al. The community prevalence of chronic pelvic pain in women and associated illness behaviour[J]. Br J Gen Pract, 2001, 51(468): 541-547.
[40] Savidge CJ, Slade P, Stewart P, et al. Women' s Perspectives on their Experiences of Chronic Pelvic Pain and Medical Care[J]. J Health Psychol, 1998, 3(1): 103-116.
[41] Price J, Farmer G, Harris J, et al. Attitudes of women with chronic pelvic pain to the gynaecological consultation: a qualitative study[J]. BJOG, 2006, 113(4): 446-452.
[42] Fry RP, Crisp AH, Beard RW. Sociopsychological factors in chronic pelvic pain: a review[J]. J Psychosom Res, 1997, 42(1): 1-15.
[43] Martin CE, Johnson E, Wechter ME, et al. Catastrophizing: A predictor of persistent pain among women with endometriosis at 1 year[J]. Human Reproduction, 2011, 26(11): 3078-3084.
[44] Riegel B, Bruenahl CA, Ahyai S, et al. Assessing psychological factors, social aspects and psychiatric co-morbidity associated with Chronic Prostatitis/Chronic Pelvic Pain Syndrome (CP/CPPS) in men - A systematic review[J]. J Psychosom Res, 2014, 77(5): 333-350.
[45] Watkins KE, Eberhart N, Hilton L, et al. Depressive disorders and panic attacks in women with bladder pain syndrome/interstitial cystitis: a population-based sample[J]. Gen Hosp Psychiatry, 2011, 33(2): 143.
[46] Chung SD, Lin HC. Association between chronic prostatitis/chronic pelvic pain syndrome and anxiety disorder: a population-based study[J]. PLoS ONE, 2013, 8(5): e64630.
[47] Latthe P, Mignini L, Gray R, et al. Factors predisposing women to chronic pelvic pain: systematic review[J]. BMJ, 2006, 332(7544): 749-755.
[48] Hilden M, Schei B, Swahnberg K, et al. A history of sexual abuse and health: a Nordic multicentre study[J]. BJOG, 2004, 111(10): 1121-1127.
[49] Lampe A, Sölder E, Ennemoser A, et al. Chronic pelvic pain and previous sexual abuse[J]. Obstet Gynecol, 2000, 96(6): 929-933.
[50] Angst J. Sexual problems in healthy and depressed persons[J]. Int Clin Psychopharmacol, 1998. 13 Suppl 6: S1.
[51] Leonard LM, Follette VM. Sexual functioning in women reporting a history of child sexual abuse: review of the empirical literature and clinical implications[J]. Annu Rev Sex Res, 2002, 13: 346-388.
[52] Mcgowan LPA, Clark-Carter DD, Pitts MK. Chronic pelvic pain: A meta-analytic review[J]. Psychology & Health, 1998, 13(5): 937-951.

[53] Roelofs K, Spinhoven P. Trauma and medically unexplained symptoms towards an integration of cognitive and neuro-biological accounts[J]. Clin Psychol Rev, 2007, 27(7): 798-820.

[54] Walker EA, Katon WJ, Hansom J, et al. Psychiatric diagnoses and sexual victimization in women with chronic pelvic pain[J]. Psychosomatics, 1995, 36(6): 531-540.

[55] Nickel JC, Tripp DA, Pontari M, et al. Childhood sexual trauma in women with interstitial cystitis/bladder pain syndrome: a case control study[J]. Can Urol Assoc J, 2011, 5(6): 410-415.

[56] Paras ML, Murad MH, Chen LP, et al. Sexual abuse and lifetime diagnosis of somatic disorders: a systematic review and meta-analysis[J]. JAMA, 2009, 302(5): 550-561.

[57] Campbell R, Lichty LF, Sturza M, et al. Gynecological health impact of sexual assault[J]. Res Nurs Health, 2006, 29(5): 399-413.

[58] Leserman J. Sexual abuse history: prevalence, health effects, mediators, and psychological treatment[J]. Psychosom Med, 2005, 67(6): 906-915.

[59] Hu JC, Link CL, McNaughton-Collins M, et al. The association of abuse and symptoms suggestive of chronic prostatitis/chronic pelvic pain syndrome: results from the Boston Area Community Health survey[J]. J Gen Intern Med, 2007, 22(11): 1532-1537.

[60] Linley JE, Rose K, Ooi L, et al. Understanding inflammatory pain: ion channels contributing to acute and chronic nociception[J]. Pflugers Arch, 2010, 459(5): 657-669.

[61] Nickel JC, Shoskes DA, Irvine-Bird K. Prevalence and impact of bacteriuria and/or urinary tract infection in interstitial cystitis/painful bladder syndrome[J]. Urology, 2010, 76(4): 799-803.

[62] Tripp DA, Nickel JC, Fitzgerald MP, et al. Sexual functioning, catastrophizing, depression, and pain, as predictors of quality of life in women with interstitial cystitis/painful bladder syndrome[J]. Urology, 2009, 73(5): 987-992.

[63] Tripp DA, Nickel JC, Wang Y, et al. Catastrophizing and pain-contingent rest predict patient adjustment in men with chronic prostatitis/chronic pelvic pain syndrome[J]. J Pain, 2006, 7(10): 697-708.

[64] Whitaker LH, Reid J, Choa A, et al. An Exploratory Study into Objective and Reported Characteristics of Neuropathic Pain in Women with Chronic Pelvic Pain[J]. PLoS One, 2016, 11(4): e0151950.

[65] Kutch JJ, Yani MS, Asavasopon S, et al. Altered resting state neuromotor connectivity in men with chronic prostatitis/chronic pelvic pain syndrome: A MAPP: Research Network Neuroimaging Study[J]. Neuroimage Clin, 2015, 8: 493-502.

[66] Abrams P, Baranowski A, Berger RE, et al. A new classification is needed for pelvic pain syndromes--are existing terminologies of spurious diagnostic authority bad for patients?[J]. J Urol, 2006, 175(6): 1989.

[67] Baranowski AP, Abrams P, Fall M. Urogenital Pain in Clinical Practice[M]. Eur Urol, 2008.

[68] Baranowski AP, Abrams P, Berger RE, et al. Urogenital pain--time to accept a new approach to phenotyping and, as a consequence, management[J]. Eur Urol, 2008, 53(1): 33-36.

[69] Hanno P, Lin A, Nordling J, et al. Bladder Pain Syndrome Committee of the International Consultation on Incontinence[J]. Neurourol Urodyn, 2010, 29(1): 191-198.

[70] Yoon BI, Han DS, Ha US, et al. Clinical courses following acute bacterial prostatitis[J]. Prostate International, 2013, 1(2): 89-93.

[71] Giamberardino MA, Costantini R, Affaitati G, et al. Viscero-visceral hyperalgesia: characterization in different clinical models[J]. Pain, 2010, 151(2): 307-322.

[72] Wesselmann U, Baranowski AP, Börjesson M, et al. Emerging Therapies and Novel Approaches to Visceral Pain[J]. Drug Discov Today Ther Strateg, 2009, 6(3): 89-95.

[73] Pezet S, McMahon SB. Neurotrophins: mediators and modulators of pain[J]. Annu Rev Neurosci, 2006, 29: 507-538.

[74] Cervero F, Laird JM. Understanding the signaling and transmission of visceral nociceptive events[J]. J

Neurobiol, 2004, 61(1): 45-54.
[75] Kobayashi H, Yamada Y, Morioka S, et al. Mechanism of pain generation for endometriosis-associated pelvic pain[J]. Arch Gynecol Obstet, 2014, 289(1): 13-21.
[76] Langan KL, Farrell ME, Keyser EA, et al. Endometriosis: translation of molecular insights to management[J]. Minerva Endocrinol, 2014, 39(3): 141-154.
[77] Nazif O, Teichman J, Gebhart GF. Neural Upregulation in Interstitial Cystitis[J]. Urology, 2007, 69(4 Suppl): 24-33.
[78] Melzack R, Coderre TJ, Katz J, et al. Central neuroplasticity and pathological pain[J]. Ann N Y Acad Sci, 2001, 933: 157-174.
[79] Fulbright RK, Troche CJ, Skudlarski P, et al. Functional MR imaging of regional brain activation associated with the affective experience of pain[J]. AJR Am J Roentgenol, 2001, 177(5): 1205-1210.
[80] Rygh LJ, Tjølsen A, Hole K, et al. Cellular memory in spinal nociceptive circuitry[J]. Scand J Psychol, 2002, 43(2): 153-159.
[81] Grace VM. Pitfalls of the medical paradigm in chronic pelvic pain[J]. Baillieres Best Pract Res Clin Obstet Gynaecol, 2000, 14(3): 525-539.
[82] Sharpe M, Carson A. "Unexplained" Somatic Symptoms, Functional Syndromes, and Somatization: Do We Need a Paradigm Shift?[J]. Ann Intern Med, 2001, 134(9 Pt, 2): 926-930.
[83] Malykhina AP. Neural mechanisms of pelvic organ cross-sensitization[J]. Neuroscience, 2007, 149(3): 660.
[84] Sanford, Melissa T, Rodriguez, et al. The role of environmental stress on lower urinary tract symptoms[J]. Current Opinion in Urology, 2017, 27(3): 268-273.
[85] Binik YM. The DSM diagnostic criteria for dyspareunia[J]. Arch Sex Behav, 2010, 39(2): 292-303.
[86] Farmer MA, Binik YM. Psychology is from Mars, sexology is from Venus: can they meet on earth?[J]. Canadian Psychology, 2005, 46(1): 46-51.
[87] Bergeron S, Rosen NO, Morin M. Genital pain in women: Beyond interference with intercourse[J]. Pain, 2011, 152(6): 1223-1225.
[88] Davis SN, Binik YM, Carrier S. Sexual dysfunction and pelvic pain in men: a male sexual pain disorder?[J]. J Sex Marital Ther, 2009, 35(3): 182-205.
[89] Leserman J, Zolnoun D, Meltzer-Brody S, et al. Identification of diagnostic subtypes of chronic pelvic pain and how subtypes differ in health status and trauma history[J]. Am J Obstet Gynecol, 2006, 195(2): 554.
[90] Meltzer-Brody S, Leserman J, Zolnoun D, et al. Trauma and posttraumatic stress disorder in women with chronic pelvic pain[J]. Obstet Gynecol, 2007, 109(4): 902-908.
[91] Iglesias-Rios L, Harlow SD, Reed BD. Depression and Posttraumatic Stress Disorder Among Women with Vulvodynia: Evidence from the Population-Based Woman to Woman Health Study[J]. J Womens Health, 2015, 24(7): 557-562.
[92] Anderson AB, Rosen NO, Price L, et al. Associations Between Penetration Cognitions, Genital Pain, and Sexual Well-being in Women with Provoked Vestibulodynia.[J]. Journal of Sexual Medicine, 2016, 13(3): 444.
[93] Roth RS, Punch MR, Bachman JE. Psychological factors and chronic pelvic pain in women: a comparative study with women with chronic migraine headaches[J]. Health Care Women Int, 2011, 32(8): 746-761.
[94] Souza PP, Romão AS, Rosa-e-Silva JC, et al. Qualitative research as the basis for a biopsychosocial approach to women with chronic pelvic pain[J]. J Psychosom Obstet Gynaecol, 2011, 32(4): 165-172.
[95] Berna C, Vincent K, Moore J, et al. Presence of mental imagery associated with chronic pelvic pain: a pilot study[J]. Pain Med, 2011, 12(7): 1086-1093.
[96] Allaire C, et al. History-taking, physical examination and psychological assessment. In: Jarrell JF, Vilos GJ (editors) Consensus guidelines for the management of chronic pelvic pain. , in J Obstet Gynaecol Can. 2005. p. 869.

[97] Toye F, Seers K, Barker K. A meta-ethnography of patients' experiences of chronic pelvic pain: struggling to construct chronic pelvic pain as 'real' [J]. J Adv Nurs, 2014, 70(12): 2713-2727.

[98] Rhd A, Dct B, Jtf C, et al. Core outcome measures for chronic pain clinical trials: IMMPACT recommendations[J]. Pain, 2005, 113(1–2):9-19.

[99] Awad SA, Al-Zahrani HM, Gajewski JB, et al. Long-term results and complications of augmentation ileocystoplasty for idiopathic urge incontinence in women[J]. Br J Urol, 1998, 81(4): 569-573.

[100] Vecchiet L, Vecchiet J, Giamberardino MA. Referred Muscle Pain: Clinical and Pathophysiologic Aspects[J]. Curr Rev Pain, 1999, 3(6): 489-498.

[101] Slocumb JC. Neurological factors in chronic pelvic pain: trigger points and the abdominal pelvic pain syndrome[J]. Am J Obstet Gynecol, 1984, 149(5): 536-543.

[102] Barry MJ1, Link CL, McNaughton-Collins MF, et al. Overlap of different urological symptom complexes in a racially and ethnically diverse, community-based population of men and women[J]. BJU Int, 2008, 101(1): 45-51.

[103] Roberts RO, Jacobson DJ, Girman CJ, et al. Low agreement between previous physician diagnosed prostatitis and national institutes of health chronic prostatitis symptom index pain measures[J]. J Urol, 2004, 171(1): 279-283.

[104] Krieger JN, Lee SW, Jeon J, et al. Epidemiology of prostatitis[J]. Int J Antimicrob Agents, 2008, 31 Suppl 1: S85-90.

[105] Mehik A, Hellström P, Lukkarinen O, et al. Epidemiology of prostatitis in Finnish men: a population-based cross-sectional study[J]. BJU international, 2000, 86(4): 443-448.

[106] Bade JJ, Rijcken B, Mensink HJ. Interstitial cystitis in The Netherlands: prevalence, diagnostic criteria and therapeutic preferences[J]. J Urol, 1995, 154(6): 2035-2037.

[107] Burkman RT. Chronic pelvic pain of bladder origin: epidemiology, pathogenesis and quality of life[J]. J Reprod Med, 2004, 49(3 Suppl): 225-229.

[108] Curhan GC, Speizer FE, Hunter DJ, et al. Epidemiology of interstitial cystitis: a population based study[J]. J Urol, 1999, 161(2): 549-552.

[109] Held, P. Interstitial Cystitis. Epidemiology of interstitial cystitis. In: Hanno PM, Staskin DR, Krane RJ, Wein AJ, eds. 1990, Springer Verlag: London.

[110] Jones, C. Prevalence of interstitial cystitis in the United States. Proc Am Urol Ass J Urol, 1994. 151(Suppl). [No abstract available].

[111] Leppilahti M, Sairanen J, Tammela TL, et al. Prevalence of clinically confirmed interstitial cystitis in women: a population based study in Finland[J]. J Urol, 2005, 174(2): 581-583.

[112] Oravisto KJ, Alfthan OS. Epidemiology of interstitial cystitis[J]. Ann Chir Gynaecol Fenn, 1975, 2(2): 82.

[113] Parsons CL, Tatsis V. Prevalence of interstitial cystitis in young women[J]. Urology, 2004, 64(5): 866.

[114] Roberts RO, Bergstralh EJ, Bass SE. Incidence of physician-diagnosed interstitial cystitis in Olmsted County: a community-based study[J]. BJU Int, 2003, 91(3): 181-185.

[115] Temml C, Wehrberger C, Riedl C, et al. Prevalence and correlates for interstitial cystitis symptoms in women participating in a health screening project[J]. Eur Urol, 2007, 51(3): 803-808.

[116] Greenberg E, Barnes R, Stewart S, et al. Transurethral resection of Hunner' s ulcer[J]. J Urol, 1974, 111(6): 764-766.

[117] Hand JR. Interstitial cystitis; report of 223 cases (204 women and 19 men)[J]. J Urol, 1949, 61(2): 291.

[118] Koziol JA. Epidemiology of interstitial cystitis[J]. Urol Clin North Am, 1994, 21(1): 7-20.

[119] Berry SH, Elliott MN, Suttorp M, et al. Prevalence of symptoms of bladder pain syndrome/interstitial cystitis among adult females in the United States[J]. J Urol, 2011, 186(2): 540-544

[120] Song Y, Zhang W, Xu Bet, et al. Prevalence and correlates of painful bladder syndrome symptoms in

Fuzhou Chinese women[J]. Neurourol Urodyn, 2009, 28(1): 22-25.
[121] Koziol JA, Adams HP, Frutos A, et al. Discrimination between the ulcerous and the nonulcerous forms of interstitial cystitis by noninvasive findings[J]. J Urol, 1996, 155(1): 87-90.
[122] Messing EM, Stamey TA. Interstitial cystitis: early diagnosis, pathology, and treatment[J]. Urology, 1978, 12(4): 381-392.
[123] Parsons C. Interstitial cystitis: clinical manifestations and diagnostic criteria in over 200 cases[J]. Neurourol Urodyn, 1990, 9(3): 241-250.
[124] Peeker R, Fall M. Toward a precise definition of interstitial cystitis: further evidence of differences in classic and nonulcer disease [J]. J Urol, 2002, 167(6): 2470-2472.
[125] Smith CP, Radziszewski P, Borkowski A, et al. Botulinum toxin a has antinociceptive effects in treating interstitial cystitis[J]. Urology, 2004, 64(5): 871-875.
[126] Mattox TF. Interstitial cystitis in adolescents and children: a review[J]. J Pediatr Adolesc Gynecol, 2004, 17(1): 7-11.
[127] Berghuis JP, Heiman JR, Rothman I, et al. Psychological and physical factors involved in chronic idiopathic prostatitis[J]. J Psychosom Res, 1996, 41(4): 313-325.
[128] Jacobsen SJ, Jacobson DJ, Rohe DE, et al. Frequency of sexual activity and prostatic health: fact or fairy tale?[J] Urology, 2003, 61(2): 348-353.
[129] Lee SW, Liong ML, Yuen KH, et al. Adverse impact of sexual dysfunction in chronic prostatitis/chronic pelvic pain syndrome[J]. Urology, 2008, 71(1): 79-84.
[130] Liang CZ, Zhang XJ, Hao ZY, et al. Prevalence of sexual dysfunction in Chinese men with chronic prostatitis[J]. BJU Int, 2004, 93(4): 568-570.
[131] Bartoletti R, Cai T, Mondaini N, et al. Prevalence, incidence estimation, risk factors and characterization of chronic prostatitis/chronic pelvic pain syndrome in urological hospital outpatients in Italy: results of a multicenter case-control observational study[J]. J Urol, 2007, 178(6): 2411-2415.
[132] Gonen M, Kalkan M, Cenker A, et al. Prevalence of premature ejaculation in Turkish men with chronic pelvic pain syndrome[J]. J Androl, 2005, 26(5): 601-603.
[133] Mehik A, Hellström P, Sarpola A, et al. Fears, sexual disturbances and personality features in men with prostatitis: a population-based cross-sectional study in Finland[J]. BJU Int, 2001, 88(1): 35-38.
[134] O' Leary MP, Fowler FJ, Lenderking WR, et al. A brief male sexual function inventory for urology[J]. Urology, 1995, 46(5): 697-706.
[135] Weidner W, Wagenlehner FM, Marconi M, et al. Acute bacterial prostatitis and chronic prostatitis/chronic pelvic pain syndrome: andrological implications[J]. Andrologia, 2008, 40(2): 105-112.
[136] van Ophoven A, Rossbach G, Pajonk F, et al. Safety and efficacy of hyperbaric oxygen therapy for the treatment of interstitial cystitis: a randomized, sham controlled, double-blind trial[J]. J Urol, 2006, 176(4 Pt1): 1442-1446.
[137] Rosen RC, Riley A, Wagner G, et al. The international index of erectile function (IIEF): a multidimensional scale for assessment of erectile dysfunction[J]. Urology, 1997, 49(6): 822-830.
[138] Anderson RU, Wise D, Sawyer T, et al. Sexual dysfunction in men with chronic prostatitis/chronic pelvic pain syndrome: improvement after trigger point release and paradoxical relaxation training[J]. J Urol, 2006, 176(4 Pt1): 1534-1539.
[139] Trinchieri A, Magri V, Cariani L, et al. Prevalence of sexual dysfunction in men with chronic prostatitis/chronic pelvic pain syndrome[J]. Arch Ital Urol Androl, 2007, 79(2): 67-70.
[140] Zondervan KT, Magri V, Cariani L, et al. The prevalence of chronic pelvic pain in women in the United Kingdom: a systematic review[J]. Br J Obstet Gynaecol, 1998, 105(1): 93-99.
[141] Grace V, Zondervan. Chronic pelvic pain in women in New Zealand: comparative well-being,

comorbidity, and impact on work and other activities[J]. Health Care Women Int, 2006, 27(7): 585-599.
[142] Pitts MK, Ferris JA, Smith AM, et al. Prevalence and correlates of three types of pelvic pain in a nationally representative sample of Australian women[J]. Med J Aust, 2008, 189(3): 138-143.
[143] Verit FF, Verit A, Yeni. The prevalence of sexual dysfunction and associated risk factors in women with chronic pelvic pain: a cross-sectional study[J]. Arch Gynecol Obstet, 2006, 274(5): 297-302.
[144] Florido J, Pérez-Lucas R, Navarrete L. Sexual behavior and findings on laparoscopy or laparotomy in women with severe chronic pelvic pain[J]. Eur J Obstet Gynecol Reprod Biol, 2008, 139(2): 233-236.
[145] Phillips NA. The clinical evaluation of dyspareunia[J]. Int J Impot Res, 1998, 10 Suppl 2: S117-120.
[146] Ambler N, Williams AC, Hill P, et al. Sexual difficulties of chronic pain patients[J]. Clin J Pain, 2001, 17(2): 138-145.
[147] Loving S, Thomsen T, Jaszczak P, et al. Pelvic floor muscle dysfunctions are prevalent in female chronic pelvic pain: A cross-sectional population-based study[J]. Eur J Pain, 2014, 18(9): 1259-1270.
[148] Chiarioni G, Nardo A, Vantini I, et al. Biofeedback is superior to electrogalvanic stimulation and massage for treatment of levator ani syndrome[J]. Gastroenterology, 2010, 138(4): 1321-1329.
[149] Rao S, Benninga MA, Bharucha AE, et al. ANMS ESNM position paper and consensus guidelines on biofeedback therapy for anorectal disorders[J]. Neurogastroenterol Motil, 2015, 27(5): 594-609.
[150] Zermann D, MD, Ishigooka M, et al. Chronic prostatitis: a myofascial pain syndrome?[J]. Infect Urol, 1999, 12(3): 84-88.
[151] Shoskes, DA, Berger R, Elmi A, et al. Muscle tenderness in men with chronic prostatitis/chronic pelvic pain syndrome: the chronic prostatitis cohort study[J]. J Urol, 2008, 179(2): 556-560.
[152] Peters KM, Carrico DJ, Kalinowski SE, et al. Prevalence of pelvic floor dysfunction in patients with interstitial cystitis[J]. Urology, 2007, 70(1): 16-18.
[153] Reissing ED, Brown C, Lord MJ, et al. Pelvic floor muscle functioning in women with vulvar vestibulitis syndrome[J]. J Psychosom Obstet Gynaecol, 2005, 26(2): 107-113.
[154] Nickel J, Baranowski AP, Pontari M, et al. Management of men diagnosed with chronic prostatitis/chronic pelvic pain syndrome who have failed traditional management[J]. Rev Urol, 2007, 9(2): 63-72.
[155] Nickel JC, Freedland SJ, Castro-Santamaria R, et al. Chronic Prostate Inflammation Predicts Symptom Progression in Patients with Chronic Prostatitis/Chronic Pelvic Pain[J]. J Urol, 2017, 198(1): 122-128.
[156] Peters KM, Killinger KA, Ibrahim IA. Childhood symptoms and events in women with interstitial cystitis/painful bladder syndrome[J]. Urology, 2009, 73(2): 258-262.
[157] Rudick CN, Jiang M, Yaggie R, et al. O-antigen modulates infection-induced pain states[J]. PLoS One, 2012, 7(8): e41273.
[158] Richter B, Roslind A, Hesse U, et al. YKL-40 and mast cells are associated with detrusor fibrosis in patients diagnosed with bladder pain syndrome/interstitial cystitis according to the 2008 criteria of the European Society for the Study of Interstitial Cystitis[J]. Histopathology, 2010, 57(3): 371-383.
[159] Dundore PA, Schwartz AM, Semerjian H, et al. Mast cell counts are not useful in the diagnosis of nonulcerative interstitial cystitis[J]. J Urol, 1996, 155(3): 885-887.
[160] Peeker R, Enerbäck L, Fall M, et al. Recruitment, distribution and phenotypes of mast cells in interstitial cystitis[J]. J Urol, 2000, 163(3): 1009-1015.
[161] Anderstrom, CR, Fall M, Johansson S. Scanning electron microscopic findings in interstitial cystitis[J]. Br J Urol, 1989, 63(3): 270-275.
[162] Johansson SL, Fall M. Clinical features and spectrum of light microscopic changes in interstitial cystitis[J]. J Urol, 1990, 143(6): 1118-1124.
[163] Lin X, Zhang QH, Zhou P, et al. Caveolin-1 may participate in the pathogenesis of bladder pain syndrome/interstitial cystitis[J]. Urol Int, 2011, 86(3): 334-339.

[164] Logadottir YR, Ehren I, Fall M, et al. Intravesical nitric oxide production discriminates between classic and nonulcer interstitial cystitis[J]. J Urol, 2004, 171(3): 1148-1150.
[165] Lokeshwar VB, Selzer MG, Cerwinka WH, et al. Urinary uronate and sulfated glycosaminoglycan levels: markers for interstitial cystitis severity[J]. J Urol, 2005, 174(1): 344-349.
[166] Parsons CL, Lilly JD, Stein P. Epithelial dysfunction in nonbacterial cystitis (interstitial cystitis)[J]. J Urol, 1991, 145(4): 732-735.
[167] Parsons CL, Mulholland SG. Successful therapy of interstitial cystitis with pentosanpolysulfate[J]. J Urol, 1987, 138(3): 513-516.
[168] Sanchez-Freire V, Blanchard MG, Burkhard FC, et al. Acid-sensing channels in human bladder: expression, function and alterations during bladder pain syndrome[J]. J Urol, 2011, 186(4): 1509-1516.
[169] Hang L, Wullt B, Shen Z, et al. Cytokine repertoire of epithelial cells lining the human urinary tract[J]. J Urol, 1998, 159(6): 2185-2192.
[170] Parsons CL, Bautista SL, Stein PC, et al. Cyto-injury factors in urine: a possible mechanism for the development of interstitial cystitis[J]. J Urol, 2000, 164(4): 1381-1384.
[171] Chelimsky G, Simpson P, McCabe N, et al. Autonomic Testing in Women with Chronic Pelvic Pain[J]. J Urol, 2016, 196(2): 429-434.
[172] Charrua A, Pinto R, Taylor A, et al. Can the adrenergic system be implicated in the pathophysiology of bladder pain syndrome/interstitial cystitis? A clinical and experimental study[J]. Neurourol Urodyn, 2015, 34(5): 489-496.
[173] Alagiri M, Chottiner S, Ratner V, et al. Interstitial cystitis: unexplained associations with other chronic disease and pain syndromes[J]. Urology, 1997, 49(5A Suppl): 52-57.
[174] Buffington CA. Comorbidity of interstitial cystitis with other unexplained clinical conditions[J]. J Urol, 2004, 172(4 Pt 1): 1242-1248.
[175] Clauw DJ, Schmidt M, Radulovic D, et al. The relationship between fibromyalgia and interstitial cystitis[J]. J Psychiatr Res, 1997, 31(1): 125-131.
[176] Erickson DR, Morgan KC, Ordille S, et al. Nonbladder related symptoms in patients with interstitial cystitis[J]. J Urol, 2001, 166(2): 557-561.
[177] Warren J, Jackson T, Meyers D, et al. Fishbein/interstitial cystitis association (ICA) survey of interstitial cystitis among family members of ICA members: preliminary analysis[J]. Urology, 2001, 57(6 Suppl 1): 126-127.
[178] Warren JW, Howard FM, Cross RK, et al. Antecedent nonbladder syndromes in case-control study of interstitial cystitis/painful bladder syndrome[J]. Urology, 2009, 73(1): 52-57.
[179] Weissman MM, Gross R, Fyer A, et al. Interstitial Cystitis and Panic Disorder - A Potential Genetic Syndrome[J]. Arch Gen Psych, 2004, 61(3): 273-279.
[180] Warren JW, Wesselmann U, Morozov V, et al. Numbers and types of nonbladder syndromes as risk factors for interstitial cystitis/painful bladder syndrome[J]. Urology, 2011, 77(2): 313-319.
[181] Peters KM, Killinger KA, Mounayer MH, et al. Are ulcerative and nonulcerative interstitial cystitis/painful bladder syndrome 2 distinct diseases? A study of coexisting conditions[J]. Urology, 2011, 78(2): 301-308.
[182] Rab M, Ebmer And J, Dellon AL, et al. Anatomic variability of the ilioinguinal and genitofemoral nerve: implications for the treatment of groin pain[J]. Plast Reconstr Surg, 2001, 108(6): 1618-1623.
[183] Eklund A, Montgomery A, Bergkvist L, et al. Chronic pain 5 years after randomized comparison of laparoscopic and Lichtenstein inguinal hernia repair[J]. Br J Surg, 2010, 97(4): 600-608.
[184] Nariculam J, Minhas S, Adeniyi A, et al. A review of the efficacy of surgical treatment for and pathological changes in patients with chronic scrotal pain[J]. BJU Int, 2007, 99(5): 1091-1093.

[185] Manikandan R, Srirangam SJ, Pearson E, et al. Early and late morbidity after vasectomy: a comparison of chronic scrotal pain at 1 and 10 years[J]. BJU Int, 2004, 93(4): 571-574.
[186] Leslie TA, Illing RO, Cranston DW, et al. The incidence of chronic scrotal pain after vasectomy: a prospective audit[J]. BJU Int, 2007, 100(6): 1330-1333.
[187] Hallen M, Bergenfelz A, Westerdahl J. Laparoscopic extraperitoneal inguinal hernia repair versus open mesh repair: longterm follow-up of a randomized controlled trial[J]. Surgery, 2008, 143(3): 313-317.
[188] Grant AM, Scott NW, O' Dwyer PJ, et al. Five-year follow-up of a randomized trial to assess pain and numbness after laparoscopic or open repair of groin hernia[J]. Br J Surg, 2004, 91(12): 1570-1574.
[189] Parsons CL. The role of a leaky epithelium and potassium in the generation of bladder symptoms in interstitial cystitis/overactive bladder, urethral syndrome, prostatitis and gynaecological chronic pelvic pain[J]. BJU Int, 2011, 107(3): 370-375.
[190] Parsons CL, Zupkas P, Parsons JK. Intravesical potassium sensitivity in patients with interstitial cystitis and urethral syndrome[J]. Urology, 2001, 57(3): 428-432.
[191] Kaur H, Arunkalaivanan AS. Urethral pain syndrome and its management[J]. Obstet Gynecol Surv, 2007, 62(5): 348-351.
[192] Gurel H, Gürel SA, Atilla MK. Urethral syndrome and associated risk factors related to obstetrics and gynecology[J]. Eur J Obstet Gynecol Reprod Biol, 1999, 83(1): 5-7.
[193] Gornall J. The trial that launched millions of mesh implant procedures: did money compromise the outcome?[J]. Bmj, 2018.
[194] Gornall J. How mesh became a four letter word[J]. BMJ (Clinical research ed.), 2018.
[195] Heneghan C, Godlee F. Surgical mesh and patient safety[J]. BMJ, 2018, 363.
[196] Nilsson, Gustaf C. Creating a gold standard surgical procedure: the development and implementation of TVT[J]. International Urogynecology Journal, 2015, 26(4):467-469.
[197] Waltregny D. TVT-O: a new gold standard surgical treatment of female stress urinary incontinence?[J]. Eur Urol, 2013, 63(5):879-880.
[198] J Jírová, M Pán. [Current state of transvaginal meshes by resolution of pelvic organ prolapse][J]. Ceska Gynekol, 2017, 72-78.
[199] Keltie K, Elneil S, Monga A, et al. Complications following vaginal mesh procedures for stress urinary incontinence: an 8 year study of 92,246 women[J]. Rep, 2017, 7(1):12015.
[200] Wang C, Christie AL, Zimmern PE. Synthetic mid-urethral sling complications: Evolution of presenting symptoms over time[J]. Neurourol Urodyn, 2018, 37(6):1937-1942.
[201] Vancaillie T, Tan Y, Chow J, et al. Pain after vaginal prolapse repair surgery with mesh is a post-surgical neuropathy which needs to be treated - and can possibly be prevented in some cases[J]. Aust N Z J Obstet, 2018, 58(6): 696-700.
[202] Mellano EM, Nakamura LY, Choi JM, et al. The Role of Chronic Mesh Infection in Delayed-Onset Vaginal Mesh Complications or Recurrent Urinary Tract Infections: Results From Explanted Mesh Cultures[J]. Female Pelvic Med Reconstr Surg, 2016, 22(3): 166-171.
[203] Ubertazzi EP, Soderini H, Sanchez AS, et al. Long-term Outcomes Of Transvaginal Mesh (TVM) In Patients With Pelvic Organ Prolapse: A 5-year Follow-up[J]. Eur J Obstet Gynecol Reprod Biol, 2018, 225: 90-94.
[204] Mateu Arrom L, Errando Smet C, Gutierrez Ruiz C, et al. Pelvic Organ Prolapse Repair with Mesh: Mid-Term Efficacy and Complications[J]. Urol Int, 2018, 101(2): 201-205.
[205] Cho MK, Moon JH, Kim CH. Non-absorbable and partially-absorbable mesh during pelvic organ prolapse repair: A comparison of clinical outcomes[J]. Int J Surg, 2018, 55: 5-8.
[206] Rogo-Gupta L, Castellanos M. When and how to excise vaginal mesh[J]. Curr Opin Obstet Gynecol,

2016, 28(4): 311-315.

[207] Khatri G, Khan A, Raval G, Chhabra A. Diagnostic Evaluation of Chronic Pelvic Pain[J]. Phys Med Rehabil Clin N Am, 2017, 28(3): 477-500.

[208] Bendavid R, Lou W, Grischkan D, et al. A mechanism of mesh-related post-herniorrhaphy neuralgia[J]. Hernia, 2016, 20(3): 357-365.

[209] Hahn L. Treatment of ilioinguinal nerve entrapment - a randomized controlled trial[J]. Acta Obstet Gynecol Scand, 2011, 90(9): 955-960.

[210] Antolak SJ Jr, Hough DM, Pawlina W, et al. Anatomical basis of chronic pelvic pain syndrome: the ischial spine and pudendal nerve entrapment[J]. Med Hypotheses, 2002, 59(3): 349-353.

[211] Mahakkanukrauh P, Surin P, Vaidhayakarn P, et al. Anatomical study of the pudendal nerve adjacent to the sacrospinous ligament[J]. Clin Anat, 2005, 18(3): 200-205.

[212] Labat JJ, Riant T, Robert R, et al. Diagnostic criteria for pudendal neuralgia by pudendal nerve entrapment (Nantes criteria)[J]. Neurourol Urodyn, 2008, 27(4): 306-310.

[213] Robert R, Prat-Pradal D, Labat JJ, et al. Anatomic basis of chronic perineal pain: role of the pudendal nerve[J]. Surg Radiol Anat, 1998, 20(2): 93-98.

[214] Shafik A. Pudendal canal syndrome as a cause of vulvodynia and its treatment by pudendal nerve decompression[J]. Eur J Obstet Gynecol Reprod Biol, 1998, 80(2): 215-220.

[215] Amarenco G, Ismael SS, Bayle B, et al. Electrophysiological analysis of pudendal neuropathy following traction[J]. Muscle Nerve, 2001, 24(1): 116-119.

[216] Goldet R, Kerdraon J, Amarenco G. [Traction on the orthopedic table and pudendal nerve injury. Importance of electrophysiologic examination] [J]. Rev Chir Orthop Reparatrice Appar Mot, 1998, 84(6): 523.

[217] Alevizon SJ, Finan MA. Sacrospinous colpopexy: management of postoperative pudendal nerve entrapment[J]. Obstet Gynecol, 1996, 88(4 Pt 2): 713-715.

[218] Fisher HW, Lotze PM. Nerve injury locations during retropubic sling procedures[J]. Int Urogynecol J, 2011, 22(4): 439-441.

[219] Moszkowicz D, Alsaid B, Bessede T, et al. Where does pelvic nerve injury occur during rectal surgery for cancer?[J]. Colorectal Dis, 2011, 13(12): 1326-1334.

[220] Ashton-Miller JA, DeLancey JO. Functional anatomy of the female pelvic floor[J]. Ann N Y Acad Sci, 2007, 1101: 266-296.

[221] Amarenco G, Kerdraon J, Lanoe Y. [Perineal neuropathy due to stretching and urinary incontinence. Physiopathology, diagnosis and therapeutic implications][J]. Ann Urol (Paris), 1990, 24(6): 463-466.

[222] Fleming M, Paice J. Sexuality and chronic pain[J]. J Sex Educ Ther, 2001, 26(3): 204-214.

[223] Maruta T, Osborne D, Swanson DW, et al. Chronic pain patients and spouses: marital and sexual adjustment[J]. Mayo Clin Proc, 1981, 56(5): 307-310.

[224] Muller A, Mulhall JP. Sexual dysfunction in the patient with prostatitis[J]. Curr Opin Urol, 2005, 15(6): 404.

[225] Chen X, Zhou Z, Qiu X, et al. The effect of chronic prostatitis/chronic pelvic pain syndrome (CP/CPPS) on erectile function: A systematic review and meta-analysis[J]. PLoS ONE, 2015, 10(10): e0141447.

[226] Tripp DA, Nickel JC, Ross S, et al. Prevalence, symptom impact and predictors of chronic prostatitis-like symptoms in Canadian males aged 16-19 years[J]. BJU Int, 2009, 103(8): 1080-1084.

[227] Pereira R, Margarida Oliveira C, Nobre P. Sexual Functioning and Cognitions During Sexual Activity in Men With Genital Pain: A Comparative Study[J]. J Sex Marital The, 2016, 42(7): 602-615.

[228] Egan KJ, Krieger JN. Psychological problems in chronic prostatitis patients with pain[J]. Clin J Pain, 1994, 10(3): 218-226.

[229] Smith KB, Pukall CF, Tripp DA, et al. Sexual and relationship functioning in men with chronic prostatitis/chronic pelvic pain syndrome and their partners[J]. Arch Sex Behav, 2007, 36(2): 301-311.

[230] Gunter J. Chronic pelvic pain: an integrated approach to diagnosis and treatment[J]. Obstet Gynecol Surv, 2003, 58(9): 615-623.

[231] Latthe P, Latthe M, Say L, et al. WHO systematic review of prevalence of chronic pelvic pain: a neglected reproductive health morbidity[J]. BMC Public Health, 2006, 6: 177.

[232] Pearce C, Curtis M. A multidisciplinary approach to self care in chronic pelvic pain[J]. Br J Nurs, 2007, 16(2): 82-85.

[233] Ter Kuile MM, Weijenborg PT, Spinhoven P. Sexual functioning in women with chronic pelvic pain: the role of anxiety and depression[J]. J Sex Med, 2010, 7(5): 1901-1910.

[234] Fry RP, Crisp AH, Beard RW. Patients' illness models in chronic pelvic pain[J]. Psychother Psychosom, 1991, 55(2-4): 158-163.

[235] Collett BJ, Cordle CJ, Stewart CR, et al. A comparative study of women with chronic pelvic pain, chronic nonpelvic pain and those with no history of pain attending general practitioners[J]. Br J Obstet Gynaecol, 1998, 105(1): 87-92.

[236] McCabe MP, Jupp JJ. Intercorrelations among general arousability, emerging and current sexual desire, and severity of sexual dysfunction in women[J]. Psychol Rep, 1989, 65(1): 147-154.

[237] Flor H, Kerns RD, Turk DC. The role of spouse reinforcement, perceived pain, and activity levels of chronic pain patients[J]. J Psychosom Res, 1987, 31(2): 251-259.

[238] Paice J. Sexuality and chronic pain[J]. Am J Nurs, 2003, 103(1): 87-89.

[239] Verit FF, Verit A. Validation of the female sexual function index in women with chronic pelvic pain[J]. J Sex Med, 2007, 4(6): 1635-1641.

[240] Hetrick DC, Ciol MA, Rothman I, et al. Musculoskeletal dysfunction in men with chronic pelvic pain syndrome type III: a case-control study[J]. J Urol, 2003, 170(3): 828-831.

[241] Clemens JQ, Nadler RB, Schaeffer AJ, et al. Biofeedback, pelvic floor re-education, and bladder training for male chronic pelvic pain syndrome[J]. Urology, 2000, 56(6): 951-955.

[242] Ishigooka M, Zermann DH, Doggweiler R, et al. Similarity of distributions of spinal c-Fos and plasma extravasation after acute chemical irritation of the bladder and the prostate[J]. J Urol, 2000, 164(5): 1751.

[243] Liao CH, Lin HC, Huang CY. Chronic Prostatitis/Chronic Pelvic Pain Syndrome is associated with Irritable Bowel Syndrome: A Population-based Study[J]. Sci Rep, 2016, 6(1): e452-e452.

[244] Zondervan KT, Yudkin PL, Vessey MP, et al. Prevalence and incidence of chronic pelvic pain in primary care: evidence from a national general practice database[J]. Br J Obstet Gynaecol, 1999, 106(11): 1149.

[245] Drossman DA, Li Z, Andruzzi E, et al. U.S. householder survey of functional gastrointestinal disorders. Prevalence, sociodemography, and health impact[J]. Dig Dis Sci, 1993, 38(9): 1569-1580.

[246] Prior A, Whorwell PJ. Gynaecological consultation in patients with the irritable bowel syndrome[J]. Gut, 1989, 30: 996-998.

[247] Longstreth GF, Preskill DB, Youkeles L, et al. Irritable bowel syndrome in women having diagnostic laparoscopy or hysterectomy. Relation to gynecologic features and outcome[J]. Dig Dis Sci, 1990, 35(10): 1285-1290.

[248] Sperber AD, Morris CB, Greemberg L, et al. Development of abdominal pain and IBS following gynecological surgery: a prospective, controlled study[J]. Gastroenterology, 2008, 134(1): 75-84.

[249] Monnikes H. Quality of life in patients with irritable bowel syndrome[J]. J Clin Gastroenterol, 2011, 45 Suppl: S98-101.

[250] Canavan C, West J, Card T. Review article: the economic impact of the irritable bowel syndrome[J]. Aliment Pharmacol Ther, 2014, 40(9): 1023-1034.

[251] Morgan CJ, Curran HV. Ketamine use: a review[J]. Addiction, 2012, 107: 27-38.

[252] Lorencatto C, Petta CA, Navarro MJ, et al. Depression in women with endometriosis with and without

chronic pelvic pain[J]. Acta Obstet Gynecol Scand, 2006, 85(1): 88-92.
[253] Pincus T, Williams A. Models and measurements of depression in chronic pain[J]. J Psychosom Res, 1999, 47(3): 211-219.
[254] Stones RW, Selfe SA, Fransman S, et al. Psychosocial and economic impact of chronic pelvic pain[J]. Baillieres Best Pract Res Clin Obstet Gynaecol, 2000, 14(3): 415-431.
[255] Howard FM. Chronic pelvic pain[J]. Obstet Gynecol, 2003, 101(3): 594-611.
[256] Fitzgerald MP, Link CL, Litman HJ, et al. Beyond the lower urinary tract: the association of urologic and sexual symptoms with common illnesses[J]. Eur Urol, 2007, 52(2): 407-415.
[257] Davis SN, Binik YM, Amsel R, et al. Is a sexual dysfunction domain important for quality of life in men with urological chronic pelvic pain syndrome? Signs "UPOINT" to yes[J]. J Urol, 2013, 189(1): 146.
[258] Cleeland CS. The Brief Pain Inventory User Guide. 2009.
[259] Turk DC, Dworkin RH, Allen R, et al. Core outcome domains for chronic pain clinical trials: IMMPACT recommendations[J]. Pain, 2003, 106(3): 337-345.
[260] Bullock AD, Becich MJ, Klutke CG, et al. Experimental autoimmune cystitis: a potential murine model for ulcerative interstitial cystitis[J]. J Urol, 1992, 148(6): 1951-1956.
[261] Dodd LG, Tello J. Cytologic examination of urine from patients with interstitial cystitis[J]. Acta Cytol, 1998, 42(4): 923-927.
[262] Erickson DR, Davies MF. Interstitial cystitis[J]. Int Urogynecol J Pelvic Floor Dysfunct, 1998, 9(3): 174.
[263] Fall M, Johansson SL, Aldenborg F. Chronic interstitial cystitis: a heterogeneous syndrome[J]. J Urol, 1987, 137(1): 35-38.
[264] Warren JW, Brown J, Tracy JK, et al. Evidence-based criteria for pain of interstitial cystitis/painful bladder syndrome in women[J]. Urology, 2008, 71(3): 444-448.
[265] Bharucha AE, Wald A, Enck P, et al. Functional anorectal disorders[J]. Gastroenterology, 2006, 130(5): 1510.
[266] McNaughton Collins M, Pontari MA, O'Leary MP, et al. Quality of life is impaired in men with chronic prostatitis: the Chronic Prostatitis Collaborative Research Network[J]. J Gen Intern Med, 2001, 16(10): 656.
[267] Wenninger K, Heiman JR, Rothman I, et al. Sickness impact of chronic nonbacterial prostatitis and its correlates[J]. J Urol, 1996, 155(3): 965-968.
[268] Gerlinger C, Schumacher U, Faustmann T, et al. Defining a minimal clinically important difference for endometriosis-associated pelvic pain measured on a visual analog scale: analyses of two placebo-controlled, randomized trials[J]. Health Qual Life Outcomes, 2010, 8: 138.
[269] Litwin MS, McNaughton-Collins M, Fowler FJ Jr, et al. The National Institutes of Health chronic prostatitis symptom index: development and validation of a new outcome measure[J]. Chronic Prostatitis Collaborative Research Network. J Urol, 1999, 162(2): 369-375.
[270] Mebust W. Symptom evaluation, quality of life and sexuality. In: 2nd Consultation on Benign Prostatic Hyperplasia (BPH). 1993, Jersey, Channel Islands.
[271] Lubeck DP, Whitmore K, Sant GR, et al. Psychometric validation of the O' leary-Sant interstitial cystitis symptom index in a clinical trial of pentosan polysulfate sodium[J]. Urology, 2001, 57(6 Suppl 1): 62-66.
[272] Francis CY, Morris J, Whorwell PJ. The irritable bowel severity scoring system: a simple method of monitoring irritable bowel syndrome and its progress[J]. Aliment Pharmacol Ther, 1997, 11(2): 395-402.
[273] Spiegel BM, Bolus R, Harris LA, et al. Characterizing abdominal pain in IBS: guidance for study inclusion criteria, outcome measurement and clinical practice[J]. Aliment Pharmacol Ther, 2010, 32(9): 1192.
[274] Slieker-ten Hove MC, Pool-Goudzwaard AL, Eijkemans MJ, et al. Face validity and reliability of the first digital assessment scheme of pelvic floor muscle function conform the new standardized terminology of the International Continence Society[J]. Neurourol Urodyn, 2009, 28(4): 295-300.
[275] Wyndaele JJ, Van Eetvelde B. Reproducibility of digital testing of the pelvic floor muscles in men[J].

Arch Phys Med Rehabil, 1996, 77(11): 1179-1181.
[276] Davis SN, Morin M, Binik YM, et al. Use of pelvic floor ultrasound to assess pelvic floor muscle function in urological chronic pelvic pain syndrome in men[J]. J Sex Med, 2011, 8(11): 3173-3180.
[277] Anderson RU, Sawyer T, Wise D, et al. Painful myofascial trigger points and pain sites in men with chronic prostatitis/chronic pelvic pain syndrome[J]. J Urol, 2009, 182(6): 2753-2758.
[278] Sanses T, Chelimsky G, Mccabe NP, et al. The pelvis and beyond: Musculoskeletal Tender Points in Women With Chronic Pelvic Pain[J]. Clin J Pain, 2016, 32(8): 659-665.
[279] Yang CC, Miller JL, Omidpanah A, et al. Physical Examination for Men and Women With Urologic Chronic Pelvic Pain Syndrome: A MAPP (Multidisciplinary Approach to the Study of Chronic Pelvic Pain) Network Study[J]. Urology, 2018, 116:23-29.
[280] Antolak SJ Jr, Antolak CM. Therapeutic pudendal nerve blocks using corticosteroids cure pelvic pain after failure of sacral neuromodulation[J]. Pain Med, 2009, 10(1): 186-189.
[281] Bolandard F, Bazin JE. Nerve stimulator guided pudendal nerve blocks[J]. Can J Anaesth, 2005, 52(7): 773.
[282] Filler AG. Diagnosis and treatment of pudendal nerve entrapment syndrome subtypes: imaging, injections, and minimal access surgery[J]. Neurosurg Focus, 2009, 26(2): E9.
[283] Kim SH, Song SG, Paek OJ, et al. Nerve-stimulator-guided pudendal nerve block by pararectal approach[J]. Colorectal Dis, 2012, 14(5): 611-615.
[284] Kovacs P, Gruber H, Piegger J, et al. New, simple, ultrasound-guided infiltration of the pudendal nerve: ultrasonographic technique[J]. Dis Colon Rectum, 2001, 44(9): 1381-1385.
[285] Naja MZ, Al-Tannir MA, Maaliki H, et al. Nerve-stimulator-guided repeated pudendal nerve block for treatment of pudendal neuralgia[J]. Eur J Anaesthesiol, 2006, 23(5): 442-444.
[286] Peng PW, Tumber PS. Ultrasound-guided interventional procedures for patients with chronic pelvic pain - a description of techniques and review of literature[J]. Pain Physician, 2008, 11(2): 215-224.
[287] Rigaud J, Riant T, Delavierre D, et al. [Somatic nerve block in the management of chronic pelvic and perineal pain][J]. Prog Urol, 2010, 20(12): 1072-1083.
[288] Romanzi L. Techniques of pudendal nerve block[J]. J Sex Med, 2010, 7(5): 1716-1719.
[289] Thoumas D, Leroi AM, Mauillon J, et al. Pudendal neuralgia: CT-guided pudendal nerve block technique[J]. Abdom Imaging, 1999, 24(3): 309-312.
[290] Wey PF, Lions C, Rimmelé T, et al. [Nerve stimulator guided pudendal nerve block for postoperative analgesia. An evaluation of professional practice][J]. Ann Fr Anesth Reanim, 2007, 26(12): 1087-1088.
[291] Bates SM, Hill VA, Anderson JB, et al. A prospective, randomized, double-blind trial to evaluate the role of a short reducing course of oral corticosteroid therapy in the treatment of chronic prostatitis/chronic pelvic pain syndrome[J]. BJU Int, 2007, 99(2): 355-359.
[292] Dragoman MV. The combined oral contraceptive pill -- recent developments, risks and benefits[J]. Best Pract Res Clin Obstet Gynaecol, 2014, 28(6): 825-834.
[293] Ghaly A. The psychological and physical benefits of pelvic ultrasonography in patients with chronic pelvic pain and negative laparoscopy. A random allocation trial[J]. J Obstet Gynaecol, 1994, 14(4): 269.
[294] Nickel JC, Narayan P, McKay J, et al. Treatment of chronic prostatitis/chronic pelvic pain syndrome with tamsulosin: a randomized double blind trial[J]. J Urol, 2004, 171(4): 1594-1597.
[295] Zhao WP, Zhang ZG, Li XD, et al. Celecoxib reduces symptoms in men with difficult chronic pelvic pain syndrome (Category IIIA)[J]. Braz J Med Biol Res, 2009, 42(10): 963-967.
[296] Poldrack RA, Baker IC, Durnez J, et al. Scanning the Horizon: challenges and solutions for neuroimaging research[J]. bioRxiv, 2016.
[297] Salomons TV, Iannetti GD, Liang M, et al. The "pain matrix" in pain-free individuals[J]. JAMA Neurology, 2016, 73(6): 755-756.

[298] Meares EM, Stamey TA. Bacteriologic localization patterns in bacterial prostatitis and urethritis[J]. Invest Urol, 1968, 5(5): 492-518.

[299] Nickel JC. The Pre and Post Massage Test (PPMT): a simple screen for prostatitis[J]. Tech Urol, 1997, 3(1): 38-43.

[300] Nickel JC, Shoskes D, Wang Y, et al. How does the pre-massage and post-massage 2-glass test compare to the Meares-Stamey 4-glass test in men with chronic prostatitis/chronic pelvic pain syndrome?[J]. J Urol, 2006, 176(1): 119-124.

[301] Nickel JC, Pontari M, Moon T, et al. A randomized, placebo controlled, multicenter study to evaluate the safety and efficacy of rofecoxib in the treatment of chronic nonbacterial prostatitis[J]. J Urol, 2003, 169(4): 1401-1405.

[302] Manganaro L, Porpora MG, Vinci V, et al. Diffusion tensor imaging and tractography to evaluate sacral nerve root abnormalities in endometriosis-related pain: a pilot study[J]. Eur Radiol. 2014, 24(1): 95-101.

[303] Howard FM. The role of laparoscopy as a diagnostic tool in chronic pelvic pain[J]. Baillieres Best Pract Res Clin Obstet Gynaecol, 2000, 14(3): 467-494.

[304] Jacobson TZ, Duffy JM, Barlow D, et al. Laparoscopic surgery for pelvic pain associated with endometriosis[J]. Cochrane Database Syst Rev, 2009, 7(4): CD001300.

[305] Porpora MG, Gomel V. The role of laparoscopy in the management of pelvic pain in women of reproductive age[J]. Fertil Steril, 1997, 68(5): 765-779.

[306] Seracchioli R, Mannini D, Colombo FM, et al. Cystoscopy-assisted laparoscopic resection of extramucosal bladder endometriosis[J]. J Endourol, 2002, 16(9): 663-666.

[307] Wyndaele JJ, Van Dyck J, Toussaint N. Cystoscopy and bladder biopsies in patients with bladder pain syndrome carried out following ESSIC guidelines[J]. Scand J Urol Nephrol, 2009, 43(6): 471-475.

[308] Elcombe S1, Gath D, Day A. The psychological effects of laparoscopy on women with chronic pelvic pain[J]. Psychol Med, 1997, 27(5): 1041-1050.

[309] Onwude JL, Thornton JG, Morley S, et al. A randomised trial of photographic reinforcement during postoperative counselling after diagnostic laparoscopy for pelvic pain[J]. Eur J Obstet Gynecol Reprod Biol, 2004, 112(1): 89-94.

[310] Peters AA, van Dorst E, Jellis B, et al. A randomized clinical trial to compare two different approaches in women with chronic pelvic pain[J]. Obstet Gynecol, 1991, 77(5): 740-744.

[311] Cole EE, Scarpero HM, Dmochowski RR.. Are patient symptoms predictive of the diagnostic and/or therapeutic value of hydrodistention?[J]. Neurourol Urodyn, 2005, 24(7): 638-642.

[312] Lamale LM, Lutgendorf SK, Hoffman AN, et al. Symptoms and cystoscopic findings in patients with untreated interstitial cystitis[J]. Urology, 2006, 67(2): 242-245.

[313] Ottem DP, Teichman JM. What is the value of cystoscopy with hydrodistension for interstitial cystitis?[J]. Urology, 2005, 66(3): 494-499.

[314] Shear S, Mayer R. Development of glomerulations in younger women with interstitial cystitis[J]. Urology, 2006, 68(2): 253-256.

[315] Tamaki M, Saito R, Ogawa O, et al. Possible mechanisms inducing glomerulations in interstitial cystitis: relationship between endoscopic findings and expression of angiogenic growth factors[J]. J Urol, 2004, 172(3): 945-948.

[316] Aihara K, Hirayama A, Tanaka N, et al. Hydrodistension under local anesthesia for patients with suspected painful bladder syndrome/interstitial cystitis: safety, diagnostic potential and therapeutic efficacy[J]. Int J Urol, 2009, 16(12): 947-952.

[317] Messing E, Pauk D, Schaeffer A, et al. Associations among cystoscopic findings and symptoms and physical examination findings in women enrolled in the Interstitial Cystitis Data Base (ICDB) Study[J].

Urology, 1997, 49(5A Suppl): 81-85.
[318] Waxman JA, Sulak PJ, Kuehl TJ. Cystoscopic findings consistent with interstitial cystitis in normal women undergoing tubal ligation[J]. J Urol, 1998, 160(5): 1663-1667.
[319] Geurts N, Van Dyck J, Wyndaele JJ. Bladder pain syndrome: do the different morphological and cystoscopic features correlate?[J]. Scand J Urol Nephrol, 2011, 45(1): 20-23.
[320] Johansson SL, Fall M. Pathology of interstitial cystitis[J]. Urol Clin North Am, 1994, 21(1): 55-62.
[321] Wassong C, Shah B, Kanayama M, et al. Radiologic findings of pelvic venous congestion in an adolescent girl with angiographic confirmation and interventional treatment[J]. Pediatr Radiol, 2012, 42(5): 636-640.
[322] Ness RB, Soper DE, Holley RL, et al. Effectiveness of inpatient and outpatient treatment strategies for women with pelvic inflammatory disease: results from the Pelvic Inflammatory Disease Evaluation and Clinical Health (PEACH) Randomized Trial[J]. Am J Obstet Gynecol, 2002, 186(5): 929-937.
[323] Corey L, Adams HG, Brown ZA, et al. Genital herpes simplex virus infections: clinical manifestations, course, and complications[J]. Ann Intern Med, 1983, 98(6): 958-972.
[324] Young H, Moyes A, McMillan A, et al. Screening for treponemal infection by a new enzyme immunoassay[J]. Genitourin Med, 1989, 65(2): 72-78.
[325] Culley L, Law C, Hudson N, et al. The social and psychological impact of endometriosis on women' s lives: A critical narrative review[J]. Human Reprod Update, 2013, 19(6): 625-639.
[326] Souza CA, Oliveira LM, Scheffel C, et al. Quality of life associated to chronic pelvic pain is independent of endometriosis diagnosis--a cross-sectional survey[J]. Health Qual Life Outcomes, 2011, 9: 41.
[327] Barri PN, Coroleu B, Tur R, et al. Endometriosis-associated infertility: surgery and IVF, a comprehensive therapeutic approach[J]. Reprod Biomed Online, 2010, 21(2): 179-185.
[328] Fauconnier A, Chapron C, Dubuisson JB, et al. Relation between pain symptoms and the anatomic location of deep infiltrating endometriosis[J]. Fertil Steril, 2002, 78(4): 719-726.
[329] Vercellini P, Crosignani PG, Abbiati A, et al. The effect of surgery for symptomatic endometriosis: the other side of the story[J]. Hum Reprod Update, 2009, 15(2): 177-188.
[330] Vercellini P, Crosignani PG, Somigliana E, et al. Medical treatment for rectovaginal endometriosis: what is the evidence?[J]. Hum Reprod, 2009, 24(10): 2504-2514.
[331] Walters C, West S, A Nippita T. Pelvic girdle pain in pregnancy. Aust J Gen Pract. 2018, 47(7): 439-443.
[332a] Khan KS, Tryposkiadis K, Tirlapur SA, et al. MRI versus laparoscopy to diagnose the main causes of chronic pelvic pain in women: a test-accuracy study and economic evaluation. Health Technol Asses, 2018, 22(40):1-92.
[332b] Kaminski P, Gajewska M, Wielgos M, et al. The usefulness of laparoscopy and hysteroscopy in the diagnostics and treatment of infertility[J]. Neuro Endocrinol Lett, 2006, 27(6): 813-817.
[333] Hay-Smith EJ. Therapeutic ultrasound for postpartum perineal pain and dyspareunia[J]. Cochrane Database Syst Rev, 2000, (2): CD000495.
[334] Cappell J, Pukall CF. Clinical profile of persistent genito-pelvic postpartum pain[J]. Midwifery, 2017, 50:125-132.
[335] Landau R, Bollag L, Ortner C. Chronic pain after childbirth[J]. Int J Obstet Anesth, 2013, 22(2):133-145.
[336] Roovers JP, van der Vaart CH, van der Bom JG, et al. A randomised controlled trial comparing abdominal and vaginal prolapse surgery: effects on urogenital function[J]. BJOG, 2004, 11(1): 50-56.
[337] Lin LL, Haessler AL, Ho MH, et al. Dyspareunia and chronic pelvic pain after polypropylene mesh augmentation for transvaginal repair of anterior vaginal wall prolapse[J]. Int Urogynecol J Pelvic Floor Dysfunct, 2007, 18(6): 675-678.
[338] Niro J, Philippe AC, Jaffeux P, et al. Postoperative pain after transvaginal repair of pelvic organ prolapse

with or without mesh[J]. Gynecol Obstet Fertil, 2010, 38(11): 648-652.
[339] Withagen MI, Vierhout ME, Hendriks JC, et al. Risk factors for exposure, pain, and dyspareunia after tension-free vaginal mesh procedure[J]. Obstet Gynecol. 2011, 118(3): 629-636.
[340] Vancaillie T, Kite L, Howard E, Chow J. Sacral neuromodulation for pelvic pain and pelvic organ dysfunction: A case series[J]. Aust N Z J Obstet Gynaecol, 2018, 58(1): 102-107.
[341] Eisenberg VH, Callewaert G, Sindhwani N, et al. Ultrasound visualization of sacrocolpopexy polyvinylidene fluoride meshes containing paramagnetic Fe particles compared with polypropylene mesh[J]. Int Urogynecol J, 2019, 30(5): 795-804.
[342] Kim KY, Cheng JW, Shen JK, Wagner H, Staack A. Translabial Ultrasound Evaluation of Pelvic Floor Structures and Mesh in the Urology Office and Intraoperative Setting[J]. Urology, 2018, 120: 267.
[343] Sindhwani N, Callewaert G, Deprest T, Housmans S, Van Beckevoort D, Deprest J. Short term post-operative morphing of sacrocolpopexy mesh measured by magnetic resonance imaging[J]. J Mech Behav Biomed Mater, 2018, 80: 269-276.
[344] Zacharakis D, Grigoriadis T, Bourgioti C, et al. Pre- and postoperative magnetic resonance imaging (MRI) findings in patients treated with laparoscopic sacrocolpopexy. Is it a safe procedure for all patients? [J]. Neurourol Urodyn, 2018, 37(1):316-321.
[345] Brandt LJ, Chey WD, AE Foxx-Orenstein, et al. An Evidence-Based Position Statement on the Management of Irritable Bowel Syndrome[J]. Am J Gastroenterol, 2009, 104:S1-35.
[346] Spiller R, Aziz Q, Creed F, et al. Guidelines on the irritable bowel syndrome: mechanisms and practical management[J]. Gut, 2007, 56(12): 1770-1798.
[347] McGowan L1, Luker K, Creed F, et al. How do you explain a pain that can't be seen?: the narratives of women with chronic pelvic pain and their disengagement with the diagnostic cycle[J]. Br J Health Psychol, 2007, 12(Pt 2): 261-274.
[348] European Association of Urology (EAU). EAU Survey: What do you tell your patients?
[349] Loving S, Nordling J, Jaszczak P, et al.Does evidence support physiotherapy management of adult female chronic pelvic pain? A systematic review[J]. Scandinavian Journal of Pain, 2012, 3(2): 70-81.
[350] Haugstad GK, Haugstad TS, Kirste UM, et al. Mensendieck somatocognitive therapy as treatment approach to chronic pelvic pain: results of a randomized controlled intervention study[J]. Am J Obstet Gynecol, 2006, 194(5): 1303-1010.
[351] Fitzgerald MP, Anderson RU, Potts J, et al. Randomized multicenter feasibility trial of myofascial physical therapy for the treatment of urological chronic pelvic pain syndromes[J]. J Urol, 2013, 189(1 Suppl): S75-85.
[352] César Fernández de las Peñas, Mónica Sohrbeck Campo, Josué Fernández Carnero, et al. Manual therapies in myofascial trigger point treatment: a systematic review[J]. Journal of Bodywork & Movement Therapies, 2005, 9(1): 0-34.
[353] Tough EA, White AR, Cummings TM, et al. Acupuncture and dry needling in the management of myofascial trigger point pain: a systematic review and meta-analysis of randomised controlled trials[J]. Eur J Pain, 2009, 13(1): 3-10.
[354] Cummings TM, White AR. Needling therapies in the management of myofascial trigger point pain: a systematic review[J]. Arch Phys Med Rehabil, 2001, 82(7): 986-892.
[355] Scott NA, Guo B, Barton PM, et al. Trigger point injections for chronic non-malignant musculoskeletal pain: a systematic review[J]. Pain Med, 2009, 10(1): 54-69.
[356] Karper WB. Exercise effects on interstitial cystitis: two case reports[J]. Urol Nurs, 2004, 24(3): 202-204.
[357] Oyama IA, Rejba A, Lukban JC, et al. Modified Thiele massage as therapeutic intervention for female patients with interstitial cystitis and high-tone pelvic floor dysfunction[J]. Urology, 2004, 64(5): 862-865.

[358] Langford CF, Udvari Nagy S, Ghoniem GM, et al. Levator ani trigger point injections: An underutilized treatment for chronic pelvic pain[J]. Neurourol Urodyn, 2007, 26(1): 59-62.

[359] FitzGerald MP, Payne CK, Lukacz ES, et al. Randomized multicenter clinical trial of myofascial physical therapy in women with interstitial cystitis/painful bladder syndrome and pelvic floor tenderness[J]. J Urol, 2012, 187(6): 2113-2118.

[360] Kellog Spadt S. Role of the female urologist/urogynecologist. In: Women' s sexual function and dysfunction: Study, diagnosis and treatment. 2006, Taylor and Francis: London.

[361] Webster GD, Maggio MI. The management of chronic interstitial cystitis by substitution cystoplasty[J]. J Urol. 1989, 141(2): 287-291.

[362] Hayes RD, Bennett CM, Fairley CK, et al, What can prevalence studies tell us about female sexual difficulty and dysfunction?[J]. J Sex Med, 2006, 3(4): 589-595.

[363] Rosenbaum TY, Owens A. The role of pelvic floor physical therapy in the treatment of pelvic and genital pain-related sexual dysfunction (CME)[J]. J Sex Med, 2008, 5(3): 513-523.

[364] Rowe E, Smith C, Laverick L, et al. A prospective, randomized, placebo controlled, double-blind study of pelvic electromagnetic therapy for the treatment of chronic pelvic pain syndrome with 1 year of followup[J]. J Urol, 2005, 173(6): 2044-2047.

[365] Kastner C, Hochreiter W, Huidobro C, et al. Cooled transurethral microwave thermotherapy for intractable chronic prostatitis--results of a pilot study after 1 year[J]. Urology, 2004, 64(6): 1149-1154.

[366] Montorsi F, Guazzoni G, Bergamaschi F, et al. Is there a role for transrectal microwave hyperthermia of the prostate in the treatment of abacterial prostatitis and prostatodynia?[J]. Prostate, 1993, 22(2): 139.

[367] Zimmermann RP, Cumpanas A, Hoeltl L, et al. Extracorporeal shock wave therapy (eswt) for treatment of chronic pelvic pain syndrome (cpps): first results of a randomised placebo-controlled double blind study[J]. european urology supplements, 2008, 7(3): 159-159.

[368] Zeng XY, Liang C, Ye ZQ. Extracorporeal shock wave treatment for non-inflammatory chronic pelvic pain syndrome: a prospective, randomized and sham-controlled study[J]. Chin Med J (Engl), 2012, 125(1): 114-118.

[369] Vahdatpour B, Alizadeh F, Moayednia A, et al. Efficacy of extracorporeal shock wave therapy for the treatment of chronic pelvic pain syndrome: a randomized, controlled trial[J]. ISRN Urol, 2013, 2013: 1-6.

[370] Moayednia A, Haghdani S, Khosrawi S, et al. Long-term effect of extracorporeal shock wave therapy on the treatment of chronic pelvic pain syndrome due to non bacterial prostatitis[J]. J Res Med Sci, 2014, 19(4): 293-296.

[371] Lee SH, Lee BC. Electroacupuncture relieves pain in men with chronic prostatitis/chronic pelvic pain syndrome: three-arm randomized trial[J]. Urology, 2009, 73(5): 1036-1041.

[372] Sahin S, Bicer M, Eren GA, et al. Acupuncture relieves symptoms in chronic prostatitis/chronic pelvic pain syndrome: a randomized, sham-controlled trial[J]. Prostate Cancer Prostatic Dis, 2015, 18(3): 249.

[373] Qin Z, Zang Z, Zhou K, et al. Acupuncture for Chronic Prostatitis/Chronic Pelvic Pain Syndrome: A Randomized, Sham Acupuncture Controlled Trial[J]. J Urol, 2018, 200(4): 815-822.

[374] Chang SC, Hsu CH, Hsu CK, et al. The efficacy of acupuncture in managing patients with chronic prostatitis/chronic pelvic pain syndrome: A systemic review and meta-analysis[J]. Neurourol Urodyn, 2017, 36(2): 474-481.

[375] Qin Z, Wu J, Zhou J, et al. Systematic Review of Acupuncture for Chronic Prostatitis/Chronic Pelvic Pain Syndrome[J]. Medicine (Baltimore), 2016, 95(11): e3095.

[376] Franco JV, Turk T, Jung JH, et al. Non-pharmacological interventions for treating chronic prostatitis/chronic pelvic pain syndrome[J]. Cochrane Database Syst Rev, 2018, 5(5):CD012551

[377] Kabay S, Kabay SC, Yucel M, et al. Efficiency of posterior tibial nerve stimulation in category IIIB

chronic prostatitis/chronic pelvic pain: a Sham-Controlled Comparative Study[J]. Urol Int, 2009, 83(1): 33.
[378] Nnoaham KE, Kumbang J. Transcutaneous electrical nerve stimulation (TENS) for chronic pain[J]. Cochrane Database Syst Rev, 2008, 16(3): CD003222.
[379] Nickel JC, Tripp D, Teal V, et al. Sexual function is a determinant of poor quality of life for women with treatment refractory interstitial cystitis[J]. J Urol, 2007, 177(5): 1832-1836.
[380] Williams AC, Eccleston C, Morley S. Psychological therapies for the management of chronic pain (excluding headache) in adults[J]. Cochrane Database Syst Rev, 2012, 14: 11.
[381] Cheong YC, Smotra G, Williams AC. Non-surgical interventions for the management of chronic pelvic pain[J]. Cochrane Database Syst Rev, 2014, 5(3): CD008797.
[382] Champaneria R, Daniels JP, Raza A, et al. Psychological therapies for chronic pelvic pain: systematic review of randomized controlled trials[J]. Acta Obstet Gynecol Scand, 2012, 91(3): 281-286.
[383] Norman SA, Lumley MA, Dooley JA, et al. For whom does it work? Moderators of the effects of written emotional disclosure in a randomized trial among women with chronic pelvic pain[J]. Psychosom Med, 2004, 66(2): 174-183.
[384] Brünahl CA, Klotz SGR, Dybowski C, et al. Combined Cognitive-Behavioural and Physiotherapeutic Therapy for Patients with Chronic Pelvic Pain Syndrome (COMBI-CPPS): study protocol for a controlled feasibility trial[J]. Trials, 2018, 19(1):20.
[385] Meissner K , Schweizer-Arau A , Limmer A , et al. Psychotherapy With Somatosensory Stimulation for Endometriosis-Associated Pain: A Randomized Controlled Trial[J]. Obstetrical and Gynecological Survey, 2017, 72(3):163-165.
[386] Farquhar CM, Rogers V, Franks S, et al. A randomized controlled trial of medroxyprogesterone acetate and psychotherapy for the treatment of pelvic congestion[J]. Br J Obstet Gynaecol, 1989,96(10): 1153.
[387] Poleshuck EL, Gamble SA, Bellenger K, et al. Randomized controlled trial of interpersonal psychotherapy versus enhanced treatment as usual for women with co-occurring depression and pelvic pain[J]. J Psychosom Res, 2014, 77(4): 264-272.
[388] Kanter G, Komesu YM, Qaedan F, et al. Mindfulness-based stress reduction as a novel treatment for interstitial cystitis/bladder pain syndrome: a randomized controlled trial[J]. Int Urogynecol J, 2016, 27(11): 1705-1711.
[389] Daniels JP, Khan KS. Chronic pelvic pain in women[J]. BMJ, 2010, 5, 341: c4834.
[390] Rosenbaum TY. How well is the multidisciplinary model working?[J]. J Sex Med, 2011, 8(11): 2957.
[391] Macea DD, Gajos K, Daglia Calil YA, et al. The efficacy of Web-based cognitive behavioral interventions for chronic pain: a systematic review and meta-analysis[J]. J Pain, 2010, 11(10): 917-929.
[392] Bordman R, Jackson B. Below the belt: approach to chronic pelvic pain[J]. Can Fam Physician, 2006, 52(12): 1556-1162.
[393] Shoskes DA, Nickel JC, Kattan MW. Phenotypically directed multimodal therapy for chronic prostatitis/chronic pelvic pain syndrome: a prospective study using UPOINT[J]. Urology, 2010, 75(6): 1249-1253.
[394] Cheah PY, Liong ML, Yuen KH, et al. Terazosin therapy for chronic prostatitis/chronic pelvic pain syndrome: a randomized, placebo controlled trial[J]. J Urol, 2003, 169(2): 592-596.
[395] Gül O, Eroğlu M, Ozok U. Use of terazosine in patients with chronic pelvic pain syndrome and evaluation by prostatitis symptom score index[J]. Int Urol Nephrol, 2001, 32(3): 433-436.
[396] Mehik A, Alas P, Nickel JC, et al. Alfuzosin treatment for chronic prostatitis/chronic pelvic pain syndrome: a prospective, randomized, double-blind, placebo-controlled, pilot study[J]. Urology, 2003, 62(3): 425-459.
[397] Evliyaoğlu Y, Burgut R. Lower urinary tract symptoms, pain and quality of life assessment in chronic non-bacterial prostatitis patients treated with alpha-blocking agent doxazosin; versus placebo[J]. Int Urol

Nephrol, 2002, 34(3): 351-356.
[398] Tuğcu V, Taşçi AI, Fazlioğlu A, et al. A placebo-controlled comparison of the efficiency of triple-and monotherapy in category III B chronic pelvic pain syndrome (CPPS)[J]. Eur Urol, 2007, 51(4): 1113.
[399] Chen Y, Wu X, Liu J, et al. Effects of a 6-month course of tamsulosin for chronic prostatitis/chronic pelvic pain syndrome: a multicenter, randomized trial[J]. World J Urol, 2011, 29(3): 381-385.
[400] Nickel JC, Downey J, Pontari MA, et al. A randomized placebo-controlled multicentre study to evaluate the safety and efficacy of finasteride for male chronic pelvic pain syndrome (category IIIA chronic nonbacterial prostatitis)[J]. BJU Int, 2004, 93(7): 991-995.
[401] Nickel JC, O'Leary MP, Lepor H, et al. Silodosin for men with chronic prostatitis/chronic pelvic pain syndrome: results of a phase II multicenter, double-blind, placebo controlled study[J]. J Urol, 2011, 186(1): 125-131.
[402] Cohen JM, Fagin AP, Hariton E, et al. Therapeutic intervention for chronic prostatitis/chronic pelvic pain syndrome (CP/CPPS): a systematic review and meta-analysis[J]. PLoS One, 2012, 7(8): e41941.
[403] Anothaisintawee T, Attia J, Nickel JC, et al. Management of chronic prostatitis/chronic pelvic pain syndrome: a systematic review and network meta-analysis[J]. JAMA, 2011, 305(1): 78-86.
[404] Nickel JC, Krieger JN, McNaughton-Collins M, et al. Alfuzosin and symptoms of chronic prostatitis-chronic pelvic pain syndrome[J]. N Engl J Med, 2008, 359(25): 2663-2673.
[405] Nickel JC, Downey J, Johnston B, et al. Predictors of patient response to antibiotic therapy for the chronic prostatitis/chronic pelvic pain syndrome: a prospective multicenter clinical trial[J]. J Urol, 2001, 165(5): 1539-1544.
[406] Lee JC, Muller CH, Rothman I, et al. Prostate biopsy culture findings of men with chronic pelvic pain syndrome do not differ from those of healthy controls[J]. J Urol, 2003, 169(2): 584-587.
[407] Nickel JC, Downey J, Clark J, et al. Levofloxacin for chronic prostatitis/chronic pelvic pain syndrome in men: a randomized placebo-controlled multicenter trial[J]. Urology, 2003, 62(4): 614-617.
[408] Zhou Z, Hong L, Shen X, et al. Detection of nanobacteria infection in type III prostatitis[J]. Urology, 2008, 71(6): 1091-1095.
[409] Thakkinstian A, Attia J, Anothaisintawee T, et al. α-blockers, antibiotics and anti-inflammatories have a role in the management of chronic prostatitis/chronic pelvic pain syndrome[J]. BJU Int, 2012, 110(7): 1014-1022.
[410] Leskinen M, Lukkarinen O, Marttila T. Effects of finasteride in patients with inflammatory chronic pelvic pain syndrome: a double-blind, placebo-controlled, pilot study[J]. Urology, 1999, 53(3): 502-505.
[411] Kaplan SA, Volpe MA, Te AE. A prospective, 1-year trial using saw palmetto versus finasteride in the treatment of category III prostatitis/chronic pelvic pain syndrome[J]. J Urol, 2004, 171(1): 284-288.
[412] Nickel JC, Downey J, Ardern D, et al. Failure of a monotherapy strategy for difficult chronic prostatitis/chronic pelvic pain syndrome[J]. J Urol, 2004, 172(2): 551-554.
[413] Nickel JC, Roehrborn C, Montorsi F, et al. Dutasteride reduces prostatitis symptoms compared with placebo in men enrolled in the REDUCE study[J]. J Urol, 2011, 186(4): 1313-1318.
[414] Wagenlehner FM, Schneider H, Ludwig M, et al. A pollen extract (Cernilton) in patients with inflammatory chronic prostatitis-chronic pelvic pain syndrome: a multicentre, randomised, prospective, double-blind, placebo-controlled phase 3 study[J]. Eur Urol, 2009, 56(3): 544-551.
[415] Cai T, Wagenlehner FM, Luciani LG, et al. Pollen extract in association with vitamins provides early pain relief in patients affected by chronic prostatitis/chronic pelvic pain syndrome[J]. Exp Ther Med, 2014, 8(4): 1032-1038.
[416] Cai T , Verze P , Rocca R L , et al. The role of flower pollen extract in managing patients affected by chronic prostatitis/chronic pelvic pain syndrome: a comprehensive analysis of all published clinical

trials[J]. BMC Urol, 2017, 17(1): 32.
[417] Shoskes DA, Zeitlin SI, Shahed A, et al. Quercetin in men with category III chronic prostatitis: a preliminary prospective, double-blind, placebo-controlled trial[J]. Urology, 1999, 54(6): 960-963.
[418] Aboumarzouk OM, Nelson RL. Pregabalin for chronic prostatitis[J]. Cochrane Database Syst Rev, 2012, 15(8): CD009063.
[419] Pontari MA, Krieger JN, Litwin MS, et al. Pregabalin for the treatment of men with chronic prostatitis/chronic pelvic pain syndrome: a randomized controlled trial[J]. Arch Intern Med, 2010, 170(17): 1586.
[420] Nickel JC, Forrest JB, Tomera K, et al. Pentosan polysulfate sodium therapy for men with chronic pelvic pain syndrome: a multicenter, randomized, placebo controlled study[J]. J Urol, 2005, 173(4): 1252-1255.
[421] Gottsch HP, Yang CC, Berger RE. A pilot study of botulinum toxin A for male chronic pelvic pain syndrome[J]. Scand J Urol Nephrol, 2011, 45(1): 72-76.
[422] Falahatkar S, Shahab E, Gholamjani Moghaddam K, et al. Transurethral intraprostatic injection of botulinum neurotoxin type A for the treatment of chronic prostatitis/chronic pelvic pain syndrome: results of a prospective pilot double-blind and randomized placebo-controlled study[J]. BJU Int, 2015, 116(4): 641.
[423] Goldmeier D, Madden P, McKenna M, et al. Treatment of category III A prostatitis with zafirlukast: a randomized controlled feasibility study[J]. Int J STD AIDS, 2005, 16(3): 196-200.
[424] Nickel JC, Atkinson G, Krieger JN, et al. Preliminary assessment of safety and efficacy in proof-of-concept, randomized clinical trial of tanezumab for chronic prostatitis/chronic pelvic pain syndrome[J]. Urology, 2012, 80(5): 1105-1110.
[425] McNaughton CO, Wilt T. Allopurinol for chronic prostatitis[J]. Cochrane Database Syst Rev, 2002, (4): CD001041.
[426] Ziaee AM, Akhavizadegan H, Karbakhsh M. Effect of allopurinol in chronic nonbacterial prostatitis: a double blind randomized clinical trial[J]. Int Braz J Urol, 2006, 32(2): 181-186.
[427] Theoharides TC. Hydroxyzine in the treatment of interstitial cystitis[J]. Urol Clin North Am, 1994, 21(1): 113.
[428] Seshadri P, Emerson L, Morales A. Cimetidine in the treatment of interstitial cystitis[J]. Urology, 1994, 44(4): 614-616.
[429] Sant GR, Propert KJ, Hanno PM, et al. A pilot clinical trial of oral pentosan polysulfate and oral hydroxyzine in patients with interstitial cystitis[J]. J Urol, 2003, 170(3): 810-815.
[430] Hanno PM, Buehler J, Wein AJ. Use of amitriptyline in the treatment of interstitial cystitis[J]. J Urol, 1989, 141(4): 846-848.
[431] Kirkemo A. Use of amitriptyline in interstitial cystitis[J]. J Urol, 1990, 143.
[432] Foster HE Jr, Hanno PM, Nickel JC, et al. Effect of amitriptyline on symptoms in treatment naïve patients with interstitial cystitis/painful bladder syndrome[J]. J Urol, 2010, 183(5): 1853-1858.
[433] Hwang P, Auclair B, Beechinor D, et al. Efficacy of pentosan polysulfate in the treatment of interstitial cystitis: a meta-analysis[J]. Urology, 1997, 50(1): 39-43.
[434] Mulholland SG, Hanno P, Parsons CL, et al. Pentosan polysulfate sodium for therapy of interstitial cystitis. A double-blind placebo-controlled clinical study[J]. Urology, 1990, 35(6): 552-558.
[435] Fritjofsson A, Fall M, Juhlin R, et al. Treatment of ulcer and nonulcer interstitial cystitis with sodium pentosanpolysulfate: a multicenter trial[J]. J Urol, 1987, 138(3): 508-512.
[436] van Ophoven A, Heinecke A, Hertle L. Safety and efficacy of concurrent application of oral pentosan polysulfate and subcutaneous low-dose heparin for patients with interstitial cystitis[J]. Urology, 2005, 66(4): 707-711.
[437] Nickel JC, Herschorn S, Whitmore KE, et al. Pentosan polysulfate sodium for treatment of interstitial cystitis/bladder pain syndrome: insights from a randomized, double-blind, placebo controlled study[J]. J Urol, 2015, 193(3): 857-862.

[438] Oravisto KJ, Alfthan OS. Treatment of interstitial cystitis with immunosuppression and chloroquine derivatives[J]. Eur Urol, 1976, 2(2): 82-84.

[439] Forsell T, Ruutu M, Isoniemi H, et al. Cyclosporine in severe interstitial cystitis[J]. J Urol, 1996, 155(5): 1591.

[440] Moran PA, Dwyer PL, Carey MP, et al. Oral methotrexate in the management of refractory interstitial cystitis[J]. Aust N Z J Obstet Gynaecol, 1999, 39(4): 468-471.

[441] Barua JM, Arance I, Angulo JC, et al. A systematic review and meta-analysis on the efficacy of intravesical therapy for bladder pain syndrome/interstitial cystitis[J]. Int Urogynecol J, 2016, 27(8): 1137.

[442] Asklin B, Cassuto J. Intravesical lidocaine in severe interstitial cystitis. Case report[J]. Scand J Urol Nephrol, 1989, 23(4): 311-312.

[443] Giannakopoulos X, Champilomatos P. Chronic interstitial cystitis. Successful treatment with intravesical idocaine[J]. Arch Ital Urol Nefrol Androl, 1992, 64(4): 337-339.

[444] Henry R, Patterson L, Avery N, et al. Absorption of alkalized intravesical lidocaine in normal and inflamed bladders: a simple method for improving bladder anesthesia[J]. J Urol, 2001, 165(6): 1900.

[445] Parsons CL. Successful downregulation of bladder sensory nerves with combination of heparin and alkalinized lidocaine in patients with interstitial cystitis[J]. Urology, 2005, 65(1): 45-48.

[446] Nickel JC, Moldwin R, Lee S, et al. Intravesical alkalinized lidocaine (PSD597) offers sustained relief from symptoms of interstitial cystitis and painful bladder syndrome[J]. BJU Int, 2009, 103(7): 910-918.

[447] Cervigni M, Sommariva M, Tenaglia R, et al. A randomized, open-label, multicenter study of the efficacy and safety of intravesical hyaluronic acid and chondroitin sulfate versus dimethyl sulfoxide in women with bladder pain syndrome/interstitial cystitis[J]. Neurourol Urodyn, 2017, 36(4): 1178-1186.

[448] Pyo JS, Cho WJ. Systematic Review and Meta-Analysis of Intravesical Hyaluronic Acid and Hyaluronic Acid/Chondroitin Sulfate Instillation for Interstitial Cystitis/Painful Bladder Syndrome[J]. Cell Physiol Biochem, 2016, 39(4): 1618-1625.

[449] Parsons CL, Housley T, Schmidt JD, et al. Treatment of interstitial cystitis with intravesical heparin[J]. Br J Urol, 1994, 73(5): 504-507.

[450] Kuo HC. Urodynamic results of intravesical heparin therapy for women with frequency urgency syndrome and interstitial cystitis[J]. J Formos Med Assoc, 2001, 100(5): 309-314.

[451] Baykal K, Senkul T, Sen B, et al. Intravesical heparin and peripheral neuromodulation on interstitial cystitis[J]. Urol Int, 2005, 74(4): 361-364.

[452] Dasgupta P, Sharma SD, Womack C, et al. Cimetidine in painful bladder syndrome: a histopathological study[J]. BJU Int, 2001, 88(3): 183-186.

[453] Thilagarajah R, Witherow RO, Walker MM. Oral cimetidine gives effective symptom relief in painful bladder disease: a prospective, randomized, double-blind placebo-controlled trial[J]. BJU Int, 2001, 87(3): 207-212.

[454] Kelly JD, Young MR, Johnston SR, et al. Clinical response to an oral prostaglandin analogue in patients with interstitial cystitis[J]. Eur Urol, 1998, 34(1): 53-56.

[455] Korting GE, Smith SD, Wheeler MA, et al. A randomized double-blind trial of oral L-arginine for treatment of interstitial cystitis[J]. J Urol, 1999, 161(2): 558-565.

[456] Smith SD, Wheeler MA, Foster HE Jr, et al. Improvement in interstitial cystitis symptom scores during treatment with oral L-arginine[J]. J Urol, 1997, 158(3 Pt 1): 703-708.

[457] Wheeler MA, Smith SD, Saito N, et al. Effect of long-term oral L-arginine on the nitric oxide synthase pathway in the urine from patients with interstitial cystitis[J]. J Urol, 1997, 158(6): 2045-2050.

[458] Lundberg JO, Ehrén I, Jansson O, et al. Elevated nitric oxide in the urinary bladder in infectious and noninfectious cystitis[J]. Urology, 1996, 48(5): 700-702.

[459] Cartledge JJ, Davies AM, Eardley I, et al. A randomized double-blind placebo-controlled crossover trial

of the efficacy of L-arginine in the treatment of interstitial cystitis[J]. BJU Int, 2000, 85(4): 421-426.

[460] Ehrén I, Lundberg JO, Adolfsson J, et al. Effects of L-arginine treatment on symptoms and bladder nitric oxide levels in patients with interstitial cystitis[J]. Urology, 1998, 52(6): 1026-1029.

[461] Barbalias GA, Liatsikos EN, Athanasopoulos A, et al. Interstitial cystitis: bladder training with intravesical oxybutynin[J]. J Urol, 2000, 163(6): 1818-1822.

[462] van Ophoven A, Hertle L. The dual serotonin and noradrenaline reuptake inhibitor duloxetine for the treatment of interstitial cystitis: results of an observational study[J]. J Urol, 2007, 177(2): 552-555.

[463] Messing EM, Freiha FS. Complication of Clorpactin WCS90 therapy for interstitial cystitis[J]. Urology, 1979, 13(4): 389-392.

[464] Murnaghan GF, Saalfeld J, Farnsworth RH. Interstitial cystitis--treatment with Chlorpactin WCS 90[J]. Br J Urol, 1970, 42(6): 744.

[465] O'CONOR VJ. Clorpactin WCS-90 in the treatment of interstitial cystitis[J]. Q Bull Northwest Univ Med Sch, 1955, 29(4): 392-395.

[466] von Heyden B, Schmid HP. [Intravesical therapy of interstitial cystitis][J]. Urologe A, 2000, 39(6): 542.

[467] Wishard WN Jr, Nourse MH, Mertz JH. Use of clorpactin WCS 90 for relief of symptoms due to interstitial cystitis[J]. J Urol, 1957, 77(3): 420-423.

[468] Hanno P. Interstitial cystitis and related diseases. In: Walsh PC, Retik AB, Stamey TA, Vaughan ED, eds[J]. Campbell' s Urology, in Campbell' s Urology. 1998, WB Saunders Co.: Philadelphia.

[469] Warren JW, Brown V, Jacobs S, et al. Urinary tract infection and inflammation at onset of interstitial cystitis/painful bladder syndrome[J]. Urology, 2008, 71(6): 1085-1090.

[470] Messelink EJ. The pelvic pain centre[J]. World J Urol, 2001, 19(3): 208-212.

[471] Barra F, Scala C, Ferrero S. Current understanding on pharmacokinetics, clinical efficacy and safety of progestins for treating pain associated to endometriosis[J]. Expert Opin Drug Metab Toxicol, 2018, 14(4): 399-415.

[472] Gemzell-Danielsson K, Apter D, Hauck B, et al. The Effect of Age, Parity and Body Mass Index on the Efficacy, Safety, Placement and User Satisfaction Associated With Two Low-Dose Levonorgestrel Intrauterine Contraceptive Systems: Subgroup Analyses of Data From a Phase III Trial[J]. PLoS One, 2015, 10(9): e0135309.

[473] Sauvan M, Chabbert-Buffet N, Canis M, et al. [Medical treatment for the management of painful endometriosis without infertility: CNGOF-HAS Endometriosis Guidelines][J]. Gynecol Obstet Fertil Senol, 2018, 46(3): 267-272.

[474] Kamanli A, Kaya A, Ardicoglu O, et al. Comparison of lidocaine injection, botulinum toxin injection, and dry needling to trigger points in myofascial pain syndrome[J]. Rheumatol Int, 2005, 25(8): 604-611.

[475] Ho KY, Tan KH. Botulinum toxin A for myofascial trigger point injection: a qualitative systematic review[J]. Eur J Pain, 2007, 11(5): 519-527.

[476] Abbott JA, Jarvis SK, Lyons SD, Thomson A, et al. Botulinum toxin type A for chronic pain and pelvic floor spasm in women: a randomized controlled trial[J]. Obstet Gynecol, 2006, 108(4): 915-923.

[477] Zermann Dh, Ishigooka M, Schubert J, et al. Perisphincteric injection of botulinum toxin type A. A treatment option for patients with chronic prostatic pain?[J]. Eur Urol, 2000, 38(4): 393-399.

[478] Jarvis SK, Abbott JA, Lenart MB, et al. Pilot study of botulinum toxin type A in the treatment of chronic pelvic pain associated with spasm of the levator ani muscles[J]. Aust N Z J Obstet Gynaecol, 2004, 44(1): 46.

[479] Rao SS, Paulson J, Mata M, et al. Clinical trial: effects of botulinum toxin on Levator ani syndrome--a double-blind, placebo-controlled study[J]. Aliment Pharmacol Ther, 2009, 29(9): 985-991.

[480] Eckardt VF, Dodt O, Kanzler G, et al. Treatment of proctalgia fugax with salbutamol inhalation[J]. Am J Gastroenterol, 1996, 91(4): 686-689.

[481] Atkin GK, Suliman A, Vaizey CJ. Patient characteristics and treatment outcome in functional anorectal pain[J]. Dis Colon Rectum, 2011, 54(7): 870-875.

[482] Chey WD, Quigley EM, Lavins B, et al. Tu1381 Effects of 26 Weeks of Linaclotide Treatment on Adequate Relief and IBS Severity in Patients With Irritable Bowel Syndrome With Constipation[J]. Gastroenterology, 2012, 142(5): S-817-S-817.

[483] de Vries M, van Rijckevorsel DCM, Vissers KCP, et al.Tetrahydrocannabinol Does Not Reduce Pain in Patients With Chronic Abdominal Pain in a Phase 2 Placebo-controlled Study[J]. Clin Gastroenterol Hepatol, 2017, 15(7): 1079-1086.e4.

[484] Stones RW, Mountfield J. Interventions for treating chronic pelvic pain in women[J]. Cochrane Database Syst Rev, 2000, (4): CD000387.

[485] Remy C, Marret E, Bonnet F. State of the art of paracetamol in acute pain therapy[J]. Curr Opin Anaesthesiol, 2006, 19(5): 562-565.

[486] Moore RA, Derry S, Wiffen PJ, et al. Overview review: Comparative efficacy of oral ibuprofen and paracetamol(acetaminophen) across acute and chronic pain conditions[J]. Eur J Pain, 2015, 19(9): 1213.

[487] Marjoribanks J, Proctor M, Farquhar C, et al. Nonsteroidal anti-inflammatory drugs for dysmenorrhoea[J]. Cochrane Database Syst Rev, 2010, 20(1): CD001751.

[488] Allen C, Hopewell S, Prentice A, et al. Nonsteroidal anti-inflammatory drugs for pain in women with endometriosis[J]. Cochrane Database Syst Rev, 2009, 15(2): CD004753.

[489] NICE, NCG 173. Neuropathic pain. The pharmacological management of neuropathic pain in adults in non-specialist settings. 2013.

[490] Baldessarini R. Drugs and the treatment of psychiatric disorders. In: Goodman and Gilman' s the pharmacological basis of therapeutics/eds[J]. New York, 1985.

[491] Saarto T, Wiffen PJ, et al. Antidepressants for neuropathic pain[J]. Cochrane Database Syst Rev, 2007, 17(4): CD005454.

[492] Lunn MP, Hughes RA, Wiffen PJ. Duloxetine for treating painful neuropathy or chronic pain[J]. Cochrane Database Syst Rev, 2009, 7(4): CD007115.

[493] Engel CC Jr, Walker EA, Engel AL, Bullis J, et al. A randomized, double-blind crossover trial of sertraline in women with chronic pelvic pain[J]. J Psychosom Res, 1998, 44(2): 203-207.

[494] Wiffen PJ, Derry S, Moore RA, et al. Carbamazepine for acute and chronic pain in adults[J]. Cochrane Database Syst Rev, 2011, 19(1): CD005451.

[495] Moore RA, Wiffen PJ, Derry S, et al. Gabapentin for chronic neuropathic pain and fibromyalgia in adults[J]. Cochrane Database Syst Rev, 2011, 16(3): CD007938.

[496] Sator-Katzenschlager SM, Scharbert G, Kress HG, et al. Chronic pelvic pain treated with gabapentin and amitriptyline: a randomized controlled pilot study[J]. Wien Klin Wochenschr, 2005, 117(21-22): 761-768.

[497] Lewis SC, Bhattacharya S, Wu O, et al. Gabapentin for the Management of Chronic Pelvic Pain in Women (GaPP1): A Pilot Randomised Controlled Trial[J]. PLoS ONE, 2016, 11(4): e0153037.

[498] Moore RA, Straube S, Wiffen PJ, et al. Pregabalin for acute and chronic pain in adults[J]. Cochrane Database Syst Rev, 2009, 8(3): CD007076.

[499] Noble M, Treadwell JR, Tregear SJ, et al. Long-term opioid management for chronic noncancer pain[J]. Cochrane Database Syst Rev, 2010, 20(1): CD006605.

[500] Faculty of Pain Medicine, P, Opioids Aware: A resource for patients and healthcare professionals to support prescribing of opioid medicines for pain. 2015.

[501] Sotgiu ML, Valente M, Storchi R, et al. Cooperative N-methyl-D-aspartate (NMDA) receptor antagonism and mu-opioid receptor agonism mediate the methadone inhibition of the spinal neuron pain-related hyperactivity in a rat model of neuropathic pain[J]. Pharmacol Res, 2009, 60(4): 284-290.

[502] Olesen AE, Staahl C, Arendt-Nielsen L, et al. Different effects of morphine and oxycodone in experimentally evoked hyperalgesia: a human translational study[J]. Br J Clin Pharmacol, 2010, 70(2): 189.

[503] Kuo HC, Chancellor MB. Comparison of intravesical botulinum toxin type A injections plus hydrodistention with hydrodistention alone for the treatment of refractory interstitial cystitis/painful bladder syndrome[J]. BJU Int, 2009, 104(5): 657-661.

[504] Pinto R, Lopes T, Frias B, et al. Trigonal injection of botulinum toxin A in patients with refractory bladder pain syndrome/interstitial cystitis[J]. Eur Urol, 2010, 58(3): 360-365.

[505] Yuh-Chen Kuo, Hann-Chorng Kuo. Adverse Events of Intravesical Onabotulinum Toxin A Injection between Patients with Overactive Bladder and Interstitial Cystitis-Different Mechanisms of Action of Botox on Bladder Dysfunction? [J]. Toxins, 2016, 8(3): 75.

[506] Yoshiyuki, Akiyama, Akira, et al. Botulinum toxin type A injection for refractory interstitial cystitis: A randomized comparative study and predictors of treatment response[J]. Int J Urol, 2015, 22(9): 835-841.

[507] Kuo HC, Jiang YH, Tsai YC, et al. Intravesical botulinum toxin-A injections reduce bladder pain of interstitial cystitis/bladder pain syndrome refractory to conventional treatment - A prospective, multicenter, randomized, double-blind, placebo-controlled clinical trial[J]. Neurourology and Urodynamics, 2015, 24: 24.

[508] Lee CL, Kuo HC, et al. Long-term efficacy and safety of repeated intravescial onabotulinumtoxinA injections plus hydrodistention in the treatment of interstitial cystitis/bladder pain syndrome[J]. Toxins, 2015, 7(10): 4283-4293.

[509] Pinto R, Lopes T, Silva J, et al. Persistent therapeutic effect of repeated injections of onabotulinum toxin A in refractory bladder pain syndrome/interstitial cystitis[J]. J Urol, 2013, 189(2): 548-553.

[510] Pinto RA, Costa D, Morgado A, et al. Intratrigonal OnabotulinumtoxinA Improves Bladder Symptoms and Quality of Life in Patients with Bladder Pain Syndrome/Interstitial Cystitis: A Pilot, Single Center, Randomized, Double-Blind, Placebo Controlled Trial[J]. J Urol. 2018, 199(4): 998-1003.

[511] Hanno PM, Erickson D, Moldwin R, et al. Diagnosis and treatment of interstitial cystitis/bladder pain syndrome: AUA guideline amendment[J]. J Urol, 2015, 193(5): 1545-1553.

[512] Kerr WS Jr. Jr. Interstitial cystitis: treatment by transurethral resection[J]. J Urol, 1971, 105(5): 664-666.

[513] Peeker R, Aldenborg F, Fall M, et al. Complete transurethral resection of ulcers in classic interstitial cystitis[J]. Int Urogynecol J Pelvic Floor Dysfunct, 2000, 11(5): 290-295.

[514] Rofeim O, Hom D, Freid RM, et al. Use of the neodymium: YAG laser for interstitial cystitis: a prospective study[J]. J Urol, 2001, 166(1): 134-136.

[515] Warwick RT, Ashken MH.. The functional results of partial, subtotal and total cystoplasty with special reference to ureterocaecocystoplasty, selective sphincterotomy and cystocystoplasty[J]. Br J Urol, 1967, 39(1): 3-12.

[516] Freiha FS, Faysal MH, Stamey TA. The surgical treatment of intractable interstitial cystitis[J]. J Urol, 1980, 123(5): 632-634.

[517] Shirley SW, Mirelman S. Experiences with colocystoplasties, cecocystoplasties and ileocystoplasties in urologic surgery: 40 patients[J]. J Urol, 1978, 120(2): 165-168.

[518] von Garrelts B. Interstitial cystitis: thirteen patients treated operatively with intestinal bladder substitutes[J]. Acta Chir Scand, 1966, 132(4): 436-443.

[519] Webster GD, Maggio MI. The Management of Chronic Interstitial Cystitis by Substitution Cystoplasty[J]. Journal of Urology, 1989, 141(2): 287-291.

[520] Nurse DE, McCrae P, Stephenson TP, et al. The problems of substitution cystoplasty[J]. Br J Urol, 1988, 61(5): 423-426.

[521] Linn JF, Hohenfellner M, Roth S, et al. Treatment of interstitial cystitis: comparison of subtrigonal and

supratrigonal cystectomy combined with orthotopic bladder substitution[J]. J Urol, 1998, 159(3): 774-778.
[522] Volkmer BG, Gschwend JE, Herkommer K, et al. Cystectomy and orthotopic ileal neobladder: the impact on female sexuality[J]. J Urol, 2004, 172(6): 2353.
[523] Gershbaum D, Moldwin R. Practice trends for the management of interstitial cystitis[J]. Urology, 2001, 57(6): 119.
[524] Elzawahri A, Bissada NK, Herchorn S, et al. Urinary conduit formation using a retubularized bowel from continent urinary diversion or intestinal augmentations: ii. Does it have a role in patients with interstitial cystitis? [J]. J Urol, 2004, 171(4): 1559-1562.
[525] Shaikh A, Ahsan S, Zaidi Z. Pregnancy after augmentation cystoplasty[J]. J Pak Med Assoc, 2006, 56(10): 465-467.
[526] Zhao Y, Zhao W, Lang G, et al. Circumcision plus antibiotic, anti-inflammatory, and alpha-blocker therapy for the treatment for chronic prostatitis/chronic pelvic pain syndrome: a prospective, randomized, multicenter trial[J]. World J Urol, 2015, 33(5): 617-622.
[527] Oomen RJ, Witjens AC, van Wijck AJ, et al. Prospective double-blind preoperative pain clinic screening before microsurgical denervation of the spermatic cord in patients with testicular pain syndrome[J]. Pain, 2014, 155(9): 1720-1726.
[528] Menconi C, Fabiani B, Giani I, et al. Persistent anal and pelvic floor pain after PPH and STARR: surgical management of the fixed scar staple line[J]. Int J Colorectal Dis, 2016, 31(1): 41-44.
[529] Molegraaf MJ, Torensma B, Lange CP, et al. Twelve-year outcomes of laparoscopic adhesiolysis in patients with chronic abdominal pain: A randomized clinical trial[J]. Surgery, 2017, 161(2): 415-421.
[530] Yoon SM, Jung JK, Lee SB, et al. Treatment of female urethral syndrome refractory to antibiotics[J]. Yonsei Med J, 2002, 43(5): 644-651.
[531] Costantini E, Zucchi A, Del Zingaro M, et al. Treatment of urethral syndrome: a prospective randomized study with Nd: YAG laser[J]. Urol Int, 2006, 76(2): 134-138.
[532] Ploteau S, Merlot B, Roman H, et al. [Minimal and mild endometriosis: Impact of the laparoscopic surgery on pelvic pain and fertility. CNGOF-HAS Endometriosis Guidelines][J]. Gynecol Obstet Fertil Senol, 2018, 46(3): 273-277.
[533] de Paula Andres M, Borrelli GM, Kho RM, Abrão MS. The current management of deep endometriosis: a systematic review[J]. Minerva Ginecol, 2017, 69(6): 587-596.
[534] Bautrant E, Bisschop ED, Vaini-Elies V, et al. [Modern algorithm for treating pudendal neuralgia: 212 cases and 104 decompressions].[J]. J Gynecol Obstet Biol Reprod, 2003, 32(8 Pt 1): 705-712.
[535] Possover M, Baekelandt J, Flaskamp C, et al. Laparoscopic neurolysis of the sacral plexus and the sciatic nerve for extensive endometriosis of the pelvic wall[J]. Minim Invasive Neurosurg, 2007, 50(1): 33-36.
[536] Robert R, Labat JJ, Bensignor M, et al. Decompression and transposition of the pudendal nerve in pudendal neuralgia: a randomized controlled trial and long-term evaluation[J]. Eur Urol, 2005, 47(3): 403-408.
[537] Robert R, Labat JJ, Khalfallah M, et al. [Pudendal nerve surgery in the management of chronic pelvic and perineal pain][J]. Prog Urol, 2010, 20(12): 1084-1088.
[538] Robert R, Labat JJ, Riant T, et al. Neurosurgical treatment of perineal neuralgias[J]. Adv Tech Stand Neurosurg, 2007, 32: 41-59.
[539] Duckett J, Morley R, Monga A, et al. Mesh removal after vaginal surgery: what happens in the UK?[J]. Int Urogynecol J, 2017, 28(7): 989-992.
[540] Lee D, Dillon B, Lemack G, et al. Transvaginal mesh kits--how "serious" are the complications and are they reversible?[J]. Urology, 2013, 81(1): 43-48.
[541] Shah K, Nikolavsky D, Gilsdorf D, et al. Surgical management of lower urinary mesh perforation after mid-urethral polypropylene mesh sling: mesh excision, urinary tract reconstruction and concomitant

pubovaginal sling with autologous rectus fascia[J]. Int Urogynecol J, 2013, 24(12): 2111-2117.

[542] Ramart P, Ackerman AL, Cohen SA, et al. The Risk of Recurrent Urinary Incontinence Requiring Surgery After Suburethral Sling Removal for Mesh Complications[J]. Urology, 2017, 106: 203-209.

[543] Jong K, Popat S, Christie A, et al. Is pain relief after vaginal mesh and/or sling removal durable long term?[J]. Int Urogynecol J, 2018, 29(6): 859-864.

[544] Hansen BL, Dunn GE, Norton P, et al. Long-term follow-up of treatment for synthetic mesh complications[J]. Female Pelvic Med Reconstr Surg, 2014, 20(3): 126-130.

[545] Ridgeway B, Walters MD, Paraiso MF, et al. Early experience with mesh excision for adverse outcomes after transvaginal mesh placement using prolapse kits[J]. Am J Obstet Gynecol, 2008, 199(6): 703.e1-703.e7037.

[546] Gyang AN, Feranec JB, Patel RC, et al. Managing chronic pelvic pain following reconstructive pelvic surgery with transvaginal mesh[J]. Int Urogynecol J, 2014, 25(3): 313-318.

[547] Ferreira M, Santos P. Evidência cientifica baseada nos programas de treino dos músculos do pavimento pélvico [Pelvic floor muscle training programmes: a systematic review]. [J].Acta Med Port, 2011, 24(2): 309-318.

[548] NICE. Technology appraisal guidance 159. Spinal cord stimulation for chronic pain of neuropathic or ischaemic origin. 2008.

[549] Fariello JY, Whitmore K. Sacral neuromodulation stimulation for IC/PBS, chronic pelvic pain, and sexual dysfunction[J]. Int Urogynecol J, 2010, 21(12): 1553-1558.

[550] Peters KM, Feber KM, Bennett RC. A prospective, single-blind, randomized crossover trial of sacral vs pudendal nerve stimulation for interstitial cystitis[J]. BJU Int, 2007, 100(4): 835-839.

[551] Gajewski JB, Al-Zahrani AA. The long-term efficacy of sacral neuromodulation in the management of intractable cases of bladder pain syndrome: 14 years of experience in one centre[J]. BJU Int, 2011, 107(8): 1258-1264.

[552] Carmel M, Lebel M, Tu le M. Pudendal nerve neuromodulation with neurophysiology guidance: a potential treatment option for refractory chronic pelvi-perineal pain[J]. Int Urogynecol J, 2010, 21(5): 613-616.

[553] Steven H, Horowitz. The diagnostic workup of patients with neuropathic pain[J]. Med Clin North Am, 2007, 91(1): 21-30.

[554] Marcelissen T, Van Kerrebroeck P, de Wachter S. Sacral neuromodulation as a treatment for neuropathic clitoral pain after abdominal hysterectomy[J]. Int Urogynecol J, 2010, 21(10): 1305-1307.

[555] Mayer RD, Howard FM. Sacral nerve stimulation: neuromodulation for voiding dysfunction and pain[J]. Neurotherapeutics, 2008, 5(1): 107-113.

[556] Falletto E, Masin A, Lolli P, et al. Is sacral nerve stimulation an effective treatment for chronic idiopathic anal pain?[J]. Dis Colon Rectum, 2009, 52(3): 456-462.

[557] Martellucci J, Naldini G, Del Popolo G, et al. Sacral nerve modulation in the treatment of chronic pain after pelvic surgery[J]. Colorectal Dis, 2012, 14(4): 502-507.

[558] Gokyildiz S, Kizilkaya Beji N, Yalcin O, et al. Effects of percutaneous tibial nerve stimulation therapy on chronic pelvic pain[J]. Gynecol Obstet Invest, 2012, 73(2): 99-105.

[559] Li CB, Fang SP, Chen YL, et al. The efficacy and safety of the ganglion impar block in chronic intractable pelvic and/or perineal pain: A systematic review and meta-analysis[J]. Int J Clin Exp Med, 2016, 9: 15746.

[560] Eker HE, Cok OY, Aribogan A, et al. Management of Neuropathic Pain with Methylprednisolone at the Site of Nerve Injury[J]. Pain Medicine, 2012, 13(3): 443-451.

[561] Labat JJ, Riant T, Lassaux A, et al. Adding corticosteroids to the pudendal nerve block for pudendal neuralgia: a randomised, double-blind, controlled trial[J]. BJOG, 2017, 124(2): 251-260.

[562] Rhame EE, Levey KA, Gharibo CG. Successful treatment of refractory pudendal neuralgia with pulsed radiofrequency[J]. Pain Physician, 2009, 12(3): 633-638.